◉ 临床护理一本通 ◉

传染科临床护理

主 编 姜 平 姜丽华

副主编 周 军 谷春梅 李惠敏 金 嵩

编 者 张 军 孙 阳 于蕾均 姜 平 梁 艳
姜丽华 谷春梅 张 彤 金 嵩 安 丽
王海燕 李惠敏 翟 艳 宫 颖 秦 晶
韩 英 李 硕 姜 艳 包丽媛

中国协和医科大学出版社

图书在版编目（CIP）数据

传染科临床护理／姜平，姜丽华主编. —北京：中国协和医科大学出版社，2016. 10

（临床护理一本通）

ISBN 978-7-5679-0588-7

Ⅰ. ①传… Ⅱ. ①姜… ②姜… Ⅲ. ①传染病-护理学 Ⅳ. ①R473.5

中国版本图书馆 CIP 数据核字（2016）第 141668 号

临床护理一本通

传染科临床护理

主　　编：姜　平　姜丽华
责任编辑：刘　婷　张秋艳

出版发行：**中国协和医科大学出版社**
　　　　　（北京市东城区东单三条 9 号　邮编 100730　电话 010-65260431）
网　　址：www. pumcp. com
经　　销：新华书店总店北京发行所
印　　刷：三河市龙大印装有限公司

开　　本：710mm×1000mm　　1/16
印　　张：31.5
字　　数：480 千字
版　　次：2016 年 10 月第 1 版
印　　次：2021 年 10 月第 2 次印刷
定　　价：70.00 元

ISBN 978-7-5679-0588-7

前　　言

  护理学是将自然科学与社会科学紧密联系起来的为人类健康服务的综合性应用学科。随着医学科学的迅速发展和医学模式的转变，医学理论和诊疗护理不断进行更新，护理学科领域发生了很大的变化。"临床护理一本通"旨在为临床护理人员提供最新的专业理论和专业指导，帮助护理人员熟练掌握基本理论知识和临床护理技能，提高护理质量，是对各专科临床护理实践及技能给予指导的专业参考书。

  随着现代医学科学技术的发展，传染科也有了很大的进步，新的诊疗技术和治疗方法不断地得到应用和推广，其护理知识与要求也应随之相应地提高和完善。为了促进广大传染科医务人员在临床工作中更好地认识、了解传染科的疾病，普及和更新传染科的临床及护理知识，从而满足传染科专业人员以及广大基层医务工作者的临床需要，结合临床经验，我们编写了这本《传染科临床护理》。

  本书基本包括了传染科专业的常见疾病和多发疾病，具体讲述相关疾病概述、临床表现、辅助检查、治疗原则、护理评估、护理诊断、护理措施及健康教育等内容，语言简洁，内容丰富，侧重实用性和可操作性，力求详尽准确。

  本书适合传染科及相关专业广大医生及护理人员使用。

  由于时间仓促，编者经验水平有限，不足之处在所难免，恳请读者批评指正。

编　者

2016 年 5 月

目　　录

第一章 护理概述

第一节 传染病概述

传染病是由各种病原微生物（如细菌、病毒、支原体、螺旋体、真菌、朊毒体等）和寄生虫（原虫和蠕虫）引起的能在人与人、动物与动物或人与动物之间相互传播的一类疾病。传染病属于感染性疾病，但感染性疾病不一定有传染性，有传染性的疾病才称为传染病，它可在人群中传播并造成流行。近年来，在"预防为主"的卫生工作方针指导下，有些传染病如天花、脊髓灰质炎、白喉、百日咳等已被消灭或得到控制。但有些传染病如病毒性肝炎、流行性出血热、感染性腹泻等仍广泛存在，还有一些新发现的传染病，如艾滋病、传染性非典型肺炎、禽流感、甲型 H1N1 流感、埃博拉出血热等也逐渐开始流行，其中艾滋病已成为严重威胁人类健康的传染病。另外，随着医学科学的发展和一些诊疗新技术的应用，造成院内感染的机会不断地增加。因此，传染病的防治工作仍任重道远。

【感染与免疫】

（1）基本概念

①感染：是病原体侵入机体后与人体相互作用、相互斗争的过程。病原体侵入机体并削弱机体防御功能，表现有临床症状者即为传染病。

②免疫：是由于具有抵抗力而不患某种传染病，分为先天性免疫和获得性免疫两种。

（2）感染过程的表现

病原体感染人体后的表现主要与病原体的致病力及人体的免疫功能有关，因而产生了感染过程的不同表现。

①病原体被清除：病原体侵入人体后，被机体免疫系统消灭在入侵部位或排出体外，不产生病理变化，也不引起任何临床表现。

②隐性感染：又称亚临床感染，是病原体侵入人体后，仅引起机体产生特异性的免疫应答，不引起组织损伤或只引起轻微的组织损伤，临床上症状、体征甚至生化改变不明显，只能通过免疫学检查才能发现已经感染。隐性感染过程结束以后，大多数感染者获得不同程度的特异性主动免疫，病原体可被清除。少数人未能形成足以清除病原体的免疫力，则转变为病原携带状态，称为无症状携带者，而成为传染源。

③显性感染：又称临床感染，病原体侵入人体后，引起机体免疫功能的改变，致使病原体不断生长繁殖，并产生毒素，导致机体出现病理变化和特有的临床表现，称为显性感染，即传染病发病。

④病原携带状态：是病原体在人体内生长繁殖，并不断排出体外，局部可能有轻微损害，但不足以引起机体的病理生理改变，因而人体不出现疾病的临床表现，也不引起机体产生免疫应答，故未获得特异性免疫力。按病原体种类不同分为带病毒者、带菌者或带虫者；按其发生在显性感染或隐性感染之后分为恢复期与健康携带者；发生于显性感染临床症状出现之前为潜伏期携带者；按携带病原体持续时间的长短分为急性和慢性病原携带者，一般而言，若其携带病原体的持续时间短于3个月，称为急性携带者，若长于3个月，则称为慢性携带者，对乙型肝炎病毒感染，超过6个月才算慢性携带者，但并非所有传染病都有慢性病原携带者，如恙虫病、甲型病毒性肝炎、登革热和流行性感冒等。慢性病原携带者极为罕见。所有病原携带者都有一个共同的特点，即无明显临床症状而携带病原体，因而，在许多传染病中，如伤寒、细菌性痢疾、霍乱、白喉、流行性脑脊髓膜炎和乙型肝炎等，成为重要的传染源。

⑤潜伏性感染：病原体感染人体后，寄生在机体某个部位，机体的免疫功能使病原体局限而不引起发病，但又不能将病原体完全清除，致使病原体潜伏于机体内。当机体免疫功能下降时，可导致机体发病，常见于水痘、结核病、疟疾等。潜伏性感染期间，病原体一般不排出体外，故不会成为传染源，这是与病原携带状态不同之处。

（3）病原体的致病性

①侵袭力：指病原体侵入机体并在体内扩散的能力。有些病原体可直接侵入机体或借其分泌的酶类破坏机体组织，有些细菌的表面成分可

抑制机体的吞噬作用而促使病原体扩散，如侵袭能力、溶组织能力、穿透能力等。

②毒力：是病原体在机体内生长、繁殖、蔓延和扩散的能力。毒力由毒素和其他毒力因子组成。毒素包括内毒素和外毒素；毒力因子包括穿透能力、侵袭能力及溶组织能力等。

③数量：在同一种传染病中，入侵病原体的数量一般与致病能力成正比。在不同的传染病中，能引起疾病的最低病原体数量可有较大差异。

④变异：病原体在长期进化过程中，受各种环境的影响，当外环境改变影响遗传信息时，引起一系列代谢上的变化，其结构形态、生理特性均发生改变。

（4）传染过程中机体的免疫应答反应

①非特异性免疫：是先天性的，是机体对进入体内的异物的一种清除反应，不是针对某一特定抗原物质的免疫反应应答，其特点是有种属的差异，稳定性好，可遗传给子代，主要表现三方面功能：机体屏障、吞噬作用、体液因子。

②特异性免疫：是由于对抗原特异性识别而产生的免疫。感染和免疫接种均能产生特异性免疫，而且是主动免疫。特异性免疫通常只针对一种传染病，是通过细胞免疫和体液免疫的相互作用而产生免疫应答，分别由 T 淋巴细胞与 B 淋巴细胞来介导。

③变态反应：又称过敏反应，是抗原抗体在体内的相互作用中，转变为对人体不利表现，出现异常免疫反应，可分为 4 型：第Ⅰ型变态反应（速发型）、第Ⅱ型变态反应（细胞溶解型）、第Ⅲ型变态反应（免疫复合物型）、第Ⅳ型变态反应（迟发型）。

【传染病的特征】

（1）传染病的基本特征

①有病原体：每种传染病都有其特异的病原体，包括病毒、立克次体、细菌、真菌、螺旋体、原虫等。临床上检出病原体对明确诊断有重要意义。

②有传染性：这是传染病的基本特征之一，也是与其他感染性疾病

的主要区别。传染性就是病原体由一个宿主传给另一个宿主的特性。应了解并掌握每种传染病的传染性的大小和强弱，以及传播途径，以便采取合适的隔离措施。传染病患者有传染性的时期称为传染期，在每一种传染病中都相对固定，可作为隔离患者的依据之一。

③有流行病学特征：传染病的流行过程在自然和社会因素的影响下表现出各种特征，称为流行病学特征。有散发性、流行、大流行和暴发流行之分。散发性发病是指某传染病在某地近年来发病率的一般水平。当其发病率水平显著高于一般水平时称为流行。某传染病的流行范围甚广，超出国界或洲界时称为大流行。传染病病例发病时间的分布高度集中于一个短时间之内者称为暴发流行。此外传染病发病率在时间上（季节分布）、空间上（地区分布）、不同人群（年龄、性别、种族、职业）中的分布，也是流行病学特征。

④有感染后免疫性：人体感染病原体后，无论显性或隐性感染，均能产生针对该病原体及其产物（如毒素）的特异性免疫。感染后免疫属于主动免疫，通过抗体转移而获得的免疫属于被动免疫。不同病原体的感染后免疫持续时间和强弱不同。病毒性传染病（如麻疹、脊髓灰质炎）的感染后免疫时间最长，往往可以保持终身，但有例外（如流感）。细菌、螺旋体、原虫性传染病感染后免疫时间较短，仅为数月至数年，但也有例外（如伤寒）。蠕虫感染后一般不产生保护性免疫，因此易发生重复感染。

（2）传染病的临床特点

1）病程发展的阶段性

①潜伏期：从病原体侵入人体到出现临床症状为止的一段时间称为潜伏期。各种传染病的潜伏期长短不一，同一种传染病的潜伏期可有一个相对不变的限定时间（最短时间至最长时间），并呈常态分布，通常相当于病原体在体内繁殖、转移、定位，引起组织损伤和功能改变，导致临床症状出现之前的整个过程。了解潜伏期有助于传染病的诊断、确定检疫期限和协助流行病学调查。

②前驱期：从患者开始感到不适至症状明显为止这一时期称为前驱期。此期的临床表现通常是非特异性的，一般持续1~3天。例如，头痛、发热、疲乏、食欲缺乏、肌肉酸痛等，为许多传染病所共有，起病急骤者，可缺少这一期，即无前驱期。

③症状明显期：急性传染病患者度过前驱期后，某些传染病（如麻疹）患者则绝大多数转入症状明显期。在此期间该传染病所特有的症状和体征通常都获得充分表达，病情达顶峰。

④恢复期：指病原体完全或基本消灭，免疫力提高，病变修复，临床症状持续消失的时期。多可痊愈，少数疾病可留有后遗症。

⑤复发与再燃：某些传染病患者进入恢复期后，已稳定退热一段时间，由于潜伏于体内的病原体再度繁殖至一定程度，使初发病的症状再度出现，称为复发。当病情进入恢复期时，体温尚未稳定恢复至正常，又再发热，称为再燃，可能与血中病原体未完全清除有关。

2）常见症状和体征：病原体及其各种代谢产物包括细菌毒素可引起发热以外的多种症状，如皮疹、全身不适、头痛、关节痛等中毒症状，严重者可有意识障碍、呼吸、循环衰竭等表现，单核吞噬细胞系统可出现充血、增生等反应，表现为肝、脾、淋巴结肿大。

3）临床类型：传染病的临床类型有助于诊断、判断病情变化及传染病转归等，可将传染病分为各种临床类型。根据起病缓急及病程长短，分为急性、亚急性和慢性（包括迁延型）。按病情轻重分为轻型、普通型、重型及暴发型。按病情特点分为典型与非典型：非典型包括顿挫型及逍遥型，顿挫型的特征是指症状出现后，短时间内得到缓解或即行消失，如伤寒和脊髓灰质炎患者中的少数病例；逍遥型的特征是症状不明显，但病变仍在进行，突然出现并发症而加重病情，此类型可见于伤寒患者，常常在发生肠出血及肠穿孔时方被发现。

【传染病的流行过程及影响因素】

（1）流行过程的基本条件

传染病的流行过程是传染病在人群中发生、发展和转归的过程。传染病能否发生和流行取决于流行过程的三个基本条件，即传染源、传播途径和易感人群。

①传染源：是病原体已在体内生长繁殖并将其排出体外的人或动物。主要有：患者、隐性感染者、病原携带者、受感染的动物。

②传播途径：是病原体离开传染源后，到达另一个易感染者所经过

的途径。传播途径由外界环境中的各种因素所组成。常见传播途径有：空气、飞沫、尘埃；水、食物；手、用具、玩具；媒介昆虫；血液、血制品、体液；土壤。

③易感人群：对某一传染病缺乏特异性免疫力的人称为易感者，易感者在某一特定人群中的比例决定该人群的易感性。在普遍推行人工自动免疫的干预下，可把易感水平降至最低，可使流行不再发生，使传染病的流行得到控制，如流感前的预防接种。

（2）影响流行过程的因素

①自然因素：自然环境中的各种因素，包括地理、气象和生态等条件对流行过程的发生和发展有着重要的影响。传染病的地区性和季节性与自然因素有密切关系，自然因素可直接影响病原体在外环境中的生存能力，也可通过降低机体的非特异性免疫力而促进流行过程的发展。某些自然生态环境为传染病在野生动物之间的传播创造良好条件，如出血热、鼠疫、恙虫病、钩端螺旋体病等，人类进入这些地区时亦可受感染而发病，称为自然疫源性传染病或人畜共患病。

②社会因素：包括社会制度、经济、文化水平、生产、生活条件、风俗习惯、宗教信仰等，对传染病的流行过程有重要的影响，其中社会制度起主导作用。新中国成立后，我国贯彻以预防为主的方针，全面开展卫生防疫工作，开展爱国卫生运动，推行计划免疫等，使许多传染病被消灭（如天花）或得到控制（如霍乱、血吸虫病等）。

【传染病的治疗】

（1）治疗原则

对传染病的治疗，应具有防治结合的观点，不但在于促进患者的康复，还在于控制传染源，防止进一步传播。强调早期隔离、治疗，尽可能做到就近就地医疗。要坚持治疗、护理与隔离、消毒并重，一般治疗、对症治疗与特效治疗并重的原则。不仅应使患者康复，而且应使其病原体完全清除。不再具有传染源的作用。

（2）治疗方法

1）一般性治疗方法

①隔离：患者的隔离按其传播途径和病原体排出方式及时间而异，

并包括随时消毒在内。

②支持疗法：包括适当的营养，如在不同疾病过程中的各种合理饮食，足量维生素供给；增强患者体质和免疫功能，如各种血制品和免疫制品的应用，以及维持患者水和电解质平衡等各项必要的措施。

③基础护理及心理疗法：良好的护理对于保证患者处于一个舒适而卫生的环境，各项诊断及治疗措施的正确执行和密切观察病情变化具有非常重要的意义。在重型患者的治疗中，护理工作非常重要。例如，抢救重型流行性乙型脑炎患者时，定时的翻身、拍背、吸痰是抢救成功必不可少的措施。医护人员的良好服务态度、工作作风和对患者的同情心都是心理治疗的重要组成部分，有助于增强患者战胜疾病的信心。慢性病患者则常有多种顾虑和精神负担，医护人员的关心、交流与解释，将有关的知识教给患者，可使患者消除焦虑，更好地配合治疗，取得单纯药物治疗不能取得的疗效。

2）病原疗法：病原疗法既可消除病原体，促进身体康复，又有控制与消除传染源的作用，是治疗传染病与寄生虫病的关键措施。常用药物有抗生素、化学制剂和血清免疫制剂等。针对细菌和真菌的药物主要为抗生素与化学制剂，针对病毒的药物目前逐渐增多，有些疗效肯定。

3）对症疗法：对症疗法不但有减轻患者痛苦的作用，而且通过调整患者各系统的功能，可减少机体消耗，保护重要脏器免受感染损害，使损伤减低至最低限度。例如，休克者应尽快补充血容量、纠正酸中毒；抽搐时采取镇静措施，脑水肿应尽快应用脱水剂，谨防脑疝的发生。昏迷时采取苏醒措施，心力衰竭时采取强心措施，严重毒血症时采用肾上腺糖皮质激素疗法等。均有利于患者度过危险期，及早恢复健康。

4）康复疗法：某些传染病，如脊髓灰质炎、流行性乙型脑炎、流行性脑脊髓膜炎等，可引起一定程度后遗症，需要采取手法按摩、被动活动、针灸理疗、高压氧等康复治疗措施，有助于病情逐步好转和功能的恢复。

5）中医中药疗法：传染病在中医学属温病范畴。卫、气、营、血分别代表传染病的病期、病程发展的不同阶段。依次采用解表宣肺、清气泻下、清营开窍及滋阴化瘀的治疗原则施以治疗。常用的方剂有银翘散、桑菊饮、白虎汤、至宝丹、安宫牛黄丸、紫雪丹等。许多中草药具有抗菌、抗病毒、调节免疫功能的作用。

第二节　传染科护理工作范围

传染病院（科）或感染科是传染病患者集中诊治的场所，为有效地控制传染病的传播，传染病院（科）的护士必须具备以下几方面素质：必须掌握一定的专业知识，了解各种病原体的性质、传染病流行过程的三个环节；必须严格执行消毒、隔离制度及各种管理制度；必须掌握各种隔离技术和消毒方法，以防传染病传播蔓延而造成交叉感染；必须有高度责任心和护理技艺，密切观察病情变化，及时报告医师并配合医师积极采取抢救措施，挽救患者生命；是法定的责任报告人；能指导患者、家属、工作单位做好消毒、隔离工作，并做好预防传染病知识的宣传。

【一般护理】

（1）隔离和消毒

严格的消毒、隔离制度和管理方法是传染病护理工作的重点，因传染病院（科）是传染病患者集中的场所，易造成院内、外交叉感染。为了有效地控制传染病的传播，要求医护人员、患者及家属必须严格执行隔离、消毒制度。为了做好这一工作，传染病院（科）的工作人员必须了解各种病原体的性质、各种传染病流行过程的3个环节，掌握各种隔离技术、消毒方法及传染病标本的采集和管理。严格遵守各种管理制度，如传染病院（科）的组织设施、探视及陪住制度等。探视、陪住时也要严格按照消毒、隔离的原则进行。

（2）病情报告

护士是传染病法定报告人之一，为防止传染病扩散，护士应配合医师及时、准确、全面填写"传染病疫情报告卡"，向当地疾病预防控制中心报告疫情，不可迟报或漏报。

（3）休息和营养护理

保持病室整洁、安静和舒适。对某些传染病，早期卧床休息是减少并发症的重要措施之一，随着病情的好转，方可逐渐下床活动。传染病患者大多有高热、食欲缺乏，应给予充足的水分及易消化、高热量、富有营养的流质或半流质饮食，并对重症者喂养、昏迷者鼻饲、不能进食者按医嘱静脉输液。

（4）皮肤、黏膜护理

传染病患者大多体质虚弱，故要注意口腔及皮肤的护理，如每天用温盐水或复方硼酸溶液含漱 3～4 次，以防口腔炎。保持床单、衣褥清洁、干燥，昏迷患者应定时翻身，骨突出处每天应用 50% 乙醇或红花酒精揉擦，以防止压疮发生。

【症状护理】

症状护理是传染科护士的重要工作内容，通过症状护理缓解或减轻患者身体不适，促进疾病康复。传染科护士应熟悉各种常见传染病的症状表现，工作中能及时发现护理问题、做出护理诊断并采取相应的护理措施。

【病情观察】

由于传染病发病急骤、病情危重、变化快、并发症多、易传播，故传染科护理人员应以高度责任感，密切、细致、准确地观察病情，及时发现病情变化，配合医师分秒必争地采取抢救措施，挽救患者生命。由于某些传染病具有季节性特征，流行高峰时患者数量增多，危重患者增加，故须在每次流行前做好充分准备。

【心理护理】

传染病患者由于对隔离、消毒与治疗不理解，产生被束缚感或冷落感，因此，护士应关心、体贴患者，向他们介绍隔离、消毒的目的和做法，介绍医院的环境及规章制度，以帮助患者迅速适应，并树立起战胜疾病的信心。重点要注意：①患病前的心理特征；②患病后的心理反应和应对措施；③患者家属的心理反应及应对措施；④社会支持系统在精神上、经济上的支持力度。

【诊疗护理】

（1）传染病标本的采集与管理

采集传染病患者的标本必须严格遵守操作程序，采取适当的防护措施，防止医源性感染与实验室污染。采集标本时应注意病程阶段，有无应用过抗微生物药物及标本的保存与运送是否规范。尽量在抗生素应用之前做细菌培养，以提高病原体检出率。

1）临床标本的采集

①血液：对某些传染病，注意采取发病5天内和恢复期双份血清，以做比较。

②痰、漱口液：采取含漱液或咽拭子。留痰在无菌容器内，应加胶塞密闭。

③其他分泌物或渗出物：用灭菌棉棒擦拭局部，采集分泌物后，装入病毒保存液试管中，轻轻贴管壁挤压，做成病毒保存悬液，加胶塞密封送检。采取咽拭子标本时，用两支棉签浸透采样液，沿管壁挤出液体后，在扁桃体前后和咽喉壁涂抹，要尽量取黏液部分，然后放入有采样液的试管中，加胶塞密封送检。标本采样后应立即冷藏保存，特殊标本可放低温或液氮内超低温保存。

④解剖和组织标本：尽量在死亡后5小时内取样，若镜检应在采样后尽快制片、干燥、固定和染色；分离病毒的样品，保存温度越低则保存时间越长，可用化学制冷剂，或置液氮瓶中保存。分离病毒的组织可放于50%甘油磷酸盐缓冲液中，在5℃条件下能保存数周。

2）标本的运送和管理

①送检的样本应严密包装，外表加以消毒，进行编号、登记后，贴上"生物危害标识"标签。标签不能脱漏和遗失。特殊传染病标本运送时，要认真填写标本送检单，由专人、专车，尽快送至指定的检验部门或单位，完成交接并索要回执。运送途中要避免日光和高热，防止病原体死亡。

②实验室标本应有专人管理，完善标本档案资料。存放标本处，应贴上特殊标识。

③特殊传染性疾病标本的处理，必须在生物安全柜或生物安全不低于3级的实验室进行，杜绝检验或实验过程中造成致病微生物的传染和传播。

（2）用药护理

准确执行医嘱，按时用药，严密观察药物的治疗效果，注意观察有无毒副作用发生。

（3）特殊诊断及治疗措施的护理

如腰椎穿刺术、人工肝治疗、血液透析等。

【健康教育】

护士应向患者及家属及时进行有关卫生常识的宣传教育，耐心讲解传染病的治疗和护理方法，出院后的注意事项及对患者个人卫生的建议等，使他们能自觉地遵守医院隔离管理制度，减少传染病发生的机会。健康教育要注意：①健康教育的对象，可能是患者、家属、社区；②健康教育的内容，先进行评估，根据不同对象选择相应的教育内容；③健康教育的方式，可以是一对一的交流、集中讲座、宣传册、宣传窗等；④健康教育的效果。

第三节 传染病患者的护理评估

护理评估与护理措施是护理程序的两大步骤，而护理评估是其中的首要步骤。护理人员必须收集患者各方面主观与客观的资料，全面评估，从而了解患者存在的或潜在的健康问题，才能确立护理诊断，制订护理措施，满足患者需求及解决问题。由于某些传染病在发病年龄、职业、季节、地区及生活习惯方面有高度选择性，因此传染科护士应针对传染病的特点，通过详细全面收集患者流行病学资料、了解患者发病情况、详细的体格检查和实验室检查，以获得患者的健康资料，为护理诊断提供依据。评估内容包括病史、身体评估、心理社会评估、实验室及其他检查。

【健康史】

（1）流行病学资料

流行病学资料是传染病评估必不可少的资料。包括年龄、性别、籍贯、职业、居住地环境，发病季节，发病前有无接触类似患者、动物分泌物或疫水，是否家庭或集体生活人群发病，有无疫区旅居史，既往传染病史，手术输血史、预防接种情况等。

（2）患病及治疗经过

要注意结合传染病的基本特征和传染病流行过程中的基本特点进行评估。

①患病经过：了解患者发病的起始时间，发病特点，有无明显的诱因或接触史，主要症状、体征及其特点，症状加重有无诱发因素或缓解因素，有无伴随症状、并发症或后遗症及其特点。

②检查及治疗经过：既往检查、治疗经过及治疗效果。是否遵从医嘱治疗。询问用药史，包括药物的种类、剂量和用法。有无特殊的饮食医嘱及患者是否遵从。例如，伤寒患者应摄入清淡、少渣软食，以防肠出血或穿孔的发生。

（3）生活史

①个人史：询问患者的一般情况，包括年龄、职业、居住地环境。注意发病季节，发病前有无类似患者、动物分泌物或疫水接触史，是否家庭或集体生活人群发病，有无疫区旅居史，既往传染病史，预防接种情况等。

②生活方式：了解患者的生活、卫生、饮食习惯，如有无吸毒、性乱交等不良行为。

③饮食方式：平日饮食习惯及食欲，每天餐次、进食时间是否规律，有无摄入生食习惯，食物品种组成以及数量，有无特殊的食物喜好或禁忌。

（4）目前病情与一般状况

评估患者目前的主要不适及病情变化。患病后患者饮食、睡眠、休息、大小便、体重等一般状况有无变化。

【身体状况】

系统而细致的体格检查是获得准确临床资料的有效方法。身体评估时要注意发病的诱因和起病的方式、潜伏期长短、发热规律（热型）及伴随症状，皮疹特点等，进行体格检查时不要忽略有重要诊断意义的体征，如玫瑰疹、焦痂、腓肠肌压痛和科氏斑等。

（1）生命体征

评估患者的生命体征，观察发热程度和热型、呼吸型态、心率、神志变化。

（2）营养状况

评估患者的营养状况，发病后体重是否减轻。观察皮褶厚度与上臂围，皮肤色泽和弹性，有无眼窝凹陷、指纹干瘪等脱水的表现及判断脱水程度。

（3）皮肤和黏膜

观察皮肤黏膜有无皮疹、黄疸、出血点或瘀斑。注意皮疹的性质、形态、分布，皮疹出现和消退的时间及顺序，是否伴有瘙痒或并发感染。全身浅表淋巴结有无肿大、压痛。特殊体征对协助诊断有重要意义，如伤寒患者的特殊中毒面容、恙虫病患者的焦痂、溃疡等。

（4）各系统检查

应对患者进行全面细致的全身检查。不同疾病检查时应有所侧重。对患有呼吸系统传染病或有呼吸系统并发症的患者应注意呼吸频率、深度、节律，呼吸音是否正常。有败血症和感染性休克的患者应重点评估心率、血压的变化，是否有四肢冰冷、尿量减少等。累及消化系统的传染病重点检查腹部有无压痛、反跳痛，评估疼痛的部位、性质、程度，肝、脾的大小、质地、是否有压痛，有无腹水。中枢神经系统的传染病应重点评估瞳孔的大小及对光反射，有无脑膜刺激征、病理反射征，有无肢体瘫痪等。

【心理—社会状况】

传染病患者因需要隔离治疗，与社会交流疏远，加之患病之后对生命的威胁、各种损伤性检查和治疗、经济的承受力及缺乏关爱等，可出现孤独、焦虑等心理反应。为了更好地实施护理，护士必须对患者患病时的心理和社会反应、产生的原因及需提供的帮助和服务进行评估。

（1）疾病知识

评估患者对疾病知识掌握情况。患者是否了解所患传染病的发生、发展、预后及传染性，有无关于所患传染病诊断检查、治疗和预防方法的知识，遵医行为如何。确定患者的学习能力，以及患者和家属对该病知识的需求。

（2）心理状况

评估发病后患者的心理反应，观察患者有无焦虑、抑郁、沮丧、悲伤、恐惧等不良情绪及其程度，是否出现退缩、敌对（如艾滋病患者可能出现敌对行为）、沉默、不合作等表现。了解患者对住院及隔离治疗的认识，有无孤立无助、被约束、被抛弃感。评估患者有无因严重不良情绪导致食欲缺乏、睡眠障碍、过度换气、心动过速、头痛，甚至出现呼吸困难、心悸、窒息等表现。了解患病后患者工作、学习是否中断，日常生活能力是否下降，家庭生活是否受到影响，能否承担医疗费用。

（3）社会支持系统

评估家庭成员对传染病患者的关怀程度，被隔离患者有无亲属或朋友探视，所在社区是否能提供医疗保健服务、设施是否完善，患者是否享有医疗保障。

【实验室及其他检查】

对传染病患者的护理评估除结合健康史、身体状况和心理—社会状况评估外，还应结合实验室及有关辅助检查的结果进行全面评估。因此，对常用检查项目的正常值及临床意义应熟悉，还应做好留、送标本及特殊检查前的准备工作，检查时的配合及检查后的观察，向患者及其家属介绍有关检查的目的、重要性、注意事项等。

（1）一般实验室检查

①血液常规检查：大部分细菌性传染病白细胞总数及中性粒细胞增多，唯有伤寒的减少，布鲁氏菌病减少或正常。绝大多数病毒性传染病白细胞总数减少且淋巴细胞比例增高，但流行性出血热、流行性乙型脑炎时总数增高。血中出现异型淋巴细胞，见于流行性出血热、传染性单核细胞增多症。原虫病白细胞总数偏低或正常。

②尿常规检查：尿液检查对泌尿系统感染及传染病引起肾脏损害的患者很有意义，如流行性出血热患者，病程第二日尿中即可出现蛋白，对早期患者的评估较重要。严重出血热患者尿中可见膜样物，镜检尿中有红细胞、白细胞与管型。

③粪便常规检查：粪便检查对肠道传染病有意义，如细菌性痢疾出现脓血便，镜检有大量脓细胞并有巨噬细胞；细菌性食物中毒则大多为水样便，有时有黏液或脓血。

④生化检查：生化检查有助于病毒感染性疾病的诊断，如病毒性肝炎、流行性出血热等病的诊断和病情判定。感染中毒性休克者可出现血液电解质紊乱和酸碱平衡失调等。

（2）病原学检查

①病原体的直接检出：许多传染病可通过显微镜或肉眼检出病原体而确诊，如从血液或骨髓涂片中检出疟原虫及利什曼原虫，从血液涂片中检出微丝蚴及回归热螺旋体，从大便涂片中检出各种寄生虫卵及阿米巴原虫等。血吸虫毛蚴经孵化法可用肉眼检出，绦虫节片也可在大便中用肉眼检出。

②分离培养病原体：依不同疾病取血液、尿、粪、脑脊液、骨髓、鼻咽分泌物、渗出液、活检组织等进行培养与分离鉴定。细菌能在普通培养基或特殊培养基内生长，病毒及立克次体必须在活组织细胞内增殖，培养时根据不同的病原体，选择不同的组织与培养基或动物接种。

（3）分子生物学检测

①分子杂交：利用放射性核素^{33}P或生物素标记的分子探针可以检出特异性的病毒核酸，如乙型肝炎病毒 DNA；或检出特异性的毒素，如大肠埃希菌肠毒素。

②聚合酶链反应（PCR）：用于病原体核酸检查，能把标本中的DNA、RNA 分子扩增 100 万倍以上，可显著提高灵敏度。

（4）免疫学检查

①特异性抗体检测：直接凝集试验；间接凝集试验；沉淀试验；补体结合试验；中和试验；免疫荧光检查；放射免疫测定；酶联免疫吸附试验。

②特异性抗原检测：病原体特异性抗原的检测有助于在病原体直接分离培养不成功的情况下提供病原体存在的直接证据。其诊断意义往往较抗体检测更早、更为可靠。目前已采用酶联免疫吸附试验（ELISA）或放射免疫法（RIA）检测乙型肝炎病毒的表面抗原和 e 抗原、丁型肝炎病毒抗原等。

③免疫球蛋白检测：可用来判断人体体液免疫功能，先天性免疫功能缺陷者免疫球蛋白降低。

④皮肤试验：用特异性抗原做皮内注射，可通过皮肤反应了解受试者对该抗原的变态反应，常用于结核病和血吸虫病的流行病学调查。

⑤T 细胞亚群检测：用单克隆抗体检测 T 细胞亚群，可了解各亚群的 T 细胞数量和比例，常用于病毒性肝炎、流行性出血热、艾滋病等疾病的免疫状态的评估、治疗效果及预后判断。

(5) 内镜检查

①纤维结肠镜：常用于诊断细菌性痢疾、阿米巴病疾、真菌性肠炎、弯曲菌肠炎、耶尔森菌小肠结肠炎和血吸虫病等的诊断与鉴别，并要除外结肠癌的可能，必须借助纤维结肠镜的检查。

②纤维支气管镜：常用于诊断艾滋病并发卡氏肺孢子菌病和支气管淋巴结结核病等。

(6) 影像学检查

①X 线：用于诊断肺结核和肺吸虫病。

②超声：超声检查已成为各种肝、胆疾病诊断和鉴别诊断最常用的检查方法，简便、快速且无创伤。特别对于阻塞性黄疸的鉴别，阿米巴与细菌性肝脓肿的鉴别，肝硬化与肝癌的鉴别等，发挥了很重要的作用。

③CT 和 MRI：用于诊断脑脓肿和脑囊虫病等。

(7) 活体组织检查

常用于下列传染病的诊断：①各型慢性肝炎和肝硬化；②各型结核病，如淋巴结结核、骨结核等；③艾滋病并发卡波西肉瘤和淋巴瘤；④各种寄生虫病，如裂头蚴病、并殖吸虫病和利什曼病等。

第四节 传染病科的设置、分区及管理

传染病科在综合医院中是院长领导下的一个临床诊疗科室，由科主任统一领导，并向院长负责。设副主任若干人，协助科主任分管科内一个或数个方面的工作，如医疗、教学、科研、干部培养等。传染病科一般设立传染病门诊及传染病房。有条件单位可成立传染病实验室或研究室，从事有关传染病的实验检测及实验室研究。

【分诊室】

在医院门诊入口处，单独设立分诊室，对内、儿科患者进行简单的问诊和检查，检出传染患者，让其至传染病门诊诊治，以免造成与普通门诊患者的交叉感染。

【传染病门诊】

传染科门诊与普通门诊分开，根据不同季节、地区及传染病流行情况分设不同的传染病室。可按常规传染病设立诊室，如病毒性肝炎诊室、肠道传染病诊室、呼吸道传染病诊室，每个诊室为 1 个隔离单位，只诊治 1 种传染病。对于少见的传染病可不单设诊室，设共用诊室，用后可经消毒处理后再用。

传染科门诊应设有单独的出入口、单独的挂号处、病案室、收费处、药房、化验室及治疗室等，并建立相应的工作制度和消毒隔离制度。此外，尚可开设传染病咨询门诊，指导及解答患者及亲属提出的传染病有关基本知识。

【传染病房】

综合医院特别是县级以上的综合医院，应争取设置传染病房以减少医院内交叉感染，防止传染病传播至院外。传染病房应单建于离普通病房较远场所（40~50m 以外）。

（1）传染病房的环境布局

①传染病房床位的设置应根据医院的规模（包括床位数）、任务及当地传染病流行情况而定。一般占医院病床总数的 5%~10%，每一病室设病床 2 张或 3 张。

②传染病房应严格区分清洁区（值班室、更衣室、配膳室、库房等）、半污染区（医护办公室、治疗室、消毒室、走廊等）及污染区（病室、患者厕所及浴室、污物处置室等），应订立相应的消毒隔离及工作制度。

③传染病房的一端应设有沐浴间、厕所、清洁衣柜、工作衣柜等，仅供工作人员出入之用。

④病房入口处设入院卫生处置间，供入院患者卫生处理和更衣。病房出口处设出院处置间，供患者沐浴、换清洁衣服后出院，位置应设在病房的另一端。

⑤传染病房有患者生活区与医护人员工作区两大部分，由较宽的内走廊相隔开。患者生活区面向开放式外走廊，其结构包括病室、患者浴

室、厕所、盥洗间，主要供患者使用。所有污染衣物、送检标本、尸体等均经外走廊送出。医护人员工作区包括卫生通过间、医师办公室、护士办公室、治疗室、值班室、贮藏室、配餐室、消毒室等，供工作人员使用。配餐室、消毒室内均应分隔为污染间和清洁间，污染间与外走廊相通，清洁间与内走廊相通。

⑥每个病室均应附设缓冲间（供工作人员穿脱隔离衣、洗手、进出病室之用）、洗澡间、盥洗间及厕所。通向外走廊的窗下分别设置污物传递窗和污衣、标本存放柜。病室与内走廊之间以高大玻璃窗相隔，该窗不能开启，窗下设置供递送药品器材用的传递柜，柜门有里外两层，使用后随时要将柜门关闭，以保持内走廊少受污染。

（2）传染病房的设置要求

①传染病房以小病室为宜，便于不同病种的隔离及收治，如系两层楼房建筑，则楼上病室适于住呼吸道传染患者，楼下病室适于住消化道传染患者或其他传染患者。

②应有完善的防蚊蝇和空调设备及污物处理、污水净化装置。

③应有消毒设备，如蒸汽锅、煮沸器、消毒柜、紫外线灯、福尔马林蒸汽箱等。

④应设小化验室，以便进行血、尿、便等常规检查。

第五节　传染病的隔离

隔离是将处于传染期的传染病患者、病原携带者安置于指定地点，与健康人和非传染患者分开，防止病原体扩散和传播。隔离是预防和管理传染病的重要措施。医护人员熟练掌握隔离知识，正确实施隔离技术，是预防和控制传染病的基本要求。

【隔离的基本原则】

（1）在标准预防的基础上，根据疾病的传播途径（接触传播、飞沫传播、空气传播和其他途径传播），制订相应的隔离与预防措施。

（2）一种疾病可能有多种传播途径时，应在标准预防的基础上，采取相应传播途径的隔离与预防，将多种防护措施结合使用。

（3）隔离病室应有隔离标志，并限制人员的出入。黄色为空气传播的隔离，粉色为飞沫传播的隔离，蓝色为接触传播的隔离。

（4）传染病患者或可疑传染病患者应安置在单人隔离房间。受条件限制的医院，同种病原体感染者可安置于一室。隔离的传染病患者或疑似传染患者产生的医疗废物，应严格执行医疗废物管理条例，防止病原体扩散和传播。

（5）建筑布局符合隔离要求，高危险区的科室（感染疾病科）宜相对独立，宜与普通病区和生活区分开。服务流程确保洁、污分开，防止因人员流程、物品流程交叉导致污染。通风系统应区域化，防止区域间空气交叉污染。配备合适的手卫生设施。

（6）解除隔离原则：已满隔离期者、连续多次病原检测阴性者，确定被隔离者不再排出病原体，即可解除隔离。

【传染病区的隔离要求】

（1）清洁区隔离要求

①工作人员不得穿隔离衣、穿工作服、戴口罩、戴帽子、穿隔离鞋进清洁区。

②患者及患者接触的物品不得进入清洁区。

（2）半污染区的隔离要求

①工作人员进入半污染区一般不穿隔离衣；穿工作服以减少交叉感染机会。

②患者不得进入半污染区。

③治疗室内清洁物品、未被污染或已消毒的医疗器械和药物须与污染物品严格分开放置，由病室带回的物品应先消毒后放在一定的位置。

（3）污染区的隔离要求

①对工作人员的隔离要求：工作人员进入污染区按要求穿隔离衣、戴口罩、戴帽子、穿隔离鞋，必要时戴护目镜或防护面具。避免患者对着自己打喷嚏、咳嗽，如果出现这种情况，必须立即清洗消毒。污染的手不能触摸自己的五官及非污染物品，直接、间接接触患者或污染物品后，必须认真清洗双手。污染区内的物品未经消毒不准带出它处。

②对患者的隔离要求：传染病患者入院须经病区污染端进入，更换患者服，换下的衣服及物品，经消毒处理后，由家属带走或由医院统一管理；传染病患者出院时须经卫生处置后，换上清洁衣服，由病区清洁

端出院。传染病患者住院期间为防止交叉感染，不得随意离开病室，只能在病室内活动。告诉患者及家属，污染物品及信件等未经消毒，不能随意拿出院外，以免病原体污染外界。

【医护人员卫生通过制】

（1）完全通过	（2）不完全通过
在隔离区工作 4 小时以上，要求全部更衣，出疗区必须洗澡、漱口、换衣服和鞋袜。	短时间到隔离区检查工作、流行病调查等，按要求做好个人防护。出疗区必须换衣服、鞋袜，认真洗脸、洗手、漱口等。

【隔离的种类及要求】

（1）接触隔离

适用于经接触传播的疾病如肠道感染、多重耐药菌感染、皮肤感染等，在标准预防的基础上，还应采用接触传播的隔离与预防。

1）患者的隔离措施

①限制活动范围。

②减少转运，如需转运时，应采取有效措施，减少对其他患者、医务人员和环境表面的污染。

2）医务人员的防护措施

①接触隔离患者的血液、体液、分泌物、排泄物等物质时，应戴手套；离开隔离病室前和接触污染物品后，应摘除手套、洗手和（或）手消毒。手上有伤口时应戴双层手套。

②进入隔离病室，从事可能污染工作服的操作时，应穿隔离衣；离开病室前，脱下隔离衣，按要求悬挂，每天更换清洗与消毒；若使用一次性隔离衣，用后按医疗废物管理要求进行处置。接触甲类传染病应按要求穿脱防护服，离开病室前，脱去防护服，防护服按医疗废物管理要求进行处置。

（2）飞沫隔离

适用于经飞沫传播的疾病，如百日咳、白喉、流行性感冒、病毒性腮腺炎、流行性脑脊髓膜炎等，在标准预防的基础上，还应采用飞沫传播的隔离预防。

1）患者的隔离措施

①在遵循隔离原则的基础上，应限制患者的活动范围，减少转运。当必须转运时，医务人员应注意加强防护。

②病情允许时，应戴外科口罩，并定期更换。

③患者之间、患者与探视者之间相隔距离应 1m 以上，探视者应戴外科口罩。

④病房加强通风或进行空气消毒。

2）医务人员的防护措施

①应严格按照区域流程，在不同的区域穿戴不同的防护用品，离开时按要求摘脱，并正确处理使用后物品。

②与患者近距离（1m 以内）接触，应戴帽子、医用防护口罩；进行可能产生喷溅的诊疗操作时，应戴护目镜或防护面罩，穿防护服；当接触患者及其血液、体液、分泌物、排泄物等物质时应戴手套。

（3）空气隔离

适用于经空气传播的疾病，如肺结核、水痘等，在标准预防的基础上，还应采用空气传播的隔离与预防。

1）患者的隔离措施

①无条件收治时，应尽快转送至有条件收治呼吸道传染病的医疗机构，并注意转运过程医务人员的防护。

②当病情允许时，应戴外科口罩，定期更换，并限制其活动范围。

③应严格进行空气消毒。

2）医务人员的防护措施

①应严格按照区域流程，在不同的区域穿戴不同的防护用品，离开时按要求摘脱，并正确处理使用后物品。

②进入确诊或可疑传染病病房时，应戴帽子、医用防护口罩；进行可能产生喷溅的诊疗操作时，应戴防护目镜或防护面罩，穿防护服，当接触患者及其血液、体液、分泌物、排泄物等物质时应戴手套。

【常用隔离技术】

为了保护工作人员免受感染和避免患者间交叉感染，接触患者或接触污染物时，经常需要实施严密的隔离技术。

（1）戴工作帽

戴工作帽可防止头发上的灰尘及微生物落下造成污染。护理传染病患者时，也可保护自己，工作帽大小适宜，头发全部塞入帽内，不得外露。每周更换两次，手术室或严密隔离单位，应每次更换。

（2）戴口罩

戴口罩可阻留飞沫中的病原微生物通过空气媒介传给患者或传染给自己。棉纱口罩应宽大（14cm×18cm），由12层以上细纱布制成。棉纱口罩连续使用不得超过4小时。传染性非典型肺炎疗区密切接触患者最好选用戴鼻夹的口罩，用适量棉花填塞鼻两侧，使空隙消失。有条件者应选用滤过率高、与面部密合好的N95、N99或N100口罩。密切接触甲型H1N1流感患者可选用合格的医用口罩。口罩应盖住口鼻，系带松紧适宜。工作时不能随便用手触摸口罩，口罩用后外面已污染，用清洁的手除去口罩时，只能接触带子部分，摘口罩后应立即洗手。口罩一经潮湿，则病菌易于侵入，应及时更换。

（3）戴手套

戴手套的目的是保护工作人员不受病原体的感染，又可防止医务人员把自身手上的病原体传给患者，更重要的是减少医务人员从其他患者或环境获得的病原体通过未洗净的手在患者之间传播的机会。一般情况下，手上暂居病原微生物可通过仔细洗手去除，但大多数情况下医院内洗手不能达到要求。因此，进行无菌操作或处理患者血液、体液、分泌物、排泄物时应戴一次性使用手套（分清洁和无菌两种）。戴手套要选择适合的型号，过大或过小都不利于操作，又可增加污染的机会。接触污染的手套要及时更换，脱手套后要用流动水认真洗手。

（4）避污纸的使用及处理

避污纸即为清洁纸片。使用避污纸拿取物品或做简单操作，保持双手或用物不被污染，以省略消毒手续。例如，收取污染的药杯，拿患者用过的物品，或拾取掉在污染区地面上的物件等，可垫避污纸以避免污染工作人员的手，以污染的手接触清洁物品时，可垫着避污纸，避免污染用物，如开自来水龙头、电源或门窗。使用避污纸时，要从上面抓取，不可掀页撕取。用后放进污物桶内，集中焚烧。

（5）洗手

六步洗手法具体操作如下。①第一步：掌心相对，手指并拢相互搓擦；②第二步：手心对手背沿指缝相互搓擦，交换进行；③第三步：掌心相对，双手交叉沿指缝相互搓擦；④第四步：一手握另一手拇指旋转搓擦，交换进行；⑤第五步：弯曲各手指关节，在另一手掌心旋转搓擦，交换进行；⑥第六步：搓洗手腕，交换进行。

（6）刷手

即利用机械及化学作用去除手上污物及微生物的方法，是做好消毒隔离、预防交叉感染的重要措施。具体方法：取无菌刷蘸肥皂乳（或肥皂块），先刷指尖，然后刷手、腕、前臂、肘部到上臂下 1/2 段，特别要刷净甲沟、指间、腕部，无遗漏地刷洗 3 遍，每遍 3 分钟。刷洗时，双手稍抬高。每遍刷完后，用流水冲去肥皂沫，水由手、上臂至肘部淋下，手不能放在最低位，以免臂部的水反流到手。刷洗毕，用无菌小毛巾依次拭干手、臂。手、臂不可触碰其他物品，如污染必须重新刷洗。

（7）手消毒

消毒液泡手能有效地去除手上的微生物。常用泡手的消毒液有：0.2% 过氧乙酸、碘伏、洗必泰等。具体方法：刷洗后，双手及上臂下 1/3 伸入盛有消毒液的桶内，用无菌小毛巾轻擦洗皮肤 5 分钟，手不可触及桶口。浸泡毕，拧干小毛巾，揩去手、臂消毒液，晾干。双手保持于胸前半伸位准备穿隔离衣。

（8）穿、脱隔离衣

穿、脱隔离衣是隔离技术中一项重要的环节，必须按要求穿、脱隔离衣。为避免病员之间的交叉感染，并保护工作人员不受传染，在接触患者或工作服可能受到污染的情况下，都需加穿隔离衣。因隔离衣需要经常消毒和清洗，所以必须用牢固的布料制成。隔离衣的样式要求腰部宽大，在背后中央开口，身长和袖长要能够充分遮住工作服，以防工作服污染。也可穿一次性医用隔离衣。处理特殊传染病患者的血液、体液、分泌物、排泄物时应加穿防水围裙。

1）穿、脱隔离衣的注意事项

①穿隔离衣前，需洗净双手，将衣袖卷至肘关节以上，并整理好帽子、口罩。

②穿、脱重复应用的隔离衣时，避免接触周围的人和物。

③接触确诊患者，隔离衣可每班更换一次。接触疑似患者或不同病种患者，应一人一换。隔离衣受潮或被吐泻物污染时应随时更换。

④隔离衣里面及领部应防污染。系领带时，勿使衣袖和领带触及面部、衣领和工作帽等。

⑤穿隔离衣后，只限在规定区域内进行工作。

⑥挂重复应用的隔离衣时，应使隔离衣后缘开口对着隔离单位入口，便于下次穿着；并且不使衣袖露出或衣边污染面超过清洁面。

2）穿隔离衣（需重复穿用的隔离衣）的步骤

①一只手持隔离衣领，小心自衣架取下隔离衣。

②右手指尖持衣领大部分，左手伸入袖内，举左手使袖轻轻抖至臂上，持领部的右手同时向右上拉紧，使左手伸出袖口。

③左手指尖持领外面，右手伸入袖内，并轻轻将袖抖至臂上，左手同时向左上拉紧，使右手伸出袖口。

④手从颈前向后将衣领摸齐，将领部短带打结系紧。

⑤系紧袖带。

⑥双手将隔离衣背后边缘对齐，向左折叠多余部分，一手压住折叠处，另一手松开腰带活结，然后将腰带在背后交叉，到前面打活结。

注：穿清洁隔离衣，手可随意接触里外面，不必按穿污染隔离衣的顺序进行，但一经穿上，并与患者接触，即被认为隔离衣外面是污染的。

如隔离衣为一次性穿着，隔离衣背后边缘不要求对齐，可右侧压左侧，使隔离衣充分遮盖工作服，然后一手压住折叠处，另一手将腰带在背后交叉，到前面打活结。

3）脱隔离衣（需重复穿用的隔离衣）的步骤

①双手解开腰带，并将腰带略挽打活结，以免腰带过长拖地污染。

②解开袖带，将袖带挽于袖袢处，以免洗手时袖带下垂。洗手前将隔离衣袖从外面轻轻往上拉，以便露出腕部。

③双手相握，走进洗手盆，常规将手洗净。

④解开领带，将两袖轻轻抖下过手，右手从左袖内面将左袖拉下，使领过肩下。

⑤左手隔袖拿住右袖污染面，将右袖拉下，右手持领，左手脱出衣袖。

⑥将领边里面向外对齐，一手持衣领，一手将隔离衣后缘轻轻抖动对齐，并对折一次，使隔离衣清洁面向外。

⑦将领扣挂上衣钩，以备下次穿用。

注：需送洗消毒、不准备重复穿的隔离衣或一次性医用隔离衣，脱法比较简单。先解开腰带、袖带，脱手套后（手套有破损必须经清洁洗

手），再解开领部短带，并拉领带使衣领向下使清洁面朝外，然后左右手分别脱出衣袖，将隔离衣清洁面向外，自领部向下卷紧，投入污衣（物）袋内，然后按规定清洗消毒双手。

第六节 传染病的消毒

消毒是指用化学、物理、生物的方法杀灭或消除环境中的致病微生物，达到无害化。消毒是传染病防治工作中的重要环节，是有效切断传染病的传播途径、控制传染病传播的重要手段。不仅可以防止病原体播散到社会中，引起流行发生；也可以防止患者再被其他病原体感染，发生交叉感染，同时也保护医护人员免于感染传染病。

【消毒的种类】

（1）疫源地消毒

指对目前存在或曾经存在传染源的地区进行消毒，目的在于消灭由传染源排到外界环境中的病原体。疫源地消毒包括终末消毒和随时消毒。终末消毒指当患者痊愈或死亡后对其原居地进行的最后一次彻底消毒，包括对患者所处环境、所接触物品和排泄物的消毒，也包括患者出院前的自身消毒或死亡后对尸体的消毒处理。随时消毒指对传染源的排泄物、分泌物及其污染物品及时消毒。

（2）预防性消毒

是指虽未发现传染源，但对可能受到病原体污染的场所、物品和人体进行消毒。如对饮用水源、餐具、所食食物的消毒，也包括医院中对病房、手术室和医护人员手的消毒。

【消毒方法】

不同的传播途径引起的传染病，使用不同的消毒方法，消毒效果有所不同。常用的消毒方法有物理消毒法和化学消毒法。

（1）物理消毒法

包括机械、热、光、电、微波、辐射等。

1）机械消毒：常用方法有涮洗、清扫、拍打、通风等，此种方法只能清除或减少细菌，对病毒或立克次体无效。

2）热消毒：常用方法有煮沸、焚烧、高压蒸汽灭菌、预真空型压力蒸汽灭菌和脉动真空压力蒸汽灭菌、巴氏消毒法和干热灭菌法等。

①煮沸消毒：可杀死细菌繁殖体，不易杀灭细菌芽胞。可用于处理传染病患者的剩余食物、污染的棉织品、食具及金属、玻璃制品等。一般煮沸10分钟即可，乙型肝炎患者污染的物品，应煮沸15~20分钟。

②高压蒸汽灭菌：能彻底杀灭细菌芽胞，达到灭菌的效果，是医院最常用的灭菌方法。用于耐高温、高湿的医用器械和物品的灭菌。一般蒸汽压力为98kPa，温度为121~126℃，时间为15~20分钟。

③预真空型和脉动真空压力蒸汽灭菌：蒸汽压力达205.8kPa（2.1kgf/cm^2），温度达132℃，是效果更可靠的新型灭菌法，在大、中型医院应用广泛。

④巴氏消毒法：温度一般为65~75℃，10~15分钟，不能杀死芽胞，能杀灭细菌繁殖体。

3）辐射消毒法：可分为非电离辐射和电离辐射消毒。

①非电离辐射：包括紫外线、红外线和微波消毒。光波波长在250~265nm之间的紫外线杀菌作用最强，可以杀灭各种微生物，但对真菌孢子效果最差，细菌芽胞次之，对乙型肝炎病毒无效。主要用于室内空气和一般物品的表面消毒。红外线和微波穿透能力差，只适用于小件物品的消毒。

②电离辐射：包括γ射线和高能电子束。有广谱杀菌作用，在常温下对不耐热的物品灭菌，效果可靠。由于设备昂贵，常用于精密医疗器械、生物医学制品（人工器官、移植器官等）和一次性医用品的灭菌。

（2）化学消毒法

1）氧化消毒剂：常用的有过氧乙酸、高锰酸钾、过氧化氢等，此类消毒剂主要靠其强大的氧化能力来灭菌，但有较强的腐蚀性和刺激性。

2）含氯消毒剂：常用的有漂白粉、次氯酸钠、氯胺、84消毒液等，此类消毒剂在水中产生次氯酸，具有强大的杀菌作用，杀菌谱广、作用快、其余氯毒性低、价廉，但对金属制品有腐蚀作用。

3）醛类消毒剂：常用的有甲醛、戊二醛，特点具有广谱、高效、快速的杀菌作用，适用于精密仪器、内镜的消毒。

4）碘类、醇类消毒剂：常用的有 2.5%碘酊、0.5%碘伏（聚维酮碘）、75%乙醇等，具有广谱和快速的杀菌作用，适用于皮肤、食具和医疗器械的消毒。

5）杂环类气体消毒剂：主要有环氧乙烷、环氧丙烷等，为一种广谱、高效消毒剂，适用于医疗器械、精密仪器及皮毛类消毒。

6）其他消毒剂：常用的有苯酚（石炭酸）、甲酚皂溶液（来苏儿）、苯扎溴铵（新洁尔灭）、氯己定（洗必泰）等。

【消毒效果监测】

（1）使用中的消毒剂、灭菌剂：应进行生物和化学监测。

（2）压力蒸汽灭菌：必须进行工艺监测、化学监测和生物监测。

（3）环氧乙烷气体灭菌：必须每锅进行工艺监测，每包进行化学监测，每批次进行生物监测。

（4）紫外线消毒：应进行日常监测、紫外线灯管照射强度监测和生物监测。

（5）各种消毒后的内镜：胃镜、肠镜、喉镜、气管镜等，每季度进行监测，并不得检出致病性微生物。

（6）各种灭菌后的内镜：腹腔镜、关节镜、胆道镜、膀胱镜、胸腔镜以及活检钳和灭菌物品等，每月进行监测，并不得检出任何微生物。

（7）进入人体无菌组织、器官或接触破损皮肤、黏膜的医疗用品和接触皮肤、黏膜的医疗用品，应符合《医院消毒卫生标准》。

（8）血液净化系统：必须每月对入、出透析器的透析液进行监测。

（9）环境卫生学监测：包括对空气、物体表面以及医护人员手的监测。

（10）医院污水排放卫生质量的要求：应符合 GB 18466-2001《医疗机构污水排放要求》（2002 年 3 月 1 日实施）。

第七节 传染科护理人员的个人防护

传染科护理人员的职责是救死扶伤、防病治病，但因传染科是各类传染病患者和各种病原微生物聚集的地方。因此，医务人员也暴露于各种各样的危险因素之中。传染科护士的职业暴露是指护士在从事护理活动过程中接触有毒、有害物质，或传染病病原体，从而损害健康或危及生命的一类职业暴露。因此，传染科要加强对护理人员职业安全的保护，提供必要的防护物品，针对感染的危险因素进行防范。医务人员也应当提高职业安全意识，正确实施安全防护措施，预防职业性的健康损害。

【护理人员职业暴露的危险因素】

（1）物理性危险因素

针刺伤或锐器伤是传染科护士常见的危险因素之一，是护士感染血源性传染病最主要的职业危害因素，其中由皮肤刺伤造成感染的比例最高。在临床工作中，因针刺伤感染的传染病最常见的是乙型病毒性肝炎、丙型病毒性肝炎及艾滋病等。

（2）化学性危险因素

由于传染科环境和工作的特殊性，护理人员每天必须使用化学消毒剂对病房环境和诊疗器械进行消毒，护理传染病患者后必须进行手的消毒等，长期接触化学消毒剂可有发生气促、头痛、接触性皮炎、鼻炎、哮喘等疾病或症状的潜在危险。

（3）生物性危险因素

是影响护士职业安全的最常见的危害因素。传染科护士工作环境中的感染因素较为复杂，因而护士受传播感染的危险性高。主要原因：①致病性病原体广泛存在于传染病患者的体液、血液、分泌物、排泄物以及各种物品中；②护理人员对于一些突发、新生传染病缺乏足够的防护经验；③对工作环境的消毒不彻底或出现变异病原体。最具危险性的感染性传染病有乙型病毒性肝炎、丙型病毒性肝炎、艾滋病、肺结核、梅毒、淋病奈瑟菌性淋病等。

（4）生理、心理、社会因素

护理工作较琐碎繁重，频繁倒班，易造成身心疲惫；护理人员数量紧缺使护士常处于超负荷工作状态；传染科护士在对传染病的护理及救治、传播流行的预防及控制等工作过程中，承担重大的责任和精神压力，尤其是发生重大传染病流行时，心理压力更为明显。

【护理人员职业暴露的途径】

（1）皮肤黏膜暴露

因其职业的特点，需要经常面对各种各样的患者，接触各种病原体的概率远比普通人群高。患者的血液、精液、胸腔积液、腹水、脑脊液、羊水、组织、阴道分泌物和脓液等为高危感染性体液；患者的唾液、痰液、泪液、汗液、尿和粪便等为低危感染性体液。医务人员中有2%～40%暴露于HBV，3%～10%暴露于HCV，0.2%～0.5%暴露于HIV。工作中存在护患双向传播的危险。

（2）锐器伤

职业暴露感染者中约80%是因针刺伤造成，现已证实有20余种病原体可经针刺伤感染。一次针刺伤后感染HBV、HCV和HIV的风险分别为6%～30%、3%～10%和0.2%～0.5%。

（3）手污染

医院最常见的病原体传播方式是通过手。把患者从床上扶起来、测量血压或脉搏、接触患者的手、给患者翻身、接触患者卫生被服、接触床头柜、床垫、输液等操作，护理人员的手上可以增加100～1000个细菌。国内研究者检测了400名医务人员的手，其在接触污物后未洗手时手的带菌率为100%。在427份带菌标本中，主要细菌为金黄色葡萄球菌、真菌、表皮葡萄球菌、大肠埃希菌、枯草杆菌、变形杆菌、四联球菌和铜绿假单胞菌。洗手是预防医院感染、保护患者身体健康最简单、最有效和最经济的方法。

（4）空气传播

国内外调查表明，空气是病原体传播的重要途径之一，尤其是在医院，空气中的病原体来源于患者呼吸道分泌物、伤口脓液、排泄物和皮屑等，干燥后形成菌尘，通过讲话、咳嗽、喷嚏、清扫整理病房、人员走动、物品传递和空气流通等扬起而污染空气。一些医疗器械如呼吸机、雾化器、吸引器等在操作过程中也会把病原体播散到空气中。

【发生职业暴露的原因】

（1）执行操作规程时不规范，对潜在不安全因素缺乏预见性和洞察力。未严格落实标准预防措施，不采纳及遵循预防针刺伤的有关规定和建议。

（2）护理技术不过硬，业务知识较缺乏，对传染病危害性认识不足。

（3）在采集标本、注射及输液治疗等临床最基本的护理操作中，或接触特殊传染病患者时，疏于防护或防护措施不严密，增加了职业暴露的机会。

（4）护理操作后对用物的整理、分类、标识、处置不规范，易造成损伤、感染。

（5）传染病房内空气环境中含有一定量的细菌和病毒，若消毒措施不严格易使护理人员通过呼吸道黏膜感染。

（6）传染科特殊的工作易给护理人员造成较大的心理压力，从而增加了职业风险。

【职业暴露预防措施】

（1）呼吸道传染病职业暴露的防护

1）一般措施
①增强体质，保证充足的睡眠，避免过度疲劳。
②适度运动，增强抗病能力。
③多摄入富含蛋白质、维生素食物。
④接触呼吸道传染病患者时需戴口罩。
⑤适时接种疫苗，如流感疫苗等。
2）特殊措施
①医务人员要掌握呼吸道传染病消毒隔离知识与技能，对鼠疫、非典和人感染高致病性禽流感等采取严密的隔离防护措施。
②定期做好消毒监测，保证消毒效果。
③做好空气、地面和物表的消毒。
④患者的排泄物、分泌物等须排到加盖容器中，并及时消毒处理。

（2）血源性传染病职业暴露的预防

医务人员患血源性传染病多因意外接触患者血液或其污染物所致，一旦感染或发病会给其身心及家庭带来不幸。到目前为止，血源性传染病尚无有效的治疗药物，因此采取有效的预防措施是十分必要和紧迫的。

1）树立全面预防的观念：把每一例患者的血液、体液和分泌物等均按有传染性的物质对待；建立职业暴露应急处理规范和管理制度；严格执行消毒隔离制度和技术操作规程；做好个人防护，直接接触患者的血液、体液、分泌物以及皮肤或黏膜有损伤时必须戴手套，尤其要注意戴手套不能代替洗手，摘手套后务必认真洗手；如血液、体液可能喷溅时，必须戴口罩和护目镜；正确处理锐器；采取必要的预防措施，如注射乙肝疫苗等；使用安全产品，如使用负压采血管取代注射器，用留置针取代钢针和头皮针等。

2）严防锐器伤

①加强职业暴露预防知识和技能的培训，加强自我防护意识。

②改变危险行为：禁止用双手分离污染的针头和注射器、禁止用手去弄弯针头、禁止用双手回套针头帽、禁止直接传递锐器（手术中锐器用弯盘或托盘传递）、禁止徒手携带裸露针头等锐器物、禁止消毒液浸泡针头，禁止直接接触医疗垃圾，及时将使用后的针头等锐器物丢弃到锐器收集容器内。

③医院应建立针刺伤、锐器伤的登记、报告、评估、随访和预防服药等制度。

3）血源性传染病职业暴露后的应急处理：锐器伤发生后，戴手套者应迅速、敏捷地按常规脱去手套；立即用健侧手从近心端向远心端挤压排出血液；用流动净水反复冲洗伤口；用0.5%碘伏或2%碘酊或75%乙醇对污染伤口进行消毒；HBV暴露后应尽早监测抗体，并依据免疫状态及抗体水平采取相应的处理措施；3~4周内进行抗体检测，6~9个月复查以确定是否感染，如感染要查肝功能。HIV感染后2周至3个月为窗口期，暴露后当时、暴露后1个月及6个月进行连续监测以确定是否感染，并按规定及时按疗程服药。

（3）紫外线职业暴露的预防

①医务人员应提高防护意识，严格操作规程，紫外线照射消毒时应有提示性标识，提醒工作人员不得进入或避免误入照射区。

②紫外线照射强度监测时，应戴护目镜、帽子和口罩，避免皮肤、黏膜直接暴露。

③紫外线灯开关应安装在室外。一旦发生意外照射，要及时处置。

（4）化学消毒剂职业暴露的预防

①工作人员应熟练掌握常用化学消毒剂的性能、功效和配制，严格掌握使用浓度和剂量。

②配制和使用化学消毒剂时要戴口罩、帽子、手套和护目镜；如不慎溅到皮肤上或眼睛里，应立即用清水反复冲洗。

③应放置在阴凉通风处，易挥发性消毒剂要密闭保存。

④环氧乙烷熏蒸后的衣物、物品等须放置一段时间，待环氧乙烷气体散尽后再使用。

⑤戊二醛浸泡消毒时应严格封闭，防止气体泄漏，消毒灭菌后的内镜使用前应用无菌生理盐水冲洗干净。

⑥甲醛熏蒸消毒时严禁人员进入，消毒后必须通风2小时以上，减少气体残留。

（5）社会、心理因素的预防

传染病医院的医务人员经常面对和接触传染病患者、传染性极强的血液、呕吐物和排泄物以及死亡患者，这些都会影响自身的情绪。临床医务人员人数少、工作量大、压力大。随着社会对医疗护理服务要求的提高，医疗纠纷也时有发生。医务人员易患溃疡病、心脏病、偏头痛、下肢静脉曲张、胃下垂、慢性腰腿痛、慢性肝胆病等。同时也会产生不良的心理状态，如精神紧张、焦虑烦躁等。为此，医务人员应加强学习心理学知识，注意劳逸结合，合理安排工作和娱乐，保证足够的睡眠和良好的情绪，保持心理健康，减少心理疲劳；要学会正确对待社会偏见及各种心理困扰，积极采用回避、疏泄、转移、放松和自我暗示等方法进行自我心理调整和心理防护。医院行政领导要关心、体贴医务人员，使其感受到被重视、被理解与被尊重，身心愉悦地投入工作，减少或降低因社会心理因素及工作压力对医务人员健康造成的不利影响。

（6）医护人员防护着装标准及适用范围

医护人员防护着装标准及适用范围表

	基本防护	一级防护	二级防护	三级防护
着装标准	棉质工作帽、工作服、工作裤、工作鞋	在基本防护着装标准基础上，加戴16层棉纱口罩	棉纱口罩改用医用防护口罩，其余在一级防护的基础上加用护目镜、隔离衣或防护服、手套、鞋套	在二级防护着装标准的基础上，医用防护口罩改用防护面罩，特制钢丝手套（尸检时）

续 表

	基本防护	一级防护	二级防护	三级防护
适用范围	进入医疗区内工作的各类人员	进入门诊诊疗区、呼吸道传染病科室潜在污染区和其他科室污染区工作的各类人员	接触经空气或飞沫传播的呼吸道传染病的工作人员。包括：在鼠疫、SARS、肺炭疽、不明原因传染病以及其他特殊传染病污染区工作的各类人员；接触上述传染病患者标本、污物的工作人员；运送上述传染病患者、尸体的工作人员；参与上述传染病患者会诊、抢救的专家	为鼠疫、SARS、肺炭疽、不明原因传染病以及其他特殊传染病患者、疑似患者实施气管插管、气管切开和吸痰时

（7）个人防护用品使用原则

①对所有患者和医务人员采取标准预防措施，熟练掌握和正确使用防护技术和用品。

②医务人员应该根据暴露的风险选择个人防护用品：接触患者和患者的血液、体液、分泌物、排泄物等体内物质时应戴手套、穿隔离衣；扫床时应穿隔离衣；当患者的血液、体液、分泌物、排泄物等体内物质有可能喷溅到面部时医务人员应佩戴防护面罩。

③避免使用过的个人防护用品与物体表面、衣物或病房以外的人员接触。

④使用过的个人防护用品应放入相应的废物袋中，并根据医院的制度进行处置。

⑤不要共用个人防护用品。

⑥为不同的患者进行诊疗或开始另一项诊疗操作时，每次均应更换个人防护用品并洗手。

第八节 传染病的预防

2004年12月1日实施的《中华人民共和国传染病防治法》规定：国家对传染病的防治实行预防为主的方针，防治结合、分类管理的原则。做好传染病的预防工作，对减少传染病的发生及流行，最终达到控制和消灭传染病有重要意义。作为传染源的传染病患者总是由临床工作者首先发现和确诊，因而及时报告和隔离患者就成为临床医务工作者不可推卸的责任。同时，应当掌握针对构成传染病流行过程3个基本环节采取综合性措施的原则和根据各个传染病的特点，针对主导环节重点采取适当措施的原则。

【管理传染源】

（1）对患者的管理

对患者应尽量做到五早：早发现、早诊断、早报告、早隔离、早治疗。建立健全医疗卫生防疫机构，开展传染病卫生宣传教育，提高人群对传染病识别能力，对早期发现、早期诊断传染病有重要意义。一旦发现传染病患者或疑似患者，应立即隔离治疗。隔离期限由传染病的传染期或化验结果而定，应在临床症状消失后做2~3次病原学检查（每次间隔2~3天），结果均为阴性时方可解除隔离。

传染病的报告制度是早期发现传染病的重要措施。根据2004年12月1日起施行的《中华人民共和国传染病防治法》，将法定传染病分为甲、乙、丙三类：①甲类传染病：为强制管理传染病，共2种，包括鼠疫、霍乱。②乙类传染病：包括传染性非典型肺炎、艾滋病、病毒性肝炎、脊髓灰质炎、人感染高致病性禽流感、麻疹、肾综合征出血热、狂犬病、流行性乙型脑炎、登革热、炭疽、细菌性和阿米巴性痢疾、肺结核、伤寒和副伤寒、流行性脑脊髓膜炎、百日咳、白喉、新生儿破伤风、猩红热、布鲁菌病、淋病、梅毒、钩端螺旋体病、血吸虫病、疟疾、甲型H1N1流感（2009年新加）。③丙类传染病：包括流行性感冒、流行性腮腺炎、风疹、急性出血性结膜炎、麻风病、流行性和地方性斑疹伤寒、黑热病、包虫病、丝虫病，除霍乱、细菌性和阿米巴性痢疾、伤寒和副伤寒以外的感染性腹泻病、手足口病（2008年新加）。

根据《传染病信息报告管理规范》中的传染病报告时限规定：责任报告单位和责任疫情报告人发现甲类传染病和乙类传染病中的肺炭疽、传染性非典型肺炎、脊髓灰质炎、人感染高致病性禽流感的患者或疑似患者时，或发现其他传染病和不明原因疾病暴发时，应于2小时内将传染病报告卡通过网络报告；未实行网络直报的责任报告单位应于2小时内以最快的通讯方式（电话、传真）向当地县级疾病预防控制机构报告，并于2小时内寄送出传染病报告卡。对其他乙、丙类传染病患者、疑似患者和规定报告的传染病病原携带者在诊断后，实行网络直报的责任报告单位应于 24 小时内进行网络报告；未实行网络直报的责任报告单位应于 24 小时内寄送出传染病报告卡。县级疾病预防控制机构收到无网络直报条件责任报告单位报送的传染病报告卡后，应于 2 小时内通过网络直报。

《中华人民共和国传染病防治法》中规定，医疗机构对于甲类传染病应当及时采取下列措施：①对患者和病原携带者予以隔离治疗，隔离期限根据医学检查结果确定；②对疑似患者，确诊前在指定场所进行单独隔离治疗；③对医疗机构内的患者、病原携带者和疑似患者的密切接触者，在指定场所进行医学观察和采取其他必要的预防措施；④拒绝隔离治疗或隔离期未满擅自脱离隔离治疗者，可以由公安机关协助医疗机构采取强制性隔离治疗措施。

（2）对传染病密切接触者的管理

接触者是与传染源发生过接触的人。接触者可能受到传染而处于疾病潜伏期，有可能是传染源。对接触者所采取的管理措施称为检疫。检疫期限由最后接触之日算起，至该病最长潜伏期。检疫方法可根据不同的传染病对接触者分别采取医学观察、留验、集体检疫、卫生处理，也可根据具体情况进行紧急免疫接种或药物预防。医学观察是对接触者的日常活动不加限制，但每天进行必要的诊查，以了解有无早期发病的征象，主要用于乙类传染病，留验又称隔离观察，是对接触者的日常活动加以限制，并在指定场所进行医学观察，确诊后立即隔离治疗。对集体单位的留验又称集体检疫。留验主要用于甲类传染病。

（3）对病原携带者的管理

应做到早期发现。凡是传染病接触者、有传染病史者、流行区居民以及服务性行业、托幼机构与供水行业的工作人员应定期普查，检出病原携带者。对病原携带者须做好登记，加强管理，指导督促其养成良好的卫生和生活习惯，并随访观察。必要时，应调整工作岗位或隔离治疗。

（4）对动物传染源的管理

应根据动物的病种和经济价值，分别予以隔离、治疗或杀灭。如属有经济价值而又非烈性传染病的动物，应分群放牧或分开饲养，并予治疗。无经济价值或危害性大的动物，如鼠类、狂犬应予杀灭、焚毁。在流行地区对动物如家畜、家禽进行预防接种。

【切断传播途径】

由于各种传染病的传播途径不同，故采用切断途径的措施也各不相同。

（1）一般卫生措施

①饮水卫生：人若喝进被病原体污染的水，可以引起肠道传染病，水源被污染时可引起暴发流行，因此，搞好饮水卫生是切断传播途径的重要措施之一。饮水卫生应从两方面进行，一是保障生活用水不被污染（水源防护）；二是水的净化与消毒。煮沸是一项简便易行而又有效的饮水消毒方法。

②饮食卫生：病原体可污染饮食甚至在食品上生长繁殖，这些食品一旦被人食入，即可引起相应疾病。为防止食入不洁食品，必须做好饮食卫生，如选择新鲜食品原料、食品需要妥善保存与合理烹调、不吃变质腐败或苍蝇叮过的食物、不吃未经洗涤或消毒的瓜果等。饮食服务行业和公共食堂等要认真贯彻执行《食品卫生法》。

③污物处理：人们日常生活中不断积聚大量的垃圾及污水等，其中含有大量微生物，包括病原体，若处理不当，便会传播疾病。特别是医用垃圾更应按国家标准送到指定地点销毁。

④环境卫生：搞好环境卫生是消灭蚊蝇孳生的根本措施。填平洼地、铲除杂草；保持庭院和公共场所清洁整齐，清除垃圾、进行绿化等。

⑤个人卫生：个人卫生在预防各类传染病中有重要作用，如居室装设纱门、纱窗或竹帘，保持室内清洁、宽敞、通风和采光，饭前便后洗手，固定专用食具、毛巾、面盆，提倡分餐制、常更换衣物、勤洗澡等。

（2）消毒

消毒是利用各种物理或化学方法，消除和杀灭存留在传播因素上的病原体，以切断传播途径，防止传染病的传播流行。在医院内正确、严格地进行消毒，可有效地防止院内交叉感染。

（3）杀虫

人类传染病有相当一部分是通过媒介昆虫传播的，其中有些传染病媒介昆虫是唯一的传播途径。因此，为了控制和预防此类传染病的流行，杀虫便成为一项重要措施，如灭鼠、灭蟑、农村灭虱、灭钉螺等。

【保护易感人群】

(1) 增强非特异性免疫力

非特异性免疫力是机体对进入体内异物的一种清除机制，是生物个体生来就有的、能遗传后代、不涉及免疫识别和免疫反应的增加。主要包括各种屏障作用、血液中吞噬细胞和粒细胞的吞噬作用以及补体、溶菌酶对病原体的清除作用。在病原体及毒素的作用下，非特异性免疫力又是产生特异性免疫力的基础。增强非特异性免疫力的主要措施包括：加强体育锻炼、调节饮食、养成良好卫生生活习惯、改善居住条件、协调人际关系、保持心情愉快等。

(2) 增强特异性免疫力

通过有计划的预防接种，使机体对传染病产生特异性免疫力，从而提高人群的免疫水平，是预防传染病流行的有力措施。

①人工主动免疫：有计划地将减毒或灭活的病原体，纯化的抗原和类毒素制成菌（疫）苗接种到人体内，使人体于接种后1~4周产生抗体，称为人工主动免疫。免疫力可保持数月至数年。

计划免疫是根据国家对消除传染病的要求，按照规定的免疫程序，对易感人群有计划地进行有关生物制品的预防接种，以提高人群的免疫水平。目前，我国已经纳入儿童计划免疫的疫苗有卡介苗、脊髓灰质炎疫苗、百白破联合疫苗（百日咳、白喉、破伤风）、麻疹疫苗和乙肝疫苗5种，可预防相应的7种传染病，使儿童获得恒定的免疫，实现基本消灭脊髓灰质炎、白喉、百日咳，把结核病、麻疹、破伤风、乙型肝炎的发病率控制在最低水平的目标。

②人工被动免疫：将制备好的含抗体的血清或抗毒素注入易感者体内，使机体迅速获得免疫力的方法，称人工被动免疫。免疫持续时间仅2~3周。常用于治疗或对接触者的紧急预防。常用制剂有抗毒血清、人血丙种球蛋白、胎盘球蛋白和特异性高价免疫球蛋白等。

(3) 药物预防

对某些尚无特异性免疫方法或免疫效果尚不理想的传染病，在流行期间可给易感者口服预防药物，此对降低发病率和控制流行有一定作用。如口服磺胺药预防流行性脑脊髓膜炎，口服乙胺嘧啶预防疟疾等。

【标准预防】

标准预防是基于患者的血液、体液、分泌物（不包括汗液）、非完整皮肤和黏膜均可能含有感染性因子的原则，针对医院所有患者和医务人员采取的一组预防感染措施。

（1）标准预防的基本特点

①既要防止血源性疾病的传播，也要防止非血源性疾病的传播。

②强调双向防护，既要防止疾病从患者传至医护人员，又要防止疾病从医护人员传至患者。

③根据疾病的主要传播途径，采取相应的隔离措施。

（2）标准预防的措施

①洗手：是预防感染传播最经济、最有效的措施。医疗护理活动前后，应按照正确的洗手法认真洗净双手。

②手套：当接触血液、体液、排泄物、分泌物及破损的皮肤黏膜时，应戴手套。戴手套不能代替洗手。

③面罩、护目镜和口罩：可以减少患者的体液、血液、分泌物等液体的传染性物质飞溅到医护人员眼睛、口腔及鼻腔黏膜。

④隔离衣：用于避免被传染性的血液、分泌物、渗出物等污染。

⑤隔离室：将可能污染环境的患者安置在专用的病房，有助于维持适当的卫生或环境的控制。负压隔离室能够最大限度地控制污染的范围，尤其适用于严重的呼吸道传染病。空气在排出室外或流向其他领域之前，应经高效过滤处理，患者在房内时房门应保持关闭。

⑥其他预防措施：可重复使用设备的清洁消毒；医院日常设施、环境的清洁标准和卫生处理程序的落实；医护人员的职业健康安全措施，如处理所有的锐器时应当特别注意，防止被刺伤，用后的针头及尖锐物品应弃于锐器盒。

第二章　传染病常见症状及护理

第一节　发　　热

发热是指任何原因引起的机体产热增多或散热减少，或致热原直接作用于下丘脑的体温调节中枢，或体温调节中枢功能紊乱，使体温升高超出正常范围。一般而言，当腋下温度超过 37.0℃，或口腔温度超过 37.3℃，一昼夜体温波动在 1℃ 以上，即为发热。感染因素和非感染因素均可引起发热。感染性发热是传染病最常见、最突出的症状，在急性传染病中有特别重要的临床意义。

【临床表现】

（1）临床过程

①体温上升期：指患者在病程中体温上升的时期。若体温逐渐上升，患者可出现畏寒，见于伤寒、细菌性痢疾；若体温骤然上升至 39℃ 以上，患者可有寒战，见于疟疾和登革热等。

②极期：指体温上升至一定高度，然后持续一段较长时间的时期，如典型伤寒的极期。

③体温下降期：体温可缓慢下降，几天后降至正常，如伤寒、副伤寒；也可在 1 天内降至正常，如间日疟。此期可表现为大量出汗和皮肤温度下降。如果体温突然下降，脉搏、呼吸增快，全身症状加重，则是病情恶化的表现；若是体温下降，症状减轻，则表示病情好转，趋向正常。

（2）热型

许多传染病各有特殊的发热规律称热型，是传染病重要特征之一，对诊断及护理有一定参考意义。热型可通过每天定时测量体温、进行记录并绘制体温曲线得到。常见的热型有如下。

①稽留热：表现为体温升高达 39℃ 以上，且 24 小时体温变化相差不超过 1℃，见于伤寒、斑疹伤寒等传染病的极期。

②弛张热：发热特点为 24 小时体温相差超过 1℃，但最低点未达正常水平，常见于败血症、伤寒缓解期、肾综合征出血热等。

③间歇热：发热表现为 24 小时内体温波动于高热与正常体温之间，如疟疾、败血症的发热。

④回归热：高热持续数日后自行消退，但数日后又再出现高热，如布鲁菌病的发热。若在病程中重复多次出现发热并持续数月之久，称为波状热。

⑤波状热：体温逐渐上升至高热，数天后又逐渐下降到正常水平，再数天后又逐渐升高，多次重复出现，并持续数月之久。见于布鲁菌病。

⑥双峰热：在 24 小时内有 2 次波动，形成双峰。多见于脊髓灰质炎、黑热病、恶性疟疾、大肠埃希菌败血症等。

⑦马鞍热：发热数日，退热 1 天，又再发热数日，见于登革热。

⑧不规则发热：体温曲线无一定规律的热型，如流感和败血症等。其他热型如马鞍热等。

（3）伴随症状和特殊体征

①寒战：高热前有寒战者多见于严重的细菌感染，如败血症、钩端螺旋体病、流行性脑脊髓膜炎、疟疾等。

②结膜充血：常见于麻疹、流行性出血热、咽结膜炎、斑疹伤寒、钩端螺旋体病、恙虫病等。

③皮疹：皮疹的典型表现常常是临床鉴别诊断的重要线索，常见于麻疹、水痘、伤寒、幼儿急疹、猴痘、天花、猩红热、风疹等。

④黄疸：可见于所有传染性黄疸疾病，如病毒性肝炎、斑疹伤寒、钩端螺旋体病、败血症等。

⑤出血：黏膜出血常见于病情危重的征象，如流行性出血热、重症病毒性肝炎、斑疹伤寒、钩端螺旋体病等。

⑥关节肿痛：见于布鲁菌病、莱姆病等。

⑦神经症状：如头痛、呕吐、昏迷、惊厥等中枢神经系统症状。脑膜刺激征提示中枢神经系统感染，见于乙型脑炎、流行性脑脊髓膜炎、单纯疱疹性脑炎、森林脑炎等。

⑧淋巴结肿大：感染性疾病中全身淋巴结肿大多见于传染性单核细胞增多症；局限性淋巴结肿大见于麻疹、风疹、猫抓病、恙虫病、钩端螺旋体病、鼠咬热、布鲁菌病、弓形虫病、结核、丝虫病、黑热病、梅毒、获得性免疫缺陷综合征等。

⑨肝脾大：常见于病毒性肝炎、传染性单核细胞增多症、疟疾、黑热病、布鲁菌病等。

⑩咳嗽、胸痛、气急、咯血、咳痰：提示胸膜、肺部疾病。

【护理评估】

（1）健康史

询问内容：①有无传染病接触史、既往病史或预防接种史等；注意发病的地区、季节，传染病流行情况。②询问发热的原因与诱因；发热的特点，如起病缓急、热程、热型、发热程度。③发热的伴随症状，如有无皮疹、腹泻、黄疸等；小儿高热时应询问有无惊厥发生。④发热时的全身情况，如头痛、全身酸痛、食欲缺乏、呕吐、体重减轻、尿少、出汗等。⑤发热后的诊疗及护理经过，如所应用的药物及效果、是否进行物理降温等。

（2）身体状况

重点评估患者的生命体征、营养状况、意识状态、颜面色泽，观察皮肤的颜色、弹性，有无伤口、焦痂、溃疡，有无皮疹，全身浅表淋巴结及扁桃体大小及有无分泌物、颈部软硬度，检查心率快慢及心音强弱，肺部叩诊音、呼吸音及啰音，腹部压痛及肝脾有无肿大，其他重要脏器如肾、中枢神经系统的检查等。

（3）心理—社会状况

有无因发热引起的心理反应，如恐惧、紧张、不安；或由于持续高热诊断不明确所引起的焦虑；或因住院经济负担过重造成的心理压力。

【护理措施】

（1）采取有效降温措施

通常应用物理降温方法，如用冰帽、冰袋冷敷头部或大动脉走行处，可有效降低头部温度，适用于中枢神经系统传染性疾病；对高热、烦躁、四肢肢端灼热的患者可用25%~50%的乙醇擦浴；对高热伴寒战、四肢肢端厥冷的患者采用 32~35℃的温水擦浴；冷（温）盐水灌肠适用于中毒性痢疾患者；高热惊厥患者可遵医嘱采用冬眠疗法或亚冬眠疗法。降温时应注意：①冷敷时避免持续长时间冰敷在同一部位，以防局部冻伤；②注意周围循环情况，有脉搏细数、面色苍白、四肢厥冷的患者，禁用冷敷和乙醇擦浴；③对全身发疹或有出血倾向的患者禁忌温水或乙醇擦浴降温；④应用药物降温时，注意不可在短时间内将体温降得过低，以免大汗导致虚脱；⑤应用冬眠疗法降温前，应先补充血容量，用药过程中避免搬动患者，严密观察生命体征，特别是血压的变化，并保持呼吸道通畅。

（2）补充营养和水分

每天应保证足够的热量和液体的摄入。可给予高热量、高蛋白、高维生素、易消化的流质或半流质食物，保证2000ml/d 液体的摄入，以维持水、电解质的平衡。必要时遵医嘱静脉输液，以补充水分。

（3）环境与休息

发热时应嘱患者卧床休息，保持一定的室温和室内空气流动，使患者心情平静，勤换体位，促进患者舒适，防止发生压疮。

（4）严密监测病情变化

严密监测患者的生命体征，重点观察体温的变化，注意发热的过程、热型、持续时间、伴随症状。每 4 小时测体温 1 次，必要时每 2 小时测 1 次。实施物理或化学降温 30 分钟后评价降温的效果，观察降温过程中患者有无虚脱等不适出现。

（5）口腔与皮肤护理

注意保持口腔卫生、协助患者在饭后、睡前漱口，病情危重者给予特殊口腔护理，避免口腔内感染。做好患者皮肤护理，大汗后应用温水擦拭，及时更换内衣、被褥，保持皮肤清洁、干燥，预防感染。

（6）病因治疗护理

应用抗生素治疗时，要了解药物的用法、剂量、毒副作用等。

（7）心理护理

向患者讲解有关发热的知识及传染病隔离的必要性，鼓励患者提出问题，并给以耐心解答，满足患者的合理要求，以稳定情绪，解除焦虑，积极配合治疗护理。

（8）预防并发症

对高热的患者特别是小儿应及时采取降温措施，同时加强安全防护。一旦出现惊厥或意识障碍，应立即将患者平卧，松解衣扣带，头偏向一侧，用压舌板或筷子放于上下磨牙之间，防止咬伤舌部，及时清除口鼻分泌物，保持呼吸道通畅，氧气吸入，遵医嘱应用抗惊厥药物，惊厥缓解后保持患者周围环境安静，专人守护。

【健康教育】

(1) 对患者的指导

向患者或家属讲解发热的原因、诱因、治疗及预防传染病的知识，教会患者或家属必要的预防、隔离措施。

(2) 预防疾病指导

每日开窗通风，保持室内空气新鲜，多到郊外、户外呼吸新鲜空气；合理膳食，增加营养，要多饮水，摄入足够的维生素，积极参加体育锻炼，避免接触传染患者，传染病流行时尽量不到传染病流行疫区等。讲解预防接种的重要性，指导儿童按时进行预防接种。

第二节 发 疹

许多传染病在发热的同时还伴有发疹，称为发疹性传染病。发疹包括皮疹（外疹）和黏膜疹（内疹）两大类。常见的发疹性传染病有水痘、猩红热、麻疹、伤寒、斑疹伤寒、流行性出血热、流行性脑脊髓膜炎等。

【临床表现】

(1) 斑疹

为局限性皮肤颜色的变化，既不高起，也不凹陷。可为炎症性的，如红斑，压之褪色，见于斑疹伤寒等。斑疹直径>1cm 者称为斑片。

(2) 斑丘疹

局部皮肤发红，不隆起皮肤表面或略突出于皮肤表面的红色皮疹，见于斑疹伤寒、麻疹、伤寒、猩红热等；均为红色充血性，压之褪色。

(3) 玫瑰疹

为斑丘疹中一种色淡而边界不清楚的皮疹，见于伤寒及副伤寒、斑疹伤寒。

(4) 红斑疹

为大片潮红、压之褪色的皮疹，见于猩红热、流行性出血热、川崎病、登革热等。

(5) 出血疹

压之不褪色，表现为瘀点和瘀斑，见于败血症、登革热、流行性脑脊髓膜炎、肾综合征出血热等。

(6) 疱疹

隆起皮肤、内含浆液，见于水痘及带状疱疹等。疱疹巨大者称大疱疹及大疱，见于表皮坏死松解症。疱疹如有感染，浆液浑浊称脓疱疹，见于水痘、天花、单纯疱疹、带状疱疹等病毒性传染病、立克次体病等。

(7) 荨麻疹

稍隆起皮肤表面的红色或苍白色大小不等的局限性水肿，多见于急性血吸虫病、病毒性肝炎。

(8) 结节

位于真皮内或皮下组织的实质性块状物。质地可软可硬，一般黄豆到核桃大小。结节扩大或互相融合而成为一片隆起的损害，亦称为斑块。

(9) 黏膜疹

麻疹黏膜斑，出现在口腔两侧颊黏膜，直径不超过 1mm，多少不定，表浅溃破，可互相融合，见于麻疹早期。

【护理评估】

(1) 健康史

①询问患者有无传染病接触史及预防接种史，注意发病的季节；②询问皮疹出现的时间、顺序、初发部位及发展情况；③伴随症状：询问有无发热、乏力、瘙痒、恶心、呕吐等伴随症状；④询问有无食物或药物过敏史；⑤出疹后的诊疗及护理经过：如药物名称、给药途径、剂量、疗程、疗效和不良反应等。

(2) 身体状况

评估患者的生命体征、意识状况及全身情况。观察皮疹的部位、形态、大小，有无融合或出现溃疡、合并感染，出疹的进展及消退情况，观察皮疹消退后脱屑、脱皮、结痂、色素沉着等变化，注意全身皮肤黏膜有无红肿，浅表淋巴结有无肿大，心肺、腹部查体情况有无异常。

(3) 心理—社会状况

有无因皮肤出疹而出现不良情绪；是否因瘙痒影响患者的休息、睡眠，使患者烦躁不安等。了解患者对住院隔离治疗的认识，对能否承担医疗费用等出现焦虑。评估家庭成员对患者的关心程度。

【护理措施】

（1）皮肤护理

①每日用温水轻擦皮肤，禁用肥皂水、乙醇擦拭皮肤。皮疹严重时忌洗澡或擦浴。每次涂药物时，先清洁皮疹表面，对已经干燥的药物，不可用力擦洗，用温水毛巾将药物泡软后再彻底清洁。疹退后皮肤干燥可涂搽润肤液。

②剪短指甲，患儿戴手套，以免瘙痒时抓破皮肤造成继发感染。未破溃的非出血性斑丘疹，可轻拍局部以减轻痒感，采取转移注意力如做游戏等娱乐方式使儿童患者忽略痒感。

③穿棉质宽松衣裤，勤换洗内衣裤。保持床褥清洁、松软、平整、干燥。皮肤破溃面积较大者使用高压消毒的被服。

④对大面积瘀斑甚至出现坏死的皮肤应注意保护，防止大小便浸泡，采用保护性措施如海绵垫、气垫等，翻身时避免拖、拉、拽等动作，尽量不使其发生破溃。

⑤皮肤瘀斑破溃后用碘伏消毒，每天 3~4 次，流行性脑膜炎瘀斑内含有脑膜炎球菌，及时消毒瘀斑破溃处以避免引起交叉感染。消毒后覆盖消毒纱布保护创面，防止继发感染。如有感染，应定时换药。采用氧气吹干、红外线照射、短波紫外线照射或自然晾干创面，必要时敷中药促进组织再生。病室空气紫外线消毒，每天 1 次，或空气净化器净化空气，每天 2 次，每次 2 小时。皮肤破溃面积较大者，进行保护性隔离。

⑥疱疹结痂后让其自行脱落，不可强行撕脱，用消毒剪刀剪去翘起的块状痂皮。脱痂脱屑严重者，可戴手套防止磨蹭新鲜皮肤。

⑦皮疹出现大疱者着重预防疱疹破溃和感染，凡疱疹超过 1cm×1cm 以上者，消毒疱皮后用注射器抽取疱液。抽取疱液进针时，应选取疱液低垂处或疱疹近地面处。疱液抽尽，后可用短波紫外线照射，每天 1 次，直至痂皮形成。

（2）口腔黏膜疹的护理

每天常规用温水或朵贝液漱口 2~3 次。进食后用清水漱口，以保持口腔清洁、黏膜湿润。出现溃疡者，用3%过氧化氢溶液清洗口腔后，涂以冰硼散。

（3）眼部护理

观察有无结膜充血、水肿，可用4%硼酸水或生理盐水清洗眼睛，滴 0.25%氯霉素眼药水或抗生素眼膏以防继发感染。

（4）病情观察

观察生命体征、意识状态、伴随症状的变化、治疗和护理效果。每日至少 1 次对皮疹进行仔细的观察、描述及记录，应按其形态、色泽、数量、分布、感觉以及出疹时间、顺序、持续时间和消退情况等，对判断病情转归有临床意义。

（5）环境和休息

患者应卧床休息，保持环境安静整洁，每天通风，避免强光刺激及对流风直吹。

（6）饮食护理

避免进食辛辣、油炸等刺激性食物。对于出疹性疾病，如麻疹、水痘等患者，宜进食温凉软质食物，避免热刺激口腔或消化道。儿童患者口腔因疱疹破溃形成溃疡者，进食前局部可涂口腔溃疡散，以减少进食疼痛，食物味道清淡，少酸甜等，以免刺激患儿，引起疼痛，导致患儿拒绝进食。

【健康教育】

（1）对患者的指导

①皮疹常有不同程度的瘙痒，晚间尤甚，可影响患者睡眠和情绪，应向患者耐心解释。

②尽量避免抓挠、摩擦，做到不抓或少抓，剪平指甲，不用外用刺激性药物，避免用热水烫来止痒。

③注意皮肤的清洁，无皮肤破溃时多洗澡，勤换衣裤及被褥。让患者了解经常保持皮肤清洁是预防皮肤感染的一个重要环节。

（2）预防疾病指导

传染病流行季节，注意室内通风，避免去人多或相对密闭的地方，对患者用过的物品、住所及逗留过的公共场所进行充分消毒。并进行预防接种指导。

第三节　水　肿

水肿是由于人体组织间隙有过多的液体积聚，造成的组织肿胀。液体在体内组织间隙的弥漫性分布称为全身性水肿，液体积聚在局部组织间隙的称为局部性水肿。传染性疾病如肾综合征出血热、病毒性肝炎所致失代偿性肝硬化引起的水肿为全身性水肿，丝虫病引起的淋巴结炎、腮腺炎引起的阴囊水肿为局部性水肿。

【临床表现】

（1）全身性水肿	（2）局部性水肿
①肾源性水肿：见于流行性出血热。早期晨起有眼睑与颜面水肿，以后波及全身。②肝源性水肿：见于肝硬化失代偿期。主要为腹水，水肿首先出现在下肢，以后逐渐向上蔓延，头、面部及上肢常无水肿。	水肿的特点为初期局限在肢体远端，下肢以足和踝部明显，上肢以腕和手背部明显。随着病情进展，皮肤日渐粗糙、变厚、变硬，呈团块状，皮肤弹性减弱或消失，指压凹陷逐渐不明显。丝虫病所致的慢性淋巴炎可导致淋巴水肿。腮腺炎引起的阴囊水肿多发生于成年人合并睾丸炎者，大多侵犯一侧，偶见双侧，很少引起不育症。

（3）伴随症状

①皮肤损伤和继发感染：长期持续水肿易发生皮肤损伤和继发感染，尤其是水肿部位易发生溃疡，且伤口经久不易愈合。阴囊水肿者，肿大的阴囊可因摩擦或挤压而发生皮肤糜烂、破溃。

②体重增加：液体潴留而致体重增加，常伴尿量减少。

③循环系统：水钠潴留引起脉搏增快，血压升高，重者可发生心力衰竭。

④呼吸困难：中等至大量胸腔积液使肺扩张受限，可出现胸闷和呼吸困难，甚至端坐呼吸。大量腹水使横膈抬高，呼吸运动受限，亦可引发呼吸困难。

⑤消化系统：出现腹胀、食欲缺乏、恶心、呕吐、腹泻或便秘。

⑥活动受限：大量胸腔积液、腹水或四肢严重水肿时，可使活动受限。

【护理评估】

（1）健康史

询问内容：

①有无引起水肿的相关因素：心肾、消化系统病史，慢性消耗性疾病，妊娠高血压综合征，药物过敏或用激素等。

②水肿后伴随症状：体液过多活动无耐力，呼吸困难，胸腹水，皮肤完整性受损。

③水肿的诊疗及护理经过。

（2）身体状况

①评估患者的生命体征，意识状况及全身状况，包括体重、胸腹围、体位、形象、心理等。

②首先出现部位，全身/局限，凹陷/非凹陷，轻/中/重。

③水肿的特点：时间，急缓，加重，减轻因素。

④营养与饮食：营养情况，钠盐与液体摄入量，排泄状况。

（3）心理—社会状况

评估水肿患者有无水肿而产生的焦虑、恐惧等情绪反应，因颜面部水肿导致自我形象紊乱。其社会交往活动是否因水肿而受限，水肿是否影响其正常的工作和学习等。

【护理措施】

（1）活动与休息

轻度水肿者需限制活动，严重水肿者及心、肝、肾功能不全伴水肿者，宜卧床休息，以增加肝、肾血流量，促进水肿的消退。

（2）体位

有胸腔积液、腹水者，宜取坐位或半卧位，以改善肺扩张受限及膈肌抬高所致的呼吸困难。阴囊水肿者用阴囊托带托起阴囊，以利水肿消退，同时加强局部皮肤护理，防止破溃。下肢水肿者尽量平卧，抬高下肢，以减轻水肿。

（3）水、钠的摄入量

原则上给予低盐饮食，每天以 2~3g 为宜。严重水肿者，可在短期内给予无盐饮食。每天入水量宜采用"量出为入"的原则，即根据前一天的出液量决定当天的入液量。

（4）皮肤护理

①衣着柔软、宽松，床单位平整、干燥，避免水肿部位皮肤受摩擦

和破损。对长期卧床者，应协助定时更换体位，预防压疮发生及水肿加重。

②静脉穿刺前推开皮下水分，露出静脉，易于进针，以提高静脉穿刺的成功率。此外，水肿患者因组织肿胀，输液时液体外渗不易察觉，输液过程中应严密观察局部皮肤。同时，患者皮肤薄，输液结束揭除胶布时动作应轻柔，必要时可用无菌盐水将胶布浸湿后揭去。肌内注射（简称肌注）前推开水分并将组织推向一边再进针，使穿刺点不在各层组织同一线上，穿刺后用无菌干棉签按压至不渗液。

（5）用药护理

①合理安排用药时间：利尿剂不宜在晚间服用，以免影响患者休息。

②观察药物疗效：监测24小时尿量，观察水肿的消退情况，监测体重、血压变化，有腹水者注意观察腹围变化。

③观察药物不良反应：遵医嘱定期复查血电解质，观察有无低钾血症、低钠血症、代谢性碱中毒等药物不良反应。

【健康教育】

（1）指导患者正确记录每天出入液量、体重、血压，观察水肿消退情况。

（2）饮食指导

①告知患者水肿与水、钠摄入之间的关系，使其理解饮食中限制钠盐和水分的重要性。

②指导患者使用限盐勺或牙膏盖等简易工具计量，计算每天的盐摄入量。避免进食腌制食品、罐头食品、啤酒、碳酸饮料、味精、面包、豆腐干等含钠盐较多的食物，可使用无钠盐、糖或醋来调味，以增加食欲。

③对肾功能正常的水肿患者，可多用含蛋白质较多的食物，如瘦肉、蛋、鱼类等；如果肾功能不全，则应少用含蛋白的食物，而多给糖和脂肪等食物，如牛奶、肉类、饴糖和新鲜水果。

（3）向患者详细介绍有关药物的名称、用法、剂量、作用和不良反应。

（4）告知患者如出现严重全身性水肿、体重增加过快或在夜间及劳累后出现呼吸困难，应及时就医。

（5）向患者解释水肿为可逆性，通过药物治疗和饮食控制是可以缓解和消退的，以消除因疾病不适和形象改变导致的焦虑和紧张情绪。

第四节　疼　痛

疼痛是一种与组织损伤和潜在损伤相关的不愉快的主观感觉和情感体验。疼痛既是一种生理感觉，即痛觉，又是对这一感觉的一种情感反应，即痛反应。多数传染病可伴有疼痛，如各型流感引起的咽痛、头痛、肌肉酸痛、关节痛，各型脑膜脑炎引起的高颅压性头痛，各类出血热引起的头痛、眼痛、腰痛、腹痛和全身肌肉疼痛，各型病毒性肝炎肝区疼痛以及肝细胞癌的癌性疼痛、癌结节破裂后大量出血引起的胸部针刺样锐痛，肝硬化失代偿期并发腹膜炎时的腹痛，艾滋病引起的口咽痛、食管痛、胸痛、直肠肛门痛和头痛，布鲁菌病、莱姆病引起的关节肿痛，腮腺炎引起的颧骨弓或耳部胀痛、下颌部酸痛，战壕热引起的骨痛等。

【临床表现】

（1）根据疼痛的病程

①急性痛：有明确的开始时间，持续时间较短，常用镇痛方法可以控制。

②慢性痛：疼痛持续3个月以上，临床常较难控制。

（2）根据疼痛程度

①0级：无痛。

②Ⅰ级（轻度）：有疼痛，但可忍受，能正常生活，睡眠不受干扰。

③Ⅱ级（中度）：疼痛明显，不能忍受，要求用镇痛药，睡眠受干扰。

④Ⅲ级（重度）：疼痛剧烈，不能忍受，睡眠受严重干扰，可伴有自主神经紊乱或被动体位。

（3）根据疼痛性质

①钝痛：如酸痛、胀痛、闷痛等。

②锐痛：如刺痛、切割痛、绞痛、撕裂样痛等。

③其他：如压榨痛、跳痛、牵拉痛等。

（4）根据疼痛起始部位及传导途径

①皮肤痛：特点为双重痛觉，即产生两种不同性质的疼痛。刺激后立即出现的是尖锐刺痛（快痛），定位准确，去除刺激后很快消失；随后出现的是烧灼痛（慢痛），定位不够准确。

②躯体痛：是肌肉、肌腱、筋膜和关节等深部组织引起的疼痛。这些组织的神经分布有差异，对疼痛刺激的敏感性不同，其中以骨膜的神经末梢分布最密，痛觉最敏感。

③内脏痛：是因内脏器官受到机械性牵拉、扩张或痉挛、炎症或化学性刺激引起。其发生缓慢而持久，定位不准，疼痛性质多为钝痛、烧灼痛、绞痛。

④牵涉痛：即内脏痛的同时引起体表某部位也出现痛感，如胆囊痛牵涉至右肩。

⑤假性痛：指患者疼痛部位虽已去除，仍感到相应部位疼痛，如截肢后的患肢疼痛幻觉。

⑥神经痛：由神经受损所致，表现为剧烈灼痛或酸痛。

（5）根据疼痛部位

最常见的有头痛、胸痛、腹痛和骨、关节、肌肉痛。

疼痛的治疗原则是去除痛因，消除和缓解疼痛，控制因疼痛引起的各种不良反应。处理方法包括药物治疗和非药物治疗。

【护理评估】

（1）常用的疼痛程度评估方法

1）视觉模拟评分法：是目前临床上最常用的疼痛程度定量方法，其中数字视觉模拟评分法即在纸上画一条 10cm 的长线，两端分别标明

"0"和"10"的字样，"0"代表无痛，"10"代表最剧烈的疼痛。让患者根据自己所感受的疼痛程度，在直线上标记出相应的位置，然后用尺量出起点至标记点的距离（用cm表示），即为评分值。评分值越高表示疼痛程度越重。脸谱视觉模拟评分法即根据面部表情，从全无疼痛的笑脸0分到最剧烈疼痛的苦脸5分。

2）语言描述评分法：是患者用语言描述自己疼痛感受的程度，一般将疼痛分4级：①无痛；②轻微疼痛；③中度疼痛；④剧烈疼痛。每级相差1分，分别记为0~3分。此方法简单，患者容易理解，但不够精确。

3）数字评分法（NRS）：11点数字评分法（NRS-11）要求患者用0~10这11个数字描述疼痛强度，0为无痛，10为剧烈疼痛。若要求评估更加精细，可用101点数字评分法，1根直尺上有0~100共101个点，0点为无痛，100为最剧烈疼痛。

4）行为等级测定法（BRS）：6点行为评分法（BRS-6）将疼痛分6级，从0~5分，每级递增1分。无疼痛：有疼痛但可被忽视；有疼痛，无法忽视，但不干扰日常生活；有疼痛，干扰注意力；有疼痛，所有日常生活都受影响，但能完成基本生理需要如进食和排便等；存在剧烈疼痛，需要休息或卧床休息。

5）术后疼痛评估：Prince-Henry评分主要适用于开胸和腹部手术后疼痛强度的评定：①0分，咳嗽时无痛；②1分，咳嗽时有疼痛发生；③2分，深呼吸时即有疼痛发生，而安静时无痛；④3分，静息状态下即有疼痛，但较轻可以忍受；⑤4分，静息状态下有剧烈疼痛，难以忍受。

世界卫生组织推荐的术后4级疼痛行为测定法：①无痛，患者咳嗽时切口无痛；②轻度疼痛，轻度可忍受的疼痛，能正常生活，睡眠基本不受干扰，咳嗽时感到切口轻度疼痛，但仍能有效咳嗽；③中度疼痛，中度持续的剧烈疼痛，睡眠受干扰，需用镇痛药，不敢咳嗽，怕轻微振动；④重度疼痛，持续剧烈疼痛，睡眠受到严重干扰，需用镇痛药物治疗。

（2）对疼痛进行综合评估

性别、年龄、职业、疼痛诱发因素、起病情况、疼痛的性质、持续时间、伴随症状，心理社会因素，如恐惧、抑郁、焦虑和绝望等情绪。

（3）镇痛效果评估

①疼痛程度评估：疼痛控制理想水平有很大的个体差异，不同类型的疼痛对疼痛的控制需求也不一样，同一类型疼痛在疾病不同时期其程度也各异。普遍认同的规律是：创伤后、手术后等急性疼痛，以 0~10 数字评估工具为例，当疼痛程度≤5 时，护士可选择护理权限范围内的方法镇痛，并报告医生；当疼痛程度≥6 时，护士应报告医生，给予有效镇痛药物。而癌性疼痛时要求应用三阶梯镇痛法使患者达到夜间睡眠时、白天休息时、日间适当活动时基本无痛。

②疼痛缓解程度评估：分为完全缓解、轻度缓解、部分缓解和无缓解4 级，其中完全缓解是指疼痛明显减轻，睡眠基本不受干扰，有正常生活；轻度缓解为疼痛有些减轻，但仍感到明显疼痛，睡眠、生活仍受干扰。

【护理措施】

1. 综合护理措施

（1）保持同情心、建立信任关系

认同患者陈述的疼痛，以倾听、陪伴、触摸来提供精神支持，并接受患者对疼痛的感受及反应，建立相互信任的护患关系。

（2）观察并记录疼痛的特征

包括疼痛的部位、发作的方式、程度、性质、开始时间、持续时间等。

（3）减少疼痛刺激

支撑身体疼痛部位，如垫好软枕，保持舒适的体位、正确的移动可预防不当姿势所致肌肉、韧带或关节牵扯引起的疼痛。

（4）指导患者及其家属有关减轻疼痛的方法

①运用皮肤刺激法。给予皮肤表面各种感知觉刺激，如按摩、加压、冷敷、热敷、按摩穴位、针灸、电极刺激器等，促使血流增加、肌肉松弛。

②运用情境处理法。经由患者自我控制或经由暗示性的情境来分散对疼痛的注意力，或减少焦虑、紧张、压力等心理因素对身体所造成的影响。其方法包括松弛技巧、自我暗示法、呼吸控制法、音乐疗法、注意力分散法、引导想象法。

(5) 合理药物治疗

①非麻醉性镇痛药，如阿司匹林。

②麻醉性镇痛药，如吗啡。

③辅助性药物，如肌肉松弛药、抗痉挛药、抗抑郁药、抗焦虑药、类固醇激素等。

使用原则是有效缓解患者的疼痛，选择最适合患者的镇痛药物种类及给药途径。护士应了解镇痛药的有效镇痛药量及使用时间，并正确辨认、预防和处理药物不良反应。

(6) 预防疼痛发生

可预期的疼痛，发生前先执行疼痛缓解方法。

(7) 增进患者自制力

与患者讨论疼痛问题，让患者发问或澄清相关的疼痛问题，共同参与护理及治疗计划，改变对疼痛的反应及态度。

(8) 促进支持系统的功能

与患者家属和社会支持系统沟通，促进家人或领导、同事共同参与护理计划，给予患者充分的家庭及社会支持。

2. 各类疼痛的护理

(1) 头痛

①指导患者及家属减轻头痛的方法：调整环境，避免光线、温度、声音、气味的刺激；充足的休息及睡眠，避免过度疲劳；头颈部肌肉按摩及放松运动，避免头颈部和肩胛肌肉长时间固定姿势，减轻及避免紧张性头痛；冷敷可使血管收缩，提高痛觉阈值而对痛的感觉迟钝；热敷可促进血液循环，使紧张的肌肉得以放松；按压穴位，如合谷、内关、太冲、三阴交、太阳、昆仑、百会穴等；规律性排泄，以免便秘及用力排便使血压快速上升，引起头痛；保持情绪稳定，避免情绪焦虑、不安、兴奋；合理饮食，进食高蛋白、高营养、易消化的食物，忌烟酒。

②高颅压性头痛：绝对卧床休息，床头抬高30°，以利于脑静脉回流减轻脑水肿。

③腰椎穿刺后患者应去枕平卧6~8小时，鼓励多喝水，以促进脑脊液恢复至原来容积，预防穿刺后低颅压性头痛。

④健康教育：教会患者注意头痛的特点，主动向医护人员报告；告

诉患者避免头痛的因素；避免长时间固定一种体位，保证充足睡眠，建立健康的生活方式，保持良好精神状态。按医嘱服用药物。

（2）腹痛

①提供并指导患者及家属减轻腹痛的方法：协助保持舒适体位，以患者自觉舒适为妥，一般仰卧或侧卧，双下肢屈曲可避免腹壁紧张，减轻疼痛。

②减轻腹胀：可口服、外用消胀药物或遵医嘱灌肠、肛管排气。忌食豆类、奶类食物。

③病情观察：观察腹痛的部位、性质、持续时间、有无规律性及缓解方式，有无伴随症状，观察患者意识、生命体征、皮肤色泽、肢端温度，急性腹痛15~30分钟1次，慢性腹痛1次1~2小时。

④心理护理：教会患者放松技巧，保持情绪稳定，减少焦虑。

⑤合理饮食：急性腹痛患者，如伤寒引起的肠穿孔应禁食、水；慢性腹痛患者，如伤寒性肠炎、腹膜炎给予软食或半流质饮食，选择低纤维、易消化、适量优质蛋白食物。

（3）胸痛

避免加重胸痛的因素：协助保持舒适体位，以患者自觉舒适为妥；腹式呼吸可避免胸部病变部位受到刺激；咳嗽时可用手或软枕轻轻按压胸部；必要时使用镇咳药物；尽量避免上肢过度伸展；避免一切引起胸腔压力增高的诱因。

（4）骨、关节、肌肉痛

①去除疼痛的刺激因素：抬高肿胀部位，以助消除肿胀、减少疼痛；经常检查患者姿势和体位；保持床单位平整，避免压疮形成；去除过敏原；指导患者放松技巧，减轻焦虑不安心理；柔美的音乐，可愉悦身心；给予心理支持，与患者交谈，倾听其叙述，分散其注意力；去除环境的影响因素，提供舒适的环境，即安静、凉爽、温暖、无刺激味、光线柔和。

②协助执行物理治疗：热疗可解除肌肉痉挛；冷疗对急性疼痛有减轻炎症和镇痛效果，尤其是急性关节扭伤、肌肉拉伤；按摩可放松肌肉、促进血液循环，达到镇痛、减痛效果；深呼吸训练可达到放松效果，有助减轻疼痛；经皮电刺激，通过刺激粗神经纤维，抑制疼痛的传导，通过刺激传入纤维，改变痛的感受。

③正确而适当地使用镇痛药：遵医嘱使用镇痛药物；尝试以其他方法减少镇痛药使用的次数和药量；首选局部涂搽镇痛药，既可减轻肌肉、关节的疼痛，又可减少全身不良反应。

【健康教育】

①出现疼痛不能擅自用药，要及时正确地判断是否需要就医。

②就医时要正确叙述引起疼痛的经过，在医生的指导下合理地应用镇痛药及其他镇痛方法，不可擅自停药或增减药物及服用次数。

③要保持乐观的情绪和积极且放松的心态。

第五节　咯　血

咯血是指喉及其以下呼吸道任何部位的出血经口腔咯出者。咯血量的多少与疾病的严重程度不完全一致。传染病患者咯血多见于肺结核、出血热、钩端螺旋体病、肺阿米巴病、肺孢子虫病、肺吸虫病等。

【临床表现】

（1）咯血的形式

有痰中带血丝、血点或血块，整口咯血。1 次咯血量大时可表现咯血的同时血从鼻腔中涌出。

（2）咯血量

每日咯血量在 100ml 以内为小量；100～500ml 为中等量；500ml 以上（或 1 次咯血 300～500ml）为大量咯血，见于肺结核空洞等。

（3）颜色和形状

肺结核咯血颜色鲜红，肺吸虫病咯血颜色铁锈色。

【护理评估】

（1）健康史

询问：①引起咯血的原因和相关因素：患者的年龄、职业、病史，既往有无去过疫区、肺吸虫流行区，有无粉尘接触史、吸烟史等。咯血前有无先兆，如胸闷、咳嗽、喉痒等。②咯血的情况：咯血的持续时间，咯出血液的颜色，咯血的频率，咯血的量，以及此次咯血是初发还是复发，复发者还需评估以往咯血的情况。③咯血后的伴随症状：是否出现头晕、心慌、气短、胸痛、发热等。

（2）身体状况

测量并记录体温、脉搏、呼吸、血压、意识状态。注意呼吸频率、深度、节律、血压是否下降等。

（3）心理—社会状况

评估是否出现紧张、焦虑、恐惧等心理反应。

【护理措施】

（1）心理护理

有时患者忧虑重重，应耐心向患者解释，并说明咯血与疾病严重程度不成正比，安慰患者，解除其顾虑，消除紧张情绪，有时少量咯血能自行停止。较大量的咯血时，医务人员或家属应守护在患者床旁，使患者有安全感，观察并指导其将血轻轻咯出，告知患者不能憋气，否则会造成更大出血，并有窒息的危险。被血污染的被服、衣物、用具应及时更换或移除，咯出的血液应及时倒弃，减少对患者的不良刺激。

（2）休息

小量咯血者适当休息，不必处理，但需要向患者解释咯血的原因。大量咯血者绝对卧床休息，避免不必要的搬动，以免因活动而增加肺活动度，加重咯血。一般取平卧，头偏向一侧，对已知病变部位者取患侧卧位，减少肺的活动，有利于止血，同时也可预防窒息。心血管疾病患者可取半卧位。

（3）胸部外敷

大量咯血伴高热可在胸部放置冰袋冷敷，使其局部体表温度下降，反射性引起肺血管收缩止血，并增加患者的舒适感，解除精神紧张。必要时，用沙袋压迫胸部，限制该侧胸廓活动度，有利于止血。

（4）观察生命体征及病情变化

定时监测体温、脉搏、呼吸、血压、观察意识状态，记录咯血次数、咯血量、颜色、性质，患者有无异常表情，是否发生窒息、休克等并发症。注意观察患者的体温、脉搏、呼吸、血压及神志变化。

（5）止血护理

①备好痰杯、纱布、冷开水等，以便患者咯血时用；同时应备好其他抢救物品，如气管插管、开口器、吸引器、气管切开包、止血药物、呼吸兴奋剂、升压药等。

②咯血后应协助患者漱口，消除口腔异味。

③根据医嘱及时给予止血药，并观察止血效果。

（6）预防咯血窒息的紧急抢救措施

①体位引流：对大量咯血者，将患者移至床边，采取头低脚高的俯卧位，迅速排出积血。对已有窒息征象者，应立即抱起患者下半身使其倒立，身体与床边成45°～90°，由另一人托住患者的头向背部屈曲并拍击背部。尽量采用患侧卧位，以避免出血或积血堵塞呼吸道。患者缺氧，出现四肢抽搐、牙关紧闭、面部发绀、尿便失禁时，应高流量给氧，并立即用汤匙或血管钳将患者牙关撬开，然后再用开口器张开口腔，用舌钳拉出舌头，立即将头后仰，迅速负压抽吸，以清除口腔和咽部凝血块和血液。

②气管插管：将有侧孔的较粗的导管迅速插入气管内，边进边吸，深度要达到隆突部位。

③支气管镜插入吸引：多采用硬质气管镜吸引。

④必要时输血：对反复咯血或顽固不止者，根据血红蛋白测定情况，酌情输入新鲜全血。但输血应慎重、缓慢，量不宜过多，因输血可增加肺动脉压力而加重出血。

【健康教育】

（1）活动性大量咯血停止后，可进食温凉、易消化、高营养食物，勿进食辛辣刺激及粗糙、过烫的食物。

（2）病情稳定后，可在床上坐起，逐渐增加活动量，应避免负重，保持排便通畅，防止再次咯血的发生。

（3）出血时的自我护理：有咯血先兆症状，如胸闷、心慌、头晕、喉部发痒、口有腥味或痰中带血丝时，应及时就诊，尽早应用止血药物；有咯血时，应轻轻咳出，不可屏气，并取患侧卧位。

第六节 呕 血

呕血是指十二指肠悬韧带以上的消化器官，包括食管、胃、十二指肠、肝、胆和胰出血，或全身性疾病所致急性上消化道出血，患者经口腔呕出鲜红色或暗红色血液，亦可为咖啡渣样变性血液。部分血液经肠道排出，因血红蛋白在肠道内与硫化物结合形成硫化亚铁，形成黑便。常见传染病呕血发生于：病毒性肝炎后肝硬化引起的门脉高压症，重度病毒性肝炎所致的凝血功能障碍，以及麻疹、猩红热、肾综合征出血热等所致的感染性毛细血管病变，败血症伴发弥散性血管内凝血或并发应激性溃疡出血。

【临床表现】

急性大量出血多数表现为呕血。呕血前多有上腹部不适及恶心，随之呕出血性胃内容物，继而排出黑便，一般呕血均伴有黑便，而黑便不一定有呕血，呕血的出现与出血病变的部位有关，病变在幽门以上者，当出血量较大时，多出现呕血，并伴有黑便。病变在幽门以下者，常为黑便。呕血的颜色、出血量和血液在胃肠道内停留时间长短有关。出血量大、血液在胃内停留时间较短者，呕吐物呈鲜红或暗红色。出血量小、血液在胃内停留时间较长者，呕出的血液多呈咖啡色或褐色。

【护理评估】

(1) 健康史

评估患者有无消化系统疾病，如食管异物、慢性胃炎、消化性溃疡、肝硬化门静脉高压、胰腺癌；血液病，如白血病、血小板减少性紫癜、血友病；其他疾病，如尿毒症、血管瘤等，以及近期有无饮食不洁、抽烟饮酒、工作压力过高、外伤、手术、精神应激、肾上腺糖皮质激素治疗、抗凝剂治疗等诱发因素。

(2) 身体状况

了解生命体征的动态变化，包括血压、脉搏、呼吸、体温。观察患者的精神和意识情况，观察皮肤黏膜有无出血及肢体温度与色泽变化，了解患者尿量及其改变。注意与呕血原发疾病相关的体征，如患者营养状态，上腹部有无压痛、肿块，锁骨上淋巴结是否肿大，有无黄疸、蜘蛛痣、肝掌、脾大、腹壁静脉曲张、腹水、胆囊肿大等。

（3）心理—社会状况

主要评估内容包括：①患者及其亲属对疾病的认识程度，对诊断、预后的反应，对治疗的要求。②评估患者有无紧张、恐惧等心理反应。特别是慢性传染病或全身性疾病致反复出血者，有无悲观、沮丧心理和对治疗失去信心、不合作等。

【护理措施】

（1）一般护理措施

①将患者安置在安静温暖的病室内，卧床休息。

②保持呼吸道通畅：保持呼吸道通畅是抢救呕血患者的首要目标。呕血时头偏向一侧，防止血液进入呼吸道引起窒息。呕血时可抬高下肢，以保证脑部供血，给予氧气吸入 4~6L/min，保证氧合度。

③快速扩容治疗：大出血者应迅速建立 2~4 条有效静脉通路，保证快速输液。及时备血。输液开始宜快，但老年患者宜根据中心静脉压调节输液速度，避免输液、输血过快引起肺水肿。

（2）心理护理

护士工作应稳重而有秩序，使患者镇定，消除不良心理。应劝导患者家属不要在患者面前表现出情绪波动而干扰患者。应经常巡视，并陪伴患者，使其有安全感。呕血或黑便后应及时清除血迹、污物，以免引起患者惊慌。听取并解答患者及家属的疑问，以减轻其疑虑。指导患者有关休息与放松的技巧，必要时给予患者镇静剂，以减少其不安和恐慌。

（3）密切观察病情变化

①观察生命体征尤其是血压的变化：根据病情测量血压，并详细记录。在大出血早期，血压未平稳时，将心电监护仪设置为 5~10 分测量 1 次血压，为医生提供及时调整抢救药物用量的依据。血压低于正常值时，最好使用手动血压计测量血压，保证测得血压值的客观准确性。

②观察意识状态：患者平静，对答自如，表示脑部血供充足；患者烦躁不安、表情淡漠、反应迟钝，提示脑缺氧，是观察休克的客观指标之一。

③观察皮肤色泽和肢体温度的变化：大出血患者面色苍白、口唇发白、皮肤湿冷、四肢冰凉，提示微循环血液灌注不足。治疗过程中皮肤逐渐转红，出汗停止，肢体转暖，说明血流灌注好转。

④观察每次呕吐物和粪便的性质、颜色和量。粪便隐血试验（+），提示每日出血量>5ml；出现黑粪一般每日出血量在50~70ml；呕血提示胃内积血量达250~300ml，一次出血量≤400ml时，一般不引起全身症状；如超过1000ml，可出现急性周围循环衰竭的表现。

⑤观察尿量变化：疑有休克时应放置导尿管，测每小时尿量，应保持每小时尿量25~30ml或以上。

⑥定期复查红细胞计数、血红蛋白、血细胞比容、网织红细胞计数与血尿素氮，注意这些指标的动态变化。

（4）三（四）腔气囊管护理

①置管期间须严密观察体温、脉搏、呼吸、血压，胃内容物颜色及量，排便次数、颜色和量，以判断有无继续出血。

②严密观察有无意外情况，如胃气囊提拉过猛且充气（水）少，气囊可进入食管下段挤压心脏，引起胸骨下不适感和出现频繁的心脏期前收缩（早搏）。若误将气囊拉出，阻塞于喉部可引起窒息，一旦发生，需立即将气囊口放开，抽出气体或水。

③三腔管放置24小时后应放气（水）15~30分钟，同时放松牵引，将三腔管向胃内送入少许以暂时解除胃底、贲门部所承受的压力，然后再注气（水）加压，以免食管、胃底黏膜受压过久而产生缺血坏死。

④保持鼻腔黏膜清洁、湿润，经常用石蜡油涂口唇防止干裂，每日2次向鼻腔滴入少许石蜡油，以免三腔管黏附于鼻黏膜。每日2次蒸气吸入，每日2次口腔护理。

⑤三腔管放置48~72小时后若出血停止，可先放去气囊内气体（水），再继续观察12小时，如胃管内无血性内容物抽出，可考虑拔管。拔管前让患者口服30ml石蜡油润滑管壁，以防囊壁与黏膜黏着，拔管时损伤黏膜造成再次出血。

(5) 饮食护理

上消化道出血患者的饮食，应根据病情的需要而定。呕血时禁食、禁水；呕血停止后，遵医嘱给予流质饮食，以后逐渐过渡到半流质饮食、软食。食物应富于营养、易消化、无刺激。患者第一次进食后无不适，尚可继续进食。不宜食用粗糙、坚硬、辛辣食品，细嚼慢咽。

(6) 预防并发症护理

①保持口腔清洁：出血患者抵抗力低，禁食期间唾液分泌减少，口腔细菌易繁殖，每日口腔护理2~4次，预防口腔炎。

②预防压疮：卧床患者保持床单清洁干燥，定时用温热水擦洗臀部，建立翻身卡，若病情允许，2~4小时翻身1次，也可在骨突部位或经过评估有压疮危险部位，预防性使用安普贴、棉垫以预防压疮。活动性出血时适当减少翻身次数，可采用小角度侧翻，加垫棉垫、软枕等协助更换体位，体位变换过程中动作要轻柔，最少移动患者达到预防压疮的目的。

③保持水、电解质平衡：准确记录出入水量，尤其是尿量、出血量等，及时了解实验室检查指标，保持水、电解质和酸碱平衡。

④预防肝性脑病：肝硬化所致上消化道大出血患者，除一般病情观察外，还应特别注意有无意识和性格行为变化。限制食物中蛋白质和钠盐的摄入，保持排便通畅，防止血氨升高。

【健康教育】

(1) 疾病知识的教育

由于引起呕血的病因因人而异，故应帮助患者及家属掌握有关疾病的知识如病因、诱因、预防、治疗等，以减少再度出血的危险。

(2) 合理安排生活起居

应告诫患者要养成有规律的生活习惯，避免长期精神紧张、过度劳累，劳逸结合，保持乐观的情绪，保证身心休息。改变对治疗不利的生活习惯，如戒烟、戒酒等。

(3) 饮食指导

合理饮食是避免上消化道出血的重要环节。应注意进食规律，进营养丰富、易消化的食物，少量多餐，不暴饮暴食，避免刺激性和粗糙过热食物。

（4）自我护理方法

指导患者和家属早期识别出血征象及出血后的自我护理，包括：①如果患者有头晕、口渴、恶心、上腹部不适等症状时，应警惕是否为出血的先兆；②出现呕血或黑便时应立即卧床休息，采取侧卧位，以防误吸；③保持精神上的安静和减少身体活动，以减少出血；④及时漱口，清洁口腔，因口腔内血液的臭味令人不适，也可产生恶心，诱发再次出血；⑤立即送医院治疗；⑥慢性患者应定期门诊随访。

第七节　便　　血

便血指血液从肛门流出或排出，粪便带血或为全血便。少量出血不造成粪便颜色改变，须经隐血试验才能确定者，称为隐血便。传染病中多见于病毒性肝炎后肝硬化引起的门脉高压症、急性细菌性痢疾、阿米巴痢疾、肠伤寒、重度病毒性肝炎所致的凝血功能障碍者，麻疹、猩红热、肾综合征出血热等所致的感染性毛细血管病变，以及败血症伴发弥散性血管内凝血或并发应激性溃疡，肠结核、败血症、弥散性血管内凝血等也可有便血症状。

【临床表现】

便血的颜色主要取决于出血部位高低、出血量多少及血液在肠内停留时间长短，可为鲜红、酱红或暗红色，有时甚至呈黑色或柏油样，有时仅粪便隐血试验阳性。肛门及直肠下段出血常为鲜血或附着在成形粪便的表面；结肠上段出血时，血液与粪便混合均匀，呈酱红色；小肠出血时，若血液在肠内停留时间较长，可呈柏油样大便，若出血量大，排出较快，也可排出暗红或鲜红色血便。机体出血量较少时，表现为持续性或间断性肉眼可见的少量便血而无明显全身症状。长期慢性便血、反复多次发作而发生缺铁性贫血，可出现乏力、头晕等症状。

【护理评估】

(1) 便血的病因及诱因

了解患者有无溃疡病、食管静脉曲张、门静脉高压、血吸虫病，有无慢性腹泻、便秘、痔疮、肛裂、肺结核、血液系统疾病史，近期有无食用肉类、猪肝、动物血，有无内服易引起出血的药物，有无升汞、砷、腐蚀剂等接触史，近期有无外伤、手术史等诱发因素。

(2) 便血的严重程度

①便血量的估计：粪便隐血试验阳性提示每日的出血量达5ml以上，黑便提示出血量为50～70ml以上，柏油便提示出血量为500～1000ml。

②观察出血后的症状和体征：出血后15分钟内无症状提示出血量较少。一次出血量不超过400ml，因机体可以代偿而不引起症状。但出血量超过500ml，且速度较快，可出现头昏、乏力、腹痛、腹胀、肠蠕动增快、心悸、心动过速、血压下降等，甚至休克。静脉尤其是颈静脉充盈情况、肢体是否温暖、皮肤和指甲色泽、每小时尿量等，均可提示出血量大小，应认真观察。

(3) 身体状况

评估患者：①体温、脉搏、呼吸、血压及意识状态。②全身营养状况，有无消瘦、贫血及皮肤出血点。③观察腹部有无膨隆、肠蠕动波，肝、脾有无肿大。④腹部有无肿块，肿块质地、大小、活动度，有无压痛、肌紧张、反跳痛、肠鸣音亢进或减弱。

(4) 心理—社会状况

①患者及其亲属对疾病的认识程度，对诊断、预后的反应和期望，对治疗的要求。

②患者有无紧张、恐惧等心理反应，特别是便血原因较复杂一时难以明确，反复便血者恐惧、焦虑不安情绪有无加重。

【护理措施】

(1) 一般护理

①患者应安置在环境安静、舒适、温暖的病室内，轻者卧床休息，可下床上厕所；重者应绝对卧床休息，保证睡眠，减少和消除外界不良刺激，可减少出血和促进止血。

②及时配好血型和备血，以备输血时用。

③应尽快输液，开始时输液宜快，及早纠正血容量，待补足血容量后输液应适度，尤其是老年患者，防止因输液过快、过多而发生急性肺水肿。

（2）心理护理

患者便血后常会紧张不安，产生恐惧心理，护士应及时倒去血便，减少患者的不安情绪，同时安慰和关心患者，消除其焦虑、恐惧等心理。让其安静，说明安静和休息有利于止血，以免因精神紧张导致反射性血管扩张，加重出血。告知患者经积极治疗，病情会很快好转。医护人员尽可能不远离患者，准许家属在旁陪伴，让患者有安全感。

（3）观察病情变化

1）观察生命体征：监测血压，并详细记录。血压未平稳时，每5~10分钟测量血压1次。

2）观察意识状态：患者安静、意识清楚表示脑血供充足；若患者烦躁不安、表情淡漠，甚至意识模糊，提示为重度出血后脑缺血。

3）观察皮肤色泽和肢体温度：重度出血时患者面色苍白、皮肤湿冷、口唇发白、四肢厥冷，提示周围循环衰竭；当皮肤颜色转红、肢体转暖、面色出现红润，说明休克情况好转。

4）观察尿量：对出血量大者，应放置导尿管，测每小时尿量，应保持每小时尿量25ml以上。

5）观察粪便的性质、颜色和量。

6）及时判断出血是否停止：观察患者的症状和体征，当脉搏、血压已正常，粪便颜色转为正常，提示出血停止。如有下列情况提示继续出血或再出血：①反复便血，由黑色转为鲜红色；黑便或暗红色便次数增多且变成稀薄，由柏油样便或暗红色便转为鲜红色便，肠鸣音亢进；②周围循环衰竭持续存在，经补足血容量仍无好转，脉搏、血压仍不稳定，中心静脉压下降；③红细胞计数、血红蛋白、血细胞比容持续下降，网织红细胞计数持续升高，在尿量正常情况下，尿素氮持续或再次升高。

（4）饮食护理

急性大量便血者应禁食。如需做粪便隐血试验者，应在检查前3日开始禁食肉类、猪肝、动物血等。少量便血且临床无明显活动出血者，可选用温凉、清淡、无刺激性流质饮食，出血停止后改为半流质饮食。尽量给高热量、高蛋白、高维生素及低渣食物，指导患者不食生拌粗纤维多的蔬菜、刺激性食物和饮料或硬食，以减少食物对肠道黏膜刺激，防止再出血。长期便血所致贫血者，应多食含铁丰富的食物，如牛肉、肝、蛋黄、豆制品、菠菜、油菜、海带等。

（5）肛周皮肤护理

频繁的便血会引起肛门皮肤黏膜糜烂，便后应及时用软纸擦干，温水洗净，保持肛门皮肤干燥，必要时局部涂抗生素软膏或鞣酸软膏。肛裂、痔引起便血者，可用高锰酸钾坐浴，以改善局部血液循环，促进炎症吸收，缓解肛门括约肌痉挛，减轻疼痛，并能清洁肛门的分泌物，有利于痔、肛裂的愈合。养成良好的饮食习惯，保持排便通畅，防止便秘发生，必要时给缓泻药，防止用力排便导致再次出血。

【健康教育】

（1）疾病知识教育

由于引起便血的病因因人而异，故应帮助患者及家属掌握有关疾病的知识，如病因、诱因、预防、治疗等，以减少再度出血的危险。

（2）合理安排生活起居

患者生活要有规律，应保持充分休息和睡眠。去除各种诱因，如过度疲劳、紧张、情绪激动等，教会患者自我身心放松的方法。

（3）饮食指导

应注意饮食卫生和饮食的规律，进食高热量、高蛋白、高维生素、低渣食物，少量多餐，避免刺激性和粗糙食物、过冷或过热的食物。贫血者多食含铁丰富的食物。口服某些中草药、活性炭、铁剂、铋剂时，粪便可呈暗褐色或黑色。口服酚酞制剂，粪便有时呈鲜红色。食用过多的肉类、猪肝、动物血后，粪便可变暗褐色。应注意排除上述假性便血。

（4）指导患者和家属学会自我护理

出现便血且出血量较少时，应立即卧床休息，保持安静和减少身体活动，以减少出血。如因肛裂或内痔出血，可自涂痔疮膏，用高锰酸钾溶液或热水坐浴。便血量多时，应及时到医院做进一步检查、治疗。

第八节　腹　泻

　　腹泻是指排便次数较正常增加、排泄量大、粪质稀薄，并含有异常成分，如黏液、脓血、未消化的食物及脱落的肠黏膜等，是消化道传染病的主要症状。

【临床表现】

　　不同种类的传染病腹泻次数、大便性状、每次大便量及伴随症状等均有所不同。例如，霍乱起病急，先泻后吐，大便次数多，每次排泄量大，典型的米泔水样大便，不伴有发热及腹痛；细菌性痢疾的典型表现为腹泻、脓血便、伴有发热及里急后重感。

　　急性腹泻可在短时间内丢失大量水分及电解质，而引起水、电解质紊乱和代谢性酸中毒，严重时还可造成低血容量性休克。由于排便频繁及粪便刺激，可造成脱肛及肛门周围皮肤糜烂。长时间腹泻可导致营养障碍，出现体重下降、维生素缺乏。腹泻还影响患者生活，并能产生焦虑、抑郁等心理障碍。

【护理评估】

（1）健康史

　　①询问有无与腹泻患者接触史、居住环境及个人卫生习惯等情况。

　　②询问腹泻的原因及诱因：如有无肠道感染性疾病及饮食不当、进不洁食物、受凉、过劳、精神创伤等诱因。

　　③腹泻的特点：起病缓急、病程、每日大便次数、量、性状、颜色、气味及有无异常成分。

　　④伴随症状：如有无发热、腹痛、里急后重、恶心、呕吐和体重减轻等。有无口渴、尿量减少等脱水表现。

　　⑤腹泻的诊疗及护理经过：发病后使用过的药物、剂量及效果等。

　　⑥既往病史：有无慢性腹泻史，如慢性细菌性痢疾、阿米巴痢疾等，以及既往治疗护理情况。

（2）身体状况

生命体征、意识状态、营养状况、口腔黏膜湿润程度、皮肤弹性、心率及心律、腹部压痛、肠鸣音、肛门周围皮肤情况和体重等。

（3）心理—社会状况

有无因急性腹泻来势凶猛而引起的恐惧，对慢性腹泻患者，应询问是否对生活和工作造成影响，有无因腹泻反复发作、迁延不愈使患者产生心理压力，如对预后的担忧，因长期治疗给家庭带来经济负担而产生的焦虑。

【护理措施】

（1）休息

腹泻频繁、全身症状明显者，宜卧床休息，腹部保暖，避免精神紧张、烦躁。腹泻症状不重者可适当活动。

（2）病情观察

①排便状态及粪便性状：观察腹泻程度、腹泻的次数，粪便的颜色、气味、形态、量，是否伴有黏液、脓血、未消化食物等，排便时间和进食关系。准确记录排便的次数、量、性状，必要时及时送检粪便标本。

②观察腹泻持续的时间及有无腹痛、腹胀、里急后重、食欲缺乏、恶心、呕吐、发热、头晕、疲乏、体重、皮肤改变、失眠等伴随症状。

③观察腹泻引起水、电解质、酸碱失衡等表现。对腹泻的患者要随时估计和监测脱水的程度，密切观察生命体征、意识的变化，注意有无口渴、口唇黏膜干燥、皮肤弹性下降、尿量减少、神志淡漠或烦躁等脱水症状，有无肌肉软弱无力、腹胀、肠麻痹、心律失常、心电图出现 U 波等低血钾表现。

④观察腹泻是否引起营养不良，注意观察有无消瘦、体重减轻等。

（3）营养供给

能进食者应给予少渣、少纤维素、高蛋白、高热量、易消化的流质或半流质饮食，脂肪不宜过多，忌食生冷及刺激性饮食，少量多餐，腹泻好转后应逐渐增加饮食量。对食欲缺乏的患者应注意变换食物品种，鼓励患者进食，以维持良好的营养状态，避免发生营养障碍；对频繁腹泻并伴有呕吐的患者应暂禁食，同时遵医嘱给予静脉补液。

（4）维持水、电解质平衡

根据出入量及脱水情况，及时补充水分及电解质。轻度脱水者可采用口服补液，少量、多次给患者喂服。中度及重度脱水时应及时给予静脉补液。补液过程中，应根据电解质检查结果及时调整补液的质和量，并注意观察心率及肺部变化，防止发生急性肺水肿。

（5）肛周皮肤护理

注意观察肛门周围皮肤有无破损。对排便频繁者，便后宜用软纸擦拭，以免损伤肛门周围皮肤；有脱肛者可用手隔消毒纱布轻揉局部，以帮助肠管还纳，每日用温水或1:5000高锰酸钾水坐浴，然后局部涂以消毒凡士林油膏，以保护局部皮肤。同时注意保持肛门周围皮肤清洁及保持内裤、床单清洁和干燥。

（6）用药护理

使用喹诺酮类药物或其他抗病原体药物时应注意药物剂量、使用方法、服药时间、疗效及不良反应，如喹诺酮类药物可引起恶心、呕吐、食欲缺乏等胃肠道反应，应告诉患者饭后服用可减轻药物不良反应。

（7）标本采集

采集新鲜粪便标本，不可混入尿液；选择便中带脓血和黏液部分，一般检查需要留取5~10g粪便；如检查阿米巴原虫时，收集标本前先将便盆加温至37℃左右（因阿米巴滋养体在体外遇冷易死亡），保温立即送验；粪便隐血试验前3日，告知患者应避免服用铁剂和摄入动物血、肝及大量绿叶蔬菜，以防出现假阳性。

（8）消毒

腹泻患者的呕吐物及排泄物应按不同传染病的隔离要求进行消毒处理。

【健康教育】

（1）建立并维持良好的生活方式

生活要有规律，注意劳逸结合。适当参加文体活动，以增强体质。

（2）保持良好的精神状态

尽量避免各种刺激及不良情绪，指导患者家属提供精神支持。

(3) 饮食指导

说明饮食对预防和治疗腹泻的重要性。腹泻患者多食清淡、少渣、富含营养的食物，不要随便进食菇类、鱼胆、毛蚶及醉、腌、生的水产品。冷藏食品应彻底加热煮透，避免暴饮暴食。在肠道传染病流行季节，更应注意饭前便后勤洗手，养成良好的卫生习惯。

(4) 用药指导

介绍相关药物的药名、作用、剂量、用法、时间及不良反应，注意勿滥用止泻药，以免造成药物依赖。

第九节 黄 疸

黄疸是由血清中胆红素增高致使皮肤、黏膜与巩膜呈现发黄的现象。一般是胆红素代谢障碍的临床表现，它既是一种症状又是一种体征。成人血中胆红素的正常值<17.1μmol/L，其中结合胆红素3.42μmol/L，非结合胆红素13.68μmol/L。胆红素在17.1~34.2μmol/L，肉眼未见黄疸，称为隐性黄疸。在感染病中最常见的黄疸是由各型嗜肝病毒（甲、乙、丙、戊型肝炎病毒等）及非嗜肝病毒（巨细胞病毒、EB病毒）、螺旋体感染、伤寒、发热、败血症引起的肝细胞损伤导致的。

【临床表现】

黄疸一般表现为皮肤、黏膜、巩膜发黄。由于血中高胆汁酸盐，可引起全身皮肤瘙痒；伴随肝功能下降。患者会出现全身疲倦、发热、食欲缺乏、恶心、呕吐、厌食油腻，腹胀或便秘或脂肪泻及进行性消瘦等症状。

【护理评估】

(1) 健康史

①询问患者发病的年龄、起病缓急、持续时间，是否为间歇性或进行性。

②评估患者有无肝炎、血吸虫和钩端螺旋体疫水接触史或有无近期输血史。

（2）身体状况

①评估黄疸分布的部位，除观察有无皮肤、黏膜、巩膜发黄外，还应注意尿、便的颜色改变。

②急性病毒性肝炎的黄疸一般在1~2周到达高峰，1~2个月内消退。

③评估有无寒战、高热、肝脾大、腹痛、皮肤瘙痒、恶心、呕吐、呕血、便血等，是否伴有进行性消瘦。

（3）心理—社会状况

①评估患者有无自卑、焦虑、抑郁等负性情绪及其与之相关的个人生活、工作和社会交往等问题。有无因黄疸而致肝、脾、消化功能、凝血功能障碍等，有无与黄疸有关的并发症出现。

②评估患者家属的社会地位、经济收入、文化教育程度以及对患者的关心、支持情况等，亦包括患者学习、工作、生活及社会保健等。评估患者对黄疸原因、发生机制和危害性及其治疗、预防的认识。

【护理措施】

（1）休息

无论何种原因所致的黄疸患者都应保证充足的休息，尤其是肝炎所致的黄疸，卧床休息是保护肝细胞和促进肝细胞修复的主要措施。

（2）病情观察

观察病情变化的主要内容有：①黄疸分布、深浅，尿色、粪色及皮肤瘙痒程度等变化；②实验室检查结果，尤其是血清总胆红素和血清直接胆红素；③伴随症状及其程度的变化。上述各方面的观察有助于判断治疗、护理的效果和黄疸的转归，减少黄疸对机体的影响。

（3）心理护理

患者由于长期治疗，对病愈缺乏信心，黄疸、腹水等形体面容的变化也可对患者精神上造成很大打击，自觉形秽而感到焦虑不安、恐惧，不愿与人交往，不愿亲友探视。应注意多与患者交谈，不断给予安慰、疏导和帮助，安排患者做有意义的活动，减轻无谓的恐惧感，振奋情绪，增强战胜疾病的信心。

（4）饮食护理

肝病患者除肝昏迷要限制蛋白质外，原则上给予高蛋白、高热量、高维生素、低脂肪饮食。蛋白质以含必需氨基酸丰富的优质蛋白，如蛋、乳、鱼、瘦肉类为主。多食富含维生素 C 与 B 族维生素的水果蔬菜为宜。热量则主要从大米、面粉等主食中摄取。肝病患者为防止加重肝脏负荷，应避免进食过多脂肪。

（5）保持排便通畅

患者可因胆汁排泄障碍及卧床使肠蠕动减少引起便秘，粪便在肠道内停留时间过久，又可增加胆红素的再吸收，加重黄疸。进食粗纤维食品，养成定时排便的习惯，必要时遵医嘱服用泻药。

（6）皮肤护理

①病情允许时，每天温水洗浴或擦浴。

②选择清洁、柔软、吸水性强的布制衣裤，避免化纤原料对皮肤的机械或化学性刺激，减轻皮肤瘙痒。

③剪短指甲，必要时使用手套。

④严重瘙痒者可给予 2%～3% 碳酸氢钠溶液外涂，或按医嘱口服抗胆胺类止痒药物。

（7）正确配合检查

在诊断黄疸病因中，检查项目较多，包括粪、尿、肝功能检查，必要时尚需做特殊检查，尤其肝外胆汁淤积性黄疸，除 X 线、放射性核素、CT 外，有时还要进行胆胰管逆行造影、经皮肝穿刺胆道造影、腹腔镜等创伤性检查。及时准确地留取或送血、尿、粪标本，做好各项特殊检查的术前、术后护理。

（8）隔离预防

对疑有病毒性肝炎所致黄疸者，应按照消毒隔离原则。将按相关要求妥善处理，患者的生活用品、注射器等，防止医院内外交叉感染。

【健康教育】

（1）说明合理休息和饮食、禁烟、禁酒等对疾病康复的重要意义，指导患者合理安排自己的生活和饮食。

（2）向患者解释皮肤瘙痒发生的原因，指导皮肤护理的具体方法。

（3）对需做检查的患者，应对各项检查的重要性、必要性、操作过程等做详细解释，提高患者对检查身心两方面的耐受性，争取其主动配合。

（4）解释黄疸的相关病因及治疗要点，使患者对原发病及黄疸治疗有正确认识，能积极配合医治。

（5）嘱患者定期复查，及早发现疾病变化，及时就诊医治。

第十节 意 识 障 碍

意识障碍是指患者对自我的感知和客观环境的识别能力发生不同程度的丧失。意识障碍根据其程度不同可分为：嗜睡、意识模糊、昏睡、昏迷。各型病毒性肝炎和肝硬化均可引起肝性脑病，发生意识障碍；各型脑炎、狂犬病、严重急性呼吸综合征（SARS）、禽流感、伤寒、中毒性细菌性痢疾、恶性疟疾、败血症等多种传染病均可引起意识障碍。

【临床表现】

（1）嗜睡

轻度意识障碍，患者精神萎靡，表情淡漠，经常处于持续睡眠状态，可被唤醒，醒后能正常交谈，但反应较迟钝，刺激停止后又很快入睡。

（2）意识模糊

意识障碍程度重于嗜睡，需较强刺激才能引起患者的反应，且有反应后意识状态不能恢复正常，注意力不集中、思维缓慢、理解困难，伴有对时间、地点或人物等定向力的丧失。

（3）昏睡

中度意识障碍，患者呈持续深度睡眠状态，仅在遇强烈疼痛刺激时可唤醒，醒时能做简短、含糊的不完全答语，常答非所问，各种反射活动存在。

（4）昏迷

最严重的意识障碍，表现为持续性意识丧失，按程度不同可分为浅昏迷和深昏迷。

①浅昏迷：意识大部分丧失，无自主运动，对声、光刺激无反应，仅对强烈疼痛刺激表现出痛苦表情或肢体退缩等防御反应。角膜反射、瞳孔对光反射、眼球运动和吞咽反射可存在，血压、脉搏、呼吸等生命体征一般无明显变化，可有尿便失禁。

②深昏迷：意识完全丧失，全身肌肉松弛，对各种刺激全无反应，深、浅反射均消失。血压、脉搏、呼吸等生命体征常有不同程度变化，伴大、小便失禁。

昏迷患者易发生误吸、窒息、呼吸道感染、尿路感染、压疮及肢体挛缩畸形等。

(5) 谵妄

患者在意识清晰度降低的同时，伴有明显的精神运动兴奋，定向力丧失，出现幻觉、幻听和妄想，幻觉内容为生动、形象的情境，多具恐怖性质，患者因此紧张、恐惧、躁动不安、抗拒喊叫。谵妄状态昼轻夜重，多持续数日。

【护理评估】

(1) 健康史

了解患者发病的地区、季节、接触史等流行病学资料。详细询问患者（家属）发病的时间、方式及过程，起病急缓，既往健康状况，如有无高血压、心脏病、内分泌及代谢疾病病史，有无受凉、感染、外伤或急性中毒，有无癫痫病史，评估患者的家庭背景、家属的精神状态、心理承受能力、对患者的关心程度及对预后的期望。

(2) 身体状况

①意识障碍及其类型：观察患者的自发活动和身体姿势，是否有牵扯衣服、自发咀嚼、眨眼或打哈欠，是否有对外界的注视或视觉追随，是否自发改变姿势。

②判断意识障碍的程度：通过言语、针刺及压迫眶上神经等刺激，检查患者能否回答问题，有无睁眼动作和肢体反应情况。

③全身情况评估：检查瞳孔是否等大等圆，光反射是否灵敏，观察生命体征变化，尤其注意有无呼吸节律与频率的改变，评估有无肢体瘫痪、头颅外伤，耳、鼻、结膜有无出血或渗液，皮肤有无破损、发绀、出血、水肿、多汗，脑膜刺激征是否阳性等。

(3) 心理—社会状况

意识障碍病人常给家属带来不安及恐惧，由于病人行为意识紊乱，给家属增添负担，家属可能产生不耐心的言行。评估病人时应注意其家庭背景、经济状况、家属的心理状态及关注病人的程度等。

【护理措施】

(1) 病情监测

观察患者对呼唤、疼痛等各种刺激的反应，监测生命体征、瞳孔、意识状态等，15分钟~1小时1次。当患者意识障碍程度加深、瞳孔进行性散大、呼吸不规则、血压不稳定时，应立即报告医生并配合抢救。

（2）体位

昏迷患者应取平卧位，头偏向一侧。疑有脑水肿者，取头高脚低位（头部抬高15°~30°），待病情好转后，可酌情采取平卧位或侧卧位。

（3）保证营养供给

不能进食者，遵医嘱给予鼻饲，鼻饲饮食的内容和量应根据患者消化能力及热量需要而定，一般每2~4小时1次，每次50~200ml。长期意识障碍，尤其是昏迷的患者24小时持续营养液滴注鼻饲，保证营养物质的充分吸收。对胃液反流的患者，适当减少鼻饲量，并在鼻饲后半小时内避免给患者翻身、吸痰，防止食物反流导致误吸或窒息。也可给以全胃肠外营养（TPN）。

（4）对症护理

根据意识障碍原因的不同，给予相应的护理：①脑水肿所致者以脱水为主，使用20%甘露醇静脉滴注或推注时，应注意在30分钟内完毕；②呼吸道分泌物堵塞者，应取仰卧位，头偏向一侧，松解衣服和领口，如有义齿应取下，及时清除口鼻分泌物和吸痰，以保持呼吸道通畅。吸氧时氧流量维持在4~5L/min，以改善脑缺氧。如有舌后坠用舌钳将舌拉出并使用简单口咽通气管，必要时行气管切开；③高热所致者以物理降温为主。高热伴抽搐者，可使用亚冬眠治疗，期间应避免搬动患者；④脑实质炎症者可遵医嘱使用镇静药。常用镇静药有地西泮肌注或缓慢静脉滴注，还可使用水合氯醛鼻饲或灌肠。

（5）皮肤护理

每2~3小时为患者翻身1次，用热湿毛巾擦洗骨突起处，并作局部按摩，至少每天2~3次。如有排泄物污染床褥，应及时清洗、更换，保持床单清洁、干燥、平整无褶；搬动患者时应将患者抬离床面，不要拖、拉、拽，以免擦伤皮肤；骨突起处应垫海绵垫或睡气垫床；注意观察受压部位皮肤，有无发红、苍白。

（6）口腔护理

每天口腔清洗2次；张口呼吸者，可用双层湿纱布盖于口鼻部，避免口腔及呼吸道黏膜干燥；口唇干裂时可涂甘油。

（7）眼部护理

眼睑闭合不全者，每天清洗眼睛1~2次，并用0.9%氯化钠溶液湿纱布或眼罩进行保护。

(8) 安全护理

定期协助患者修剪指甲，防止抓伤；伴有抽搐、躁动、谵妄、精神错乱的患者，应加强保护措施，穿戴包裹式手套、脚套，合理使用约束器具，预防患者伤人或自伤，使用约束器具前须告知家属并签署知情同意书；使用床栏，防止坠床。

(9) 泌尿系统护理

导尿时严格无菌操作，留置尿管近尿道口端和尿道口每日早晚各消毒1次，每2~4小时检查患者膀胱充盈程度，无泌尿系感染、尿液正常者每4~6小时开放尿管1次，每次引流尿液不超过1000ml；泌尿系感染、尿液不正常者持续开放尿管，每周行中段尿培养至少1次。尿管每周更换1次，更换尿管前放尽尿液，拔除尿管后间隔4~6小时重置，并将尿管口端用无菌剪刀剪下进行培养。床上使用便盆时协助按摩下腹以促进排便，便秘时以开塞露灌肠，便后肛门及其周围用温水冲洗干净，保持局部干燥。

(10) 功能锻炼

有肢体瘫痪者，应将肢体置于功能位，并进行肢体按摩和被动运动，以防肌肉挛缩及功能障碍。

(11) 促进记忆力与情感恢复

每天评估患者的情绪和情感1次，同时评估环境和情境中可引起患者情绪或情感变化的因素，尽量使患者远离刺激源。鼓励患者与家属及医护人员多沟通想法和感受，纠正其错误概念或定向力错误，必要时使用电视、钟表等，让患者对时间、地点、人和情境定位。鼓励患者家属为患者提供熟悉的物品，给予觉醒的刺激，如呼唤、听音乐等，帮助患者恢复记忆。经常与患者及家属交流，了解其记忆及情感状态，以及时采取正确的措施促进恢复和纠正。

【健康教育】

（1）对思维和情绪改变的患者，要经常与其进行鼓励式沟通，鼓励其摄入充足的营养和液体，进行身体活动。

（2）教育患者家属尽量避免对患者精神等各方面的负面刺激。

（3）了解患者目前所用药物，给予用药指导。

（4）按照患者的意识障碍程度和恢复程度，对上述涉及的护理事项，尽可能向患者及家属说明并进行指导。

（5）针对患者出院后的护理问题，指导患者家属日常护理技术和技巧以及注意事项。

第十一节 惊 厥

惊厥是全身或局部骨骼肌群突发的不自主性收缩，表现为强直性或阵挛性痉挛，多为全身性、对称性，伴有或不伴有意识障碍，可发生于许多疾病的过程中。常导致惊厥的传染病有：流行性乙型脑炎、流行性脑脊髓膜炎、中毒性痢疾、脑型疟疾、脑囊虫病等。

【临床表现】

惊厥发作的典型临床表现为：患者突然意识模糊或丧失，全身强直，呼吸暂停，继而四肢阵挛性抽搐、呼吸不规则、发绀、排便排尿失禁。可有瞳孔散大、对光反射消失或迟钝，病理反射阳性等。发作可持续数秒至数分钟不等，可反复发作，也可呈持续状态。

高热惊厥：多见于6个月至3岁小儿，多发生在起病初体温骤升时，表现为两眼上翻或凝视，面部和四肢不断抽搐，意识丧失。惊厥有全身性、次数少、时间短、恢复快的特点，无异常神经症，预后好。30%~50%的小儿一遇高热即可发生高热惊厥，一般到学龄期不再发生。

【护理评估】

（1）健康史

①询问患者有无惊厥相关病史，如面瘫、癫痫、颅脑外伤、脑血管病等。

②询问抽搐发生的部位（全身性或局限性）、性质（持续强直性或间歇阵挛性）、持续时间、缓解时间。

③询问惊厥发生时的伴随情况，有无意识、瞳孔改变、大小便失禁、舌咬伤、肌痛等。

④询问惊厥发生前有无诱发因素，如妊娠、高热、惊吓、过劳、持续一个姿势工作等。

（2）身体状况

意识障碍的程度以及惊厥持续时间的长短，惊厥发作时有无意识丧失、自伤或外伤、排便排尿失禁、发作姿势、面色、声音，肢体抽动的顺序、波及的范围，发作时刻（清晨、醒后、入睡后），每次发作持续时间、发作后表现（有无意识模糊、肢体瘫痪、失语、遗忘、头痛）等有助于估计患者病情的严重程度。患者出现烦躁或惊跳、四肢肌张力突然增加、精神紧张、呼吸不规则、瞳孔大小不等、体温骤升、面色剧变等临床征象时，应警惕惊厥的发生。

（3）心理—社会状况

在注意观察惊厥发作时，还需了解患者的家庭状况及其亲属对疾病的认知程度。了解患者及家庭成员过去有无惊厥的经历和处理方式，也有助于了解患者的应对方式和社会支持情况，及时评估惊厥控制效果以及家庭护理的成效。

【护理措施】

（1）严密观察惊厥先兆

注意患者有无如烦躁不安、双目凝视或上翻、口角抽搐、肢体紧张等惊厥先兆。

（2）发作时护理

惊厥是常见的急症，应尽快处理，一旦出现惊厥发作，不必惊慌，因为任何药物已经不能阻止此次发作，关键在于预防外伤和发作后并发症。

1）立即将患者平卧，置于平坦、宽敞处，最好让患者躺在床铺或平地上。

2）针灸止惊，用手压或针刺人中、合谷等穴位，需强刺激，必要时可留针。

3）保持呼吸道通畅，头偏向一侧，及时清除口腔内分泌物，防止分泌物堵塞气管，以保持呼吸道通畅，必要时用舌钳将舌拉出，以免舌后坠影响呼吸。如分泌物较多，使用负压吸引装置及时吸出，避免患者窒息。

4）一旦发生窒息，除清除分泌物或呕吐物外，立即行人工呼吸、口对口呼吸，必要时做气管切开。

5）迅速松开衣领和裤带，以防止领扣过紧影响呼吸。

6）禁止在患者意识不清时给其服药饮水，因为此时最容易呛入气管中引起窒息。

7）准备好开口器、气管插管、气管切开包、人工呼吸机和吸痰用物及急救药物，遵医嘱给予抗惊厥药物。

8）采取各种安全保护措施，避免受伤。

①将缠有纱布的压舌板、毛巾、拧成麻花状的手绢，塞于上下臼齿之间，取出口腔义齿，防止抽搐时咬伤唇、舌或咬伤救护人员。若患者已咬紧牙关，则不宜强行撬开。

②当抽搐停止后，意识尚未恢复正常时，应有人看护，努力使之侧卧，以免身体虚弱或精神恍惚而晕倒或摔伤。

③床边加床栏，防止患者坠床，不让患者单独行走以免跌倒，必要时遵医嘱给予镇静剂。

④不可强行按压抽搐的身体，以免骨折及脱臼。可用手轻轻抓住患者的双手或头部，不可用力过猛，以防发生骨折。

⑤及时移去患者身边易碎品、尖锐的剪刀、玻璃杯及一切可能伤害患者的物品。

9）惊厥发作持续 1 小时以上，仍有反复发作，间歇期较短，意识不能恢复，出现癫痫持续状态、小儿高热惊厥或孕妇有惊厥发作，应呼叫救护车准备入院治疗，尽快终止惊厥发作。做进一步检查，及早查明原因，针对病因进行治疗。由于孕妇全身肌肉强烈抽搐，可引起子宫收缩而发生早产，故在现场急救中应有所防备。

（3）病情观察

①充分了解惊厥发作的诱因、场所、发作时间、发作先兆、持续时间等。

②严密观察发作时的特点，如以抽搐为主，还是以意识丧失为主，以及抽搐部位、抽搐持续和间歇时间及发作次数，昏迷的持续时间，注意各种并发症及药物副作用，有无尿便失禁、咬破舌头和外伤，有无呼吸困难和窒息的表现等。

③长时间、频繁惊厥发作，应警惕有无脑水肿、颅内压增高的表现，如血压监测时发现收缩压增高、脉率减慢、呼吸节律慢而不规则，

提示颅内压增高，应及时应用脱水剂减低颅内压，以防发生脑疝。

④观察发作后表现，如有无头痛、乏力、恶心、呕吐等，以了解和去除惊厥的病因和诱因。

⑤婴幼儿高热可进一步加重惊厥，造成恶性循环，增加氧耗量，引起脑水肿。应采用药物和物理降温，使体温控制在38℃左右。降温措施包括退热镇静药，温毛巾放前额或温水浴，或用乙醇擦浴。患者使用解热镇静剂后，须密切观察有无虚脱。发现异常应及时通知医生，以便及时处理。

⑥发作停止后，评估患者定向力、记忆力、判断力、语言能力。

⑦监测出入水量、体温、脉搏、呼吸和血压，意识瞳孔变化惊厥发作情况。孕妇注意宫缩及胎心情况。记录观察结果及治疗经过。

⑧了解患者的检验报告结果，监测血电解质变化，尤其是血氯水平，了解有无惊厥先兆。

（4）舒适护理

①协助患者取舒适体位，可用枕头、棉被、衣物做支撑，维持舒适的姿势。

②惊厥发作后，检查患者有无尿便失禁，应给其清洗并擦干局部皮肤，保持外阴清洁，定时翻身，防止发生压疮。

③在做好皮肤护理的同时，观察患者的床单位是否干燥平整，及时更换内衣裤和床单。

④禁食患者做好口腔护理，经常协助患者清洁口腔，维持患者舒适的感觉。

⑤由于抽搐时呼吸暂停，造成缺氧，应及时给氧，减轻脑损伤。一般采用鼻导管给氧，氧流量为 1~2L/min。

⑥注意居室环境，室温以 18~20℃ 为宜，湿度维持在 50%~70%，每天开窗通风 2 次，每次 30 分钟左右。

⑦保持安静，避免噪声与知觉的刺激，子痫或破伤风患者尤应避免声音和亮光的刺激。

⑧治疗、护理等各项操作尽量轻柔、集中。

（5）心理护理

①与患者建立良好的护患关系，通过各种方式与患者交流，取得信任，消除患者紧张和恐惧心理。

②对于烦躁不安者，做好解释和安慰，避免环境嘈杂和言语的刺激，确保其身心休息，以消除不安心理。

③鼓励患者与家属间的沟通，彼此关心对方的感受。

④帮助患者保持乐观情绪，树立战胜疾病的信心，消除恐惧自卑心理，避免恼怒和情绪刺激。

⑤鼓励患者表达自己的感受，护士应理解和安慰患者，经常给予关心、帮助、爱护，针对思想顾虑及时给予疏导。对孕妇，更应理解其对胎儿健康的担忧。

⑥在进行各项检查前，需详细解释各项检查的必要性，取得理解和支持。

⑦给予患者各种安抚措施，保证其安全感和舒适感，尤其关注患者在此方面的需求。

⑧不要告诉患者惊厥发作时的窘态，鼓励患者不要有自卑感，培养个人爱好，保持心情愉快。

⑨通过交谈了解患者及家属对疾病的了解程度，及时做好对病情的解释说明工作，缓解焦虑心情，安慰家属，取得他们的支持。

（6）药物护理

①监测和维持有效的血药浓度，了解药物的不良反应和相互作用。先兆子痫和子痫的患者要注意硫酸镁的血药浓度和有无中毒迹象。

②督促和检查患者按时、按量服药，防止少服、漏服和多服。不可随便更换药物或改变剂量，无论是增加还是减少药物种类或剂量，均应在医生的指导下进行。

③应坚持较长时间的治疗，抗癫痫药物必须长期、不间断、定时、定量服用，一般至少要服用 2~3 年，有时需 3~4 年，甚至更长的时间，少数可能需终身服药。惊厥完全控制后，才可考虑逐渐停药，减药过程也需 1 年以上，切忌短期或突然停药。

【健康教育】

（1）说明惊厥的诱发因素、预防措施和处理方法，指导患者及家属识别并报告惊厥的早期表现、临床指征及病情变化的相关表现。

（2）指导家属掌握止惊的紧急措施如针刺或手压人中、合谷等。

（3）指导患者进行适当的脑力和体力劳动，但避免过度劳累、紧张等。

（4）指导患者建立良好的生活制度，生活应有规律，按时作息。避免各种引起惊厥的诱因，如过劳、睡眠不足、受凉和发热、精神压抑、感染性疾病、剥夺睡眠、近亲结婚及有害的声光刺激等。

（5）指导患者饮食应富于营养和易消化，多食清淡、含维生素高的蔬菜和水果，勿暴饮暴食，忌食生、冷和油腻过重的刺激性强的食物，不宜喝浓茶、咖啡和有兴奋作用的饮料，禁烟、酒。

第十二节　焦　　虑

焦虑是指一种缺乏明显客观原因的内心不安或无根据的恐惧，是预期即将面临不良处境的紧张、不安、焦急、忧虑、恐惧等感受交织成的情绪状态。表现为持续性精神紧张或发作性惊恐状态，常伴有血液内肾上腺素浓度增加、血压升高、心慌、胸闷、心悸、出汗、尿频、尿急、厌食、便秘等自主神经功能失调表现。

传染病患者住院期间必须采取消毒、隔离措施，限制活动及探视，患者常常不能理解、不能适应，认为被人歧视、嫌弃、遭人厌恶等而产生孤独感及被遗弃感；患某些急性传染病的患者，由于起病急、病情重，看到医护人员紧张抢救的工作气氛，会认为自己病情严重，担忧疾病的预后，因此会产生焦虑、紧张、不安情绪；患某些慢性传染病的患者，特别是慢性肝炎患者，长期遭受疾病折磨，多方求治，效果不佳，也会认为自己所患疾病预后不好，对治疗失去信心，从而产生焦虑。另外疾病给患者带来痛苦和不适；患病对工作、学习、婚姻、家庭造成的影响；支付医疗费用造成的经济压力；住院环境和生活方式的不适应等均可导致焦虑。

【临床表现】

（1）焦虑的程度

根据焦虑的强度、适应程度、持续时间和体征，可将焦虑分为轻度、中度、重度和极重度。轻度焦虑时，视听功能灵敏性提高个人的认知范围增大，注意力与警觉性提高，能有效应对变化的环境，个体处于一种积极有效的状态，激发创造力，有助于个体的成长；中度焦虑指个体的认知范围缩小，注意力集中于最关心的事件上；重度焦虑指个体的认知范围明显缩小，注意力高度集中于特定事件的细节上；极重度焦虑指类似恐怖、惊骇的感觉。

（2）焦虑的分型

正常焦虑指轻度的、对个体有利的焦虑；急性焦虑指突如其来的、超出个体的适应极限，使个体无法有效应对的危险因素；慢性焦虑是指焦虑持续时间长，表现为慢性疲劳、失眠和人际关系障碍等。

【护理评估】

（1）健康史

对有焦虑的患者应仔细询问以下内容。①焦虑的原因与诱因：如是否由于本人及社会关系网对患传染病及消毒、隔离认识不足，或由于疾病痛苦；或担心疾病预后不良，或忧虑患病对工作、学习的影响等；②根据焦虑表现评估焦虑的程度与类型，注意焦虑发生的时间及地点，是突发的，还是已经持续了一段时间，是暂时的，还是持久的；③观察患者的日常活动的变化，如对食欲、睡眠及处理个人卫生能力的影响以及非语言方式。如有无出现变调的语音，颤抖的身体，紧握的双拳，紧张的表情，短促的呼吸等；④评估患者对焦虑的应对能力，能否用恰当的方式进行应对；⑤焦虑后的诊疗及护理经过：如是否反复求诊，是否使用过抗焦虑的药物，询问其种类、剂型、用法及用量。

（2）身体状况

焦虑可引起生理和行为的异常表现，如心率增加、呼吸加快及出现过度换气、血压升高、面色潮红或苍白、出汗、失眠、头晕、头痛、畏食、尿频、定向力变化、坐立不安、说话声调改变、注意力不能集中和情绪激动等。

（3）心理—社会状况

因传染病住院可导致生活环境的改变、角色改变和角色冲突、疾病的影响、经济困难、人际关系紧张等。消极的焦虑情绪可造成中枢神经系统功能紊乱，免疫功能下降，不利于疾病恢复，甚至加重病情，影响预后。

【护理措施】

（1）生活和安全方面护理

①协助照顾个人卫生：严重焦虑可导致患者生活自理能力下降，护理人员应耐心引导、改善和协助患者做好沐浴、更衣及头发、皮肤等护理。

②加强饮食和排泄的护理：患者可能出现食欲缺乏、体重下降，其原因可能是焦虑、紧张等负性情绪以及胃肠不适、腹胀或便秘等躯体不适，护士应鼓励患者多进食蔬菜水果，多喝水，带领患者活动，养成每天排便的习惯。如便秘超过 3 天，应按医嘱给予缓泻剂灌肠等帮助排便。

③休息、睡眠与活动安排：焦虑患者常感睡眠浅、入睡困难或醒后不解疲乏等，因而患者白天常卧床，但无法真正休息，反而更疲倦。护理人员应鼓励患者起床活动，安排以娱乐为主的活动，使患者在松弛环境中减少焦虑。对睡眠障碍者，晚上除保证环境安静、减少刺激、指导患者放松和减少担心外，还可按医嘱适当给予帮助入睡的药物。

④保证安全：急性严重焦虑患者可能出现自伤、不合作、冲动行为等，慢性的持续性焦虑也可能导致患者情绪低落、悲观失望，出现自杀企图或行为。因此，应为患者提供一个安全的休息环境，减少心理压力，避免刺激和危险物品，必要时应给予适当的隔离或保护。

（2）针对患者焦虑原因进行指导与教育

如向患者介绍住院环境，生活制度，消毒隔离的目的、方法和要求，解除隔离的标准及隔离时间。说明隔离的目的是保护患者和他人，防止交叉感染，希望患者自觉遵守隔离制度。护理人员对患者要热情，千万不可流露出惧怕传染的厌恶情绪。

（3）心理护理

对于进行抢救的患者，护士应保持镇静，守候在患者身边，密切观察病情变化，及时采取措施，态度认真，动作迅速，技术熟练，工作有条不紊，这些都会使患者产生信赖感、安全感，从而消除焦虑、紧张不安的心理。对于慢性传染病患者，应向其介绍疾病发展过程、预后、治疗过程中的注意事项、复发因素等。护士应对患者给予理解与同情，并根据每个患者的情况教会其应对措施。指导患者使用松弛术，如进行深而慢的呼吸、练习瑜伽、接受按摩、听轻松的音乐等，以减轻焦虑。

【健康教育】

(1) 对患者的指导

及时与患者沟通，了解真实的思想动态。患者往往会感到孤独、无助，对病情的恐惧可出现焦虑、抑郁、烦躁不安的心理，特别是严密隔离的患者首先让患者认识自己的焦虑，帮助其分析产生焦虑的原因，针对焦虑原因进行指导与教育。应鼓励其面对现实、树立战胜疾病的信心和勇气。

(2) 预防疾病指导

焦虑本身是人体正常的情绪反应，适当的焦虑有利于提高机体的警觉水平，应对应激。持久、严重的焦虑属于病理性情感，影响个体的生活和健康。注意保持乐观稳定的心态，避免劳累，充足睡眠，适当运动，提高人体抗焦虑能力。

第三章　病毒性传染病患者的护理

第一节　流行性感冒

流行性感冒，简称流感，是由流感病毒引起的急性呼吸道传染病，其潜伏期短、传染性强、传播速度快，可在人群中引起流行。临床典型表现为畏寒、高热、头痛、全身肌肉酸痛、软弱乏力等全身中毒症状，而呼吸道症状相对轻微。本病常呈自限性，病程一般为 3~4 日。婴幼儿、年老体弱者易并发肺炎。

【病原学】

流感病毒属正黏液病毒科，是一种 RNA 病毒，呈球形或丝状。有三层结构：内层为病毒核衣壳，含核蛋白（NP）及少量其他蛋白；中层为病毒囊膜，含类脂质和膜蛋白（MP）；外层为两种不同的糖蛋白。根据流感病毒 NP 和 MP 抗原性不同，将流感病毒分为甲、乙、丙 3 型。

流感病毒的最大特点是极易发生变异，尤其是甲型流感病毒，常引起流感大流行。流感病毒不耐酸、热和乙醚，100℃ 1 分钟或 56℃ 30 分钟可灭活，对甲醛、乙醇及紫外线敏感，耐低温和干燥，真空干燥或-20℃以下仍可存活。

【流行病学】

（1）传染源

患者和隐性感染者从潜伏期即有传染性，发病 3 天内传染性最强，是主要传染源。轻型患者和隐性感染者在疾病传播上有重要意义，健康携带者排病毒数量少且时间短，传播意义不大。

（2）传播途径

流感主要通过空气和飞沫传播。存在于患者和隐性感染者呼吸道分泌物中的病毒经咳嗽、喷嚏或说话等方式散播至空气中，可保持活性 30 分钟，易感者吸入后即受感染。也可通过接触被污染的手、日常用具等间接传播。

（3）人群易感性

普遍易感，患病后对同一抗原型可获得一定的免疫力，但持续时间短，各型间和亚型之间无交叉免疫性，可反复发病。

（4）流行特征

①流行特点：突然发生，迅速蔓延，2~3 周达高峰，发病率高，流行期短，为 6~8 周。甲型流感常引起暴发流行，甚至是世界大流行，2~3 年发生小流行 1 次。根据世界上已发生的 5 次大流行情况分析，一般 10~15 年发生 1 次大流行。

②常沿交通线传播：由大城市向中小城市、农村扩散。

③流行季节：四季均可发生，以冬、春季为主。南方在夏、秋季也可发生流感流行。

【临床表现】

流感潜伏期通常 1~3 天，最短数小时，最长 4 天。根据临床表现可分为：

（1）典型流感

典型流感起病急，前驱期即出现乏力，高热、寒战，头痛、全身酸痛等全身中毒症状，但体征较轻，可伴或不伴流涕、咽痛、干咳等局部症状。查体可见结膜充血。肺部听诊可闻及干啰音。病程 4~7 天，咳嗽和乏力可持续数周。

（2）轻型流感

急性起病，轻或中度发热，全身及呼吸道症状轻，2~3 天内自愈，易被忽视。

（3）肺炎型流感

此型很少见，主要发生于老年人、婴幼儿、慢性病患者及免疫低下者。病初表现与典型流感相似，但发病后病情迅速加重。可见高热、剧烈咳嗽、呼吸困难及发绀，可伴心、肝、肾衰竭。双肺听诊布满湿啰音、哮鸣音，但无肺实变体征。胸部 X 线显示双肺呈散在性絮状阴影。痰细菌培养阴性，但易分离出流感病毒，抗菌药物治疗无效。多于 5~10 天内发生呼吸循环衰竭，预后较差。

（4）其他类型

①中毒型流感：极为少见，病毒侵入神经系统和心血管系统引起中

毒症状。临床上有脑炎或脑膜炎症状，主要表现为高热、昏迷，成人常有谵妄，儿童可出现抽搐，并出现脑膜刺激征。个别病例可由于血管神经系统紊乱或肾上腺出血出现血压下降或休克。

②胃肠型流感：在儿童中常见，以恶心、呕吐、腹泻、腹痛为主要临床表现。

③心肌炎型和心包型流感：极少见，病变累及心肌、心包。

④肌炎型流感：以横纹肌溶解为主要表现，仅见于儿童。

【辅助检查】

（1）血常规检查

白细胞计数正常或减少，分类正常或淋巴细胞相对增多，嗜酸性粒细胞消失。如继发细菌性感染，可有白细胞显著增多。

（2）病原学检测

①鼻黏膜印片检查抗原：取患者鼻甲黏膜印片，可在上皮细胞内查见包涵体；将咽漱液接种于细胞培养管内，应用免疫荧光抗体技术（IFA）检测病毒抗原，可快速诊断，有助于早期诊断。

②病毒分离：早期可获得70%的阳性结果，但发病第7天后即不能再获得阳性结果。

③核酸检测：用反转录PCR（RT-PCR）直接检测呼吸道分泌物中病毒RNA，快速、敏感，特异性也较高。

（3）血清免疫学检查

取病后3天内和2~4周后双份血清做补体结合试验或血凝抑制试验，血凝抑制试验的特异性较高，而补体结合试验的灵敏性较高。抗体滴度有4倍或以上升高者，可以确诊。

（4）胸部影像学检查

轻症患者肺部影像学可以正常。约半数患者胸部影像学检查显示单侧或双侧肺炎，甚至出现肺实变（白肺）。

【治疗原则】

（1）对症治疗

包括用解热镇痛类药物治疗和支持治疗，但儿童禁用阿司匹林，因其可能诱发瑞氏综合征，严重者可死亡。高热、呕吐者，予以静脉输液。

（2）抗病毒治疗

可减少病毒的排毒量，抑制病毒复制，减轻临床症状，并防止病毒向下呼吸道蔓延导致肺炎等并发症。

①金刚烷胺和金刚乙胺：早期用药效果好，金刚烷胺一般无不良反应，但需注意胃肠道和神经系统反应，如过度兴奋、言语含糊、失眠、头晕、情绪障碍和共济失调等轻度不良反应。金刚乙胺不良反应较金刚烷胺少。

②奥司他韦：发病早期36~48小时内应用效果好，并可减少下呼吸道并发症的发生和抗生素的使用。

③合并细菌感染者：根据病情选用有效的抗菌药物。

④中药治疗：可选用感冒清热冲剂、板蓝根冲剂、银翘解毒片、连花清瘟胶囊、藿香正气口服液等。

【护理评估】

（1）健康史

询问当地是否有流感流行或有成批动物死亡，是否去过流行区，近期是否接触过流感病人，是否有流感疫苗接种史。

（2）身体状况

全身中毒症状重：发热、乏力、全身酸痛等，呼吸道卡他症状较轻，评估患者的全身情况，测量、记录并观察体温的变化。

（3）心理—社会状况

病人常因发热、乏力、全身酸痛而情绪低落。肺炎型流感病人常因病情进展快、症状明显、预后差而出现紧张恐惧心理。需及时评估病人和家属对隔离治疗的认识及适应情况，评估病人患病后对家庭、生活、工作的影响，评估社会支持系统的作用等。

【护理诊断】

（1）体温过高	（2）疼痛
与病毒感染或继发细菌感染有关。	与病毒感染有关。

(3) 气体交换受损

与病毒性肺炎或合并继发性肺炎有关。

(4) 舒适的改变

与全身酸痛、乏力、咳嗽等有关。

(5) 潜在并发症

继发性细菌性上呼吸道感染、继发性细菌性肺炎、肺外并发症等。

【护理措施】

(1) 隔离

在标准预防的基础上，应采用飞沫和接触隔离预防，隔离至体温正常后2日或病后7日。病房应进行空气消毒，应开窗通风换气，每次通风时间在30分钟以上。病房也可紫外线消毒，照射时间30分钟，或采用空气净化消毒器消毒。对病房内环境表面实施含氯消毒溶液擦抹消毒。

(2) 休息与饮食

病室宜空气新鲜。发热期应卧床休息，多饮开水，给予高热量、营养丰富、清淡易消化的流质或半流质饮食。保证摄入足够的水分，维持水、电解质和出入量的平衡，伴呕吐或严重腹泻者，必要时静脉输液。每次进食后以温盐水或温开水漱口。保持鼻咽、口腔清洁，协助患者做好生活护理，预防继发细菌感染。

(3) 病情观察

①注意监测患者生命体征、意识状态、出入量、体重和痰液性质等。尤其对儿童和老年人更应加强病情监测。

②观察有无咳嗽、咳痰，咳痰的性质、时间、诱因、节律、音色；痰液的性状、颜色、黏稠度、气味和量等。如为脓性痰，应立即进行检查，警惕是否继发细菌感染。

③观察有无发绀：发绀是低氧血症较重的表现，如伴有肢端发凉、皮肤苍白或花纹常提示末梢循环功能不良。

④脉搏的强弱、频率，以及心律、血压可反映有无心衰。一旦有心衰发生，应立即报告医生，共同实施急救处理。

(4) 对症护理

1) 降温：体温>38.5℃者，先采取物理降温方法，如用冰帽、冰袋冷敷头部及大动脉走行处，或32~34℃的温水进行全身擦浴，一般擦拭

5~10分钟，或25%~50%乙醇（温度30℃左右）擦浴等。降温效果不好时，遵医嘱药物降温。出汗较多时，及时更换衣裤及被服，以免着凉。降温时应注意：①避免长时间冷敷同一部位，以防局部冻伤；②儿童避免应用阿司匹林等水杨酸类药物退热，以免引起瑞氏综合征。

2）保持呼吸道通畅：指导患者进行有效咳嗽，痰液黏稠时给予祛痰药、雾化吸入、叩背等方法及时排出呼吸道分泌物，必要时吸痰。协助患者取半卧位或坐位，给予吸氧，缓解呼吸困难。

3）保持口腔清洁：每天刷牙或口腔护理2次，进餐后温开水漱口。

（5）药物护理

①金刚烷胺有口干、头晕、失眠、激动和共济失调等副作用，老年人及有动脉粥样硬化者慎用，孕妇及有癫痫史者禁用，且流感病毒对此药极易产生耐药性，故不宜广泛用于流感的预防。

②儿童患者应避免使用阿司匹林药物以及水杨酸制剂，以免诱发致命的瑞氏综合征。

③应用降温药物时，应了解降温药物的成分、药理作用、禁忌证等，避免发生不良反应，同时注意防止患者体温骤降、出汗过多而致血压下降发生虚脱。

（6）并发症的护理

流感病毒性肺炎及细菌性肺炎临床表现均较严重，应尽早发现及时处理，其处理原则如下。

①明显气急者应取半坐卧位并给予吸氧，及时清除呼吸道分泌物，保持呼吸道通畅。经常帮助患者翻身、轻拍背部及吸痰。如痰液黏稠，则给予雾化吸入。

②加强支持治疗，必要时遵医嘱输血浆或全血。注意维护心功能，避免加重心脏负担，必要时给予强心剂。中毒症状较重者，遵医嘱给予肾上腺皮质激素治疗及选用适当抗菌药物，以防止继发细菌感染。

③监测生命体征，观察病情变化。如发现患者有胸闷、咳嗽、气急、咳血痰、发绀等肺炎症状，及时通知医生处理。

【健康教育】

（1）保持室内空气流通，流行高峰期避免去人群聚集场所。

（2）咳嗽、打喷嚏时，应使用纸巾等，避免飞沫传播。

（3）经常彻底洗手，避免脏手接触口、眼、鼻。

（4）流行期间如出现流感样症状及时就医，并减少接触他人，尽量居家休息。

（5）流感患者应呼吸道隔离1周或至主要症状消失。

（6）患者用具及分泌物要彻底消毒。

（7）加强户外体育锻炼，提高身体抗病能力。秋冬天气多变，注意及时加减衣服。

【预防】

（1）控制传染源

流感患者病后1~7日内有传染性，以病初的2~3日传染性最强。

（2）切断传播途径

流感流行时，尽可能隔离患者，加强环境消毒，如对公共场所通风和进行空气消毒，减少公众集会及集体娱乐活动，以防止疫情的进一步扩散。

（3）保护易感人群

预防流感最基本的措施是疫苗接种，在每年流感流行前的秋季进行，可获得60%~90%的保护效果。世界卫生组织每年都会预测出当年将出现的新流感株类型并公布新的流感疫苗组成成分。我国目前使用3种流感疫苗：全病毒灭活疫苗、裂解疫苗和亚单位疫苗。其中裂解疫苗免疫原性比较理想，不良反应较少，是目前使用较为普遍的流感疫苗。重点接种人群为65岁以上老人、严重心肺疾病、慢性肾病、糖尿病、免疫缺陷病患者或接受激素及免疫抑制剂治疗者及医疗卫生工作者。接种流感疫苗后，应注意观察和处理部分患者出现的全身和局部不良反应。发热或急性感染期应推迟接种。不宜接种疫苗的人员包括对鸡蛋或疫苗中的其他成分过敏者、吉兰-巴雷综合征患者、妊娠3个月以内的孕妇、急性感染性疾病患者及严重过敏体质者。

（4）做好流感疫情监测

由于流感病毒具有较强的传染性，易发生流行和大流行，因此，做好流感疫情的监测十分重要。

第二节　人感染高致病性禽流感

人禽流感是由甲型流感病毒某些感染禽类亚型中的一些毒株引起的急性呼吸道传染病。其中 H5N1 亚型引起的高致病性禽流感，病情严重，可出现毒血症、感染性休克、多脏器功能衰竭以及瑞氏综合征等并发症并导致死亡。

【病原学】

禽流感病毒属正黏病毒科甲型流感病毒属。禽甲型流感病毒呈多形性，有囊膜。依据其外膜血凝素（H）和神经氨酸酶（N）蛋白抗原性的不同，目前可分为 16 个 H 亚型（H1~H16）和 9 个 N 亚型（N1~N9）。禽甲型流感病毒除感染禽类外，还可感染人、猪、马、水貂和海洋哺乳动物。到目前为止，已证实感染人的禽流感病毒亚型为 H5N1、H9N2、H7N7、H7N2、HTN3 等，其中感染 H5N1 的患者病情重，病死率高。

禽流感病毒对乙醚、氯仿、丙酮等有机溶剂均敏感。常用消毒剂容易将其灭活，如氧化剂、稀酸、卤素化合物（漂白粉和碘剂）等都能迅速破坏其活性。

禽流感病毒对热比较敏感，但对低温抵抗力较强，65℃加热 30 分钟或煮沸（100℃）2 分钟以上可灭活。病毒在较低温度粪便中可存活 1 周，在 4℃水中可存活 1 个月。对酸性环境有一定抵抗力，在 pH 值 4.0 的条件下也具有一定的存活能力。在有甘油存在的情况下，可保持活力 1 年以上。

裸露的病毒在直射阳光下 40~48 小时即可灭活，如果用紫外线直接照射，可迅速破坏其活性。

【流行病学】

（1）传染源	（2）传播途径
主要为患禽流感或携带禽流感病毒的鸡、鸭、鹅等禽类。	主要通过呼吸道传播，也可通过密切接触感染的禽类及其分泌物、排泄物，病毒污染的水等被感染。目前尚缺乏人与人之间传播的确切证据。

(3) 易感人群

人群普遍易感。12 岁以下儿童发病率较高，病情较重。从事家禽养殖业者、与不明原因病死家禽或感染、疑似感染禽流感家禽密切接触者以及与禽流感病毒接触的实验室工作人员属高危人群。

【临床表现】

(1) 潜伏期

一般为 1~3 天，通常在 7 天内。

(2) 临床过程

急性起病，早期表现类似普通型流感。主要为发热，体温大多持续在 39℃ 以上，热程持续 1~7 日，可伴有流涕、鼻塞、咳嗽、咽痛、头痛、肌肉酸痛和全身不适。部分患者可有恶心、腹痛、腹泻、稀水样便等消化道症状。重症者病情发展迅速，发病 7 天内出现呼吸急促，肺部实变体征，随即发展为呼吸衰竭，即使接受辅助通气治疗，大多数患者仍然死亡。

(3) 并发症

急性呼吸窘迫综合征、肺出血、胸腔积液、全血细胞减少、肾衰竭、败血症、休克及瑞氏综合征等。

【辅助检查】

(1) 血常规检查

外周血白细胞总数一般正常或降低，重症患者多有白细胞总数及淋巴细胞下降。

(2) 病毒抗原及基因检测

取患者呼吸道标本，采用免疫荧光法或酶联免疫法，检测甲型流感病毒核蛋白（NP）抗原及禽流感病毒 H 亚型抗原。还可采用 RT-PCR 法，检测相应核酸。

(3) 病毒分离

从患者呼吸道标本（如鼻咽分泌物、口腔含漱液、气管吸出物或呼吸道上皮细胞）中分离禽流感病毒。

(4) 血清学检查

采集发病初期和恢复期双份血清，采用血凝抑制试验、补体结合试验或酶联免疫吸附试验，检测禽流感病毒抗体，前后滴度上升 ≥4 倍，可作为回顾性诊断的参考指标。

（5）影像学检查

X线胸片可见肺内斑片状、弥漫性或多灶性浸润，但缺乏特异性。重症患者肺内病变进展迅速，呈大片毛玻璃状或肺实变影像，少数可伴有胸腔积液。

【治疗原则】

（1）对症支持治疗

目前没有特异治疗方案。对症治疗主要有卧床休息、解热、镇咳、祛痰、吸氧等。儿童禁用阿司匹林，以防止发生瑞氏综合征。

（2）抗病毒治疗

对疑似禽流感患者应及早应用抗病毒药物，主要有：①神经氨酸酶抑制药，如奥司他韦（商品名达菲）；②离子通道阻滞药，如金刚烷胺和金刚乙胺。

（3）抗生素的应用

禽流感患者一般抵抗力较低，常同时感染其他病原菌，使用抗生素（常选择氟喹诺酮类或大环内酯类）可排除其他细菌性感染。

（4）免疫调节治疗

重症病例可给予糖皮质激素治疗。

【护理评估】

（1）健康史

①询问患者是否从事禽类养殖业，病前1周有无禽类接触史，有无与人禽流感患者密切接触史。

②1周内有无发热、全身酸痛等流感样症状。

③有无咳嗽、咳痰、胸痛、胸闷、气急、咯血等表现。

（2）身体状况

①生命体征：血压、脉搏、呼吸、体温、意识是否正常。有无呼吸频率、节律、深浅的改变；有无高热；血压有无下降；有无昏睡、昏迷、抽搐等。

②胸部有无膨隆，肺部有无实变体征。

③有无发绀。

(3) 心理—社会状况

由于发病突然、进展快、病情凶险，加之需隔离治疗，使患者和家属易产生焦虑、恐惧的情绪反应。

【护理诊断】

(1) 体温过高	(2) 清理呼吸道无效
与病毒感染有关。	与支气管感染、分泌物增多有关。
(3) 气体交换受损	(4) 活动无耐力
与肺广泛病变有关。	与低氧血症及营养摄入不足有关。
(5) 知识缺乏	(6) 焦虑、恐惧
缺乏疾病的相关知识。	与隔离、担心疾病的预后有关。
(7) 营养失调：低于机体需要量	(8) 潜在并发症
与发热、食欲缺乏、摄入减少、腹泻有关。	急性呼吸窘迫综合征、肺出血、胸腔积液等。

【护理措施】

(1) 隔离

人禽流感已经被列入《中华人民共和国传染病防治法》乙类传染病范畴，按甲类传染病进行隔离治疗和管理。在标准预防的基础上，还应采用接触传播和飞沫传播的隔离与预防。

(2) 休息与饮食

急性期应卧床休息，减少不必要的活动，以减轻体力消耗。治疗和护理尽量集中进行；保持病房环境安静、空气清新，确保患者能充分休息。给予营养丰富、清淡、易消化的饮食，应鼓励患者多饮水，以减轻中毒症状和缩短病程。保证摄入足够的水分，出汗多或入量不足者，应给予静脉输液。维持水、电解质和出入量的平衡。每次进食后以温盐水或温开水漱口。保持鼻咽、口腔清洁，协助患者做好生活护理，预防继发细菌感染。

(3) 病情观察

①注意病情监测，重点监测生命体征及神志的变化。

②注意体温的变化，若发现患者胸痛、胸闷、气急、咯血、发绀，应立即吸氧并报告医师。

③对危重患者实行 24 小时严密监测，及时发现和协助处理各种并发症。

（4）对症护理

①咳嗽、咳痰：咳嗽咳痰者，指导患者进行有效咳嗽，先进行 5~6 次深呼吸，在吸气后张口，然后咳嗽一下将痰咳至咽部，再迅速将痰咳出；痰液黏稠时给予祛痰药、雾化吸入每日 4 次及叩背等方法及时排出呼吸道分泌物，必要时吸痰。

②缺氧：气促明显、缺氧者，协助患者取半卧位或坐位，给予鼻导管或面罩氧气吸入，流量 2~4L/min；对于呼吸困难、缺氧、发绀经吸氧不能纠正者，出现Ⅱ型呼吸衰竭、血氧饱和度在吸氧情况下仍低于85%者，应及时给予机械通气。

③高热：给予物理降温，并按医嘱给予解热镇痛药，儿童避免使用阿司匹林。

（5）药物治疗的观察及护理

患者治疗因无特效药，用药种类繁多，故严密观察治疗效果及毒副作用非常重要。观察重点如下：①抗生素的副作用；②抗病毒类药物有无胃肠道反应；③激素类药物有无应激性消化道出血；④抗凝药物有无皮下出血、瘀斑及大小便颜色有无异常等。使用抗凝药克塞时注意于深层皮下注射，更换注射部位，抽血或注射后按压时间稍长一些；⑤患者上呼吸机时，为了能有效适应机械通气、减少耗氧，使用镇静剂时观察镇静效果，根据患者的情况调节镇静药物的用量，原则上不宜镇静过深，以唤之能睁眼为适度。

（6）心理护理

本病起病急骤、发展迅猛，死亡率高，医学界尚无特效的治疗方法，初诊患者及其亲属均有不同程度的紧张、焦虑、无助、绝望和恐惧心理；同时，患者被安置在隔离室或疑似病房，容易产生孤独、寂寞和自卑感。护士在工作中应对患者热情、关心和鼓励，使之树立和增强战胜疾病的信心。告之保持乐观、稳定的情绪和心态将有助于疾病的痊愈。

【健康教育】

（1）应尽量在正规的销售场所购买经过检疫的禽类产品。尽可能减少与禽类不必要的接触，尤其是与病、死禽。勤洗手，远离家禽的分泌物，接触过禽鸟或禽鸟粪便，要注意用消毒液和清水彻底清洁双手。

（2）养成良好的个人卫生习惯，加强室内空气流通，每天1~2次开窗换气半小时。吃禽肉要煮熟、煮透，食用鸡蛋时蛋壳应用流水清洗，应烹调加热充分，不吃生的或半生的鸡蛋。要有充足的睡眠和休息，均衡的饮食，注意多摄入一些富含维生素C等增强免疫力的食物。经常进行体育锻炼，以增加机体对病毒的抵抗力。

（3）学校及幼儿园应采取措施，教导儿童不要喂饲野鸽或其他雀鸟，如接触禽鸟或禽鸟粪便后，要立刻彻底清洗双手。外出在旅途中，尽量避免接触禽鸟，例如不要前往观鸟园、农场、街市或到公园活动；不要喂饲白鸽或野鸟等。

（4）不要轻视重感冒，禽流感的病症与其他流行性感冒病症相似，如发热、头痛、咳嗽及喉咙痛等，在某些情况下，会引起并发症，导致患者死亡。因此，若出现发热、头痛、鼻塞、咳嗽、全身不适等呼吸道症状，应戴上口罩，尽快到医院就诊，并务必告诉医生自己发病前是否到过禽流感疫区，是否与病禽类接触等情况，并在医生指导下治疗和用药。

【预防】

（1）监测及控制传染源

加强禽类疾病的监测。动物防疫部门一旦发现疑似禽流感疫情，应立即封锁疫区，捕杀疫区内的全部家禽，并通报当地疾病预防控制机构，指导职业暴露人员做好防护工作。加强对密切接触禽类人员的监测。与家禽或人禽流感患者有密切接触史者，一旦出现流感样症状，应立即进行流行病学调查，采集患者标本并送至指定实验室检测，以进一步明确病原，同时应采取相应的防治措施。有条件者可在48小时以内口服神经氨酸酶抑制剂。

（2）切断传播途径

发生禽流感疫情后，应对禽类养殖场、市场售禽类摊档以及屠宰场进行彻底消毒，对死禽及禽类废弃物应销毁或深埋；医院诊室应彻底消毒，防止患者排泄物和血液污染院内环境及医疗用品；医护人员做好个人防护。接触人禽流感患者应戴口罩、戴手套、戴防护镜、穿隔离衣。严格执行操作规程，防止医院感染和实验室的感染及传播。保持室内空气清新流通；勤洗手，养成良好的个人卫生习惯。

（3）保护易感人群

因禽流感病毒极易变异，目前尚无有效的人用 H5N1 疫苗，对高危人群可试用抗流感病毒药物或按照中医辨证施治。

第三节　甲型 H1N1 流感

甲型 H1N1 流感是由新型的甲型 H1N1 流感病毒感染所致的急性呼吸道传染病。临床特点通常表现为流感样症状，少数病例仅有轻微的上呼吸道症状，传染性较强，病死率较高。2009 年 5 月 1 日经国务院批准，卫生部发布公告，明确将甲型 H1N1 流感纳入《中华人民共和国传染病防治法》规定的乙类传染病，并采取甲类传染病的预防、控制措施。

【病原学】

甲型 H1N1 流感病毒属于正黏病毒科，甲型流感病毒属。典型病毒颗粒呈球状，有囊膜。囊膜上有许多放射状排列的突起糖蛋白，分别是红细胞血凝素（HA）、神经氨酸酶（NA）和基质蛋白 M_2。该病毒为单股负链 RNA 病毒，基因组有大小不等的 8 个独立片段组成。该病毒 8 个基因片段中，6 个基因片段属于北美猪流感病毒，剩下 2 个片段来自亚、欧猪流感病毒。

甲型 H1N1 流感病毒对乙醇、氯仿、丙酮等有机溶剂均敏感。该病毒对氧化剂、卤素化合物、重金属、乙醇和甲醛也均敏感。该病毒喜冷怕热，在 56℃ 条件下 30 分钟可灭活；当加热至 70℃ 以上时即可将猪肉中的 A/H1N1 病毒杀死。甲型 H1N1 流感病毒对紫外线也敏感，但用紫外线灭活后该病毒仍能引起病毒的多重复活。

【流行病学】

(1) 传染源

甲型 H1N1 流感患者和无症状感染者为主要传染源。虽然猪体内已发现甲型 H1N1 流感病毒，但目前尚无证据表明动物为传染源。

(2) 传播途径

主要通过飞沫经呼吸道传播，也可通过口腔、鼻腔、眼睛等处黏膜直接或间接接触传播。接触患者的呼吸道分泌物、体液和被病毒污染的物品亦可引起感染。是否通过气溶胶经呼吸道传播有待进一步确证。

(3) 易感人群

人群普遍易感。

(4) 高危人群

①妊娠期妇女。

②伴有以下疾病或状况者：慢性呼吸系统疾病、心血管系统疾病（高血压除外）、肾病、肝病、血液系统疾病、神经系统及神经肌肉疾病、代谢及内分泌系统疾病、免疫功能抑制（包括应用免疫抑制剂和 HIV 感染等致免疫功能低下）、19 岁以下长期服用阿司匹林者。

③肥胖者：体重指数≥40 危险度高，体重指数在 30~39 可能是高危因素。

④年龄<5 岁的儿童，2 岁以下更易发生严重并发症。

⑤年龄≥65 岁的老年人。

(5) 流行特征

冬、春季节是甲型 H1N1 流感的好发季节，夏秋季节也可发生。

【临床表现】

潜伏期一般为 1~7 日，多为 1~3 日。

典型患者起病急，以发热为首发症状，表现为急速发热、数小时内达 38℃以上，一般持续 2~3 天。可呈稽留热、弛张热或不规则热，可伴有畏寒或寒战。有咽痛、流涕、鼻塞、咳嗽、咳痰、头痛、全身酸痛、乏力等表现。部分病例出现呕吐和（或）腹泻、肌肉痛或疲倦、球结膜充血等。

轻型患者临床症状较轻，仅有轻微的上呼吸道症状，无发热或低热。体征主要包括咽部充血和扁桃体肿大。常呈现自限性过程。

严重患者起病急剧，体温快速上升至 39℃ 以上，并持续不退，超过 3 天，呼吸道症状明显加重，出现心率加快、呼吸急促、口唇发绀、气喘加重，也可出现反应迟钝、嗜睡、躁动等精神神经症状。少数病例病情进展迅速，出现呼吸衰竭、多脏器功能不全或衰竭。

本病可诱发原有基础疾病加重，呈现相应的临床表现，甚至病情严重，导致死亡。

与流行性感冒相同，老年人、婴幼儿、慢性病患者及免疫力低下者常引起重症病例外，肥胖和妊娠也是引起本病加重的重要因素。

【辅助检查】

（1）外周血象检查

①白细胞计数：白细胞总数一般不高或降低。中性粒细胞计数正常，重症患者中性粒细胞百分数和绝对值降低。

②淋巴细胞：大部分重症患者淋巴细胞百分数和绝对值降低。

③血小板：部分患者出现血小板降低，极少数病例血小板计数低于 $30×10^9/L$。

（2）病原学检查

①病毒核酸检测：以 RT-PCR（最好采用实时 RT-PCR）法检测呼吸道标本（咽拭子、鼻拭子、鼻咽或气管抽取物、痰）中的甲型 H1N1 流感病毒核酸，结果可呈阳性。

②病毒分离：呼吸道标本中可分离出甲型 H1N1 流感病毒。

③抗原检测：用直接免疫荧光方法检测呼吸道分泌物标本中脱落细胞中含有流感病毒抗原，阳性即可确诊。

④血清抗体检查：动态检测双份血清甲型 H1N1 流感病毒特异性抗体水平呈 4 倍及以上升高。

（3）胸部影像学检查

甲型 H1N1 流感肺炎在 X 线胸片和 CT 的基本影像表现为肺内片状影，为肺实变或磨玻璃密度，可合并网、线状和小结节影。片状影为局限性或多发、弥漫性分布，较多为双侧病变。可合并胸腔积液。儿童病例肺内片状影出现较早，多发及散在分布多见，易出现过度充气，影像学表现变化快，病情进展时病灶扩大融合，可出现气胸、纵隔气肿等征象。

【治疗原则】

（1）一般治疗

患者应注意休息，多饮水，密切观察病情变化；对高热病例可给予退热治疗。

（2）抗病毒治疗

甲型 H1N1 流感目前对神经氨酸酶抑制剂奥司他韦（达菲）、扎那米韦敏感，应尽可能在发病 48 小时（以 36 小时内为最佳）以内开始给药。对金刚烷胺和金刚乙胺耐药者也可考虑使用盐酸阿比朵尔、牛黄清感胶囊等其他抗病毒药物。

（3）重症和危重患者治疗

对发病 1 周内的重症和危重病例，在保证医疗安全的前提下，宜早期使用近期甲型 H1N1 流感近期康复者恢复期血浆或疫苗接种者免疫血浆进行治疗。

（4）其他治疗

①如出现低氧血症或呼吸衰竭，应及时给予相应的治疗措施，包括氧疗或机械通气等。

②合并休克时给予相应抗休克治疗。

③出现其他脏器功能损害时，给予相应支持治疗。

④合并细菌和（或）真菌感染时，给予相应抗菌和（或）抗真菌药物治疗。

【护理评估】

（1）健康史

①病史：患病的起始时间，有无明显起因，主要症状及其特点，有无伴随症状及并发症，既往检查、治疗经过及效果，目前的主要不适及用药，潜伏期的长短，有无毒血症状等。

②流行病学资料：应询问当地有无甲型 H1N1 流感流行；是否与甲型 H1N1 流感患者密切接触。

（2）身体状况

体温、脉搏、呼吸、血压，注意有无肺部、胃肠道、中枢神经系统、皮肤黏膜等感染的相应表现。

（3）心理—社会状况

患者及家属对甲型 H1N1 流感的认识程度、心理状态，对住院患者及隔离治疗的认识，患者的家庭成员及其对患者的关怀程度等。

【护理诊断】

(1) 体温过高	(2) 有感染的危险
与甲型 H1N1 流感病毒感染有关。	与甲型 H1N1 流感病毒感染后机体抵抗力低下有关。
(3) 营养失调	(4) 气体交换障碍
与发热、摄入减少有关。	与肺部病变有关。
(5) 清理呼吸道无效	(6) 舒适的改变
与感染、发热及咳嗽无力有关。	与全身酸痛、乏力及咳嗽等有关。
(7) 潜在并发症	(8) 知识缺乏
呼吸衰竭、难治性休克和多器官衰竭。	缺乏甲型 H1N1 流感的疾病知识及消毒、隔离知识。
(9) 焦虑、恐惧	
与病情来势凶猛、被隔离有关。	

【护理措施】

(1) 严密隔离

加强消毒隔离措施，设置隔离区域，隔离区域周边设明确且能引起警戒的标志；区域内分别有隔离室和疑似病室，做到确诊患者和疑似患者分房收治。患者戴口罩，物品专用。保持隔离区域空气流通，打开门窗和换气设备；定时进行空气消毒，运送患者做检查或入院等用专用轮椅或车床，使用后及时消毒处理。每次接触患者后立即进行手清洗，并用 0.3% ~ 0.5%络合碘消毒液或快速手消毒剂揉搓 1~3 分钟，防止交叉感染。

(2) 基础护理

患者卧床休息，减少不必要的活动，以减轻体力消耗。治疗和护理尽量集中进行，保持病房环境，确保患者能充分休息。遵医嘱补充平衡盐液，维持水、电解质平衡。根据患者的营养状况及对饮食的喜好，合理安排饮食。应给予高热量、高蛋白、富含维生素、清淡易消化的食物，但需避免糖分的过多摄入，避免进食刺激性生冷硬食物，多饮水。

（3）病情观察和症状护理

甲型 H1N1 流感患者入院后应尽快做好以下护理：①密切观察体温变化。每 4 小时测量体温 1 次。同时注意脉搏、呼吸、血压、神志等生命体征的变化；②记录出入量，维持水、电解质和出入量的平衡；③严密观察患者的病情变化，有无高热、剧咳、血性痰、呼吸困难、发绀等症状，及时予以对症处理。高热（39℃以上）时予以物理降温，物理降温无效者予以药物降温（遵医嘱给药），物理降温或药物降温 30 分钟后测量体温并记录于护理记录单。大量出汗时，及时更换衣服，体温骤降时，予以保暖；④注意保持口腔及皮肤清洁。

（4）用药护理

①儿童患者应避免应用阿司匹林或含阿司匹林的药物以及水杨酸制剂，因该药有可能引起瑞氏综合征。

②奥司他韦主要不良反应有恶心、呕吐、支气管炎、失眠、眩晕、头痛、腹痛，尚有腹泻、疲乏、鼻塞、咽痛和咳嗽等，一般在服药后 1~2 天内逐渐消失，只有 1% 以内的人需停药。该药常引起精神失常，多与儿童用药有关。孕妇、哺乳期妇女的药物安全性尚未确立，肾损害者应用须十分谨慎。为防止甲型 H1N1 病毒的抗药性产生和二次感染，故应在专科医生指导下用药。对于吞咽胶囊有困难的儿童，可选用奥司他韦混悬液。

③扎那米韦（商品名乐感清）不良反应有：过敏反应；轻中度支气管哮喘患者可诱发支气管痉挛；可引起轻微头痛、腹泻、恶心、呕吐、眩晕等，发生率在 2% 以内。

④对使用甲型 H1N1 流感近期康复者恢复期血浆或疫苗接种者免疫血浆进行治疗者，在使用过程中应注意过敏反应。

（5）危重患者的护理

1）特级护理：严密观察病情、生命体征，如患者的神志、呼吸困难情况（浅快呼吸、"三凹"征等）尤其是体温的变化。掌握重症患者病情，掌握护理重点，病情变化的处理过程及结果记录，各种管道的观察等。

2）呼吸系统的监护与护理：由于流感病毒致死原因通常是肺炎所致，因此呼吸系统的监护至关重要。重点要观察呼吸频率、缺氧的表现，有无呼吸窘迫、口唇发绀；呼吸系统体检要注意肺部呼吸音、啰音以及实变体征，是否存在肺炎导致的胸腔积液。痰液主要观察性状、颜色、量，注意有无细菌感染的症状。

3）基础护理：病室要定时通风或每天进行紫外线照射2次，每次30分钟；口腔护理，3次/日；尿管护理，3次/日；皮肤护理，定时翻身拍背，预防压疮。

4）人工气道的管理

①首先是气管插管的安全性评价，这是患者的生命线，每班检查插管的深度及是否通畅。

②气囊的管理：每班监测气囊压 $20\sim25cmH_2O$。

③气道湿化：气道温度保持 $32\sim37℃$。气道净化：主要是吸痰，要求无菌原则；吸痰前给高浓度氧气，手法轻柔，时间<15秒。及时倒弃呼吸机管道内的冷凝水，防止反流入患者气道。有效的气道湿化，评估患者的自主呼吸能力，尽早拔除气管插管。

5）循环系统的监护和护理：重症 H1N1 患者也可出现循环系统衰竭，要加强监护，观察并评估患者的中心静脉压。保持静脉通路的开放，遵医嘱给予补液和升压药。合并休克时，给予相应抗休克治疗。维持出入量平衡，避免加重肺水肿。

6）其他脏器的监护：如肾功能的监测，每小时记录尿量，保持水、电解质的平衡。

重症与危重症甲型 H1N1 流感患者的护理要注意加强患者和医务人员的防护。这类患者可安排在一起治疗，床单位之间距离要超过1m。要求有自然通风。严格实施手卫生规范，操作前后要洗手或进行快速手消毒，进入病房穿隔离衣。实施分组护理，甲型 H1N1 流感患者专人看护，减少人员交叉流动，限制探视。患者出院后，按照感染管理规范做好终末消毒工作，包括房间空气、物品表面等。

（6）心理护理

甲型 H1N1 流感进行初期，由于媒体报道每天不断上升的确诊人数和死亡人数，患者及家属容易产生严重的心理负担，如焦虑与恐惧感。此时护士态度应亲切、热情、和蔼，以自己的言行取得患者及家属的信任，告知此病的相关情况，让其明白此病是可防、可控、可治的。加强甲型 H1N1 流感资料宣传以及治愈的病例介绍；让其了解医护人员治疗、护理方案、用药目的，确立安全感和信任感，消除恐惧心理，增强战胜疾病的信心和勇气。

（7）个人防护

①教会患者正确使用一次性口罩，污染后将污染面内折后放入专用垃圾桶内，患者之间尽量避免近距离接触，咳嗽、打喷嚏时不能面对别人，应用纸巾掩住口、鼻，然后将纸巾丢进垃圾桶。

②工作人员进入病室必须做好个人防护，戴好帽子、口罩、眼防护罩及手套、鞋套等，穿好隔离衣，应无体表暴露于空气中。患者如需到其他科室检查时，也应做好个人防护。

【健康教育】

（1）维持健康行为，保证充足的睡眠，保持良好的精神心理状态，饮用足够的液体和食用营养丰富的食物等。

（2）尽量避免接触流感样病例，必须接触时做好个人防护措施（如戴口罩）。

（3）注意个人卫生，经常使用肥皂和清水洗手，尤其在咳嗽或打喷嚏后要洗手。乙醇类洗手液同样有效。

（4）尽量避免外出，尤其是前往人群密集的场所。疾病流行地区的居民必须外出时尽可能戴口罩，且应尽可能缩短在人群聚集场所停留的时间。

（5）咳嗽或打喷嚏时用纸巾、毛巾等遮住口鼻。

（6）尽量避免触摸眼睛、鼻或口。

（7）保持家庭和工作场所的良好通风状态。

（8）如出现流感样症状，尽量减少外出或与其他人接触。同时，告知家人与其接触时戴口罩，并尽快电话咨询当地疾病预防控制机构和医生，包括是否需要就诊、在何处就诊、如何就诊等。

【预防】

（1）控制传染源

甲型 H1N1 流感患者为主要传染源，无症状感染者也具有传染性。

出现症状前 1 日至发病 7 日内具有传染性，儿童，特别是幼儿，其传染期可能更长。动物可成为重要贮存宿主和中间宿主，因此，在烹饪，特别是洗涤生猪肉、家禽时（特别是水禽时）应特别注意，有皮肤破损时，尽量减少接触。

（2）切断传播途径

对甲型 H1N1 流感疑似患者和确诊患者，在实施标准预防的基础上，应及时采取飞沫隔离和接触隔离措施。加强环境消毒，减少到公共人群密集场所的机会，以防止疫情的进一步扩散。

（3）保护易感人群

①接种疫苗：可减少特定人群中暴发疫情的发生，降低发病率和病死率，降低流感大流行的危害。目前已研制出针对甲型 H1N1 流感的专业疫苗：甲型 H1N1 流感裂解疫苗。对鸡蛋或疫苗中任何其他成分（包括辅料、甲醛、裂解液等），特别是卵清蛋白过敏者禁用。接种疫苗后应注意观察全身和局部的不良反应，并及时进行相应处理。

②中医药预防：中医药在临床实践中积累了一定的流行性感冒的防治经验。中华人民共和国卫生部针对不同人群制定了《甲型 H1N1 流感中医药预防方案（2009 版）》。

（4）做好流感疫情监测

由于甲型流感病毒极易发生变异，且每次大的变异都会引起流感的世界大流行，因此，做好流感疫情的监测十分重要。1947 年 WHO 制定了全球流感监测计划，以掌握全球的流感流行情况及病毒亚型的分布情况，并提出下一年度流感疫苗毒株选择的建议。

第四节　SARS

SARS 是由 SARS 冠状病毒（SARS-CoV）引起的急性呼吸道传染病。2002 年首次暴发流行。世界卫生组织将其命名为严重急性呼吸综合征（SARS）。其主要临床特征为急性起病、发热、干咳、呼吸困难、白细胞不高或降低、肺部浸润和抗生素治疗无效。

本病是一种新的呼吸道传染病，2002 年 11 月首先在我国广东省发现，其临床表现与其他非典型性肺炎相似，但传染性强，故起初将其命名为传染性非典型肺炎。

【病原学】

SARS 冠状病毒（SARS-CoV）属于巢状病毒目冠状病毒科冠状病毒属，是一种单股正链 RNA 病毒。其对患者的肺损伤除了病毒本身的作用外，还包括感染所致的超强免疫反应导致的病理性损伤。SARS 病毒对环境因素的抵抗力较强。室温下，病毒在尿液里至少存活 10 天，在痰液和腹泻患者的粪便里至少可存活 5 天以上，在血液中可存活 15 天，在多种物体表面均可存活 2~3 日。病毒对理化因素的抵抗力较弱，随温度升高抵抗力下降，-80℃ 可长期存活，37℃ 可存活 4 天，加热到 56℃ 15 分钟即可灭活病毒。紫外线照射 60 分钟可杀死病毒。对常用消毒剂敏感。

【流行病学】

（1）传染源

①患者为主要的传染源。传染性主要在急性期，此期患者体内病毒含量高。患者症状明显，可通过咳嗽、打喷嚏、呼吸道分泌物排出病毒，部分重型患者因呼吸衰竭需要气管插管、呼吸机辅助呼吸等，呼吸道分泌物多，传染性更强。个别患者可造成数十人甚至上百人感染，被称为"超级传播者"。

②潜伏期患者传染性低或无传染性，作为传染源传播意义不大；康复患者无传染性；隐性感染者传播作用尚不确定，需待进一步研究。

③其他：从果子狸、狸猫等野生动物体内可分离出与人 SARS 病毒基因序列高度同源的冠状病毒，提示这些动物可能为本病的贮存宿主和传染源。但有待进一步研究证实。

（2）传播途径

①呼吸道传播：短距离的飞沫经呼吸道传播，是本病的最主要传播途径。飞沫在空气中停留的时间短，移动的距离约 2m，故仅造成近距离传播。易感者也可因吸入悬浮在空气中含有 SARS-CoV 的气溶胶而感染。

②消化道传播：少数患者伴有腹泻，患者粪便中可检测出病毒，通过消化道传播可能是另一个重要传播途径。

③直接传播：通过直接接触患者的呼吸道分泌物、消化道排泄物或其他体液，间接接触被污染的物品均可导致感染；亦可通过实验室传播而

感染，工作人员处理或接触患者标本或病毒株时，如未遵循严格的生物安全操作规程可导致感染。

④其他：急性期患者可通过粪便排出SARS病毒污染住宅的排水和排气系统而造成环境污染，造成本病的局部流行。

（3）易感人群

人群对病毒SARS普遍易感，还没有发现不同人种、年龄、性别等对SARS病毒的易感性存在差异。医护人员、患者的家属与亲友等与患者有密切接触的人群为高危人群。从事SARS-CoV相关实验室操作的工作人员和果子狸等野生动物饲养和销售的人员，如果防护不当，很容易感染SARS冠状病毒。

（4）流行特征

该病于2002年11月首先在我国广东佛山市被发现，2003年1月底开始在广州流行，2~3月达高峰。随后蔓延到山西、北京、内蒙古、天津及河北等地。2003年2月下旬开始在我国香港流行，并迅速波及越南、加拿大、新加坡、中国台湾等地。本次流行终止后，2003年8月卫生部公布，我国24个省、直辖市、自治区共266个县、市有本病病例报告，全国5327例，死亡349例。全球约32个国家和地区出现疫情，全球累计8422例，死亡916例。医务人员发病1725例，约占20%。本次流行后在新加坡，中国台湾、北京出现实验室感染病例。2004年初广东省报告4例SARS散发病例。

该次流行发生于冬末春初，有明显的家庭和医院聚集发病现象。社区发病以散发为主，偶见点状暴发流行。主要流行于人口密集的大都市，农村地区甚少发病。

【临床表现】

潜伏期14~16日，常见为3~5日。典型患者通常分为三期。

（1）早期

一般为病初的1~7日。起病急，以发热为首发症状，99.3%~100%的患者有发热，体温一般>38℃，偶有畏寒；可伴有头痛、关节肌肉酸痛、乏力等症状；部分患者可有干咳、胸痛、腹泻等症状；常无上呼吸道卡他症状。发病3~7日后出现下呼吸道症状，可有咳嗽，多为干咳、少痰，偶有血丝痰；可有胸闷，肺部体征不明显，部分患者可闻少许湿啰音，或有肺实变体征。

（2）进展期

病情于 10~14 天达到高峰，发热、乏力等感染中毒症状加重，并出现频繁咳嗽、气促和呼吸困难，略有活动则气喘、心悸、胸闷，肺实变体征进一步加重，被迫卧床休息。这个时期易发生呼吸道的继发性感染。少数患者（10%~15%）出现急性呼吸窘迫综合征（ARDS）而危及生命。

（3）恢复期

病程进入 2~3 周后，发热渐退，其他症状与体征减轻乃至消失。肺部炎症改变的吸收和恢复较为缓慢，体温正常后仍需要 2 周左右才能完全吸收恢复正常。

轻型患者临床症状轻，病程短。重型患者病情重，进展快，易出现急性呼吸窘迫综合征。儿童患者的病情较成人轻。孕妇患者，在妊娠的早期易导致流产，妊娠晚期孕妇的病死率增加。老年患者症状常不典型，如不伴发热或同时合并细菌性肺炎等。有少数患者不以发热为首发症状，尤其是有近期手术史或有基础疾病的患者。

【辅助检查】

（1）血常规

早期白细胞计数正常或降低。晚期并发细菌性感染者，白细胞总数升高。常有淋巴细胞减少。

（2）血液生化检查

丙氨酸氨基转移酶（ALT）、乳酸脱氢酶（LDH）及其同工酶等均有不同程度升高。血气分析可发现血氧饱和度降低。

（3）血清学检查

常用免疫荧光法（IFA）和酶联免疫吸附法检测血清中 SARS-CoV 抗体，其敏感性和特异性均超过 90%。

（4）分子生物学检测

以 RT-PCR 检测患者呼吸道分泌物、血液、排泄物等标本中的 SARS-CoV 的 RNA，单份或多份标本 2 次以上为阳性者可明确诊断，但阴性者不能排除本病。

（5）细胞培养分离病毒

将患者呼吸道分泌物、血液等标本接种到 Vero 细胞中进行培养，分离到病毒后用 RT-PCR 或免疫荧光法进行鉴定。

（6）影像学检查

1）X 线胸片

初期表现：①肺外带或基底部密度增高病灶可以是唯一表现；②病

灶可以是毛玻璃状或大片状实变；③特别注意心脏后方脊椎两旁区域病灶。

进展期表现：①一侧或双侧广泛分布毛玻璃样渗出病灶或大片肺实变；②常先累及下肺；③病变广泛，但并不总是累及双肺；④病灶在短期内可迅速增加，或治疗吸收后迅速扩散加重。阴影消失慢。

恢复期表现：影像表现为病变范围逐渐减小，密度减低，甚至消失。

2）CT 检查

①孤立或多发斑片状病灶。

②毛玻璃状密度增高状伴或不伴小叶间隔或叶间隔增厚。

③大片肺实变。

④毛玻璃状病灶+肺实变。

⑤病灶多位于胸膜下区。

【治疗原则】

本病目前还缺乏特异性治疗手段。以综合疗法为主，强调对症治疗，以促进机体的康复，疾病早期可以采取适当的抗病毒治疗。治疗原则为早期发现、早期隔离、早期治疗。所有患者按呼吸道传染病隔离，疑似病例与临床诊断病例分开收治，重型患者注意防治急性呼吸窘迫综合征和多器官功能障碍综合征。

（1）监测病情变化

在患者发病后的 14 日内都属于疾病进展期，必须密切观察病情变化，监测症状、体温、呼吸、动脉血氧分析、血氧饱和度、血常规、胸片以及心、肝、肾功能等。

（2）一般和对症治疗

1）绝对卧床休息，避免劳累。

2）避免剧烈咳嗽，咳嗽剧烈者给予止咳药，痰多者给予祛痰药。

3）体温超过 38.5℃者，可给予物理降温，如乙醇擦浴、冰敷等，并酌情使用解热镇痛药。儿童忌用阿司匹林，避免引起瑞氏综合征。

4）对于心、肝、肾等器官出现功能损害时，应做相应处理。

5）加强营养支持，提供足够的维生素和热量，维持水、电解质及酸碱平衡。

6）出现呼吸急促或 $PaO_2 < 70mmHg$ 或 $SpO_2 < 93\%$ 时给予持续吸氧。

7）糖皮质激素的应用：应用激素的目的在于抑制异常的免疫病理反应，减轻全身炎症反应状态，从而改善机体的一般状况，减轻肺的渗出、损伤，防止和减轻后期的肺纤维化。有以下指征之一者即可应用：①有严重中毒症状，高热持续 3 天不退；②48 小时内肺部阴影面积扩大超过 50%；③有急性肺损伤或出现急性呼吸窘迫综合征。

（3）重症患者的处理

1）尽管大多数 SARS 患者的病情可以自然缓解，但仍有 30% 左右的患者属于重症病例，可能进展至急性肺损伤或急性呼吸窘迫综合征。对这部分患者必须严密动态观察，加强监护，及时给予呼吸支持，合理使用糖皮质激素，加强营养支持和器官功能保护。注意水、电解质平衡，预防和治疗继发感染，及时处理并发症。有条件者，尽可能收入重症监护病房。

2）无创正压机械通气（NPPV）

①应用指征：呼吸频率>30 次/分；吸氧 5L/min 条件下，$SpO_2 < 93\%$。

②禁忌证：有危及生命的情况下，应紧急气管内插管；意识障碍；呕吐、上消化道出血；呼吸道分泌物多和排痰障碍；不能配合 NPPV 治疗；血流动力学不稳定和有多器官功能损害。

3）若患者不接受 NPPV 或氧饱和度改善不满意，应及时进行有创通气治疗。若患者出现休克或多器官功能障碍综合征，给予相应支持治疗。在多器官功能障碍综合征中，肺、肾衰竭，消化道出血和 DIC 发生率较高。脏器损害愈多，病死率愈高，2 个及以上脏器衰竭的病死率约为 69%。早期防治中断恶性循环，是提高治愈率的重要环节。

【护理评估】

（1）健康史

①病史：询问患者起病情况、热程、热型；病后神志状态、有无咳嗽和痰液的量及色。经过何种处理及其效果。

②流行病学资料：患者在近 2 周内有与 SARS 患者接触，尤其是密切接触患者（指与 SARS 患者共同生活，照顾 SARS 患者，或曾经接触 SARS 患者的排泌物，特别是气道分泌物）的病史。

（2）身体状况

生命体征，神志状态，有无肌肉酸痛、关节酸痛、头痛、乏力等。

（3）心理—社会状况

患者对 SARS 认识及了解程度；对发热等症状的心理反应、应对措施及效果；对住院隔离的认识及适应情况；患病对工作、学习的影响；对支付医疗费用有无困难；家庭及亲友对患者的态度、对 SARS 的了解程度及对消毒隔离的认识。

【护理诊断】

（1）体温过高

与 SARS 冠状病毒感染有关。

（2）有感染的危险

与 SARS 冠状病毒感染后机体抵抗力低下有关。

（3）知识缺乏

缺乏 SARS 的疾病知识及消毒、隔离知识。

（4）恐惧

与病情来势凶猛，知识缺乏有关。

（5）清理呼吸道无效

与支气管感染、分泌物增多有关。

（6）孤独感

与隔离有关。

（7）焦虑

与不了解疾病、担心预后有关。

（8）营养失调：低于机体需要量

与发热时机体消耗增加有关。

（9）潜在并发症

应激性溃疡、血糖增高、血压升高、血钾过低等。

【护理措施】

（1）严密隔离

1）对临床诊断病例和疑似诊断病例应在指定的医院进行隔离观察和治疗，在标准预防的基础上执行飞沫空气和接触传播途径的隔离预防。同时具备下列 3 个条件时可考虑解除隔离：①体温正常 7 日以上；②呼吸系统症状明显改善；③ X 线胸片显示有明显吸收。

2）对医学观察病例和密切接触者，在指定地点接受为期 14 日的隔离观察。及时、正确地对患者的分泌物和排泄物进行处理，防止病毒的污染和传播。医务人员与患者密切接触时，要做好个人防护，病房内的空气和各种物体表面应按时给予各种消毒处理，避免出现交叉感染。

(2) 休息与活动

保持安静、舒适的环境，避免强光和噪声刺激，卧床休息，协助患者做好生活护理，减少患者的机体耗氧量，防止肺部症状的加重。相对集中护理及治疗操作时，应尽量少搬动患者。

(3) 病情观察

①观察体温：定时监测体温变化，体温>38.5℃者，给予物理降温，必要时进行药物降温。行降温措施后，观察和记录降温效果。

②观察呼吸节律、频率，有无呼吸困难和缺氧症状和体征，每6~8小时一次，直至胸片影像学有明显吸收。如出现呼吸困难者，及时给予氧疗。

③观察咳嗽的特点和痰液的颜色、性状和量；患者咳嗽咳痰时，可协助翻身、叩背。

④观察使用糖皮质激素后的不良反应，如继发真菌感染、溃疡出血等。

(4) 用药护理

遵医嘱及时给药，并注意观察疗效及不良反应。静脉用抗生素要严格按时输入，要现配现用，特别是应用激素静脉输注时，注意观察药物不良反应，如继发真菌感染、血糖升高、骨质疏松症及应激性溃疡等，观察大便的颜色、性质，如有便血及时报告。

(5) 饮食护理

SARS患者因持续高热，严重影响食欲。对高热及呼吸困难者给予高营养流质或半流质饮食；不能进食的患者静脉补充能量及营养物质；轻症或恢复期的患者鼓励进食高蛋白、高维生素、高碳水化合物且易消化的饮食。鼓励患者多饮水，维持水、电解质平衡。

(6) 对症护理

①体温过高的护理：首选冰敷、乙醇擦浴等物理降温措施，效果不佳时可采用药物降温，体温超过38.5℃者，可使用解热镇痛药。儿童忌用阿司匹林，因该药有可能引起瑞氏综合征。

②呼吸道的护理：保持呼吸道通畅，及时清除口咽部分泌物，鼓励患者咳嗽、咳痰，协助患者经常更换体位，多饮水，痰液黏稠者给予祛痰剂，鼓励患者咳出痰液，必要时给予雾化吸入。

③呼吸困难的护理：气促明显、轻度低氧血症者应及时给予持续鼻导管吸氧，减轻患者缺氧状况，若呼吸困难加重，血氧分压、血氧饱和度急骤下降时，可使用无创正压机械通气。必要时，予以气管插管或气管切开，呼吸机给氧，但在气管内插管和气管切开护理过程中，极易引起医护人员感染，应注意自我防护。

（7）心理护理

SARS起病急骤、发展迅猛，医学界尚无特效的治疗方法，初诊患者及其亲属均有不同程度的紧张、焦虑、无助、绝望和恐惧心理；同时，患者被安置在隔离室或疑似病房，使之容易产生孤独、寂寞和自卑感。护士在工作中应对患者热情、关心和鼓励，使之树立和增强战胜疾病的信心。告之保持乐观、稳定的情绪和心态将有助于疾病的痊愈。

【健康教育】

（1）出院前健康教育

1）明确具备出院的条件：①已停用主要治疗药物，体温正常超过7日；②胸片显示肺部炎症明显吸收；③咳嗽和呼吸道症状明显减轻；④无并发症。

2）鼓励患者做缩唇腹式呼吸，以改善通气。

3）鼓励患者适当下床室内活动。

（2）出院后生活指导

出院后2周以内应坚持戴口罩，避免与亲属的密切接触，勤洗手，保持家里良好的通风，保持愉快、平静的心态，多休息，注意劳逸结合。多食高蛋白食物，如蛋禽类、鱼、虾、豆制品等；多进食新鲜蔬菜和水果，摄入足够的维生素。

（3）用药指导

出院时如果带激素类药物出院，务必严格按医嘱逐渐减量，不能随意突然停药，并注意观察大便的颜色及性质，如发现血便，应尽快去医院就诊。

（4）定期复查

出院后定期检查肺、心、肝、肾及关节等功能，发现异常者及时治疗。

【预防】

（1）控制传染源

1）疫情报告：2003年4月，我国将SARS列入法定传染病管理范畴。2004年12月，新《传染病防治法》将其列为乙类传染病，但其预防、控制措施采取甲类传染病的方法执行。发现或怀疑本病时应尽快向卫生防疫机构报告。做到早发现、早报告、早隔离、早治疗。

2）隔离治疗患者：对临床诊断病例和疑似诊断病例应在指定的医院按呼吸道传染病分别进行隔离观察和治疗。同时具备下列三个条件方可考虑出院：①体温正常7日以上；②呼吸系统症状明显改善；③X线胸片有明显吸收。

3）隔离观察密切接触者：对医学观察病例和密切接触者，如条件许可，应在指定地点接受隔离观察，为期14天。在家中接受隔离观察时应注意通风，避免与家人密切接触。

（2）切断传播途径

1）社区综合性预防：加强科普宣传，流行期间减少大型集会或活动，保持公共场所通风换气、空气流通；注意空气、水源、下水道系统的处理消毒。

2）保持良好的个人卫生习惯：不随地吐痰，流行季节避免去人多或相对密闭的地方。有咳嗽、咽痛等呼吸道症状及时就诊，注意戴口罩；避免与人近距离接触。

3）严格隔离患者：医院应设立发热门诊，建立本病的专门通道。收治SARS的病区应设有无交叉的清洁区、半污染区和污染区；病房、办公室等均应通风良好。疑似患者与临床诊断患者应分病房收治。住院患者应戴口罩，不得随意离开病房。患者不设陪护，不得探视。病区中病房、办公室等各种建筑空间、地面及物体表面、患者用过的物品、诊疗用品以及患者的排泄物、分泌物均须严格按照要求分别进行充分有效的消毒。医护人员及其他工作人员进入病区时，要切实做好个人防护工作。须戴12层面纱口罩或N95口罩，戴帽子和眼防护罩以及手套、鞋套等，穿好隔离衣，以期无体表暴露于空气中。接触患者或被污染的物品后，应洗手。加强对医务人员进行SARS防治知识的培训。

4）实验室条件要求：必须在具备生物安全防护条件的实验室，才能开展SARS患者人体标本或病毒株的检测或研究工作，以防病毒泄漏。同时，实验室研究人员必须采取足够的个人防护措施。

（3）保护易感人群

尚无效果肯定的预防药物可供选择。灭活疫苗正在研制中，已进入临床试验阶段。医护人员及其他人员进入病区时，应注意做好个人防护工作。

保持乐观稳定的心态，均衡饮食，注意保暖，避免疲劳，在空旷场所进行适当体育锻炼，这些良好的生活习惯有助于提高人体对传染性非典型肺炎的抵抗力。

第五节　流行性腮腺炎

流行性腮腺炎是由腮腺炎病毒所引起的急性呼吸道传染病。以腮腺非化脓性炎症、腮腺区肿痛为临床特征。主要发生在儿童和青少年。腮腺炎病毒除侵犯腮腺外，还能侵犯神经系统及各种腺体组织，引起脑膜炎、脑膜脑炎、睾丸炎、卵巢炎和胰腺炎等。本病为自限性疾病，绝大多数预后良好，极少发生死亡，感染后可获得终身免疫。

【病原学】

腮腺炎病毒属副黏病毒科，为单股 RNA 病毒。人是该病毒的唯一宿主。此病毒主要含有 V 抗原（病毒抗原）和 S 抗原（可溶性抗原），感染后可出现相应的抗体。V 抗体有保护作用，一般在感染后 2~3 周出现。S 抗体无保护性，但较早出现，可用于诊断。此病毒抵抗力弱，对物理和化学因素敏感，不耐热，对乙醚、氯仿、福尔马林和紫外线均较敏感。一般室温下，2~3 天后其传染性可消失。

【流行病学】

（1）传染源

为早期患者和隐性感染者。患者腮腺肿大前 7 天至肿大后 9 天，可从唾液中分离出病毒。无腮腺肿大，仅有其他器官受累者，也可从唾液和尿中排出病毒。

（2）传播途径

主要通过空气飞沫传播。

（3）易感人群

人群普遍易感，但由于 1 岁以内婴儿体内尚有经胎盘获得的抗腮腺炎病毒特异性抗体，同时成人中约 80% 曾患显性或隐性感染而在体内存在一定的抗体，故约 90% 病例为 1~15 岁的少年儿童，但近年来成人病例有增多的趋势。

（4）流行特征

腮腺炎为世界性疾病，全年均可发病，以冬、春季为高峰。呈散发性或流行性，在集体儿童机构均可形成暴发流行。

【临床表现】

本病潜伏期 14~25 日，平均 18 日。

（1）症状及体征

大多无前驱症状，常以腮腺肿大为首发体征。往往先一侧肿大，然后波及对侧。肿大的腮腺以耳垂为中心，向前、后、下发展，边缘不清，表面发热但多不红，触之有弹性感并有触痛。腮腺肿大可持续 5 天左右，再逐渐消退。腮腺管口早期有红肿。在腮腺肿胀时，可同时或单独累及颌下腺和舌下腺。可伴有发热、头痛、乏力、食欲减退等。

（2）并发症

由于腮腺炎病毒有嗜腺体和嗜神经性，常侵入中枢神经系统和其他腺体、器官，而出现以下并发症。

①脑膜脑炎：较常见，表现为发热、头痛、呕吐、颈项强直、克氏征阳性等，脑脊液的改变与其他病毒性脑炎相似。以脑膜受累为主，预后大多良好。如侵犯脑实质，可留有神经系统后遗症，甚至死亡。

②睾丸炎：是男孩最常见的并发症，多为单侧。表现为突发高热、寒战、睾丸明显肿胀、疼痛。部分病例可有睾丸萎缩，如双侧萎缩可导致不育症。

③卵巢炎：5%~7% 的青春期女性患者可并发卵巢炎，表现为下腹疼痛、触痛、月经不调等，不影响受孕。

④胰腺炎：表现为上腹剧痛和触痛，伴发热、寒战、反复呕吐等。

由于单纯腮腺炎即可引起血、尿淀粉酶增高，故需做血脂肪酶检查，若增高有助于胰腺炎的诊断。

其他并发症如心肌炎较常见，而耳聋、肾炎、乳腺炎等偶可发生。

【辅助检查】

（1）常规检查

白细胞计数和尿常规一般正常，有睾丸炎者白细胞可以增高。有肾损害时尿中可出现蛋白和管型。

（2）血清和尿液中淀粉酶测定

90%患儿发病早期血清和尿淀粉酶有轻至中度增高，2周左右恢复正常。血脂肪酶增高有也助于胰腺炎的诊断。

（3）脑脊液检查

有腮腺炎而无脑膜炎症状和体征的患者，约半数脑脊液中白细胞计数轻度升高，且能从脑脊液中分离出腮腺炎病毒。

（4）血清学检查

①抗体检查：ELISA 检测血清中腮腺炎病毒核蛋白（NP）IgM 抗体可用于近期感染诊断。

②抗原检查：应用特异性抗体来检测腮腺炎病毒抗原，可用作早期诊断。

（5）病毒分离

在发病早期取患儿唾液、尿液、脑脊液或血液标本，及时接种鸡胚或人胚肾细胞进行病毒分离实验，阳性标本采用红细胞吸附抑制试验或血凝抑制试验进行鉴定，阳性者可确诊。

【治疗原则】

（1）一般治疗

卧床休息，给予流质饮食，避免进食酸性饮料。注意口腔卫生，餐后用生理盐水漱口。

（2）对症治疗

头痛和腮腺胀痛可应用镇痛药。睾丸胀痛可用棉花垫和丁字带托起。发热温度较高、患者食欲差时，应补充水、电解质和能量，以减轻症状。

（3）抗病毒治疗

发病早期可试用利巴韦林 1g/d，儿童 15mg/kg 静脉滴注，疗程 5~

7 日，但效果有待确定。亦有报告应用干扰素治疗成人腮腺炎合并睾丸炎患者，能使腮腺炎和睾丸炎症状较快消失。

（4）肾上腺皮质激素的应用

对重症或并发脑膜脑炎、心肌炎患者，可应用地塞米松每天 5 ~ 10mg，静脉滴注 5~7 天。

（5）颅内高压处理

若出现剧烈头痛、呕吐，疑为颅内高压的患者，可应用 20% 甘露醇 1 ~ 2g/kg 静脉推注，隔 4 ~ 6 小时一次，直到症状好转。

（6）预防睾丸炎

男性成人患者，为预防睾丸炎的发生，早期可应用己烯雌酚每次 1mg，3 次/日口服。

【护理评估】

（1）健康史

①病史：询问患病的起始时间，有无发热、发热的程度、热型；有无头痛、乏力、食欲缺乏等症状。既往检查、治疗经过及效果，目前的主要不适及用药。

②是否为发病的高峰季节，有无腮腺炎患者接触史，是否接受过腮腺炎减毒活疫苗注射。

（2）身体状况

①腮腺肿大：注意腮肿的大小、颜色、弹性，单侧还是对侧，腮腺管口有无脓液渗出。

②注意并发症：如儿童脑膜炎的症状体征，成人男性睾丸胀痛的变化。

（3）心理—社会状况

本病需要隔离，易使患儿产生误解，担心自身安全受到威胁，感到恐惧。对限制自己的活动范围产生不满，孤独感明显加重。加上不能进食平时喜爱的酸性饮料等，小儿易出现烦躁、哭闹、不配合等行为。关注患者及其亲属对流行性腮腺炎的认识程度、心理状态，对住院及隔离治疗的认识，患者的家庭成员组成及其对患者的关怀程度等。

【护理诊断】

（1）疼痛

与腮腺炎病毒引起腮腺非化脓性炎症有关。

（2）发热

与流行性腮腺炎病毒感染有关。

（3）营养失调：低于机体需要量

与高热、进食困难、合并胰腺炎有关。

（4）潜在并发症

脑膜炎、睾丸炎、急性胰腺炎等，与病毒侵害相关组织有关。

（5）有传播感染的危险

与病原体播散有关。

（6）舒适的改变

与腮腺肿胀有关。

【护理措施】

（1）隔离

采取飞沫传播的隔离预防直至腮腺肿完全消退为止。接触者一般不一定检疫，但在集体儿童机构（包括医院、学校）、部队等应留检3周，对可疑患者，应立即暂时隔离。对于人群较密集的场所可用食醋熏蒸或每天打开窗户让空气对流半小时。

（2）休息

急性期应卧床休息。

（3）饮食

患者常因张嘴和咀嚼食物而使疼痛加剧，因此，应给患者吃富含营养、易消化的流食、半流食或软食，不要给患者吃酸、辣、甜味过浓及干硬食物，因为这些食物易刺激腮腺使腮腺分泌增加，刺激已红肿的腮腺管口，使疼痛加剧，要多给患者喝水，这样有利于退热及毒素的排出。

（4）病情观察

密切观察生命体征及腮腺肿胀部位的变化，在腮腺肿大后1周左右，注意观察有无急性高热伴剧烈头痛、呕吐、嗜睡或意识障碍、脑膜刺激征阳性等脑膜脑炎的表现；睾丸炎常表现为睾丸肿大伴局部触痛、阴囊皮肤明显水肿；急性胰腺炎表现为中上腹剧痛和触痛，伴发热、呕吐、腹胀、腹泻或便秘等临床征象，一旦发现上述征象，应及时通知医生并配合相应的治疗和护理。

（5）用药护理

遵医嘱使用抗病毒药物，密切观察药物疗效及不良反应，注意药物配伍禁忌。重症病例使用肾上腺皮质激素治疗时，应注意观察患儿有无胃肠道反应、血压升高、心悸等不良反应，一旦发现，应及时通知医生并配合处理。

（6）对症护理

①降温：高热时可采用 32～34℃ 的温水进行全身擦浴，一般擦拭5～10 分钟，或 25%～50% 乙醇（温度 30℃ 左右）擦浴；冰袋、冰帽冷敷头部及大动脉走行处等措施物理降温；降温效果不好时遵医嘱药物降温；以逐渐降温为宜，防止虚脱，儿童要防止惊厥。患者出汗时，及时协助擦汗，更换衣服，避免受凉。

②减轻咽部及眼部不适感：咽部不适或咽痛时可用温盐水或复方硼砂液漱口、含服润喉片或应用咽喉喷雾剂等。眼部分泌物增多时，可用温生理盐水冲洗，每天 2～3 次，嘱患者上、下、左、右转动眼球，将分泌物全部冲出。患者畏光时，应降低室内亮度或戴眼罩。

③保持肛周皮肤清洁：对腹泻的婴儿，每次排便后用温水清洗肛周，轻轻擦干，局部涂抹护臀膏保护皮肤。

（7）心理护理

针对患儿产生误解、恐惧及对限制活动范围产生不满、孤独感，和家长一起耐心劝导和安慰患儿，增添愉悦的氛围，使其积极配合治疗。对睾丸炎患者，要告知积极治疗不会影响生育功能。

【健康教育】

（1）告知患者及家属应避免食用酸性、辛辣等刺激性食物，以免加重疼痛。

（2）注意并发症，如脑膜炎、睾丸及其他腺体器官病变的发生。

（3）本病为自限性疾病，大多预后良好。

【预防】

（1）管理传染源

早期隔离患者直至腮腺肿完全消退为止。接触者一般不一定检疫，但在集体儿童机构、部队等应留检 3 周，对可疑者应立即暂时隔离。

（2）被动免疫

一般免疫球蛋白、成人血液或胎盘球蛋白均无预防本病的作用。恢复期患者的血液及免疫球蛋白或特异性高价免疫球蛋白可有一定作用，但来源困难，不易推广。

（3）主动免疫

腮腺炎减毒活疫苗免疫效果好，免疫途径有皮内注射、皮下注射，还可采用喷鼻或气雾吸入法，该疫苗不能用于孕妇、先天或获得性免疫低下者以及对鸡蛋白过敏者。

（4）药物预防

采用板蓝根 30g 或金银花 9g 煎服，每日 1 剂，连续 6 日。

第六节　麻　疹

麻疹是由麻疹病毒引起的急性呼吸道传染病，在我国法定的传染病中属于乙类传染病。麻疹多见于小儿，临床上以发热、咳嗽、眼结膜充血为主要症状。以颊黏膜出现麻疹黏膜斑（又称科氏斑）及全身皮肤出现红色斑丘疹为主要体征。本病传染性强，易造成流行，病后可获得持久免疫力。我国自 1978 年实施麻疹疫苗计划免疫以来，控制了麻疹的大流行，流行周期也基本消失，儿童发病率明显下降，但青少年和成人麻疹发病有上升趋势，且临床表现不典型，需引起注意。

【病原学】

麻疹病毒属于副黏液病毒科、麻疹病毒属，没有亚型。电镜下，病毒呈球状或丝状，中心为单链 RNA，外有脂蛋白包膜，包膜有 3 种结构蛋白，是主要的致病物质。麻疹病毒在体外抵抗力较弱，在流通的空气中或阳光下半小时即失去活力。对热、紫外线及一般消毒剂敏感，56℃ 30 分钟即可灭活。但对寒冷及干燥环境有较强的抵抗力，室温下可存活数天，-70℃可存活数月至数年。

【流行病学】

(1) 传染源

患者是本病的唯一传染源，传染期一般为出疹前后各5天，但以前驱期及出疹后第1、2天传染性最强。恢复期不带病毒。

(2) 传播途径

在发病初期患者鼻咽分泌物中含有大量病毒，随咳嗽、喷嚏、说话排出，主要通过飞沫经呼吸道直接传播。密切接触者还可经污染病毒的手传播。经由衣物、玩具等间接传播的很少见。

(3) 人群易感性

人群对麻疹普遍易感，感染后亦可有极少数人不发病，由隐性感染而获得免疫。6个月以内的婴儿因从母体中获得被动免疫抗体，可暂不感染，故麻疹多见于6个月到5岁的小儿。但麻疹疫苗接种以来，成人发病率上升。

(4) 流行特征

麻疹的传染性很强，好发于冬春季，但全年均可发生。我国自普遍接种麻疹疫苗后，麻疹发病率显著下降。

【临床表现】

(1) 典型麻疹

有潜伏期、前驱期、出疹期和恢复期。典型症状是高热、皮疹及呼吸道卡他症状等。

①潜伏期：平均为10~14天。

②前驱期：2~4天。主要表现为上呼吸道炎症，有发热、咳嗽、流涕、打喷嚏、流泪、畏光、结膜充血和眼睑水肿等上呼吸道卡他症状，还可有头痛、全身乏力、食欲缺乏、呕吐和腹泻，婴幼儿偶有惊厥。此期后期可见到颊黏膜周围有红晕的0.5~1mm灰白色小点，称麻疹黏膜斑（科氏斑），是早期诊断麻疹的标志。

③出疹期：多在发热4~5天后出现，持续2~5天不等，皮疹为玫瑰色丘疹，自耳后、发际、前额、面、颈部开始逐渐波及躯干和四肢、手掌、足底，出疹时体温达到高峰，皮疹出齐后体温开始下降。

④恢复期：皮疹出齐后病情缓解，发热开始减退，体温在12~24小时内降至正常，上呼吸道卡他症状减轻，皮疹按出疹顺序隐退，留浅褐色色素斑，伴糠麸样脱皮，持续1~2周消失。无并发症者病程约10日。

（2）轻型麻疹

临床症状为一过性低热，轻度卡他症状及少量皮疹，全身状况良好。发病机制为接种麻疹疫苗后产生的抗体随时间推移而下降，已不能完全抵御麻疹病毒的侵袭，但仍保留一定的抗病能力，因此病毒在体内只能有限繁殖。

（3）异型麻疹

典型症状是持续高热，不典型皮疹，伴有四肢水肿、全身疼痛等，经常伴有严重的肺炎。其主要发病机制为接种灭活疫苗后，不产生呼吸道局部免疫和抗 F 蛋白抗体，当再遇到病毒时，H 蛋白为再次免疫反应，HI 抗体产生早期滴度高。导致麻疹病毒细胞到细胞扩散，与体内 HI 抗体形成抗原抗体复合物，这种复合物在血管壁沉积后激活补体系统，生成过敏毒素，造成一系列组织病理损害。

【辅助检查】

（1）血常规

白细胞总数减少，淋巴细胞比例相对增多。如果白细胞数增加，尤其是中性粒细胞增加，提示继发细菌感染；若淋巴细胞严重减少，提示预后不良。

（2）血清学检查

酶联免疫吸附试验（ELISA）测定血清特异性 IgM 和 IgG 抗体，敏感性和特异性好。其中 IgM 抗体病后 5~20 日最高，阳性是诊断麻疹的标准方法，IgG 抗体恢复期较早期增高 4 倍以上即为阳性，也可以诊断麻疹。抗体包括血凝抑制抗体、中和抗体或补体结合抗体。

（3）病毒学检查

初期取患者鼻咽分泌物、痰、血细胞及尿沉渣细胞涂片，可见多核巨细胞。可用免疫荧光法查剥脱细胞中麻疹病毒抗原，如为阳性即可确诊。

【治疗原则】

对麻疹病毒尚无特异性抗病毒药物，重点为对症治疗，加强护理和预防并发症的发生。

（1）一般治疗

患者应单间作呼吸道隔离，卧床休息直至体温正常或至少出疹后

5 日；保持室内空气新鲜，温度适宜；眼、鼻、口腔保持清洁，多饮水，饮食宜富营养易消化。对住院麻疹患儿应补充维生素 A。

(2) 对症治疗

高热可酌用小剂量解热药物或头部冷敷；咳嗽可用祛痰镇咳药；剧咳和烦躁不安可用少量镇静药；体弱病重患儿可早期注射丙种球蛋白；有抽搐者采取止痉措施。必要时给氧，保证水、电解质及酸碱平衡等。

(3) 并发症治疗

①支气管肺炎：主要为抗菌治疗，根据药敏结果选用抗菌药物。常用青霉素、氨苄西林、红霉素及复方磺胺甲噁唑等。高热、中毒症状严重者，酌用小剂量氢化可的松静脉滴注。进食少者可适当补液加支持疗法。

②心肌炎：有心力衰竭者，宜及早静脉注射毒毛花苷 K 或毛花苷 C。重症者可同时用糖皮质激素保护心肌。

③喉炎：应尽量使患儿安静，给予蒸汽吸入，稀释痰液，选用抗菌药物。重症者可同时用肾上腺皮质激素以减轻喉部水肿。喉阻塞严重者应及早气管切开。

【护理评估】

(1) 健康史

①询问患者当地有无麻疹流行。

②询问患者有无麻疹接触史。

③询问患者麻疹预防接种史。

④询问患病的起始时间，有无咳嗽、流涕、眼结膜充血、畏光、流泪及咽部充血等卡他症状，既往检查，治疗经过及效果，目前的主要不适及用药，有无毒血症状等。

(2) 身体状况

①注意患者有无急起发热、上呼吸道卡他症状（结膜充血、畏光、流泪及眼睑水肿）。

②注意患者有无科氏斑及典型的皮疹等。

(3) 心理—社会状况

麻疹患者起病急，多有高热，婴幼儿常有并发症，家属多焦急紧张，并担心大面积皮疹会影响个人形象。评估患者及其亲属对麻疹的认识程度、心理状态，对住院及康复治疗的认识，患者的家庭成员组成及其对患者的关怀程度等。

【护理诊断】

(1) 体温过高	(2) 皮肤完整性受损
与麻疹病毒感染有关。	皮疹与皮肤血管受损有关。
(3) 有体液不足的危险	(4) 气体交换受损
与发热及摄入减少有关。	与麻疹并发支气管肺炎有关。
(5) 清理呼吸道无效	(6) 潜在并发症
与麻疹肺炎所致痰液增加、黏稠，不易咳出有关。	肺炎、喉炎、麻疹脑炎、心肌炎、心衰、呼吸衰竭等。

【护理措施】

(1) 隔离	(2) 休息
在标准防护的基础上，还应采取空气传播、飞沫传播和接触传播的隔离预防。对患者隔离至出疹后5日，有并发症者延至疹后10日。接触的易感者隔离观察21日。每日消毒病室2次，注意关闭通向过道的门窗。患者离开病室应戴口罩，严格探视与陪护。	患者应卧床休息。病室内应保持空气清新、通风，室温不可过高，以18~20℃为宜，相对湿度应维持在50%~60%。室内光线不宜过强，可遮以有色窗帘，以防止强光对患者眼睛的刺激。保持床褥干燥、清洁、平整，盖被应轻软，内衣柔软宽松并勤换洗。切忌紧衣厚被"捂汗发疹"。

(3) 饮食
给予清淡易消化、富含维生素的流质和半流质饮食，特别要补充维生素 A，有研究表明维生素 A 可显著降低并发症及死亡率。出疹前期及出疹期鼓励多饮水，禁食刺激性食物及鱼虾等海产品。

(4) 病情观察

① 观察体温、脉搏：麻疹的发热与出疹有一定关系。出疹高峰时体温骤降，或发热不出疹等，若脉搏超过160次/分，提示可能有并发症的发生。

② 皮疹：观察出疹是否顺利；皮疹分布及色泽。发热3~5日或以上，仍不出疹；或出疹先后无序，分布不均匀；疹色紫暗等提示病情危重。

③ 观察咳嗽、呼吸情况：若咳嗽频繁、呼吸急促，或伴有鼻翼扇动、口唇发绀等缺氧现象，应给予持续低流量吸氧。

(5) 对症护理

① 发热：对发热的护理应注意麻疹特点。在前驱期尤其是出疹期，如体温不超过38.5℃，可不予处理，因体温太低影响发疹。如体温过高，可采用物理降温，但禁忌乙醇擦浴。

② 皮疹：注意保持皮肤清洁，每天用温水轻擦皮肤；有皮肤瘙痒者应避免搔抓，防止抓伤皮肤造成感染。应注意修剪指甲，幼儿自制能力差，可将手包起来。皮肤剧痒者可涂5%碳酸氢钠或炉甘石洗剂等；对大面积瘀斑的坏死皮肤应注意保护，翻身时应注意避免拖、拉、拽等动作，防止皮肤擦伤；衣着应宽松，内衣裤应勤换洗。床单应保持清洁、松软、平整、干燥。

③ 加强眼、鼻、口腔护理：每天用0.9%氯化钠溶液或硼酸溶液冲洗双眼2~3次，冲洗后滴入眼药水，以预防继发细菌感染；随时清除鼻腔分泌物，保持鼻腔通畅；每天彻底清洗口腔2~3次，每次进食后用温水清拭口腔。

(6) 用药护理

对麻疹病毒至今尚未发现特异的抗病毒药物，因此对症处理很重要，高热时可给小剂量退热剂，咳剧时予以镇咳药等。体弱病重者可早期给丙种球蛋白肌注，少量多次输血或血浆。近年报告给麻疹患者补充维生素A，一次10万~20万国际单位口服，可减轻病情，使病死率下降。

【健康教育】

(1) 宣传预防麻疹的措施，特别是注射麻疹减毒活疫苗对预防麻疹的重要作用。

（2）告知麻疹是传染性强、传播快、对儿童健康有严重威胁的一种传染病。单纯麻疹可在家中隔离、治疗、护理，以减少继发感染及并发症。对麻疹患者的家庭护理给予具体指导，以促进患者顺利恢复。

【预防】

采用预防接种为主的综合性措施。

（1）对麻疹患者应及早隔离、做好疫情报告。确诊者应隔离至出疹后 5 日，有并发症者应延长至第 10 日。对接触麻疹者应隔离检疫 3 周，曾做被动免疫者隔离 4 周。

（2）患者住过的房间开窗通风、暴晒被褥，室内物品应消毒。

（3）预防接种

①主动免疫：我国计划免疫定于 8 个月初种，7 岁时复种 1 次，接种疫苗后反应轻微，少数可有低热，个别有高热或出现稀疏皮疹。应强化婚前育龄妇女麻疹疫苗接种，使婴儿获得有效抗体，减少小月龄婴儿麻疹的发病。

②被动免疫：麻疹流行期间，对没有接种过疫苗的年幼体弱易感儿及患有其他疾病的小儿，在接触患者 5 日内进行被动免疫，可防止发病及减轻病情。目前常用注射人血丙种球蛋白。

第七节　水痘和带状疱疹

水痘和带状疱疹是由水痘-带状疱疹病毒（VZV）感染所引起的临床表现不同的两种疾病。水痘为原发性感染，多见于儿童，临床特征是同时出现的全身性丘疹、水疱及结痂。带状疱疹是潜伏于感觉神经节的水痘-带状疱疹病毒再激活后发生的皮肤感染，以沿身体一侧周围神经出现呈带状分布的、成簇出现的疱疹为特征，多见于成人。

【病原学】

水痘-带状疱疹病毒属于疱疹病毒科，核心为线形双链 DNA，水痘-带状疱疹病毒在体外生活能力较弱，不能在痂皮中生存，不耐热，不耐酸，对温度极为敏感，60℃可迅速灭活，对各种有机溶剂敏感，能被乙醛等灭活，但在疱液中-65℃可长期存活。

【流行病学】

(1) 传染源

患者是唯一的传染源。病毒存在于患者病变的黏膜皮肤组织、疱疹液、血液和口腔鼻咽分泌物中。水痘出疹前1~2天至疱疹干燥结痂均有极强的传染性。带状疱疹患者传染性相对较小。

(2) 传播途径

主要通过空气中的飞沫传播。接触患者的疱疹液及分泌物可被传染。处于潜伏期的供血者也可以通过血液传播。孕妇在分娩前6天患水痘可感染胎儿。

(3) 易感人群

水痘人群普遍易感，2~10岁儿童最为多见。病愈后免疫力持久，一般不再发生水痘。当机体免疫力下降时，带状疱疹就有可能发生，多见于成人40~70岁，其中50岁以上占90%，或有慢性疾病及免疫缺陷者。

(4) 流行特征

水痘全年都可以发生，但以冬春季节较多，散发性，但偏僻地区偶可暴发，城市可每2~3年发生周期性流行，常在儿童中传播。带状疱疹多见于成人，常为散发。

【临床表现】

1. 水痘

水痘的潜伏期为12~21天，平均14天。

(1) 前驱期

可无症状或仅有轻微症状，如低热及头痛、乏力、全身不适、食欲缺乏、咽痛和咳嗽等上呼吸道感染症状，持续1~2天即迅速进入出疹期。

(2) 出疹期

皮疹特点如下。

①出疹顺序：一般水痘皮疹经过斑疹、丘疹、疱疹、结痂四个阶段，连续分批出现，每批历时1~6天。发疹2~3天后，同一部位常可见不同形状的皮疹同时存在，即所谓的"多形性发疹"为水痘皮疹的重要特征。

②皮疹形态：初为红色斑疹，数小时后变为红色丘疹，再经数小时发展为疱疹。位置表浅，形似露珠水滴，椭圆形，壁薄易破，周围有红晕。疱液透明，数小时后变为浑浊，若继发脓性感染则成脓疱，皮疹处瘙痒严重。1~2天后疱疹从中心开始干枯结痂，周围皮肤红晕消失，再经数日痂皮脱落，一般不留瘢痕，若继发感染则脱痂时间延长，甚至可能留有瘢痕。

③皮疹分布：水痘皮疹数目为数个至数百个不等，皮疹数目越多，全身症状越重。皮疹呈向心性分布，先出现于躯干部和四肢近端，躯干皮疹最多，其次为头面部，四肢远端较少，手掌、足底更少。部分患者鼻、咽、口腔和外阴等处黏膜也可发疹，黏膜疹易破溃后形成溃疡，常有疼痛。

④水痘预后：水痘为自限性疾病，10天左右自行痊愈。但成人、免疫缺陷的小儿和新生儿患水痘时症状严重，易形成播散性水痘；其皮疹易融合成大疱型或因弥散性血管内凝血（DIC）导致疱疹内出血，称为出血型；也可形成坏疽型，患者高热、毒血症状严重，可继发感染如脓疱疮、丹毒、蜂窝织炎，甚至引起败血症，病死率极高。妊娠早期感染水痘，可引起胎儿畸形。患儿常在1岁内死亡，存活者留有严重的后遗症。

2. 带状疱疹

（1）带状疱疹无明确的潜伏期，可在水痘痊愈后多年发生，出疹前数天可有局部皮肤瘙痒、针刺感、感觉过敏等，部分患者低热、全身不适。1~3天或以后在病毒潜伏的神经节支配区域出现成簇皮疹，一般不超过身体中线，初为红色斑疹，随后发展为成群不融合的2~5mm丘疹，继而变为水疱疹，成批发生，疹间皮肤正常，沿神经走行由近至远端发展，皮疹从2~3群到数十群，排列成带状，故名带状疱疹。数日后疱液浑浊或破裂，水疱干燥结痂，一般不留瘢痕。自然病程2~4周，老年人病程较中青年、儿童偏长。

带状疱疹可发生于全身各部，但脊神经胸段支配区域最为多见，三叉神经第一支亦为好发部位，三叉神经受累常见于老年人，疼痛剧烈，常合并角膜炎、结膜炎，甚至引起全眼球炎导致失明。累及前角神经元可引起肌无力或皮肤麻痹，一般需数周到数月才可恢复；累及膝状神经节可引起周围性面瘫；累及面、听神经可在外耳道、鼓膜出现疱疹，耳聋、耳鸣、眼球震颤、舌前 2/3 味觉消失、面瘫等，面瘫、耳聋、外耳道疱疹三联征又称 Ramssey-Hunt 综合征。

因机体免疫力不同，带状疱疹有部分不典型表现，无疹性带状疱疹有神经痛而无皮疹；顿挫性带状疱疹仅有红斑、丘疹而不发展为水疱；皮疹因血源播散分布广泛的称泛发性；根据水疱特点还有大疱性、出血性、坏疽性带状疱疹等。极少数可累及两个以上神经元发生双侧皮损或同侧多个神经支配区域发生皮损。累及内脏可导致带状疱疹肺炎、肝炎、脑炎。

（2）带状疱疹并发症：病毒直接从脊神经根侵犯中枢神经系统可引起带状疱疹性脑炎，表现为头痛、呕吐、惊厥、进行性感觉障碍等。与水痘脑炎类似，但如果患者为高龄老人和免疫功能低下者，则预后不良，病情较重，病死率较高。累及交感、副交感神经时，可引起胃肠道、泌尿系症状。累及内脏可导致肺炎、肝炎，症状与水痘并发症类似。

【辅助检查】

（1）血常规

血白细胞总数正常或稍增高，淋巴细胞总数可以升高。

（2）血清学检查

常用酶联免疫吸附法或补体结合试验检测特异性抗体。补体结合抗体于出疹后 1~4 天出现，2~6 周达高峰，6~12 个月后逐渐下降。血清抗体检查有可能发生与单纯疱疹病毒抗体的交叉反应。

（3）病原学检查

①疱疹刮片：刮取新鲜疱疹基底组织涂片，用瑞特染色和苏木精染色，可见多核巨细胞及核内有包涵体。

②病毒分离：诊断非典型病例时，可用疱疹液接种于人胚成纤维细胞，分离出病毒再做鉴定。

③病毒 DNA 检测：用 PCR 检测患者呼吸道上皮细胞和外周血白细胞中 VCZ-DNA。该方法具有早期发现、特异、敏感的特点。

【治疗原则】

1. 水痘

（1）一般治疗与对症治疗

水痘急性期患者需卧床休息，减少活动。高热患者可给予物理降温或药物降温，注意水分和营养补充。皮肤瘙痒时要避免患者因抓伤而继发细菌感染，可用0.25%冰片炉甘石洗剂或2%~5%碳酸氢钠溶液局部涂擦，口服阿司咪唑、氯苯那敏等止痒。疱疹破裂可涂甲紫或抗生素软膏，防止继发感染。在水痘出疹期，不宜用糖皮质激素，否则可导致病毒播散。

（2）抗病毒治疗

核苷类抗病毒药早期应用对水痘具有一定的疗效，如阿昔洛韦（ACV）、泛昔洛韦（FAV）、更昔洛韦（GCV）等。

（3）中药治疗

主要为清热解毒类药物，其中以喜炎平较多。板蓝根冲剂口服，雄黄、寒水石、生白矾（1:1:4）调配成液体外用。

2. 带状疱疹

对带状疱疹的治疗原则为抗病毒、消炎镇痛和防止继发感染。

（1）抗病毒治疗

在没有药物禁忌证的情况下，系统性的抗病毒治疗时间越早越好，尽可在皮损出现后48小时内，最晚72小时开始治疗。抗病毒药物主要有阿昔洛韦、伐昔洛韦、泛昔洛韦等。治疗时间应持续7~10天。

（2）镇痛

带状疱疹可适当用镇静药（如地西泮等）、镇痛剂（吲哚美辛、卡马西平、阿司匹林等）。也可给予一些营养神经的药物（维生素B_1、维生素B_{12}等）加快恢复。疼痛严重可采用局部封闭注射、理疗等方法。

（3）糖皮质激素

主张早期应用，最好在起病5~7日内。和抗病毒药同时使用，可抑制炎症过程和减少后遗神经痛的发生率。对于在免疫力极度低下的患者应慎用，防止感染播散。

（4）中药治疗

急性期一般中药内服外用以清热利湿、行气止痛为主要治法，最常见的中药制剂有丹参注射液、清开灵注射液、参脉注射液等。慢性期一般外治，主要是针灸、火罐及TDP治疗等理疗方式。

【护理评估】

（1）健康史

询问患者有无与水痘和带状疱疹患者接触史。

（2）身体状况

①生命体征：全身症状轻微。

②注意患者皮疹出现的顺序、分布和皮疹形态。

（3）心理—社会状况

因被隔离，患儿孤独感明显，烦躁、情绪低落、哭闹、依赖性强；家属因不了解病情而过于恐慌。

【护理诊断】

（1）皮肤完整性受损

皮疹与水痘病毒对皮肤的损害有关。

（2）有感染的危险

与抵抗力不强、疱疹继发感染有关。

（3）舒适改变

与瘙痒有关。

（4）体温过高

与水痘-带状疱疹病毒继发感染有关，或与皮肤继发感染有关。

（5）有传播感染的危险

与病原体散播有关。

（6）潜在并发症

皮肤继发感染、出血性水痘、水痘肺炎、病毒性脑炎等。

【护理措施】

（1）隔离

水痘有较强的传染性，患者是它唯一的传染源，一旦发现首先应立即隔离患者，隔离期为出疹后 7 天，疱疹全部结痂。水痘传染主要通过空气飞沫，或直接接触水痘疱疹液传播及接触污染的物品传播，所以在标准预防的基础上，还要采用飞沫传播和接触传播的防护措施。带状疱疹患者在条件允许的情况下尽量安排单间病房，不能住单间的患者要注意不要安排与免疫力低下的患者同住，保持室内空气的清新。对患者的衣服及被服进行彻底清洗消毒并曝晒。

（2）休息和活动

发热时应嘱患者卧床休息。

（3）皮肤护理

注意保持患者的皮肤清洁，给予宽松柔软的衣服，保持被服清洁干燥，以免造成患者的不适增加痒感。剪短患者的指甲，勤洗手，注意个人卫生，必要时用柔软纱布做成手套将手包裹起来，避免皮肤瘙痒时抓伤皮肤，引起继发感染。嘱患者水痘结痂后不要强抠，让其自行脱落，以免形成瘢痕。

(4) 饮食护理

给予高蛋白、高维生素、易消化的饮食，忌食辛辣等刺激及鱼虾等海产品，饮温开水，促进排泄；高热期多吃解毒的食物，如冬瓜、苦瓜、绿豆、赤豆、豆芽、竹笋等。

(5) 疼痛护理

带状疱疹引起的神经痛，不同患者的耐受力不同，疼痛所表现的程度也有所不同，故要根据患者的具体情况进行护理。必要时可遵医嘱给予镇痛剂和镇痛催眠药。疼痛剧烈者配以针刺选穴法等。

(6) 眼部护理

带状疱疹处于眼部者，应注意避光，不宜用手揉眼。分泌物多时，可外用生理盐水冲洗眼部。如有角膜溃疡，禁用冲洗，可用无菌棉签擦拭分泌物，防止眼睑粘连。角膜、结膜受累时，不宜长时间紧闭双眼，适当活动眼球，交替使用抗生素和抗病毒眼药水，滴药时动作轻柔。保持眼部卫生，外出时佩戴眼镜，严防感染。

(7) 发热护理

水痘患者出现中低度发热，不需用药，卧床休息，多饮水。如超过 38.5℃ 以上的高热，除多饮水以外，给予物理或药物降温，儿童禁用阿司匹林。使用物理或药物降温后半小时重测体温，观察降温效果。出汗较多者应及时更换衣裤、床单及被套，注意保暖，防止感冒。

(8) 病情观察

①认真观察体温、脉搏、呼吸、血压。

②观察皮疹的性质、范围、分布及有无继发感染。

③注意观察并发症相关表现：观察患者是否出现咳嗽、胸痛、呼吸困难等病毒性肺炎的症状，观察患者是否出现头痛、呕吐、发热、失语等病毒性脑炎的症状。

(9) 用药护理

①使用阿昔洛韦的注意事项：要注意观察胃肠道反应，及时监测肾功能。

②避免使用糖皮质激素及阿司匹林药物。使用糖皮质激素后，退热时间及皮疹消退时间明显延长，出现严重皮疹，使病情加重。使用阿司匹林会增加水痘并发症的机会，引起脑炎、瑞氏综合征。

【健康教育】

（1）对院外人群的宣教	（2）对住院患者及家属的指导
在学校、社区等地方进行水痘和带状疱疹相关知识的普及教育。使群众了解相关知识，采取有针对性的防范措施，及时就诊。	让患者了解疾病的知识；经常开窗通气保持病室空气新鲜、流通，温、湿度适宜，环境安静、舒适。注意保护皮肤，不要因皮肤瘙痒将水疱或皮肤抓破；加强营养，摄入高蛋白、高维生素、低脂肪且易消化的食物，增强机体抵抗力，忌食辛辣及刺激性和海鲜等食物。

【预防】

目前主要是预防水痘，目前尚无有效办法直接预防带状疱疹。

（1）患者应予呼吸道隔离至全部疱疹结痂，其污染物、用具可用煮沸或日晒等方法进行消毒。	（2）对于免疫功能低下、正在使用免疫抑制剂治疗的患者或孕妇等，如有接触史，可肌注丙种球蛋白或注射带状疱疹免疫球蛋白，以减轻病情。

第八节 传染性单核细胞增多症

传染性单核细胞增多症（IM）是主要由 EB 病毒（EBV）原发感染所致的急性疾病。典型临床三联征为发热、咽峡炎和淋巴结肿大，可合并肝脾大，外周淋巴细胞及异型淋巴细胞增高。病程常呈自限性。多数预后良好，少数可出现噬血综合征等严重并发症。根据血清学调查，我国 3~5 岁儿童的 EB 病毒 VCA（衣壳抗原）-IgG 抗体阳性率达 90% 以上，而近年来传染性单核细胞增多症在成年人中的发病率也呈上升趋势。

【病原学】

EB 病毒是本病的病原体，属疱疹病毒科 7 疱疹病毒亚科。成熟的

EB 病毒呈球形，核心为一根双股螺旋 DNA 组成。在病毒颗粒中，其基因组呈线状，但在感染的细胞内，病毒 DNA 存在两种形式，一是以线状 DNA 整合于宿主细胞染色体 DNA 中；而另一种环形分子游离于宿主细胞 DNA 外，两种形式的病毒 DNA 分子依宿主细胞不同可单独存在或并存。在人体内，EB 病毒最先感染 B 淋巴细胞，随后可感染上皮细胞、T 淋巴细胞、NK 细胞、平滑肌细胞及单核细胞等多种细胞。

【流行病学】

(1) 传染源

人是 EB 病毒的贮存宿主，患者和 EB 病毒携带者为传染源。病毒在口咽部上皮细胞内增殖，唾液中含有大量病毒，排毒时间可持续数周至数月。EBV 感染后长期病毒携带者，可持续或间断排毒达数年之久。

(2) 传播途径

主要经口密切接触而传播（口-口传播），飞沫传播并不重要。偶可通过输血传播。

(3) 易感人群

本病多见于儿童和少年。西方发达国家发病高峰为青少年，我国儿童发病高峰在学龄前和学龄儿童。15 岁以上青年中部分呈现典型发病（临床与亚临床感染之比为 1:2~1:4），EBV 抗体和嗜异性抗体均阳性。10 岁以上 EBV 抗体阳性率为 86%，发病后可获得持久免疫力。

(4) 流行特征

全年均有发病，以晚秋初冬为高发。

【临床表现】

潜伏期儿童 9~11 天，成人通常为 4~7 周。

起病急缓不一，症状呈多样性，约 40% 有全身不适、头痛、畏寒、鼻塞、食欲缺乏、恶心、呕吐、轻度腹泻等前驱症状。本病病程 2~3 周，少数可延至数月。发病期典型表现如下。

(1) 发热

除极轻型病例外，均有发热，体温在 38.5~40℃，无固定热型，部分患者伴畏寒、寒战，热程不一，数天至数周，也有长达 2~4 个月者，热渐退或骤退，多伴有出汗。病程早期可有相对缓脉。

（2）淋巴结肿大

70%患者有明显淋巴结肿大，在病程第一周内即可出现，浅表淋巴结普遍受累，以颈部淋巴结最为常见，腋下、腹股沟次之，纵隔、肠系膜淋巴结偶尔亦可累及。直径 1~4cm，呈中等硬度，无粘连及明显压痛。肠系膜淋巴结受累可引起腹痛等症状，常在热退后数周消退。

（3）咽峡炎

半数以上患者有咽痛及咽峡炎症状，患者咽部、扁桃体、腭垂充血肿胀，少数扁桃体上有溃疡，被覆较厚的奶油色分泌物，在 24~36 小时融合或消失，一般不侵及咽部黏膜。咽和鼻黏膜充血及水肿，严重的咽部水肿可引起吞咽困难及气道阻塞。

（4）肝、脾大

大约 10%病例肝大，多在肋下 2cm 以内，ALT 升高者可达 2/3，部分患者有黄疸，半数患者有轻度脾大，有疼痛及压痛，偶可发生脾破裂。

（5）皮疹

约 10%的病例出现皮疹，呈多形性，有斑丘疹、猩红热样皮疹、结节性红斑、荨麻疹等，偶呈出血性。多见于躯干部，常在起病后 1~2 周内出现，3~7 天消退，无色素沉着及脱屑。

（6）神经系统症状

神经系统较少被累及，表现为急性无菌性脑膜炎、脑膜脑炎、脑干脑炎、周围神经炎等，临床上可出现相应的症状；脑脊液中可有中等度蛋白质和淋巴细胞增多，并可见异常淋巴细胞；预后大多良好，病情危重者痊愈后也多不留后遗症。

（7）并发症

可并发咽喉部溶血性链球菌感染、脾破裂、胃肠道出血、自身免疫溶血性贫血、再生障碍性贫血、粒细胞缺乏及血小板减少症等。

【辅助检查】

（1）血象

血象改变是本病的特征之一。早期白细胞总数可正常或偏低，以后逐渐升高，异型淋巴细胞增多可达 10%~30%。异型淋巴细胞超过 10%或其绝对数超过 $1.0 \times 10^9/L$，具有诊断价值。常见血小板计数减少。

（2）EB病毒抗体测定

人体受EB病毒感染后，可以产生膜壳抗体、抗膜抗体、补体结合抗体、病毒相关核抗体等。用免疫荧光法和EIA法可检测EB病毒特异性抗体，有助于嗜异性凝集试验阴性EB病毒感染者的诊断。膜壳抗体IgM型灵敏性与特异性较高，是新近EB病毒感染的标志。

（3）嗜异性凝集试验

又称Paul-Bunnell反应，是标准的诊断性试验。患者血清中常含有属于IgM的嗜异性抗体，可与绵羊或马红细胞凝集，阳性率达80%~90%，效价高于1:64具有诊断意义。若连续测定嗜异性抗体凝集度有上升趋势，其诊断价值更大。嗜异性凝集试验阳性有诊断意义，但阴性亦不能排除诊断。

（4）病毒核酸检测

实时PCR检测标本中的EBV DNA有较高的敏感性和特异性。患者外周血中EB病毒载量在2周内达到峰值，随后很快下降，病程3周左右消失。EB病毒DNA阳性提示机体存在活动性EB病毒感染，但不能判断是原发感染还是既往感染再激活。

【治疗原则】

本病多为自限性，预后良好，一般不需要特殊治疗，主要为对症治疗。

（1）对症治疗

高热患者酌情补液；休克者给予补充血容量及血管活性药物治疗；出血者给予止血药物；脑水肿者给予甘露醇脱水；急性期特别是并发肝炎时应卧床休息，有肝损伤时按病毒性肝炎对症治疗，抗菌药物对本病无效，仅在咽部、扁桃体继发细菌感染时选用，一般采用青霉素。若给予氨苄西林，约95%患者可出现皮疹，通常在给药1周后或停药后发生，可能与本病的免疫异常有关，故氨苄西林在本病中不宜使用。早期应用阿糖腺苷、阿昔洛韦、干扰素等抗病毒制剂有一定治疗作用。

肾上腺皮质激素具有缩短热程、缩小淋巴结和改善全身症状的作用，可用于重症患者，如咽部、喉头有严重水肿，出现神经系统并发症、血小板减少性紫癜、心肌炎、心包炎等，可改善症状，消除炎症，及时应用可避免气管切开；但一般病例不宜采用。另外，应随时警惕脾破裂的发生，及时确诊，迅速补充血容量，输血和进行脾切除，常可使患者获救。

（2）中医治疗

中医学认为本病属风湿夹痰，故以疏风化痰、清热消结为治则。并发脑膜炎者则提示湿热犯心包，应以清热、安神、平肝熄风以治之。

【护理评估】

（1）健康史

患者有无 EB 病毒患者接触史，有无主要症状及其特点。

（2）身体状况

①生命征：起病急缓不一，有轻度前驱症状。

②注意发病期的典型症状：常有发热，淋巴结肿大，咽峡炎，肝、脾大及皮疹等。

③并发症。注意有无脾破裂，胃肠道出血等并发症。

（3）心理—社会状况

本病多见于儿童，因被隔离，患儿情绪低落，依赖性强，做好患儿的情绪安慰；亲属对该病的认知程度、预后情况及隔离治疗的认识。

【护理诊断】

（1）体温过高

与 EB 病毒继发感染有关。

（2）营养失调

与食欲缺乏、严重咽痛及咽峡炎有关。

（3）腹痛

与轻度腹泻，肠系膜淋巴结受累及脾大有关。

（4）舒适改变

与皮肤瘙痒有关。

（5）潜在并发症

咽喉部溶血性链球菌感染、再生障碍性贫血、粒细胞缺乏及血小板减少症等。

【护理措施】

（1）隔离

一旦确诊，严格隔离，在标准预防的基础上，还应采用接触传播和飞沫传播的隔离和预防，护士进入隔离室前必须戴好口罩、帽子，穿隔离衣，工作人员的手或皮肤有破损时应避免接触患者，一旦接触患者或污染物品，应及时消毒双手。患者的呼吸道分泌物应予以消毒后丢弃。

（2）休息与活动

急性期严格卧床休息，减少不必要的活动，以减轻体力消耗，护士应协助患者做好生活护理。保持病房环境安静、空气清新，确保患者能充分休息。

（3）保证营养供给

给予清淡、易消化的高热量、高蛋白、高维生素的流质或半流质饮食，少量多餐，鼓励多饮水。避免干硬、粗糙和辛辣酸咸等刺激性食物，食物温度可偏凉，以减少进食时咽部疼痛。

（4）口腔护理

嘱患者晨晚刷牙，若为卧床患者，协助患者做口腔护理，每餐后用温开水或朵贝液含漱，保持口腔卫生，促进食欲，预防口腔感染。口唇干裂时可涂液状石蜡或唇膏。

（5）病情观察

①监测体温：定时测量体温，体温高于 38.5℃ 时根据病情选择不同的降温方法，如冰袋外敷、乙醇或温水擦浴或遵医嘱给予药物降温治疗，降温 30 分钟后复测体温，观察降温效果，并进行记录。

②观察咽部充血、水肿、疼痛程度，重视患者主诉，观察有无渗出物及灰白色假膜形成，遵医嘱可用含片缓解咽部不适。

③观察淋巴结肿大的情况：注意淋巴结肿大部位、大小、质地，是否有压痛，肠系膜淋巴结肿大可引起腹痛及压痛，避免挤压肿大的淋巴结。

④观察脾大的情况：多数患者在病程 2 周时开始出现脾大，应避免剧烈活动，避免撞击腹部，防止外伤引起脾破裂。

⑤观察有无头痛、视物模糊、眩晕、嗜睡、惊厥、昏迷、脑膜刺激征等，及时发现神经系统严重并发症，一旦发现，立即报告医生进行处理。

(6) 皮肤护理

保持皮肤清洁、干燥。每日温水擦浴，穿柔软宽松舒适的棉质衣裤，剪短指甲，避免抓挠皮疹，引起感染。必要时可遵医嘱用药减轻皮肤瘙痒。小儿大便次数增多时，应注意清洗肛周，可涂抹护臀膏，防止出现臀红。

(7) 用药护理

严密观察药物的治疗效果和不良反应。使用抗病毒药物更昔洛韦时，应注意患者有无出现骨髓抑制的情况，若有贫血、血小板或中性粒细胞的减少可遵医嘱减量或停药。

(8) 心理护理

本病发热时间长且多数呈高热，病情复杂，恢复慢等原因，患者常表现出焦虑和紧张心理。应营造温馨的治疗环境，主动与患者交流，告知本病属自限性疾病，预后良好，稳定患者情绪，使其更好地配合治疗和护理工作，促进患者的康复。

【健康教育】

（1）嘱患者出院后应注意休息，避免剧烈运动，防止外伤性脾破裂。

（2）按时门诊随访，定期复查。

【预防】

本病尚无有效的预防措施。主张急性期应呼吸道隔离，其呼吸道分泌物宜用漂白粉、氯胺或煮沸消毒，但也有认为隔离患者并无必要。患者身体恢复后，病毒血症可能持续长达数月，故如为献血员，其献血期限必须至少延至发病后6个月。

第九节 巨细胞病毒感染

巨细胞病毒感染是人巨细胞病毒（HCMV）引起的一种全身性感染综合征。本病的特征性病变是受感染细胞体积增大，细胞质和细胞核内出现包涵体，故又称巨细胞包涵体病。感染后能引起全身多个组织器官病变，如泌尿生殖系统、中枢神经系统、肝脏、肺、血液循环系统等。

绝大多数人巨细胞病毒感染者临床上无任何症状，呈隐性或亚临床感染，免疫功能低下者常呈弥漫性病变，严重者甚至死亡。目前还没有疫苗上市。成年人巨细胞病毒感染和免疫功能有密切关系。如因器官移植而接受免疫抑制药治疗者，常因所供器官和输入血液中有潜伏病毒，或免疫抑制使潜伏的病毒活化而发病，艾滋病患者的巨细胞病毒感染发病率高。

【病原学】

人巨细胞病毒是人类疱疹病毒组中最大的一种病毒，呈球形。只能在人成纤维细胞的组织培养中增殖，其特点为细胞膨胀、变圆、细胞及核变大，核周围出现一轮"晕"的大型嗜酸性包涵体，因而又称"巨细胞包涵体病"。

人巨细胞病毒不耐酸，亦不耐热，在20%乙醚中最多可存活2小时，当pH<5时，或置于56℃30分钟，或紫外线照射5分钟可被灭活。

【流行病学】

（1）传染源

患者及隐性感染者可长期或间歇自唾液、尿液、精液、血液、乳汁或宫颈分泌物中排出病毒，是本病的主要感染源。

（2）传播途径

①垂直传播：人巨细胞病毒是引起宫内感染的最常见病毒之一，妊娠期巨细胞病毒可通过胎盘传播给胎儿。分娩时也可经产道传播给新生儿。

②水平传播：主要通过由接触人巨细胞病毒阳性患者的血液、体液和分泌物而获得感染。

③医源性传播：可经输血、器官移植、体外循环、手术等方式传播。免疫功能正常者发生的医源性人巨细胞病毒感染，95%以上无症状；而免疫力低下的患者病情可较严重，甚至危及生命。

④性传播：病毒常常存在于泌尿生殖道的分泌物、精液或子宫颈分泌物中，所以通过性交可直接传播。

（3）人群易感性

人是人巨细胞病毒的唯一宿主。机体对人巨细胞病毒的易感性取决于年龄、免疫功能状态、社会经济情况等因素。宫内未成熟胎儿最易感，可导致多种畸形，甚至死亡。年长儿童及青壮年以隐性感染居多。而当宿主免疫力低下时，潜伏的病毒会活化而发病。艾滋病患者的人巨细胞病毒感染发病率高。

（4）流行特征

巨细胞病毒遍布世界各地，一年四季均可发病。

【临床表现】

（1）先天性感染

妊娠期妇女人巨细胞病毒宫内感染可造成死胎、流产、早产。先天性人巨细胞病毒感染的新生儿中，约90%为隐性感染，仅10%表现为临床感染，其中5%于出生时或出生后不久出现典型的巨细胞包涵体病，另外5%症状不典型，但也可发展为慢性感染，病程长，表现为听力或智力障碍等。在新生儿时期患者可有发热、咳嗽、气急、发绀、黄疸、肝脾大、紫癜、血尿、小头畸形或脑炎症状，如嗜睡、昏迷、脑性瘫痪等。

（2）获得性感染

①婴儿人巨细胞病毒感染：指出生时经产道或哺乳感染者。一般在生后3~9周出现病毒尿。60%~80%的婴儿在生后2~4个月发病，症状轻，多数为亚临床型可有轻至中度黄疸，肝大、肝功能异常，是婴儿肝炎综合征常见的病因之一。偶可发生间质性肺炎。

②儿童巨细胞病毒感染：无症状，部分有发热、皮疹、颈淋巴结肿大、肝大等，血常规异形淋巴细胞增高，少数患儿有肺炎、肠炎、心肌炎、偶发多发性神经炎。

③成年人巨细胞病毒感染：多为隐性，在免疫功能正常者亦可以单核细胞增多症为主要表现。症状与儿童巨细胞病毒感染相似，但发热时间较长，淋巴结肿大及肝大较儿童少见。病程中可出现一过性免疫异常，包括冷凝集素、混合 IgG-M 冷球蛋白、抗球蛋白因子阳性。虽然病程较长，最终恢复并无后遗症。

【辅助检查】

（1）血象检查

白细胞计数升高，淋巴细胞增多，出现异型淋巴细胞，常占白细胞总数的 10% 以上。肝功能检查可示谷丙转氨酶（ALT）升高。

（2）病毒分离

最容易分离到病毒的标本是尿液、血液、咽部或宫颈分泌物，将标本接种到人成纤维细胞内培养，可分离出巨细胞病毒。由于巨细胞病毒复制周期长，产生特异性细胞病变慢，因而不能满足临床早期诊断的要求。

（3）抗体检测

较为广泛的使用检测技术可通过检测血清中的 IgG 和 IgM 抗巨细胞病毒，以间接证实体内人巨细胞病毒的存在。IgG 阳性说明过去有巨细胞病毒感染，若巨细胞病毒 IgG 滴度于病程中呈 4 倍以上升高，亦提示为急性感染。IgM 一般在感染后 10~14 天检出，6~8 周达高峰，12~16 周消失，阳性则提示有活动性感染。IgM 检测快速、方便，为目前临床常用的检测手段。

（4）抗原检测

用单克隆抗体酶联免疫夹心法可直接检测分泌物、体液或细胞等标本中的人巨细胞病毒抗原，不仅敏感快速，还可排除感染细胞中非特异性 IgG-Fc 受体所导致的假阳性反应。

（5）核酸检测

可用 PCR 检测血清、尿标本中的 HCMV-DNA，也可用 RT-PCR 检测 HCMV-mRNA。阳性提示 HCMV 感染，有该病毒复制，但不一定就是 HCMV 病。

【治疗原则】

孕妇在妊娠早期发现有原发巨细胞病毒感染时，应尽快终止妊娠。妊娠中、晚期感染者应进一步检查胎儿有无畸形而采取相应的治疗措施。对于有临床症状或者先天巨细胞病毒患者可用抗病毒药物治疗，常用以下药物。

（1）更昔洛韦

是目前治疗人巨细胞病毒感染的首选药物，可在受感染的细胞中抑制巨细胞病毒 DNA 聚合酶的活性。本品口服生物利用度较低，故常用静脉给药。更昔洛韦的主要不良反应是肝功能损害，白细胞、血小板减少，静滴局部肿痛，皮疹、恶心、呕吐和头痛等。本药对巨细胞病毒性肺炎无效。

（2）膦甲酸钠

是一种非竞争性巨细胞病毒 DNA 聚合酶抑制剂。常用于不能耐受更昔洛韦治疗或更昔洛韦治疗无效的患者。主要不良反应是肾毒性、电解质紊乱、胃肠不适、恶心、头痛、乏力、贫血等。

（3）缬更昔洛韦

为更昔洛韦的前体，口服后迅速转化为更昔洛韦，用于治疗艾滋病患者的人巨细胞病毒视网膜炎，以及预防高危移植受体的人巨细胞病毒病。

（4）阿昔洛韦

是一种抑制疱疹病毒的广谱抗病毒药物。由于人巨细胞病毒缺乏病毒特异性胸腺嘧啶核苷激酶，因而该药对治疗人巨细胞病毒病无效，但能减少器官移植后症状人巨细胞病毒病的发生率。

（5）高效价人巨细胞病毒免疫球蛋白

可以中和人巨细胞病毒，阻止其细胞毒性 T 淋巴细胞效应，减轻组织损害，对病情危重患者可以与抗病毒药联合应用。

【护理评估】

（1）健康史

患者有无接触人巨细胞病毒阳性患者的血液、体液和分泌物接触史；有无输血，器官移植等手术史；新生儿有无人巨细胞病毒阳性病史。

（2）身体状况

①新生儿为先天性感染，儿童及成人发病症状相似，大部分为隐性感染，多在免疫功能低下时呈弥漫性病变。

②全身症状：症状较轻，部分有发热、皮疹、颈淋巴结肿大等。新生儿发病期有气急、发绀、黄疸、小头畸形或脑炎等。

③并发症：黄疸、肺炎、视力障碍等。

（3）心理—社会状况

患者及其亲属对人巨细胞病毒感染的认识程度、心理状态和预后情况的认知，患者的家庭成员组成对其的关怀程度等。

【护理诊断】

(1) 知识缺乏

缺少卫生宣传，应养成良好的个人卫生及公共卫生习惯。

(2) 免疫力低下

与消耗性疾病及器官移植等手术有关。

(3) 潜在并发症

肝炎、黄疸等。

【护理措施】

(1) 隔离

本病应采用接触传播和飞沫传播的隔离与预防，医护人员接触患者时应戴口罩、帽子和手套，对人巨细胞病毒感染者的分泌物和排泄物需进行严格消毒。

(2) 病情观察

①定时监测体温：本病发热特点为维持 1~2 小时，出汗后可自行退热，若患者体温持续高于 38.5℃，应给予冰敷、乙醇擦浴等物理降温或遵医嘱进行药物降温，并准确记录体温的变化及规律。

②注意每天观察皮肤有无黄疸及其深度变化，保持患者大小便通畅，以利于黄疸消退。

③密切观察呼吸频率、节律及深浅度的变化，并发急性呼吸窘迫综合征的患者，可采用无创面正压给氧，提高机体氧分压，改善缺氧症状，增加肺泡通气量，改善呼吸功能。

(3) 对症护理

①保证呼吸道通畅：对重症患者并发肺炎者取半坐卧位，常规持续氧气吸入 3L/min，遵医嘱给予雾化吸入稀释痰液及控制感染，协助患者排痰。指导患者进行有效咳嗽，先进行 5~6 次深呼吸，在吸气后张口，然后咳嗽，将痰液咳至咽部，再迅速将痰咳出。

②保持口腔清洁：给予口腔护理，进食后、睡觉前可用呋喃西林溶液或朵贝尔溶液漱口，预防口腔感染，密切注意患者口腔黏膜有无感染、溃疡等，遵医嘱及时给予治疗。

③防止跌倒：并发视力障碍的患者，应专人看护，协助患者做好生活护理，必要时加床档，保证患者的安全。

（4）用药护理	（5）正确留取尿标本
严格遵医嘱给药，严密观察药物的治疗效果和不良反应，遵医嘱监测血常规和肝肾功能。	避免尿标本产生假阴性，由于肾小管为间歇性排出人巨细胞病毒颗粒，若处于不排毒阶段，检测尿标本会产生假阴性。在留取尿标本检测抗体时，需要连续 2 次留取晨尿。

【健康教育】

（1）加强卫生宣传教育，养成良好的个人卫生及公共卫生习惯。	（2）加强锻炼身体，提高身体素质，增强机体免疫能力。

（3）而对于孕妇或有慢性消耗性疾病、免疫力低下等患者要注意保护，远离传染源。

【预防】

积极宣传巨细胞病毒感染的预防措施，特别要加强对妊娠期妇女的围生期医学检查，发现人巨细胞病毒感染者，从优生的角度出发，可考虑终止妊娠。

（1）传染源的管理	（2）切断传播途径
患者的分泌物和排泄物应予消毒处理；对已有宫内感染的新生儿进行适当的隔离。由于隐性感染者甚多，传染源的管理非常困难。	应重视献血者、器官移植供体的抗人巨细胞病毒抗体、人巨细胞病毒 DNA 的筛查，尽量选用人巨细胞病毒血清学和病毒学阴性的供体。人巨细胞病毒阳性的母亲应避免母乳喂养。原发性感染者如怀孕，应终止妊娠。良好的卫生、生活习惯也有助于防止人巨细胞病毒感染。

（3）保护易感人群

①抗病毒预防：口服更昔洛韦可有效预防器官移植患者感染人巨细胞病毒，阿昔洛韦对人巨细胞病毒感染的疗效较差，但对预防肾移植受体人巨细胞病毒感染有明显的效果。

②被动免疫：可应用高效价免疫球蛋白，但费用较高，临床上积累的经验不多。

③注射疫苗：目前尚无人巨细胞病毒疫苗广泛应用于临床。由于活疫苗因巨细胞病毒持续存在可能导致长期毒性、潜伏性和传染性而颇受争议。目前使用和研制的是减毒和亚单位疫苗。

第十节 手足口病

手足口病（HFMD）是由一组肠道病毒引起的急性传染病，其中以柯萨奇病毒 A 组 16 型（Cox A16）和肠道病毒 71 型（EV71）感染最常见。主要通过密切接触传播，一年四季都可发病，以夏、秋季节最多。多发生于 10 岁以下的婴幼儿，以手、足、口腔等部位皮肤黏膜的皮疹、疱疹、溃疡为典型表现，少数患儿可引起心肌炎、肺水肿、无菌性脑脊髓膜炎、脑炎等并发症，个别重症患儿病情发展快，导致死亡。卫生部 2008 年 5 月 2 日决定，将手足口病列入传染病防治法规定的丙类传染病进行管理，是必须监测管理的传染病，发现后 24 小时内上报。

【病原学】

引起手足口病的病毒种类很多，主要为小 RNA 病毒科肠道病毒属的柯萨奇病毒、埃可病毒和新肠道病毒。CoxA 组的 16、4、5、7、9、10 型，CoxB 组的 2、5、13 型，以及 EV 71 型均为手足口病较常见的病原体，最常见为 CoxA 16 及 EV 71 型。肠道病毒是单链 RNA 病毒，属于小 RNA 病毒科。

肠道病毒适合在湿、热的环境下生存与传播，对乙醚、乙醇、来苏尔液等消毒剂及去污剂和弱酸有抵抗力，75%乙醇和 5%来苏尔液也不能将其灭活，人的胃酸、胆汁不易将其杀死，在污水或含有机物的水中可长期存活。但病毒对紫外线及干燥敏感。各种氧化剂（高锰酸钾、漂白粉等）、甲醛、碘酊都能灭活病毒。病毒在 50℃可被迅速灭活。

【流行病学】

(1) 传染源

患儿和隐性感染者为传染源，流行期间，患儿为主要传染源。患儿咽部排出病毒持续 1~2 周，粪便排出病毒持续 3~5 周，疱疹液中含有大量病毒，破溃时病毒即溢出。带毒者和轻型散发病例是流行间歇和流行期的主要传染源。

(2) 传播途径

主要通过人群间的密切接触和经粪口传播。

①日常接触传播：患儿唾液、疱疹液、粪便等污染手、食物、奶具、玩具、衣物等引起间接接触传播。

②空气飞沫传播：患儿咽喉分泌物及唾液中的病毒可通过空气飞沫传播。

③经水传播：接触被病毒污染的水源。

④医源性传播：门诊交叉感染和口腔器械消毒不严所致。

(3) 易感人群

人群对引起手足口病的肠道病毒普遍易感。感染后可诱生具有型和亚组特异性的中和抗体及肠道局部抗体，各型之间无交叉免疫，因此，机体可先后或同时感染多种不同血清型或亚组病毒。由于肠道病毒分布广泛、传染性强，多数人在婴幼儿时期已经感染当地流行的几种肠道病毒，到青少年和成年时期，多数已通过感染获得相应的免疫。

(4) 流行特征

手足口病分布极广泛，无严格地区性。四季均可发病，以 5~7 月为发病的高峰。本病常呈暴发流行后散在发生，该病流行期间，幼儿园和托儿所易发生集体感染。家庭也有此类发病集聚现象。此病传染性强，传播途径复杂，流行强度大，传播快，在短时间内即可造成大流行。

【临床表现】

(1) 一般病例

①全身症状：急性起病，发热。

②皮疹：手掌或脚掌部出现斑丘疹和疱疹，臀部或膝盖也可出现皮疹。皮疹周围有炎性红晕，疱内液体较少。口腔黏膜出现散在的疱疹，疼痛明显。

③伴随症状：可伴有咳嗽、流涕、食欲缺乏、恶心、呕吐和头痛等症状。部分病例仅表现为皮疹或疱疹性咽峡炎，预后良好。

（2）重症病例

少数病例（尤其是小于 3 岁者）可出现脑膜炎、脑炎、脑脊髓炎、肺水肿、循环障碍等，病情凶险，可致死亡或留有后遗症。

①神经系统表现：精神差、嗜睡、易惊、惊厥；头痛、呕吐；肢体肌肉痉挛、眼震、共济失调、眼球运动障碍；无力或弛缓性麻痹。查体可见脑膜刺激征、腱反射减弱或消失；危重病例可表现为昏迷、脑水肿、脑疝。

②呼吸系统表现：呼吸浅促、困难或节律改变，口唇发绀，口吐白色或咳粉红色、血性泡沫液（痰）；肺部可闻及湿啰音或痰鸣音。

③循环系统表现：面色灰暗、皮肤花斑、四肢发凉、指（趾）发绀；心率增快或减慢，脉搏浅速或减弱，甚至消失；血压升高或下降。

【辅助检查】

（1）血常规

轻症病例一般无明显改变，或白细胞计数轻度增高，以淋巴细胞增多为主。重症病例白细胞计数可明显升高（>15×10⁹ L）或显著降低（<2×10⁹/L），恢复期逐渐降至正常。

（2）血生化检查

部分病例可有轻度谷丙转氨酶（ALT）、谷草转氨酶（AST）、肌酸激酶同工酶（CK-MB）升高，病情危重者可有肌钙蛋白（cTnI）、血糖升高。

（3）脑脊液检查

神经系统受累时可表现为：外观清亮，压力增高，白细胞计数增多，多以单核细胞为主，蛋白正常或轻度增多，糖和氯化物正常。

（4）血气分析

轻症患儿血气分析在正常范围。重症患儿并发肺炎、肺水肿，在呼吸频率增快时可表现为呼吸性碱中毒，随病情加重会出现低氧血症、代谢性酸中毒；并发脑炎、脑水肿引起中枢性呼吸功能不全时还可出现呼吸性酸中毒、代谢性酸中毒。

（5）病原学检查

特异性柯萨奇 A16 型、EV71 核酸阳性或分离到柯萨奇 A16 型病毒或 EV71 病毒（自咽拭子或咽喉洗液、粪便或肛拭子、脑脊液或疱疹液以及脑、肺、脾、淋巴结等组织标本中分离到肠道病毒阳性）。

(6) 影像学检查

疾病早期胸部 X 线检查可无异常或仅有双肺纹理增粗模糊，中、晚期出现双肺大片浸润影及胸腔积液，进一步发展为神经源性肺水肿时，肺部 CT 表现为弥漫而无规律的斑片状、团絮状或片状边界模糊的密度增高影。当累及神经系统时，受累部位多表现为 T1WI 增强扫描显示强化，而 T2WI 序列可无明显强化信号。

【治疗原则】

(1) 一般治疗

①消毒隔离：患儿应在家中隔离，直到体温正常、皮疹消退及水疱结痂，一般需 2 周。患儿所用物品应彻底消毒，一般用含氯消毒液浸泡及煮沸消毒。不宜蒸煮或浸泡的物品可置于日光下暴晒。患儿粪便需经含氯的消毒剂消毒 2 小时后倾倒。

②口咽部疱疹治疗：每次餐后应用温水漱口，口腔有糜烂时可涂金霉素、鱼肝油。选西瓜霜、冰硼散、珠黄散等任一种敷口腔患处，每天 2~3 次。

③手足皮肤疱疹治疗：患儿衣服、被褥保持清洁干燥。剪短患儿指甲，必要时包裹双手，防止抓破皮疹，破溃感染。选冰硼散、金黄散、青黛散等任一种用蒸馏水稀释溶化后用消毒棉签蘸涂患处，每天 3~4 次。疱疹破裂者，局部涂擦 1%甲紫或抗生素软膏。

(2) 对症治疗

①低热或中度发热，可让患儿多饮水，如体温超过 38.5℃，可使用解热镇痛药，高热者给予头部冷敷和温水擦浴等物理降温。

②有咳嗽、咳痰者给予镇咳、祛痰药。

③呕吐、腹泻者予补液，纠正水、电解质、酸碱平衡紊乱。

④注意保护心、肝、肺、脑等重要脏器的功能。

(3) 病原治疗

手足口病目前还缺乏特异、高效的抗病毒药物，可酌情选用利巴韦林抗病毒治疗。

(4) 重症病例的治疗

除上述治疗外，应根据重症病例脏器受累情况采取相应的对症治疗，并严密观察病情变化。

1）神经系统受累

①控制颅内高压：限制入量，给予甘露醇静脉滴注。

②静脉注射免疫球蛋白。

③酌情应用糖皮质激素。

④其他对症治疗：如降温、镇静、止惊，必要时应用促进脑细胞恢复期药物，如神经节苷脂。

2）呼吸、循环衰竭

①保持呼吸道通畅，吸氧。呼吸功能障碍时，及时气管插管，使用正压机械通气。

②在维持血压稳定的情况下，限制液体入量。

③根据血压、循环的变化选用米力农、多巴胺、多巴酚丁胺等血管活性药物。

④保护重要脏器功能，维持内环境稳定。

⑤监测血糖变化，严重高血糖时可使用胰岛素。

⑥应用西咪替丁、奥美拉唑等抑制胃酸分泌。

⑦抗生素防治继发肺部细菌感染。

【护理评估】

（1）健康史

①病史：患病的起始时间，有无发热、发热的程度、热型；有无咳嗽、流涕等症状。既往检查、治疗经过及效果，目前的主要不适及用药。

②是否为发病的高峰季节，有无手足口病患者接触史。

（2）身体状况

①注意一般病儿手掌或脚掌、口腔及肛周是否出现斑丘疹和疱疹。

②注意重症病例神经、循环、呼吸系统症状的变化。

（3）心理—社会状况

①恐慌：本病传播途径复杂、传播速度快，短时间内可造成较大范围的流行；重症病例如不及时救治，可于短时间内危及生命，故流行期间在人群中可能会引起恐慌等严重的心理和社会问题。

②孤独：本病需要隔离，再加上疾病带来的痛苦，患者孤独感明显，

小儿因不适应陌生环境而烦躁、情绪低落、哭闹、依赖性强。患者及其亲属对手足口病的认识程度、心理状态，对住院及隔离治疗的认识，患者的家庭成员组成及其对患者的关怀程度等。

【护理诊断】

(1) 体温过高	(2) 皮肤完整性受损
与毒血症有关。	与肠道病毒引起的损伤症有关。
(3) 知识缺乏	**(4) 潜在并发症**
缺乏手足口病的相关知识和缺少宣教有关。	呼吸和循环衰竭、颅内病变。

【护理措施】

(1) 消毒隔离

手足口病一经确诊，应将患儿及时隔离在空气流通、清洁安静、温湿度适宜的病房。病房应用紫外线消毒灯每日照射 1~2 小时，患儿的一切用具应彻底清洁或在阳光下曝晒 1 小时以上；患儿的分泌物、排泄物用生石灰或 3% 漂白粉混悬液作用 2 小时后才能倒入厕所；对与患儿密切接触过的人应隔离 10 小时，并密切观察体温变化。医务人员应在流水下洗手，必要时用过氧乙酸溶液浸泡双手 3~5 分钟。手足口病的患儿待皮疹消退、水疱结痂脱落、体温恢复正常后才能解除隔离。

(2) 休息	**(3) 饮食**
急性期应卧床休息，避免哭闹，减少消耗。	患儿因发热、口腔疱疹，给予温凉、清淡易消化富含维生素的流食或半流食，少量多餐，避免刺激性食物，如辛辣、过咸等食物，减少对口腔黏膜的刺激。发热时多饮水。口腔疼痛不能进食者，静脉滴注补充营养。

(4) 病情观察

①严密观察生命征、神志、尿量等病情变化。
②注意有无严重并发症，如弥散性血管内凝血、呼吸衰竭、心力衰竭、脑膜炎等。

③观察皮疹分布及形态，有无继发感染。

④观察病情恶化征兆，具有以下情况者，尤其是 3 岁以下患儿，有可能在短期内发展为危重病例：持续高热不退，末梢循环不良，呼吸、心率明显增快，精神差、呕吐、肢体无力、抽搐，外周血白细胞计数明显增高，高血糖、高血压或低血压。

（5）口腔护理

患者因口腔溃疡出现拒食、哭闹，饭前饭后应用 0.9% 氯化钠溶液漱口，保持口腔清洁。必要时可用 3% 碳酸氢钠液涂擦口腔溃疡面，动作要轻柔，尽量减轻对溃疡部和患儿的刺激。

（6）体温过高的护理

多饮水，一般体温在 38.5℃ 以下的患儿可给予物理降温，如体温在 38.5℃ 以上，应遵医嘱及时给予药物降温，如使用布洛芬混悬液（如美林），以防发生体温过高引起患儿惊厥或抽搐。

（7）皮疹的护理

保持皮肤、衣被清洁，衣着宽松、柔软；剪短指甲，防止抓破皮疹；臀部有皮疹时保持臀部清洁干燥；手足部皮疹初期可涂炉甘石洗剂，若有疱疹形成或疱疹破溃时可涂 0.5% 碘伏。

（8）高热惊厥的护理

惊厥发作后，用开口器从臼齿处放入，防止舌咬伤，及时清除口腔分泌物，防止窒息。

（9）用药护理

遵医嘱用药，严密观察疗效及不良反应。使用脱水剂时，应快速静脉滴注或静脉注射，同时注意观察患儿的呼吸、心率、血压、瞳孔和神志等改变；使用糖皮质激素时，应注意控制用药速度，并逐渐减量，注意防止继发细菌感染和出血。

（10）心理护理

由于患儿手足及口腔疼痛及溃烂，影响进食和活动，患儿及家属焦虑、恐惧。护士应主动关心，多做思想工作，消除焦虑、恐惧。鼓励患儿进食，帮助其树立战胜疾病的信心。

【健康教育】

（1）流行期间，幼儿园、托儿所等儿童较集中的机构应加强空气消毒等。做好晨间体检，发现疑似病例立即隔离。

（2）做好疾病有关的知识教育：手足口病是婴幼儿常见的传染病，其特点是传播快、感染性强，公共场所和幼儿园是本病的流行场所，对幼儿园的工作人员及家长宣传手足口病的临床表现、流行特征、预防措施知识；对已患过手足口病的患儿，应嘱其家长在 2 周内不要将其送幼儿园或到公共场所。流行期间不带孩子到人群密集、空气流通差的公共场所，避免接触患病儿童。教会家长做好口腔皮肤护理，教会孩子养成良好的卫生习惯，加强锻炼，注意营养。本病为自限性疾病，大多预后良好。

【预防】

（1）管理传染源

对患者及隐性感染者进行呼吸道、消化道及接触隔离 7~10 日。

（2）切断传播途径

保持良好的卫生习惯，做到饭前便后洗手，不食生冷、不洁食物。对被污染的日常用品用含氯消毒剂溶液擦拭消毒，作用时间为 30 分钟，或用 0.3% 过氧乙酸，作用时间为 60 分钟，也可用紫外线灯直接照射 30 分钟。食具、饮具用 250mg/ml 含氯消毒剂溶液浸泡，作用时间 30 分钟。患儿粪便及其他排泄物用 3% 漂白粉澄清液消毒，衣物置阳光下暴晒。日常生活垃圾应用双层塑料袋封口后焚烧。托幼机构应做好晨间检查，发现疑似患儿，及时隔离治疗。

（3）保护易感人群

目前本病尚无特异性预防方法。在疾病流行期间，尽量少让孩子到拥挤的公共场所，减少被感染的机会；在伴有严重并发症的手足口病流行地区，密切接触患者的体弱婴幼儿可肌注丙球蛋白。

第十一节　病毒性肝炎

病毒性肝炎是由多种肝炎病毒引起的、以肝脏损害为主要表现的一组全身性传染病，具有传染性强、传播途径复杂、流行广泛、发病率较高等特点。目前按病原学明确分类的有 5 种：甲型肝炎病毒（HAV），乙型肝炎病毒（HBV），丙型肝炎病毒（HCV），丁型肝炎病毒（HDV）和戊型肝炎病毒（HEV）。其中甲型和戊型主要表现为急性肝炎，一般不转为慢性，乙型、丙型和丁型肝炎主要表现为慢性肝炎并可发展为肝硬化和肝细胞癌。各型病毒性肝炎的临床表现相似，以疲乏、食欲缺乏、厌油、肝功能异常为主，部分病例出现黄疸。

【病原学】

（1）甲型病毒性肝炎

甲型肝炎病毒（HAV）属于嗜肝 RNA 病毒属仅有的一种，无包膜，呈球形，由 32 个壳粒组成 20 面体对称核衣壳，内含单股线形正链 RNA，全基因约含 7500 个核苷酸。形态与其他小核糖核酸病毒一样。

HAV 抵抗力较强，能耐受 56℃ 30 分钟，室温 1 周。在干粪中 25℃能存活 30 天。在贝壳类动物、污水、淡水、海水、泥土中能存活数月。60℃ 12 小时部分灭活；煮沸 5 分钟全部灭活。紫外线（1.1W，0.9cm 深）1 分钟，3%甲醛 25℃ 5 分钟均可灭活。70%乙醇 25℃ 3 分钟可部分灭活。

（2）乙型病毒性肝炎

乙型肝炎病毒（HBV）属嗜肝 DNA 病毒，有包膜，病毒颗粒为直径 42nm 的圆球形。在病毒感染者的外周血中还有直径 22nm 的圆形和管形颗粒。这种颗粒为乙型肝炎表面抗原，没有核酸，无传染性。

乙型肝炎病毒对外界环境抵抗力较强，能耐受 60℃ 4 小时及一般浓度的消毒剂。高压灭菌法或 100℃加热 10 分钟可使 HBV 灭活失去感染性，乙型肝炎病毒对过氧乙酸、漂白粉溶液、次氯酸钠、环氧乙烷等化学试剂较敏感。

（3）丙型病毒性肝炎

丙型肝炎病毒（HCV）由于在血液中浓度极低（100～1000 个病毒颗粒/毫升），因而未能直接观察到 HCV 病毒颗粒，HCV 为直径 55nm 的球形颗粒，去包膜后为直径 33nm 的核心蛋白包被的核心部分，内含全长约 9400 个核苷酸的单股正链 RNA 基因组。

氯仿（10%～20%）、甲醛（1∶1000）6 小时及 60℃ 10 小时可使 HCV 灭活。

（4）丁型病毒性肝炎

丁型肝炎病毒（HDV）是一种缺陷 RNA 病毒，必须有 HBV 或其他嗜肝 DNA 病毒（如 WHV）的辅助才能复制、表达抗原及引起肝损害。但在细胞核内的 HDV-RNA 则无需 HBV 的辅助而能自行复制。HDV 定位于肝细胞核和细胞质内，在血液中由 HBsAg 所包被，形成 35～37nm 颗粒。HDV 呈球形，基因组由一条单股环状闭合负链 RNA 组成，内含 1780 个核苷酸。HDV 可与 HBV 同时感染人体，也可以在 HBV 感染的基础上引起重叠感染。当 HBV 感染结束时，HDV 感染亦随之而结束。

（5）戊型病毒性肝炎

戊型肝炎病毒（HEV）呈球状，无包膜，基因组为单股正链 RNA。HEV 主要在肝细胞内复制，通过胆汁排出，并持续存在至 ALT 恢复正常。戊型肝炎病毒对外界抵抗力不强，加热灭活病毒比较容易。

【流行病学】

（1）传染源

患者和亚临床感染者都可成为五型肝炎的传染源。甲型和戊型肝炎患者从粪便中排出病原体。乙、丙、丁型肝炎患者则通过血液和体液而排出病原体。

①患者：甲型肝炎患者绝大多数为急性。慢性患者和病毒携带者极少见，作为传染源的可能性极小。急性乙型肝炎患者在我国少见，成人急性患者的传染期从起病前数周开始，并持续于整个急性期。慢性患者和病毒携带者是乙型肝炎的主要传染源，其传染性贯穿于整个病程。急性丙型肝炎黄疸型患者仅占 25%，因此无黄疸型急性患者的流行病学意义更大。急性丙型肝炎患者中 50% 以上转为慢性，因而慢性患者是丙型肝炎的主要传染源。丁型肝炎患者发生于 HBV 感染的基础之上，也是以慢性患者与携带者为主。戊型肝炎以急性患者为主。HEV 隐性感染者多见于儿童，成人则多表现为显性感染而成为患者。

②病毒携带者：只有乙、丙、丁、戊型肝炎病毒和（输血传播的肝炎病毒）TTV 存在病毒携带者。

（2）传播途径

①粪-口传播：甲型和戊型肝炎都以粪-口为主要传播途径。日常生

活接触传播是散发性发病的主要传播方式。水和食物的传播，特别是水生贝类如毛蚶等是甲型肝炎暴发流行的主要传播方式。饮用水污染则是戊型肝炎暴发流行的主要传播方式。

②体液传播：是 HBV、HDV、HCV 和 HGV 的主要传播途径。含有肝炎病毒的体液或血液可通过输血及血制品，非一次性注射器预防接种、药物注射等方式而传播。生活上的密切接触是次要的传播方式。

③母婴传播：包括经胎盘、分娩、哺乳、喂养等方式。HCV 也可通过母婴传播。

④性接触传播：性接触是体液传播的另一种方式，HBV 和 HCV 可通过唾液、精液和阴道分泌物排出，因而性接触也是 HBV 和 HCV 的重要传播方式。

（3）人群易感性

人群对各型肝炎普遍易感。甲肝感染后可获巩固免疫力。各型肝炎之间无交叉免疫，故可重复感染。

（4）流行特征

①散发性发病：甲型肝炎散发性发病常见于发展中国家的甲型肝炎高度流行区，其特征为儿童发病率高，多由日常生活接触传播。乙型肝炎的发病也以散发性发病为主，感染与发病表现出明显的家庭聚集现象。家庭聚集现象与母婴传播及日常生活接触传播有关。非经输血传播的丙型肝炎又称为散发性丙型肝炎接触和母婴传播所致。在非流行区中所见的戊型肝炎以散发性发病为主，多由日常生活接触所致。

②流行暴发：主要由水和食物传播所致，常见于甲型和戊型肝炎。

③季节分布：在北半球各国，甲型肝炎的发病率有明显的秋、冬季高峰。戊型肝炎也有明显季节性，流行多发生于雨季或洪水后。乙、丙、丁型肝炎主要为慢性经过，季节分布不明显。

④地理分布：病毒性肝炎为世界性分布疾病。甲型肝炎地理分布不明显。乙型肝炎的地理分布以热带非洲、东南亚和中国为高发区。丙型肝炎世界各地感染率无明显差别。丁型肝炎呈全球分布，但以南美洲、中东、巴尔干半岛与地中海为高发区。我国以西南地区感染率较高。戊型肝炎主要流行于亚洲和非洲一些发展中国家。

【临床表现】

甲型肝炎潜伏期为 15~45 天，常见 30 天左右；乙型肝炎为 28~180

天，常见 60~90 天；丙型肝炎为 15~182 天，常见 40 天左右；丁型肝炎重叠感染为 3~4 周，联合感染为 6~12 周；戊型肝炎为 10~75 天，常见40 天左右。根据黄疸的有无、病情的轻重和病程的长短，临床上可分为急性肝炎（黄疸型和无黄疸型）、慢性肝炎（迁延性肝炎和活动性肝炎）、重症肝炎（急性和亚急性）和淤胆型肝炎。

1. 急性肝炎

（1）急性黄疸型肝炎

①黄疸前期：急性起病，疲倦乏力为最常见症状，可有畏寒、发热；常有食欲减退、厌油、恶心、呕吐、腹痛、腹胀、腹泻、肠鸣音亢进等消化道症状；于本期末小便颜色加深，继而巩膜及皮肤先后出现黄染；少数病例以发热、头痛、上呼吸道症状等为主要症状。持续 1~21天，平均 5~7 天。

②黄疸期：尿黄加深，巩膜和皮肤出现黄疸，1~3 周内黄疸达高峰。部分患者可有一过性粪色变浅、皮肤瘙痒、心动过缓等梗阻性黄疸表现。肝大，质软、边缘锐利，有压痛及叩痛。部分病例有轻度脾大。肝功能检查示 ALT 和胆红素升高，尿胆红素阳性，持续 2~6 周。

③恢复期：症状逐渐消失，黄疸消退，肝、脾回缩，肝功能逐渐恢复正常，持续 1~2 个月。总病程为 2~4 个月。

（2）急性无黄疸型肝炎

较急性黄疸型肝炎多见。仅表现为乏力、食欲缺乏、腹胀、肝区痛等症状，症状轻且无特征性，不易诊断，常成为重要的传染源。病程大多在 3 个月内。急性乙型、丙型、丁型无黄疸型肝炎易转为慢性。

2. 慢性肝炎

肝炎病毒感染后，症状迁延或反复发作，病程超过 6 个月即可诊断为慢性肝炎。慢性肝炎仅见于乙、丙、丁 3 型。根据肝功能损害程度，慢性肝炎可分为以下 3 种。

（1）轻度慢性肝炎

急性肝炎迁延半年以上，反复出现疲乏、头晕、消化道症状、肝区不适、肝大、压痛，也可有轻度脾大。少数患者可有低热。肝功能显示血清转氨酶反复或持续升高。肝活检仅有轻度肝炎病理改变，也可有轻度纤维组织增生，病程迁延可达数年。病情虽有波动，但总的趋势是逐渐好转以至痊愈。只有少数转为中度慢性肝炎（轻型慢性活动性肝炎）。

（2）中度慢性肝炎

病程超过半年，各项症状（消化道症状如厌食、恶心、呕吐、腹胀、腹泻等；神经症状如乏力、萎靡、头晕、失眠及肝区痛等）明显，肝肿大，质地中等以上，可伴有蜘蛛痣、肝掌、毛细血管扩张或肝病面容，进行性脾大，肝功能持续异常，尤其是血浆蛋白改变，肝脏纤维化指标升高，或伴有肝外器官损害，自身抗体持续升高等特征。肝活检有轻型慢性活动性肝炎的病理改变。

（3）重度慢性肝炎

除上述临床表现外，还具有早期肝硬化的肝活检病理改变与临床上代偿期肝硬化的表现。

3. 重型肝炎

属最为严重的临床类型，各型肝炎均可引起重型肝炎。

（1）重型肝炎的特征性表现

①极度乏力；②消化道症状进行性加重，尤常出现频繁恶心、呕吐及呃逆；③黄疸迅速进行性加深，每天上升 $17.1\mu mol/L$ 以上，数天内可达 $171\mu mol/L$ 以上；④出血倾向，初为针刺部位不易止血，大片瘀斑，后期消化道等可有自发出血；⑤可出现肝性脑病表现；⑥腹胀明显，后期出现腹水；⑦肝浊音界缩小；⑧酶-胆分离，胆红素进行升高，而 ALT 逐渐降低甚至正常；⑨凝血酶原时间（PT）明显延长，凝血酶原活动度<40%。

（2）重型肝炎分型

1）急性重型肝炎：急性黄疸型肝炎起病2周内出现极度乏力，消化道症状明显，迅速出现二期以上肝性脑病表现，凝血酶原活动度<40%并排除其他原因者，肝浊音界进行性缩小，黄疸急剧加深；或黄疸很浅，甚至尚未出现黄疸，但有上述重型肝炎的表现者。

2）亚急性重型肝炎：急性黄疸型肝炎起病 15 天~24 周出现上述重型肝炎的主要临床表现。首先出现二期以上肝性脑病表现者，称脑病型（包括脑水肿、脑疝等）；首先出现腹水及其相关症候（包括胸腔积液等）者，称腹水型；兼有肝性脑病和腹水表现者，称混合型。

3）慢性重型肝炎：慢性重型肝炎的发病基础有：①慢性肝炎或肝硬化病史；②慢性乙型肝炎病毒携带史；③无肝病史及无 HBsAg 携带史，但有慢性肝病体征、影像学改变及生化检测改变；④肝穿刺检查支持慢性肝炎；⑤慢性乙肝或丙肝，或慢性 HBsAg 携带者重叠甲型、戊型或其他型肝炎病毒感染时，应排除由甲型、戊型或其他型肝炎病毒引起的急性或亚急性重型肝炎。此型主要以同时具有慢性肝病的症状、体征和实验室检查的改变及重型肝炎的临床表现为特点。

为便于判定疗效及预后，亚急性和慢性重型肝炎又分为早、中、晚三期。

4. 淤胆型肝炎

亦称毛细胆管型肝炎，以肝内淤胆为主要表现的一种特殊临床类型。急性淤胆型肝炎起病类似急性黄疸型肝炎，但黄疸深且持续 3 周以上，消化道症状轻，同时伴大便颜色变浅、皮肤瘙痒等肝内梗阻性黄疸表现。大多数患者可顺利恢复。在慢性肝炎或肝硬化基础上发生上述表现者称为慢性淤胆型肝炎，预后较差。

【辅助检查】

1. 肝功能检查

（1）血清酶测定

①血清丙氨酸氨基转移酶（ALT）：在肝功能检测中最为常用。ALT 在急性黄疸型肝炎常明显升高；慢性肝炎时可持续或反复升高；重型肝炎时因大量肝细胞坏死，随黄疸迅速加深反而下降，出现酶-胆分离现象。ALT 升高时，天门冬氨酸氨基转移酶（AST）也升高。其他血清酶类，如 ALP、γ-GT 在肝炎时也可升高。

②血清天门冬氨酸氨基转移酶（AST）：AST 主要存在于肝细胞线粒体内。因此，如果 AST 明显升高，提示肝细胞损伤较严重。

③γ-GT 和 ALP（AKP）：两者均是反映胆汁淤积的指标。

（2）胆红素测定

①血清胆红素：血清总胆红素水平可反应肝细胞损伤程度。结合胆红素（DB）的比例对判断黄疸性质有一定参考价值。

②尿胆红素和尿胆原：黄疸型肝炎时尿胆红素可阳性；急性黄疸型肝炎高峰期或淤胆型肝炎及胆道梗阻时，尿胆原可阴性。

（3）蛋白代谢功能检查

肝是蛋白代谢的重要器官，除了 γ-球蛋白外，所有蛋白质均由肝细胞合成。蛋白质含量的变化，蛋白间比值的改变，可提示肝功能损伤的程度。常检测的蛋白为血清清蛋白、总蛋白、球蛋白。

（4）凝血酶原测定

凝血酶原主要由肝脏合成，肝病时凝血酶原时间长短与肝损害程度成正比。凝血酶原活动度<40%或凝血酶原时间比正常对照延长 1 倍以上时提示肝损害严重。

2. 肝炎病毒标志物检测

（1）甲肝

1）抗 HAV-IgM：发病初期即可测出，1~2 个月后滴度和阳性率逐渐下降，3~4 个月大部分消失；阳性则可诊断为甲型肝炎（应注意类风湿因子引起假阳性），阴性可排除甲型肝炎。用于甲型肝炎患者或隐性感染者的早期诊断。

2）抗 HAV-IgG：感染后 3~12 周出现，6 个月时达高度，可终身存在；是判断人群 HAV 自然感染强度和甲肝疫苗人群免疫效果的主要指标，主要用于流行病学研究。如抗体滴度恢复期较急性期增高>4 倍，可诊断为 HAV 近期感染。

3）HAV-RNA：急性期；非常规检测，多用于科研。

（2）乙肝

1）HBsAg：HBV 感染后 4~7 周开始出现；①急性乙型肝炎的潜伏期或急性期；②慢性 HBsAg 携带者；③HBV 所致的慢性肝病。

2）抗-HBs：HBV 感染后 6~23 周开始出现；①已往感染过 HBV；②乙肝疫苗或特异性高效价免疫球蛋白注射后产生主动、被动免疫效果。

3）HBeAg：在急性乙肝潜伏期的后期出现，随 HBsAg 消失而消失；

①可作为急性乙型肝炎辅助诊断和判断预后的指标；②有助于确定乙肝患者、乙肝病毒携带者及孕妇感染乙肝的传染性强弱；③反映 HBV 复制。

4）抗-HBe：HBeAg 消失后，经过"窗口期"（1～12 个月）出现；抗-HBe 阳性多为病情稳定，预后较好的标志。近年来发现，抗-HBe 阳性而 HBV DNA 阳性，常提示有前 C 基因变异，可能与肝炎慢性化有关。

5）抗-HBc：抗-HBc 多在发病第 1 周后出现，持续时间长；高滴度抗-HBc 表示现行感染，常与 HBsAg 并存。低滴度抗-HBc 表示既往感染，常与抗-HBs 并存。

6）抗 HBc-IgM：①对急性乙型肝炎诊断十分重要；②慢性 HBV 感染者中，与病情活动及损害轻重有关；③高滴度、长期（>6 个月）抗 HBc-IgM（阳性）预示肝炎慢性化。

（3）丙肝

1）HBV DNA：与 HBsAg 几乎同时出现于血液中；反映 HBV 感染及病毒复制。

2）抗 HCV-IgM：HCA 感染早期出现；对急性肝炎早期诊断及预后判断、慢性肝炎的活动性、药物疗效判定等均有价值。

3）抗 HCV-IgG：HCV 感染后，经较长"窗口期"后出现；HCV 感染的指标，不能判断病毒感染的阶段，无保护性。

4）HCV RNA：HCV 感染早期出现；血清中 HCV RNA 量与 HCV 在肝内的表达量一致，有助于 HCV 感染的早期诊断，可作为抗病毒药物疗效评价的指标。

（4）丁肝

1）HDVAg：发病第 1～2 周阳性率 100%，持续时间短；HDV 感染早期及慢性期。

2）抗 HDV-IgM：继 HDVAg 出现，持续时间较短；急性丁型肝炎早期诊断的指标之一，若持续阳性则预示感染趋于慢性化。

3）抗-HDV：发病后 9～17 周，且可能出现时间短暂；是慢性 HDV 感染的标志。

4）HDV RNA：HDV 在肝细胞复制并释放入血时阳性；病毒复制的标志物。

（5）戊肝

1）抗 HEV-IgM：出现和消失均较早，8 个月后全部消失；可作为 HEV 急性感染的诊断指标。

2）抗-HEV：感染后 2 周出现，一般感染后 6～12 个月自动消失；HEV 急性感染的一项辅助指标。

3）HEV RNA：感染早期出现。可用于：早期诊断 HEV 感染；对抗体检测结果进行确证；判断患者排病毒期限；分子流行病学研究。

3. 肝活体组织检查

肝脏病理检查对肝炎尤其是慢性肝炎的诊断及治疗具有重要诊断价值，不仅可观察肝脏细微变化，还可通过免疫组织化学染色、原位杂交等检测肝脏组织内病毒标志以及治疗效果等。但肝脏活检属于有创检查，应用尚不普及。

4. 其他实验室检查

（1）血常规检查

急性肝炎初期白细胞总数正常或略高，黄疸期白细胞总数正常或稍低，淋巴细胞相对增多，偶可见异型淋巴细胞。重型肝炎时白细胞可升高，红细胞及血红蛋白可下降。肝炎肝硬化伴脾功能亢进者可有血小板、红细胞、白细胞减少的"三少"现象。

（2）尿常规检查

尿胆红素和尿胆原的检测有助于黄疸的鉴别诊断。肝细胞性黄疸时两者均阳性，溶血性黄疸以尿胆原为主，梗阻性黄疸以尿胆红素为主。

（3）超声检查

超声有助于鉴别阻塞性黄疸、脂肪肝及肝内占位性病变。对肝硬化有较高的诊断价值，能反映肝脏表面变化，门静脉、脾静脉直径，脾脏大小，胆囊异常变化，腹水等。在重型肝炎中可动态观察肝脏大小变化等。

【治疗原则】

病毒性肝炎目前尚缺乏理想、可靠的治疗方法。治疗原则以适当休息、合理营养为主，辅以适当药物，避免饮酒、过劳和使用损害肝脏药物。各类型肝炎的治疗根据发病的特点，侧重点有所不同。

1. 急性肝炎

急性病毒性肝炎多为自限性疾病。如无特殊并发症，应以休息、营养等一般治疗为主，避免滥用药物。急性病毒性肝炎一般不需抗病毒治疗。但由于急性丙型肝炎的大多数病例都会发展为慢性感染，因此急性期就主张抗病毒治疗。常用的对症药物有：

（1）降黄疸药物

茵栀黄冲剂、丹参、熊去氧胆酸（优思弗）、腺苷蛋氨酸（思美泰）等。

（2）降酶药物

主要为肝细胞膜稳定剂，有降低ALT的作用，如水飞蓟宾类、甘草酸类（甘利欣）、联苯双酯等。

（3）其他

改善食欲缺乏、腹胀、恶心等症状的药物，如维生素 B_6、甲氧氯普胺等。

2. 慢性肝炎

（1）一般和支持治疗

采取动静结合的疗养措施，进食适量蛋白质，避免摄入高热量及含糖量高的饮食。

（2）综合治疗

采取以抗病毒治疗为主的综合治疗的总体目标就是最大限度地长期抑制或消除肝炎病毒，减轻肝细胞炎症坏死及肝纤维化，延缓和阻止疾病进展，减少和防止肝失代偿、肝硬化、原发性肝癌及其并发症的发生，从而改善患者的生活质量和延长存活时间。

①抗病毒治疗：干扰素 α 治疗主要有普通干扰素 α、聚乙二醇干扰素 α；核苷类药物主要包括拉米呋定、阿德福韦酯、替比呋定、恩替卡韦、替诺福韦脂等。

②免疫调节治疗：特异性免疫增强剂可使用特异性免疫核糖核酸，非特异性免疫增强剂可选用转移因子、胸腺素或胸腺肽等。

③抗肝纤维化：西药近来发现促肝细胞生长素有减少纤维化的作用；初步认为，冬虫夏草、菌丝、丹参等中药对本病有一定疗效。

④护肝治疗：根据血清清蛋白水平定期输注人血白蛋白和血浆。也可使用山豆根注射液、香菇多糖注射液等。

（3）对症治疗

针对临床症状，使用非特异性护肝药，包括维生素类（B族、C、

E、K 等)、还原性谷胱甘肽、葡醛内脂、三磷腺苷等;降酶药包括甘草甜素、垂盆草等;退黄药,如苦黄、腺苷蛋氨酸、门冬氨酸钾镁等。

3. 重症肝炎

以支持、对症治疗为基础的综合治疗,促进肝细胞再生,预防和治疗并发症,有条件时可采用人工肝支持系统,争取行肝移植。

(1) 一般支持疗法

患者应绝对卧床休息,实施重症监护,密切观察病情,防止院内感染。尽可能减少膳食中的蛋白质,以控制肠内氨的来源。可补充足量维生素、输注白蛋白、新鲜血浆或免疫球蛋白。注意维持水、电解质及酸碱平衡和热量供应。

(2) 促进肝细胞再生

使用肝细胞生长因子等。

(3) 并发症治疗

1)肝性脑病:①氨中毒的防治:静脉滴注精氨酸、门冬氨酸、乌氨酸。口服乳果糖,以酸化肠腔减少氨吸收及保持排便通畅。②维持氨基酸比例,减少或拮抗假神经递质:可用支链氨基酸。③脑水肿的治疗:快速滴注 20%甘露醇和呋塞米(速尿)脱水治疗。④GABA/BE 复合受体阻滞剂:氟马西尼。⑤低蛋白、低脂饮食。

2)出血:使用止血药物,也可输入新鲜血、血小板或凝血因子等。

3)继发感染:根据药敏试验及临床经验选用抗生素。

4)肝肾综合征:避免肾损害药物及血容量不足等诱因,目前尚无有效的治疗方法。

(4) 其他治疗

有条件时可行人工肝治疗、肝移植。

【护理评估】

(1) 健康史

①病史:询问患者的热程、发热程度及体温变化规律;有无食欲缺乏、

体重减轻、恶心、呕吐；皮肤黄疸持续的时间、是否进行性加重；有无皮肤瘙痒、瘙痒部位及程度；有无出血的表现；患者神志及精神状态的变化等。

②流行病学资料：询问当地有无肝炎流行；有无与肝炎患者密切接触；个人饮食及饮水卫生情况；有无注射、输血及使用血制品的历史；是否进行过肝炎疫苗接种等。

（2）身体状况

①生命征：注意发热及体温变化情况；有无神志及精神状态的改变，注意扑翼样震颤。

②黄疸：注意有无巩膜和皮肤黄疸、皮肤有无搔抓痕迹或破损、有无肝掌和蜘蛛痣。

③肝脾：肝脾大小，肝区有无压痛及叩痛，有无腹水。

④出血：有无出血表现，如牙龈出血、鼻出血和消化道出血等。

（3）心理—社会状况

患者对肝炎一般知识的了解情况、对预后的认识、对所出现的各种症状的心理反应及表现；患者对患肝炎后住院隔离的认识，有无被歧视、孤独感，是否有意回避他人；患病后对工作、学习、家庭造成影响，家庭经济情况；社会支持系统对肝炎的认识及对患者的关心程度；患者的应对能力等。

【护理诊断】

（1）活动无耐力

与肝功能受损、能量代谢障碍有关。

（2）营养失调：低于机体需要量

与食欲缺乏、呕吐、腹泻、消化和吸收功能障碍有关。

（3）焦虑

与隔离治疗、久治不愈、担心预后等有关。

（4）有皮肤完整性受损的危险

与胆盐刺激皮肤神经末梢引起瘙痒搔抓、组织受压有关。

（5）有继发感染的危险

与患者机体抵抗力下降、长期应用抗生素易合并院内交叉感染有关。

（6）知识缺乏

缺乏肝炎防治和护理知识。

（7）潜在并发症

肝性脑病、出血、感染、肝肾综合征。

【护理措施】

（1）隔离

甲型、戊型肝炎进行消化道隔离 3~4 周。乙、丙、丁型肝炎要实行血液、体液隔离；乙、丁型肝炎急性期应隔离到 HBsAg 转阴，恢复期仍不转阴者，按 HBsAg 携带者处理；丙型肝炎急性期隔离至病情稳定；HBsAg 携带者需要随诊，可以工作，但禁止献血，不应从事托幼、餐饮工作。为阻断母婴传播，对新生儿最适宜的预防方法是应用乙肝疫苗加用高价乙肝免疫球蛋白注射。住院期间，患者餐具应专用；使用一次性注射器，使用的体温表、听诊器等医疗器械要用含氯消毒剂或过氧乙酸消毒；排泄物要用含氯消毒剂消毒后再倾倒。医护人员应做好自我防护，一旦出现针刺伤，立即挤出伤口的血，流水冲洗，立即注射高价的免疫球蛋白，并定期检查。

（2）休息与活动

急性肝炎、慢性肝炎活动期、重症肝炎的患者应绝对卧床休息，减少体力消耗，减轻肝脏的生理负担，促进身体的恢复。在急性肝炎恢复期可开始进行适量的活动，以不感到疲劳为原则，主要采取散步等活动。慢性肝炎静止期的患者，可从事力所能及的工作。

（3）饮食护理

合理的营养、适宜的饮食也是治疗急性肝炎的重要措施。因合理的饮食可以改善患者的营养状况，促进肝细胞恢复及再生，有利于肝功能恢复。在急性期肝炎患者消化道症状较明显，因此应给予易消化、清淡饮食，但应保证有足够的热量、蛋白质、维生素 C，蛋白质每日 1.0~1.5g/kg，并多进水果、蔬菜等富含维生素 C 的食物。随着病情好转，食欲改善，食量增加，则应防止营养过剩，对于体重增加较快的患者，应适当控制饮食，最好能维持体重在病前水平。慢性肝炎患者宜给予合理饮食，需要注意蛋白质的摄入、避免高热量饮食，防止肥胖和脂肪变性。避免高糖饮食，以防诱发糖尿病。重型肝炎患者，应给予低脂、低盐、高糖、高维生素、易消化的流质或半流质饮食，限制蛋白质摄入量，每日蛋白质应少于 0.5mg/kg，但随病情好转，逐渐增加蛋白质饮食；

昏迷不能进食者采用鼻饲。变换食物品种，增加患者食欲，鼓励患者多进食。进食量不足者应输入 10%～25% 葡萄糖液加适量胰岛素或更高浓度葡萄糖溶液，总液量以 1500～2000ml/d。

（4）病情观察

①注意生命体征变化和肝功能的情况。

②对急性肝炎患者还应评估患者的消化道症状、黄疸、尿的颜色。

③对慢性肝炎患者应加强评估各种实验室检查的情况。

④应密切观察重型肝炎患者的精神和意识状况，凝血酶原时间，血小板计数，血红蛋白，24 小时尿量，尿常规，尿比重及尿钠，血尿素氮，血肌酐及血清钾、钠等。

（5）用药护理

①每日观察抗病毒药物治疗不良反应，有无流感样症状、骨髓抑制、食欲缺乏等症状，及时对症处理，减轻不良反应。

②严格按医嘱执行，不得随意减量或停药。

（6）皮肤护理

保持患者皮肤的清洁，每天可用温水清洗或擦洗，不用有刺激性的肥皂或化妆品。穿棉质宽松内衣裤，勤换洗，并保持床铺的清洁、干燥，可减轻患者的皮肤瘙痒。皮肤瘙痒严重者遵医嘱给予局部或口服的止痒药物。嘱患者修剪指甲，用棉布包裹手指，以免抓破皮肤致出血和感染。

（7）心理护理

急性肝炎患者由于起病急、病情重，慢性肝炎患者因久治不愈，均易产生紧张、焦虑、悲观等不良情绪，使大脑皮质高度紧张，进一步加重乏力等不适，对肝脏恢复极为不利，故应多与患者沟通，告知患者所患肝炎的类型、传播途径、隔离期、隔离措施、消毒方法及其亲属如何进行预防等，指导患者保持豁达、乐观心情，增强战胜疾病的信心。

（8）并发症的护理

①肝性脑病：肝性脑病是重型肝炎的严重并发症，要注意观察患者的神经症状改变，早期发现肝性脑病的前驱期症状及时向医生汇报。对昏迷的患者观察其昏迷程度，定时观察生命体征、瞳孔大小、对光反射等，并保持呼吸道通畅，采取措施减少肠道有毒物质的产生和吸收，注意保持大便通畅，并口服乳果糖或者给予 30% 食醋灌肠，以保持肠道酸性环境。躁动不安者，加用床栏保护，防止坠床而发生意外。

②出血：观察出血表现，如局部穿刺后出血难止，皮肤瘀点、瘀斑、牙龈出血、鼻出血、呕血、便血等。应密切观察生命体征，注意出血程度，做到早期发现，及时处理。监测凝血酶原时间，血小板计数、血型、血红蛋白，必要时配血备用。嘱患者注意避免碰撞、损伤，不要用手挖鼻、用牙签剔牙，不用硬牙刷刷牙，以免诱发出血。

③继发感染：常见的感染部位是口腔、肺部、腹腔、肠道及皮肤等，可出现相应的症状及体征。应根据情况采取相应的预防感染措施。

④肝肾综合征：肝肾综合征是重症肝炎患者死亡的重要原因之一。患者腹围的大小变化直接反映腹水的严重程度，每天清晨进食前在同一时间内测定腹围的大小，可及时发现腹水变化情况，为治疗提供依据。严格记录24小时出入量，保持水、电解质的平衡，以免盲目输入液体而加重腹水。观察肾功能，及时了解尿常规、血尿素氮、肌酐及血清钾、钠、氯等检测结果，发现异常及时报告医生。对有消化道出血、大量利尿，大量和多次放腹水、严重感染等患者需加强观察，因上述情况易诱发肾衰竭。

【健康教育】

（1）消毒隔离宣教

指导慢性肝炎患者在家里采取相应的隔离措施，如不共用剃须刀等洗漱用品，患者的血液污染床单和衣物应浸泡在漂白剂里30分钟后再洗。HBsAg、HBeAg、HB-VDNA、抗-HCV 和 HCV RNA 阳性者应禁止献血和从事托幼、餐饮业工作。母亲 HBsAg 阳性者，新生儿应在出生后立即接种乙肝疫苗，并联合使用高效价乙型肝炎免疫球蛋白。

（2）休息和活动宣教

肝功能不正常时应卧床休息，肝功能基本正常后，可适当增加活动，以不感觉疲劳为原则。育龄妇女在疾病的活动期最好不怀孕，以利肝恢复。症状消失，肝功能正常3个月以上者，可恢复原工作。平时生活应规律，劳逸结合。

（3）饮食宣教

患者宜进食高蛋白、富含维生素并能提供足够热量的食物。绝对禁酒。

（4）用药宣教

遵照医嘱用药，所有用药必须在医生指导下服用，并保证按时服药，忌滥用药物，以免增加肝脏负担，阻碍疾病恢复。

(5) 随访宣教	(6) 心理宣教
患者出院后应定期到门诊复查肝功能、B 超和病毒复制指标等。	正确对待疾病，避免焦虑、愤怒等不良情绪。

【预防】

(1) 控制传染源	(2) 切断传播途径
对病毒性肝炎急性期患者要进行隔离管理。对甲肝、戊肝患者的粪便要加强管理。乙肝、丙肝、丁肝患者的分泌物、排泄物、血液污染物要进行严格消毒处理。	搞好环境卫生和个人卫生，养成良好的卫生习惯，不用他人饮食、洗漱用具，不喝生水，不吃未洗净的蔬菜、水果，饭前便后要洗手，防止病从口入。提倡使用一次性医疗器械。加强血源的监测与管理。

(3) 保护易感人群

易感者可接种甲肝疫苗和乙肝疫苗，注射人血丙种球蛋白和乙肝免疫球蛋白。新生儿在接种乙肝疫苗的同时，可联合注射乙肝免疫球蛋白提高保护率。目前丙肝尚无疫苗可预防，戊肝疫苗还在研制阶段。

第十二节 病毒感染性腹泻

病毒感染性腹泻又称病毒性胃肠炎，是由肠道内病毒感染所引起的，以呕吐、腹泻水样便为主要临床特征的一组急性肠道传染病。可发生在各年龄组，临床上还可伴有发热、恶心、厌食等中毒症状，病程自限。有多种病毒可引起胃肠炎，其中最常见的是轮状病毒和诺如病毒（Norovirus），其次为肠腺病毒（EAV）和星状病毒。

【病原学】

轮状病毒、诺如病毒和肠腺病毒是病毒性腹泻最常见的病原体，其他引起病毒性腹泻的病毒还有星状病毒、嵌杯病毒、柯萨奇病毒和冠状病毒等。

（1）轮状病毒

轮状病毒属呼肠孤病毒科。病毒颗粒呈球形，病毒核心含双股RNA。

根据病毒基因结构和抗原性将轮状病毒分为A~G7个组。引起人感染致病的主要属A组和B组，少数报告C组轮状病毒也可致人感染。A组轮状病毒主要引起婴幼儿腹泻；B组轮状病毒称成人腹泻轮状病毒（ADRV），主要引起成人腹泻。A组轮状病毒的理化性质相对稳定，耐酸、碱和乙醚。37℃1小时、25℃24小时均不能使病毒失去感染性；56℃1小时才能灭活病毒。在相对湿度50%，温度20℃时，病毒在空气中能存活40小时以上。B组轮状病毒在外界环境中很不稳定，极易降解。

（2）诺如病毒

诺如病毒为单链RNA病毒，呈球形。无包膜，在宿主细胞核中复制。根据RNA聚合酶区核苷酸序列分析，将诺如病毒分为两个基因组，基因组Ⅰ以诺如病毒的原株NV68为代表，基因组Ⅱ以雪山病毒为代表。

诺如病毒对各种理化因子有较强的抵抗力，耐乙醚、耐酸、耐热。在pH 2.7的环境中可存活3小时。冷冻数年仍具有活性。60℃30分钟不能灭活，但煮沸后病毒失活。4℃时能耐受20%乙醚24小时。含氯10mg/L，30分钟才能灭活。诺如病毒与夏威夷病毒无交叉保护作用，但蒙哥马利郡病毒攻击时，诺如病毒的抗体效价升高，有一定交叉保护作用。

（3）肠腺病毒

肠腺病毒是双链线形DNA病毒，核心有衣壳，无脂性包膜。其形态与普通腺病毒相同，呈20面体对称。与普通腺病毒不同的是肠腺病毒很难进行组织培养。特异性抗原位于病毒颗粒表面，刺激机体产生中和抗体。

肠腺病毒对酸、碱及温度的耐受能力较强，在室温、pH 6.0~9.5的条件下，可保持其最强感染力，4℃70日、36℃7日病毒可保持感染力不变，但在56℃环境下经2~5分钟即灭活。腺病毒由于不含脂质对脂溶剂如胆盐等也有较强的抵抗力，可在肠道中存活。对紫外线敏感，30分钟照射后，丧失感染性。对甲醛敏感。

（4）其他致腹泻的病毒

与腹泻有关的其他病原体有柯萨奇病毒、埃可病毒、星状病毒（28~

30nm)、呼肠病毒（70～75nm）、原型嵌杯病毒（33～35nm）、冠状样病毒颗粒（100～150nm）以及一些与动物有关的病毒，如突隆病毒（100～140nm）、微小双核糖核酸病毒和瘟病毒等。虽然在腹泻患者的粪便中可检出这些病毒株或抗原，但比例很小，而且其致病性尚需进一步研究才能确定。

【流行病学】

1. 轮状病毒

（1）传染源	（2）传播途径
患者及无症状带毒者均为本病的感染源。症状出现前1天粪便开始排病毒，第3、4病日为排毒高峰。病后1周排毒大多停止，少数可排毒2周。极少数可形成慢性腹泻而长期排毒。患病婴儿母亲粪便的带毒率可达70%左右。	接触传播为主要途径，还存在通过空气传播的可能性。

（3）易感人群	（4）流行特征
A组轮状病毒主要感染婴幼儿，最高发病年龄为6～24月龄，成年人特别是老年人免疫力低下时也可感染。B组轮状病毒主要感染青壮年，健康人群抗体阳性率20%～30%，但其他人群亦可感染。C组轮状病毒主要感染儿童，成年人偶有发病。	A组轮状病毒感染遍及全世界。B组轮状病毒主要发生在我国，以暴发流行为主，1次发病可达数万人以上。有明显季节性，流行季节各国不尽相同，我国以冬季及春末夏初为高峰。

2. 诺如病毒

（1）传染源	（2）传播途径
主要为隐性感染者和患者，主要是患者。感染后粪便排毒时间短暂，病后3～4日内从粪便排出病毒，其传染性持续到症状消失后2日。	主要为粪-口途径传播。可散发，也可暴发。散发病例为人-人的接触感染。暴发流行常由于食物和水的污染所造成，如供水系统、食物和游泳池污染均可引起暴发流行。每次暴发流行的时间约为1～2周。贝壳类生物经过滤可聚集病毒，成为特殊的危险因素。

(3) 易感人群

普遍易感，但发病者以成人和大龄儿童多见。本病可反复感染。

(4) 流行特征

流行地区广泛，全年发病，秋、冬季流行较多。常出现暴发流行。诺如病毒引起的腹泻占急性非细菌性腹泻的 1/3 以上。

3. 肠腺病毒

(1) 传染源

患者和隐性感染者是主要传染源，粪便中可持续排毒 10~14 日，通常是在腹泻停止前 2 日至停止后 5 日。无症状的病毒携带者也可传染本病，传染性与有症状者相同。

(2) 传播途径

以粪-口传播和人-人的接触传播为主，部分患者也可能由呼吸道传播而感染。水及食物传播未见报道。

(3) 易感人群

绝大多数患儿在 2 岁以下，患病高峰年龄为 6~12 个月。成人很少发病。感染后可获得一定的免疫力。儿童期感染后可获得长久免疫力。

(4) 流行特征

呈世界性分布，全年均可发病，夏、秋季发病率较高。以散发和地方性流行为主，暴发流行少见。流行可持续 7~44 日。我国肠腺病毒腹泻患病率仅次于轮状病毒感染，居第二位，是院内病毒性腹泻的第二大致病原。

【临床表现】

1. 轮状病毒腹泻

(1) 潜伏期

A 组轮状病毒潜伏期为 2~3 日。B 组、C 组均为 3 日左右。

(2) 症状和体征

①A 组轮状病毒感染：起病较急，首发症状为发热、腹泻，部分患者为呕吐和咳嗽。轻至中度发热，高热者少见。腹泻每日十余次至数十次，水样便或黄绿色稀便，有酸臭味。半数患者于腹泻出现前有流涕、轻咳等上呼吸道感染症状，部分伴有支气管炎或肺炎。发热和呕吐持续约 2 日，但腹泻可持续 3~5 日或 1 周，少数可达 2 周。40%~80% 有轻、

中度脱水，大多为等渗性，其次为低渗性，少数为高渗性。呕吐、腹泻严重者可出现重度脱水、酸中毒和电解质紊乱，甚至发生弥散性血管内凝血及多器官衰竭。平均病程7日，可自愈；少数可迁延不愈而形成慢性，导致营养不良。

②B组轮状病毒感染：患者多为成年人，突然出现中等程度的腹泻，每日大便10次左右，绝大多数为水样便，持续6~7日。病初2~3日伴有恶心、呕吐、腹痛、腹胀、乏力等，有轻度脱水。部分患者可有呼吸道症状，发热者很少。

③C组轮状病毒感染：主要侵袭儿童，症状与A组感染相似，但持续时间较长。

2. 诺如病毒性胃肠炎

潜伏期24~48小时。起病急，以腹泻、腹痛、恶心、呕吐为主要症状，轻重不等。腹泻为黄色稀水便或水样便，每天10多次。有时腹痛呈绞痛。可伴有低热、头痛、发冷、食欲缺乏、乏力、肌痛等。一般持续1~3天自愈。死亡罕见。成人以腹泻为主。儿童患者先出现呕吐，然后出现腹泻。体弱及老年人病情较重。

3. 肠腺病毒性腹泻

潜伏期为3~10日，平均7日。发病者多为5岁以下儿童。临床表现与轮状病毒胃肠炎相似，但病情较轻，病程较长。腹泻每天3~30次，多为10多次，粪便稀水样，伴呕吐。偶有低热。部分患者同时可有鼻炎、咽炎或气管炎等呼吸道感染症状。部分患者因腹泻、呕吐导致脱水，严重者因严重的失水和电解质紊乱而死亡。腺病毒41型感染腹泻持续时间较长（约12日），腺病毒40型感染腹泻持续时间较短（约9日），但初期症状重。发热通常持续2~3日而恢复正常。少数患者腹泻延至3~4周。极少数患儿成为慢性腹泻，引起营养不良，影响正常发育。

【辅助检查】

（1）血常规

外周血白细胞总数多为正常，少数可稍升高。

（2）粪便常规

粪便可为黏液便、稀便、水样便。镜检可见少量白细胞。

（3）病原学检查

①电镜或免疫电镜：根据病毒的生物学特征以及排毒时间可从粪便提取液中检出致病的病毒颗粒。但诺如病毒因病毒量少常难以发现。

②补体结合（CF）、免疫荧光（IF）、放射免疫试验（RIA）、酶联免疫吸附试验法检测粪便中特异性病毒抗原，如轮状病毒、肠腺病毒、诺如病毒、嵌杯病毒和星状病毒。

③分子生物学检测：PCR 或 RT-PCR 可以特异性地检测出粪便病毒 DNA 或 RNA，具有很高的敏感性。

④凝胶电泳分析：从粪便提取液中提取的病毒 RNA 进行聚丙烯酰胺凝胶电泳（PAGE），可根据 A、B、C 三组轮状病毒 11 个基因片段特殊分布图进行分析和判断，来进行轮状病毒感染诊断。将从粪便提取液中提取的病毒 DNA 进行限制性内切酶消化、凝胶电泳，以独特的酶切图谱进行肠腺病毒型鉴定。

⑤粪便培养：无致病菌生长。

（4）血清抗体的检测

可用免疫学方法，如酶联免疫吸附试验检测血清中特异性 IgG 和 IgM 抗体，以 IgM 抗体的诊断价值较大。当疾病初期和恢复期双份血清的抗体滴度有 4 倍以上增高时也有诊断意义。

【治疗原则】

无特异性治疗，主要是针对腹泻和脱水的对症和支持治疗。重症患者需纠正酸中毒和电解质紊乱。

轻度脱水及电解质平衡失调可以口服等渗液或口服补液盐（ORS），补液治疗是世界卫生组织推荐的首选治疗。

对有意识障碍的婴幼儿不宜口服液体，以防止液体吸入气道，应尽快静脉补液。慢性病毒性腹泻，尤其是轮状病毒引起的婴儿腹泻时，可喂以含轮状病毒抗体的牛奶或母乳。

严重脱水及电解质紊乱，应静脉补液，特别要注意当缺钾时补给钾离子，酸中毒时，加碳酸氢钠予以纠正。情况改善后改为口服。

世界卫生组织推荐蒙脱石散剂用作腹泻的辅助治疗。主要用于病毒性腹泻、分泌性腹泻。尤其在治疗轮状病毒腹泻疗效显著，不良反应小。

吐泻较重者，可予以止吐剂及镇静剂。有明显的痉挛性腹痛者，可口服山莨菪碱（654-2）或次水杨酸铋制剂以减轻症状。

【护理评估】

（1）健康史

患者有无肠道病毒感染，有无接触不洁食物，污染水及游泳池等。

（2）身体状况

①生命征：起病急，注意腹泻情况，部分患者为呕吐和咳嗽，有轻度上呼吸道感染症状和脱水。

②全身症状：腹泻次数较多，有时腹痛呈绞痛；呕吐，食欲减退，易造成脱水，严重者易造成水，电解质紊乱。

③并发症：弥散性血管内凝血及多器官衰竭等。

（3）心理-社会状况

患者对腹泻的一般知识的了解，对重症腹泻的心理反应及表现，治疗及预后情况的认识。

【护理诊断】

（1）腹泻

与病毒感染作用于肠道有关。

（2）体液不足

与频繁的吐泻导致水分大量丢失有关。

（3）体温过高

与病毒感染引起毒血症有关。

（4）知识缺乏

缺乏病毒感染性腹泻的相关知识。

（5）潜在并发症

酸中毒、电解质紊乱。

【护理措施】

（1）隔离

本组疾病采用接触传播的隔离与预防，接触患者时应戴口罩、帽子和手套，对患者的排泄物、呕吐物进行消毒处理。

（2）休息

吐泻严重而衰竭的患者更应绝对卧床，协助床旁排便，减少体力消耗，注意保暖。

（3）病情观察

①密切观察生命体征和神志的变化，每小时纪录1次。

②观察及记录呕吐物及排泄物的颜色、性质、量、次数。

③严格记录24小时出入量。

④根据皮肤与黏膜弹性、尿量、血压、神志等的变化判断脱水程度。

⑤结合实验室检查，如钠、钾、氯、钙、CO_2CP、尿素氮等，评估水、电解质和酸碱平衡情况，为判断补液量和进一步治疗提供依据。

（4）症状护理

①呕吐时，协助坐起或取侧卧位，吐后及时清除呕吐物，防止吸入呼吸道引起窒息，及时漱口，保持口腔清洁，避免呕吐物的刺激，再次引发呕吐。

②减轻腹痛：本病腹痛，主要是胃肠肌肉痉挛所致，可给予热敷或遵医嘱应用解痉药。

③保证营养供给：待呕吐停止可鼓励患者饮用淡盐水，腹泻明显减轻后，给予清淡、少渣流质或半流质饮食，少量多餐，腹泻期间避免牛奶、生冷、多脂肪、多纤维素及刺激性食物，以免肠胀气。

④保持水、电解质平衡：对轻、中度脱水，呕吐不严重的，应及时服用 ORS 液，用温开水稀释，遵医嘱按时按量服完。如果不能获得 ORS 液，可采用替代品，自行配制在 1 升饮用水中加入 1 平勺食盐和 4 满勺糖或 500ml 米汤中加食盐 $1.5\sim2g$。严重脱水，要遵医嘱静脉补液。

⑤保持肛周清洁：连续腹泻时应特别注意便后温水清洗肛周，软纸擦干，局部涂擦护臀软膏，减少局部刺激，以防肛周皮肤糜烂。

（5）饮食护理

严重吐泻时应暂时禁食。当临床症状逐渐好转，可给予少量多次饮水。病情控制后，逐步过渡到温热、低脂、流质饮食，如果汁、米汤、淡盐水等，尽量避免饮用牛奶、豆浆等不易消化而又能加重肠胀气的食物。

(6) 液体治疗护理

遵医嘱进行补液治疗。①迅速建立静脉通道；②根据病情轻重、脱水程度，确定输液量和速度，输液计划；③大量或快速输入溶液时应加温至 37~38℃，以免因快速输入大量液体出现不良反应；④可应用输液泵以保证及时准确地输入液体；⑤观察输液效果及并发症。补液过程中应仔细观察患者症状和体征，如血压是否恢复、皮肤弹性、尿量等。快速补液期间，应注意患者有无输液反应，是否出现烦躁、胸闷、咳嗽、心悸、颈静脉充盈和肺部出现干、湿啰音等，如有上述症状，提示发生了急性肺水肿，应及时给予相应处理。

【健康教育】

（1）向患者及家属讲解疾病的致病原因、传播途径、隔离消毒的重要性及隔离的基本知识。

（2）患者的餐具、便器单独使用并消毒。其排泄物、呕吐物和剩余食物也需消毒后排放。

（3）养成洗手习惯，饭前便后、接触不洁物品后，都要洗手。不吃不洁食品。

【预防】

(1) 管理传染源

对病毒性腹泻患者应消毒隔离，积极治疗。对密切接触者及疑诊患者施行严密的观察。

(2) 切断传播途径

重视食品、饮水及个人卫生，加强粪便管理和水源保护。注意手的卫生。加强对海产品的卫生监督及海关检疫。保持良好的个人卫生习惯，不吃生冷变质食物，保证海鲜食品的加工、食用符合卫生要求。

(3) 提高人群免疫力

迄今为止，仅轮状病毒疫苗获准临床应用，新一代的4价基因重组轮状病毒减毒活疫苗含有目前流行的4种主要血清型。主要用于6~12个月龄的婴幼儿，最佳接种方式是在2、4、6个月龄时口服3次。最迟在1岁内接种完成。

人乳在一定程度上可以保护严重的轮状病毒性腹泻患儿。经牛轮状病毒免疫后的牝牛的牛奶中含有 IgA 及 IgG 抗体，用此种牛奶喂养婴儿也有一定的保护作用。

第十三节　流行性乙型脑炎

流行性乙型脑炎，简称乙脑，又称日本脑炎，是由乙型脑炎病毒（JEV）引起的以脑实质炎症为主要病变的中枢神经系统急性传染病。经蚊传播，常流行于夏、秋季，主要分布于亚洲。临床上以高热、意识障碍、抽搐、病理反射及脑膜刺激征为特征，病死率高，部分病例可留有严重后遗症。

【病原学】

乙型脑炎病毒，简称乙脑病毒，属黄病毒科，黄病毒属。病毒呈球形，核心含核心蛋白和单股正链 RNA，核心被外膜包裹，主要含内膜蛋白（M）和外膜蛋白（E）。外膜蛋白是糖蛋白，在病毒表面的突起部分具有血凝素活性，能凝集鸡、鸽、鹅红细胞。

病毒抵抗力不强，对温度、乙醚和酸均很敏感。加热 100℃ 2 分钟；56℃ 30 分钟可灭活。乙脑病毒能在乳鼠脑组织中传代，也能在鸡胚细胞、猴肾细胞、HeLa 细胞等多种动物细胞中传代增殖。病毒的抗原性较稳定，人与动物感染乙脑病毒后，可产生补体结合抗体、中和抗体和血凝抑制抗体。

【流行病学】

（1）传染源

乙脑是人畜共患的自然疫源性疾病，人和动物（包括猪、牛、羊、马、鸭、鹅、鸡等）感染乙脑病毒后可发生病毒血症，成为传染源。人感染后病毒血症期短暂，且血中病毒含量少，不是主要的传染源。动物，特别是猪、马、狗等动物感染乙脑病毒的概率高，其中猪是主要传染源。乙脑病毒在人群中流行前 1~2 个月往往有猪乙脑病毒感染高峰期。

(2) 传播途径

蚊子是乙脑的主要传播媒介，国内传播乙脑病毒的蚊种有库蚊、伊蚊和按蚊，三带喙库蚊是主要传播媒介。带乙脑病毒的蚊虫经叮咬将病毒传给人或动物。蚊感染乙脑病毒后不发病，但可带病毒越冬或经卵传代，成为乙脑病毒的长期储存宿主。此外，受感染的蠛蠓、蝙蝠也是乙脑病毒的长期储存宿主。

(3) 易感人群

人对乙脑病毒普遍易感，感染后多数呈隐性感染。感染后可获得较持久的免疫力。病例主要集中在 10 岁以下儿童，以 2~6 岁组发病率最高，大多数成人因隐性感染而获得免疫力，婴儿可从母体获得抗体而具有保护作用。

(4) 流行特征

我国除东北北部、青海、新疆、西藏外均有乙脑流行。在热带地区，乙脑全年均可发生；在温带和亚热带地区，乙脑呈季节性流行，80%~90%的病例集中在 7~9 月。乙脑集中暴发少，呈高度散发性，家庭成员中少有多人同时发病。

【临床表现】

流行性乙型脑炎的潜伏期为 4~21 日，一般为 10~14 日。

(1) 初期

病程的第 1~3 日。多数患者起病急骤，体温 38~39℃，伴头痛、恶心、呕吐，全身不适等中毒症状。婴幼儿可有惊跳、嗜睡等，此期一般神志清楚，经 1~3 天进入极期。

(2) 极期

相当于第 5~7 病日，主要临床表现包括：

1) 高热：体温骤升至 39~40℃。一般持续 7~14 日（超过 3 周者少见），热型不规则，呈弛缓下降。体温越高，病情越重。

2) 意识障碍：为本病的主要症状。轻者嗜睡，重者可深度昏迷，常发生于病程第 1~10 天，昏迷时间一般持续 1~7 日，重者可长达 1 个月以上。

3) 惊厥：小儿常见，多发生于病程的第 2~5 日。可呈阵发性或强直性痉挛，持续数分钟、十数分钟不等，均伴有意识障碍，重者可伴呼吸暂停，发绀。

4）呼吸衰竭：常为死亡的主要原因。呼吸衰竭表现为呼吸节律不规则，呼吸暂停，口唇、指甲发绀，重者可合并循环衰竭。

5）脑膜刺激征：颈项强直，凯尔尼格征、布鲁金斯征阳性。婴幼儿常有前囟隆起。少数病例可不出现脑膜刺激征。

6）其他神经症状：乙脑神经系统症状多在病程第 1 周内出现，第 2 周后一般很少出现新的神经症状。首先表现为腹壁反射、提睾反射等浅反射消失。膝腱、跟腱、二头肌、三头肌等深反射先亢进，后消失。肢体大多呈强直性痉挛，少数呈软瘫。锥体束受损者则有巴宾斯基征阳性，肌张力增强，出现不随意运动。部分患者可出现眼球、肢体震颤、手足徐动、舞蹈症。

（3）恢复期

一般于病程 10～14 日后进入恢复期，体温退至正常，神志渐转清醒。部分患者可仍有低热、失语、多汗、瘫痪，甚至去大脑强直状态，如积极治疗可于 6 个月内恢复。极重症者在发病后 6 个月仍留有后遗症，常见为失语、瘫痪及精神失常等。

【辅助检查】

（1）血常规

白细胞总数增高，一般在（10～20）× 10^9/L，其中，中性粒细胞在 80% 以上。

（2）脑脊液

外观清亮或微混浊，压力增高，白细胞多在（50～500）× 10^6/L，少数可高达 1000× 10^6/L 以上。早期以中性粒细胞为主，随后则淋巴细胞增多，蛋白轻度增高，糖正常或偏高，氯化物正常。

（3）血清学检查

1）特异性 IgM 抗体测定：该抗体在病后 3～4 日即可测出，2 周时达高峰，可作为早期诊断。

2）血凝抑制试验：血凝抑制抗体出现较早，一般在病后第 4～5 天出现，2 周时达高峰，抗体水平可维持 1 年以上。用于临床诊断及流行病学调查。

（4）病原学检查

1）病毒分离：在病程第 1 周内死亡病例的脑组织中可分离到病毒，血及脑脊液中不易分离出病毒。

2）病毒抗原或核酸的检测：用于研究工作。

【治疗原则】

(1) 对症治疗

1) 高热：以物理降温为主，药物降温为辅的综合降温措施。可小量应用阿司匹林等，持续高热伴抽搐可加亚冬眠疗法。

2) 抽搐：去除病因，给予镇静止痉，及时降温、脱水、给氧，可选用镇静止痉药物，如地西泮、苯巴比妥肌内注射，水合氯醛保留灌肠。

3) 呼吸衰竭：应用呼吸兴奋药，如洛贝林、尼可刹米，必要时使用人工呼吸机。

4) 颅内压升高：用冰帽持续降温，或用20%甘露醇快速静滴，也可用呋塞米、肾上腺糖皮质激素等。

5) 昏迷患者脑保护，低温疗法能降低脑代谢，提高脑对缺氧的耐受，减轻脑水肿。吡拉西坦、细胞色素 C 等药物可帮助改善脑细胞代谢。

(2) 康复治疗

重点对智力、吞咽、语言和肢体功能的锻炼，可使用理疗、体疗、针灸、按摩、推拿、高压氧等治疗手段，促进康复。

【护理评估】

(1) 健康史

1) 询问患者居住地蚊虫密度及蚊虫叮咬史，近期是否接种过乙脑疫苗，以往曾否患过乙脑，周围是否有类似病例等。

2) 询问患者发病情况，有无发热，热型及持续时间如何。

3) 患者有无嗜睡、昏睡、谵妄或昏迷等意识障碍症状。

4) 患者有无剧烈头痛、呕吐、抽搐或惊厥表现。

(2) 身体状况

1) 生命征：血压、脉搏、呼吸、体温、意识是否正常。有无呼吸频率、节律、深浅的改变；有无高热；有无昏睡、昏迷、抽搐等。

2) 注意昏迷患者有无尿潴留。

3) 注意患者脑膜刺激征及病理反射等。

（3）心理—社会状况

1）刚清醒的患者其思维能力及接受外界刺激的能力较差，易感情脆弱和激动。

2）因躯体活动受限或语言障碍，患者易产生焦虑、恐惧的心理，或对功能的恢复缺乏耐心和信心。患者及其亲属对流行性乙型脑炎的认识程度、心理状态，对住院及康复治疗的认识，患者的家庭成员组成及其对患者的关怀程度等。

【护理诊断】

（1）体温过高	（2）意识障碍
与病毒血症及脑部炎症有关。	与脑实质炎症、脑水肿有关。
（3）气体交换受损	（4）躯体移动障碍
与乙脑所致的惊厥有关。	与意识程度降低、感觉运动缺失、瘫痪、长期卧床有关。
（5）语言沟通障碍	（6）有窒息和受伤的危险
与中枢神经系统病变导致后遗症有关。	与乙脑所致惊厥有关。
（7）潜在并发症	（8）有皮肤完整性受损的危险
颅内压增高、脑疝。	与昏迷、长期卧床有关。

【护理措施】

（1）隔离	（2）休息
本病为生物媒介传播，接触患者时，应戴口罩、帽子、手套。安装防蚊门窗。	绝对卧床休息。昏迷患者应取头高脚低位，呈15°～30°，头偏向一侧，待病情好转后，酌情采取侧卧位。

（3）饮食

由于乙脑患者病情的特殊性，因此各阶段的饮食要有区别，但总的原则是高营养、高热量、高维生素，减少机体强烈消耗。在初期饮食应清淡，给予流食或水果汁，如牛奶、菜汤、西瓜汁、猕猴桃汁等，补充高热的代谢消耗；极期患者的病情变化迅速，惊厥、抽搐、昏迷者应静脉补液，保证每天入量 1500~2000ml（颅高压患者除外），或者给予鼻饲高营养流食，并注意电解质的平衡。恢复期应提供正常饮食，以高营养为主。

（4）病情观察

①严密观察生命体征，尤其是体温和呼吸的变化，每 1~2 小时测体温 1 次，观察呼吸的频率、节律及深度，及时发现呼吸衰竭。

②注意观察意识障碍是否继续加重。

③观察惊厥发作先兆、发作次数、每次发作持续时间、每次抽搐部位和方式。

④观察颅内压增高及脑疝的先兆，重点观察瞳孔的大小、形状，两侧是否对称，对光反射是否灵敏等。

⑤准确记录 24 小时出入量。

⑥观察有无并发症，如肺部感染及压疮等。

（5）高热的护理

乙脑患者体温不易下降，常采用综合措施控制体温。①物理降温，可采用乙醇擦浴、冰盐水灌肠或在大血管处放置冰袋等方法。特别要注意降低头部温度，如在头部使用冰帽、冰袋等。采用物理降温要注意防止局部发生冻疮或坏死。②药物降温，可应用解热药，注意用量不宜过大。对于高热并频繁抽搐的患者可采用亚冬眠疗法，连续治疗 3~5 日。③降低室温，可使用空调、床下放冰块等方法，将室温降至 28℃左右。

（6）惊厥或抽搐的护理

依据意识障碍的不同原因，给予对应护理。①脑水肿所致者，做好脱水治疗的护理。甘露醇应于 30 分钟内快速静脉滴注，同时注意患者心功能，防止发生心功能不全；②脑实质病变引起者，可遵医嘱使用抗惊厥药。注意观察抗惊厥药对呼吸的抑制作用；③呼吸道分泌物阻塞引起者，应予吸痰、吸氧，并加大氧流量至 6~8L/min，迅速改善脑组织缺氧；④高热所致者，在积极降温的同时按医嘱给予镇静药。

（7）呼吸衰竭的护理

应针对引起的不同原因进行治疗。

①呼吸道分泌物梗阻引起者：保持呼吸道通畅，及时吸痰，加强翻

身、拍背引流排痰，若痰液黏稠，可雾化吸入 α-糜蛋白酶以稀释痰液。同时给以氧气吸入。

②脑水肿、脑疝所致呼吸衰竭者：应进行脱水治疗。

③应用呼吸中枢兴奋剂：如洛贝林、尼可刹米、二甲弗林（回苏灵）等。

④乙脑中枢性呼吸衰竭者：近年来采用山莨菪碱（654-2）、阿托品等血管扩张剂，以改善微循环。

⑤呼吸衰竭发展迅速或呼吸突然停止者：行气管插管。气管切开适用于深度昏迷痰阻，经多种处理呼吸功能仍恶化者；脑干型呼吸衰竭、呼吸肌麻痹经吸痰、吸氧仍不能维持其换气功能者。

⑥如自主呼吸停止或呼吸微弱、有严重换气功能障碍者，可应用人工呼吸器辅助呼吸，经鼻导管使用高频呼吸器（送氧压力 39～18kPa、0.4～0.8kgf/cm^2，频率 80～100 次/分）等，并适当应用抗生素预防感染。

（8）恢复期及后遗症的护理

①对于恢复期患者应注意增加营养、防止继发感染。

②对遗留有精神、神经后遗症者，可进行中西医结合的综合治疗，护士应以积极耐心的护理，从生活上关心、照顾患者；有肢体瘫痪者给予被动肢体活动，以防肌肉萎缩；鼓励并指导患者进行功能锻炼，帮助其尽快康复。

③观察患者神志、各项生理功能、运动功能恢复情况。

（9）心理护理

刚清醒的患者思维能力及接受外界刺激的能力均较差，感情脆弱，易哭、易激动，应使患者保持安静，避免不良刺激，帮助患者适应环境，直至恢复正常。对躯体活动受限或有语言障碍的患者，护士应以高度责任心和同情心给予关心与照顾，并鼓励患者积极治疗，持之以恒，使残疾减到最低程度。

【健康教育】

（1）在流行季节，当被蚊虫叮咬又出现全身不适、头痛、发热等乙脑相关症状时，一定要及时到医院就诊，千万不能误认为是普通感冒。

（2）康复期患者有肢体瘫痪的，要定时进行肌肉按摩，并进行功能锻炼，防止肌肉萎缩。出院后，定时随访。

【预防】

乙脑的预防应采取以防蚊、灭蚊及预防接种为主的综合措施。

(1) 控制传染源

及时隔离和治疗患者，患者隔离至体温正常。搞好饲养场所的环境卫生，人畜居地分开。近年来应用疫苗免疫幼猪，以减少猪群的病毒血症，从而控制人群中乙脑的流行。

(2) 切断传播途径

防蚊和灭蚊是预防乙脑病毒传播的重要措施。应消灭蚊滋生地，灭越冬蚊和早春蚊，重点做好牲畜棚（特别是猪圈）等场所的灭蚊工作，减少人群感染机会，使用蚊帐、蚊香，涂擦驱蚊剂等措施防止被蚊叮咬。

(3) 保护易感人群

预防接种乙脑疫苗，有灭活疫苗和减毒疫苗两种疫苗。

第十四节 登革热和登革出血热

登革热是由登革病毒引起、伊蚊传播的一种急性传染病。临床特征为起病急骤，高热，全身肌肉、骨骼及关节痛，极度疲乏，部分患者可有皮疹、出血倾向和淋巴结肿大。

登革出血热（DHF）是登革热的一种严重类型。起病类似典型登革热，发热 2~5 天后病情突然加重，多器官较大量出血，休克，血液浓缩，血小板减少，白细胞增多，肝肿大。多见于儿童，病死率高。

【病原学】

登革热病毒属 B 组虫媒病毒，现在归入披盖病毒科黄热病毒属。病毒颗粒呈哑铃状、棒状或球形，髓核为单股线状核糖核酸（RNA），登革病毒有 4 个血清型，即 DV1、DV2、DV3 及 DV4。型与型之间各具特异性抗原，同型不同株也表现有抗原差异。

登革病毒对寒冷的抵抗力强，在人血清中贮存于普通冰箱可保持传染性数周，-70℃可存活 8 年之久；但不耐热，50℃ 30 分钟或 100℃ 2 分钟皆能使之灭活；不耐酸、不耐醚，用乙醚、紫外线或 0.05% 甲醛可以灭活。

【流行病学】

（1）传染源

患者和隐性感染者为主要传染源，未发现健康病毒携带者。患者在发病前1日至病程第6日，出现病毒血症，可使叮咬的伊蚊受感染。伊蚊受染后终生有传染性。流行期间，大多数轻型患者和隐性感染者可能是重要传染源。

（2）传播途径

埃及伊蚊和白纹伊蚊是本病的主要传播媒介。在东南亚和我国海南省，以埃及伊蚊为主；在太平洋岛屿与我国广东、广西，则以白纹伊蚊为主。伊蚊吸入带病毒的血液后，病毒在唾液腺和神经细胞内复制，吸血后10日伊蚊即有传播能力，传染期可长达174日。在非流行期间，伊蚊可能是病毒的储存宿主。曾经在致乏库蚊和三带喙库蚊中分离出登革病毒，但其密度高峰与登革热流行高峰不一致，因此，可能不是登革热的重要传播媒介。

（3）易感人群

人对登革热普遍易感，但感染后并非人人发病，感染后对同型病毒具有牢固免疫力，并可保持多年，但数月后仍可感染另一亚型病毒。由于对不同型别毒株感染无交叉免疫力，因此可发生二次或者多次感染。

（4）流行特征

本病广泛流行于热带和亚热带。在我国主要发生于海南、台湾、广东和广西，主要发生于夏、秋雨季，在广东省为5~11月份，海南省为3~12月份。在地方性流行区有隔年发病率升高的趋势。人口大量流动及现代化交通可造成登革热的远距离扩散。

【临床表现】

1. 登革热

潜伏期3~15天，通常为5~8天。登革病毒感染后，可导致隐性感染、登革热、登革出血热，登革出血热我国少见。临床上将登革热分为典型、轻型与重型三型。

（1）典型登革热

①发热：起病急骤，恶寒、高热，24小时内体温可达40℃，持续5~7天后骤退至正常。部分病例发热3~5日后体温降至正常，1天后再度上升，称为双峰热或马鞍热。

②全身毒血症状：全身症状有严重头痛，眼球后痛，骨骼、肌肉及关节痛，极度乏力。消化道症状可有恶心、呕吐、腹痛、腹泻或便秘等。早期体征有颜面潮红、结合膜充血、浅表淋巴结肿大、脉搏加速，后期可有相对缓脉。

③疼痛：包括头痛以及背痛、骨痛、肌肉与关节疼痛（均极剧烈，因此本病曾有"断骨热"之称）、眼眶痛、眼球后痛（转动眼球时尤甚）等。剧烈头痛者可能存在脑水肿、脑出血或脑炎。

④皮疹：于病程第 3~6 日出现，多为斑丘疹或麻疹样皮疹，也有猩红热样疹、红斑疹及出血点等，可同时有 2 种以上皮疹。皮疹分布于全身、四肢、躯干或头面部，多有痒感，持续 3~4 日消退，疹退后无脱屑及色素沉着。

⑤出血：25%~50% 病例有不同程度、不同部位出血现象，如牙龈出血、鼻出血、呕血或黑便、皮下出血、咯血、血尿、阴道出血、腹腔或胸腔出血等，出血多发生在病程的第 5~8 天。

⑥其他：约 1/4 病例有轻度肝肿大，个别病例有黄疸；脾肿大少见。

（2）轻型登革热

症状体征较典型登革热轻，表现为：发热较低，全身疼痛较轻，皮疹稀少或不出疹，无出血倾向，浅表淋巴结常肿大，病程 1~4 日。流行期间此型病例甚多，由于其临床表现类似流行性感冒或不易鉴别的短期发热，常被忽视。

（3）重型登革热

患者在病程 3~5 日病情突然加重，出现剧烈头痛、呕吐、谵妄、狂躁、昏迷、抽搐、大汗、血压骤降、颈强直、瞳孔缩小等脑膜脑炎表现。有的表现为消化道大出血和出血性休克。此型发展迅速，多于 24 小时内死亡，死亡原因常为中枢性呼吸衰竭或出血性休克。

2. 登革出血热和登革休克综合征

（1）发热期

其症状和体征与登革热相似。2~3 日后，面部前额及四肢出现瘀点或瘀斑，部分患者有鼻出血、牙龈出血，可见斑疹或斑丘疹。束臂试验阳性。

（2）休克期

发热 2~5 日后，病情突然恶化，患者出现烦躁不安，颜面潮红，四肢厥冷、体温下降、脉搏细弱，部分患者合并消化道大出血或有皮肤大片瘀斑等。偶有昏迷，少数患者可并发支气管肺炎、脑水肿、颅内出血等，可持续 12~24 小时，病死率高达 10%~40%。

（3）恢复期

经及时抢救，患者休克、出血控制后 1~2 日好转，恢复迅速而完全，无软弱或抑郁现象。偶有心动过缓或期前收缩等。

【辅助检查】

（1）外周血象

白细胞总数降低，中性粒细胞减少。登革出血热患者的白细胞计数多正常，严重病例或有合并感染者白细胞可增高；血小板减少，退热 1 周后恢复正常；血红蛋白、红细胞数和血细胞比容增高。

（2）脑脊液检查

重型病例可有脑脊液压力升高，蛋白和白细胞数正常或升高，糖及氯化物正常。

（3）血清学检查

单份血清补体结合试验滴度超过 1/32，红细胞凝集抑制试验滴度超过 1/1280 有诊断意义。双份血清，恢复期抗体滴度比急性期升高 4 倍以上者，可以确诊。IgM 抗体捕捉 ELISA（MAC-ELISA）法检测特异性 IgM 抗体有助登革热的早期诊断。

（4）病毒分离

取急性期患者血液，接种于白纹伊蚊细胞株（C6/36），分离病毒后经特异性中和试验或红细胞凝集抑制试验加以鉴定。

（5）RT-PCR

RT-PCR 用于检测登革病毒核糖核酸，敏感性明显高于病毒分离，可用于早期快速诊断登革病毒感染及血清型鉴定。

【治疗原则】

（1）基础治疗

患者以卧床休息为主，多饮水，以流食为主，富含高热量、高维生素，对于不能进食者静脉补充营养，如脂肪乳等能量合剂。

（2）对症治疗

①降温：高热者首先采取物理降温，高热不退者加用药物降温如新癀片口服、吲哚美辛栓从小剂量始纳肛，出现中毒症状者可短期使用小剂量肾上腺糖皮质激素，也可采用亚冬眠疗法。

②镇痛：剧烈头痛、肌肉或关节痛时可用盐酸曲马朵口服，疼痛不能耐受时给予吗啡注射液肌内注射，烦躁不安者给予地西泮肌内注射，或者苯巴比妥口服，儿童可用水合氯醛灌肠。

③止血、抗休克：迅速补充血容量，立即输入平衡盐、低分子右旋糖酐、新鲜血浆或代血浆等纠正休克，但要注意防止心力衰竭，一般不宜输入全血，以防加重血液浓缩，可用血管活性药物，如多巴胺、间羟胺、异丙肾上腺素等。上消化道大出血者，加用止血药物，如巴曲酶、酚磺乙胺莫菲管静脉滴注，醋酸奥曲肽维持静脉滴注，奥美拉唑、西咪替丁抑酸。

④对于脑水肿者，用 20% 甘露醇 250ml 静脉推注和地塞米松 10mg 静脉滴注，以降低颅内压防止脑疝发生。

【护理评估】

（1）健康史

患者有无被蚊虫叮咬，主要症状及特点。此病季节性和地域性较强，有无在该季节发病。

（2）身体状况

①生命征：起病急骤、高热，部分病例可出现双峰热或马鞍热。

②全身中毒症状：引起全身骨骼、肌肉，关节痛，有无消化道症状，有无淋巴结肿大及脉搏异常，有无皮疹，严重者出现"断骨热"。

③并发症：注意有无出血，脑水肿，黄疸等并发症。

（3）心理—社会状况

患者因起病急，病情严重，缺乏疾病的相关知识而焦虑不安。此病多见于儿童，因高热、瘙痒、剧烈头痛等症状引起患儿不适，隔离治疗使患儿产生恐惧、焦虑的心理，依赖性强。患者及亲属对该病的认知程度、心理状态、预后情况及隔离治疗的认识。

【护理诊断】

(1) 体温过高 与登革热病毒感染有关。	**(2) 组织完整性受损** 与登革病毒感染导致皮肤、黏膜损伤有关。
(3) 体液不足 与高热、多汗、腹泻、血管通透性增加致血浆外渗有关。	**(4) 有出血的危险** 与登革病毒感染导致出血倾向有关。
(5) 舒适的改变：全身骨骼、肌肉和关节痛 与病毒血症有关。	
(6) 焦虑 与疾病预后有关。	**(7) 潜在并发症** 急性血管性内溶血、精神异常、急性脊髓炎、心肌炎、肝肾综合征等。

【护理措施】

(1) 隔离 防蚊隔离至完全热退。病房应有防蚊设备（如纱窗、纱门、蚊帐）。在患者较多的疫区，卫生部门要派出医疗队划片就地设置临时隔离治疗点，尽量减少远途就医，防止扩散和降低病死率。接触者要进行 15 日医学观察，在家治疗的患者在隔离期内，不要离家到处走动，以防传播。	**(2) 休息与活动** 早期宜卧床休息，恢复期不宜过早活动，体温正常、血小板计数恢复正常、无出血倾向方可适当活动。

(3) 饮食

给予清淡、易消化、高蛋白流食或半流食，如米汤、稀粥、乳制品、豆制品、蔬菜、面条等。补充高蛋白的食物，如肉、鱼、蛋等。发热期间食欲不佳，应根据患者口味选择合适的食物。饮水、饮食都要少量多次，避免强求饮食量而导致胃肠负担过重加重恶心症状。在退热后，应每天增加 1~2 餐，补充营养提高机体免疫力。

（4）病情观察

①监测生命体征：观察高热的持续时间、热型特点、退热后伴随症状是否缓解。如患者出现高热骤退、脉搏细速、大汗淋漓，应考虑出血性休克或登革休克综合征。

②记录24小时出入量，监测水、电解质平衡情况。

③观察有无皮肤黏膜瘀点、瘀斑或鼻出血、牙龈出血、注射部位出血，以及便血、血尿等出血表现。

（5）发热的护理

以物理降温为主，必要时辅助药物降温。采用降低室温，头部置冰帽，以保护脑细胞。此类患者高热不宜全身使用冰袋，以防受凉发生并发症。对于出血症状明显者，应避免乙醇擦浴，以免皮肤血管扩张加重出血。应用退热药物时应加强观察效果，退热后更换衣服、床单位，保持皮肤清洁。发热期间新陈代谢增加，口腔容易干燥，应加强漱口，保持口腔清洁。

（6）皮肤护理

①注意保持皮肤清洁，每天用温水轻擦皮肤，禁用肥皂水、乙醇擦拭皮肤。

②衣着应宽松，内衣裤应勤换洗。床褥应保持清洁、松软、平整、干燥。

③皮肤瘙痒时避免搔抓，注意修剪指甲，幼儿自制能力差，可将手包起来，防止抓伤皮肤造成感染。皮肤剧痒时可涂5%碳酸氢钠或炉甘石洗剂等。

④疹退后若皮肤干燥可涂以液状石蜡油润滑皮肤。皮肤结痂后让其自行脱落，不要强行撕脱，翘起的痂皮可用消毒剪刀剪去。

⑤对大面积瘀斑的坏死皮肤应注意保护，翻身时避免拖、拉、拽等动作，防止皮肤擦伤。使用保护性措施，如海绵垫、气垫等，防止大小便浸渍，避免发生破溃。

⑥若皮疹发生破溃，小面积者可涂以甲紫或抗生素软膏，大面积者用消毒纱布包扎，防止继发感染。

⑦伴有口腔黏膜疹者，应每天用温生理盐水或朵贝尔漱口液彻底清洗口腔2~3次，每次进食后用温水擦拭口腔，以保持口腔清洁、黏膜湿润。

⑧向患者及家属讲解皮肤护理的重要性及加重皮肤损伤的因素，并教其上述皮肤护理的方法。

（7）用药护理

目前无特效治疗药物。中毒症状及严重休克者，可遵医嘱使用肾上腺皮质激素。

（8）出血倾向的护理

①观察出血倾向，如有无皮肤、黏膜瘀点、瘀斑或鼻出血、牙龈出血、注射部位出血、便血、尿血等。结合实验室检查，如血小板明显降低等，有可能发生内脏出血，甚至 DIC，应严密观察，及早发现。

②稳定患者情绪。登革出血热患者多因起病急骤、病情发展迅速，自觉症状重，加上明显的出血倾向，或并发大出血休克，患者及家属多有紧张和恐惧心理，医护人员应设法稳定患者情绪，尽量减轻患者痛苦，以增强患者治愈疾病的信心。

③配合止血。

（9）休克的护理

①予"中凹"卧位，给予吸氧。

②迅速建立静脉通路，按医嘱准确、迅速给予输入液体扩充血容量，并应用碱性液及血管活性药，以迅速纠正休克，快速扩容时，注意观察心功能，避免发生急性肺水肿。

③做好交叉配血、备血，为输血做好准备。

④做好各种抢救的准备工作，备好急救药品及抢救设备。

（10）心理护理

登革出血热患者因起病急、病情重、发展快、自觉症状重、常伴有出血等情况，患者及家属多有紧张和恐惧心理，医护人员应使患者保持安静，提供心理支持，正确对待自己的疾病，增强自愈信心。

【健康教育】

（1）采取预防措施

流行期间，预防的重点是消灭蚊虫，做好登革热疫情监测、预报工作。

（2）宣传登革热的有关知识

如传播过程、致病原因、临床表现和防治方法等，指导群众及早发现患者并就医。

【预防】

（1）管理感染源

登革热患者严密隔离，不得少于 5 日。加强疫情的监测早发现、早隔离、早诊断、早治疗，对来自疫区的人员应隔离进行医学观察，并进行血清学检查，对可疑者进行病毒分离，识别隐性感染者。

（2）切断传播途径

加强防蚊和灭蚊工作。重点区域进行广泛的药物喷洒，提倡用蚊帐、驱蚊剂等加强隔离蚊虫。

（3）保护易感人群

在流行期间，对易感人群实行涂布昆虫驱避剂，以防蚊虫叮咬。

第十五节　流行性出血热

流行性出血热（EHF）是由汉坦病毒引起的自然疫源性疾病，鼠是主要传染源。在未发现病原体前，我国称流行性出血热（EHF），朝鲜称朝鲜出血热（KHF），前苏联称出血性肾病肾炎（HNN）。由于特异性血清学诊断及病原学的确立，1982 年世界卫生组织将其定名为肾综合征出血热（HFRS）。现我国仍沿用流行性出血热的病名。

本病是以发热、出血倾向及肾脏损害为主要临床特征的急性病毒性传染病。我国是本病的重疫区。

【病原学】

流行性出血热病毒（EHFV），属布尼亚病毒科的汉坦病毒属。为负性单链 RNA 病毒，形态呈圆形或卵圆形，有双层包膜，外膜上有纤突。其基因 RNA 可分为大、中、小三个片段，即 L、M 和 S。其中 S 基因编码核壳蛋白（NP），M 基因编码血膜蛋白，这是一种糖蛋白，L 基因编码聚合酶。

EHFV 的核蛋白有较强的免疫原性和稳定的抗原决定簇。膜蛋白中含中和抗原和血凝抗原，能诱导宿主产生具有保护作用的中和抗体。而膜蛋白中具有的血凝活性，能产生低 pH 依赖性细胞融合，有利于病毒颗粒黏附于受感染宿主的细胞表面，病毒脱衣壳这对随后进入脑浆起重要作用。

【流行病学】

(1) 传染源

据国内外不完全统计，有66种脊椎动物自然感染汉坦病毒属病毒。我国发现53种动物携带本病病毒，主要是啮齿类动物，如黑线姬鼠、大林姬鼠、褐家鼠等，其他动物包括猫、猪、狗、家兔等。在我国黑线姬鼠和褐家鼠为主要宿主动物和传染源，林区则是大林姬鼠。由于EHF患者早期的血和尿中携带EHFV，虽然有个别病例接触后感染本病，但人不是主要传染源。

(2) 传播途径

①呼吸道传播：鼠类携带病毒的排泄物如尿尘埃后形成的气溶胶，能通过呼吸道而感染人体。

②消化道传播：进食被鼠类携带病毒的排泄物所污染的食物，可经口腔和胃肠黏膜而感染。

③接触传播：被鼠咬伤或破损伤口接触带病毒的鼠类血液和排泄物亦可导致感染。

④母婴传播：孕妇感染本病后，病毒可经胎盘感染胎儿。

⑤虫媒传播：据报告，寄生于鼠类的革螨或恙螨具有传播作用。

(3) 易感人群

人群普遍易感，感染后多数发病，野鼠型隐性感染率为1%～4%，家鼠型为8%～20%。感染后可获得稳固而持久的免疫力，二次感染者罕见。

(4) 流行特征

①地区性：本病主要分布于欧亚大陆，汉坦病毒属感染主要分布于亚洲，其次为欧洲和非洲，美洲病例较少。目前世界上有31个发病国家和地区，我国疫情最重，其次为俄罗斯、韩国和芬兰，其余国家病例较少。我国除青海和新疆外，其余30个省、市和自治区均有病例报告。目前我国的流行趋势是老疫区病例逐渐减少，新疫区则不断增加。

②季节性和周期性：虽然本病四季均可发病，但有明显的高峰季节。其中黑线姬鼠传播者以11月至次年1月份为高峰，5～7月为小高峰。家鼠传播者3～5月为高峰，大林姬鼠为传染源者，流行高峰在夏季。本病发病率呈周期性波动，在黑线姬鼠和棕背鼠平为主要传染源的疫区，一般相隔数年有一次较大流行。家鼠为传染源的疫区周期性尚不明确。

③人群分布：以男性青壮年农民和工人发病较多。其他人群亦可发病，不同人群发病的多少与接触传染源的机会多少有关。

【临床表现】

潜伏期4~46日，一般为7~14日，以2周多见。典型病程包括发热期、低血压休克期、少尿期、多尿期和恢复期5期。非典型和轻型病例可出现越期现象，中重型患者则可出现发热期、休克期和少尿期之间互相重叠。

(1) 发热期

发热是本病的特征性表现，体温可达38~40℃，一般持续4~7天。表现为头痛、腰痛、眼眶痛、全身肌肉关节酸痛，伴有食欲缺乏、恶心、呕吐、腹痛、腹泻。患者颜面、颈及上胸部充血发红。眼结膜、软腭、腋前后、前胸、肩背部可见条索状或搔抓样出血点或瘀斑。

(2) 低血压期

体液呈负平衡，血容量下降，微循环障碍，酸碱失衡，电解质紊乱，心肌受损等因素导致低血压的发生。本期又分为三个演变过程，即早期低血压倾向、低血压期和休克期。

(3) 少尿期

发生于第5~8病日，低血压中后期。持续2~5天。患者24小时尿量少于1000ml时为少尿倾向，少于500ml时为少尿，少于5ml为尿闭。本期主要表现为氮质血症，水、电解质平衡失调，高血容量综合征等。

(4) 多尿期

发生于第10~12病日，持续数日至数周。由于新生的肾小管上皮浓缩功能差，导致尿量增加，如24小时尿量多于2000ml则进入多尿期，超过3000ml为多尿。尿量一般在4000~6000ml之间。多尿期可并发大出血、继发感染、二次肾衰等，应予重视。

(5) 恢复期

病后3~4周开始恢复，肾功能逐渐好转，尿量趋于正常，症状消失，尿常规和血生化检查接近正常，体力恢复，此期一般1~3个月。

【辅助检查】

(1) 血常规

白细胞计数在第3天后逐渐升高，可达（15~30）×10^9/L，少数重型患者可达（50~100）×10^9/L，早期中性粒细胞增多，核左移，有中毒颗粒，重症患者可见幼稚细胞呈类白血病反应。病后第4~5日淋巴细胞增多，并出现较多的异型淋巴细胞。血红蛋白和红细胞可因血液浓缩而明显升高，血小板从病后第2日起开始减少，并可见异型血小板。

（2）尿常规

可见蛋白尿、管型尿和红细胞等，部分患者尿中出现膜状物，为大量蛋白和脱落上皮细胞的凝聚物。

（3）血液生化检查

肌酐、尿素氮多在低血压休克期开始上升。休克期和少尿期出现代谢性酸中毒。

（4）凝血功能检查

发热期开始血小板减少。若出现弥散性血管内凝血，血小板计数常在50×10^9/L以下，高凝期则凝血时间缩短，消耗性低凝血期则纤维蛋白原降低、凝血酶原时间和凝血酶时间延长。进入纤溶亢进期，出现纤维蛋白降解物（FDP）升高。

（5）免疫学检查

特异性抗原检查早期患者的血清及周围血中性粒细胞、单核细胞、淋巴细胞以及尿沉渣细胞均可检出汉坦病毒抗原。特异性抗体检查，包括血清IgM和IgG抗体。IgM 1:20为阳性，IgG 1:40为阳性，双份血清滴度呈4倍上升有诊断价值。

（6）分子生物学方法

应用巢式RT-PCR方法可以检出汉坦病毒的RNA，敏感性较高，具有诊断价值。

（7）病毒分离

将发热期患者的血清、血细胞和尿液等接种Vero-E6细胞或A549细胞中可分离汉坦病毒。

（8）其他检查

心电图可出现窦性心动过缓、传导阻滞等心律失常和心肌受损表现，此外高血钾时出现T波高尖，低血钾时出现U波等。部分患者眼压增高，若明显增高者常为重症。脑水肿患者可见视乳头水肿。胸部X线约30%患者有肺水肿表现，约20%患者出现胸腔积液和胸膜反应。

【治疗原则】

本病为自限性病毒感染，故以综合治疗为主，早期可用抗病毒治疗；中晚期主要是对症治疗，注意防治休克、肾功能衰竭和出血。治疗原则为"三早一就"，即早发现、早休息、早治疗、就近治疗。

（1）发热期治疗原则

①抗病毒治疗：发病早期可应用利巴韦林或干扰素治疗。

②减轻外渗：可给予茅丁、维生素 C 等，以降低血管通透性。给予 20% 甘露醇静脉滴注，以提高血浆渗透压。嘱患者卧床休息。

③减轻中毒症状：可给予地塞米松或氢化可的松静脉滴注，同时还有抑制变态反应、减轻外渗的作用。呕吐频繁者，可给予甲氧氯普胺（灭吐灵，胃复安）肌注，或维生素 B_6 静脉滴注。高热时以物理降温为主。

④止血及预防弥散性血管内凝血：出血明显者可给予酚磺乙胺（止血敏）、维生素 K 等静脉滴注。适当给予右旋糖酐或丹参静脉滴注，以降低血黏稠度，预防弥散性血管内凝血。

（2）低血压休克期治疗原则

①早期、快速和适量补充血容量：补充血容量应晶、胶体液结合，晶、胶体液之比为 3:1，晶体液以平衡盐液为主，不能单纯输入葡萄糖液；胶体液常用低分子右旋糖酐、血浆、白蛋白等。由于存在血液浓缩，不宜应用全血。

②纠正酸中毒：给予 5% 碳酸氢钠溶液，不但能够纠正酸中毒，尚有扩容作用。

③改善微循环：可应用血管活性剂，如多巴胺等。

④强心药物的应用：血容量基本补足，心率仍超过 140 次/分者，可考虑用西地兰或毒毛花苷 K。

（3）少尿期治疗原则

①稳定内环境：每日补液量为前一日尿量和呕泻量加 500~700ml。补液成分除纠正酸中毒所需 5% 碳酸氢钠溶液外，主要输入高渗葡萄糖（含糖量 200~300g），以减少体内蛋白质分解，控制氮质血症。

②促进利尿：少尿初期可应用 20% 甘露醇 125ml 静脉注射，以减轻肾间质水肿。常用的利尿药物为呋塞米（速尿），可从小剂量开始，逐步加大剂量至 100~300mg/次，直接静脉注射。效果明显时尚可适当加大剂量，4~6 小时重复 1 次。

③导泻：导泻常用甘露醇 25g 口服，2~3 次/日。亦可应用硫酸镁或中药大黄煎水口服。

④透析疗法：明显有氮质血症、高血钾或高血容量综合征患者，可应用血液透析或腹膜透析。

（4）多尿期治疗原则

移行期和多尿早期的治疗同少尿期。多尿后期主要是维持水和电解质平衡，防治继发感染。

（5）恢复期治疗原则

加强营养，注意休息，逐渐增加活动量，定期复查肾功能等。

【护理评估】

（1）健康史

①病史：患病的起始时间，有无明显起因，主要症状及其特点，有无伴随症状及并发症，潜伏期的长短，有无毒血症状等。

②流行病学资料：应询问当地有无流行性出血热患者；是否与流行性出血热患者有密切接触。

（2）身体状况

①生命体征：血压、脉搏、呼吸、体温、意识是否正常；有无高热；有无意识状态的改变；有无血压下降。

②充血、出血体征：有无皮肤和黏膜的"三红征"表现；有无皮肤出血，尤其是腋下和胸背部有无条索点状或搔抓样瘀点；有无黏膜出血，尤其是软腭和眼结膜；球结膜有无水肿。

③注意24小时尿量。

（3）心理—社会状况

患者因起病突然、病情重或缺乏疾病的有关知识，而出现紧张、焦虑、恐惧等心理反应。患者及其亲属对流行性出血热的认识程度、心理状态，对住院及隔离治疗的认识，患者的家庭成员组成及其对患者的关怀程度等。

【护理诊断】

（1）体温过高

与流行性出血热病毒感染有关。

（2）组织灌流量改变

与血管壁损伤造成血浆大量外渗有关。

（3）体液过多

与组织水肿与血管通透性增加及肾脏损害有关。

（4）皮肤完整性受损：皮疹

与血管壁损伤造成出血有关。

（5）营养失调：低于机体需要量

与发热、呕吐、进食减少、大量蛋白尿有关。

（6）潜在并发症

出血、肾功能不全、电解质紊乱、酸中毒。

【护理措施】

（1）隔离

本病采用空气和接触隔离。患者自发病起隔离至热退。接近时，戴口罩；接触时，穿隔离衣、戴手套。

（2）休息

早期应绝对卧床休息，忌随意搬动患者，以免加重组织脏器的出血。恢复期患者仍要注意休息，逐渐增加活动量。

（3）饮食

①高热期宜进食易消化、高热量饮食，可给予米粥、细面条、藕粉、蛋汤等。呕吐严重时，可暂时禁食。

②出血时，禁食生、冷、硬的食物，进食易消化、少渣的饮食。对出现黑便的患者，给予高热量流质饮食，必要时禁食。

③肝损害者，以清淡、高蛋白及少量多餐为宜。

④少尿期的饮食，控制钠盐与蛋白质摄入，给予高糖类、高维生素饮食，不食含钾高的食物，如橘子、香蕉、牛奶及豆类等。每日的入量（ml）＝前日的排出量（ml）＋（500~700）ml。遵循"量出为入，宁少勿多"的原则，限制盐和蛋白质的摄入。热量保证在 1200kcal/d，蛋白质<20g/d，食盐<2g/d。

⑤后期尿量增多：补液最好以口服为主，应予营养丰富易消化的食物，多食含钾丰富的食物，如香蕉、橘子等，进食困难者可静脉补液及补充适量钾和钠盐。

（4）病情观察

①密切监测生命征及意识状态的变化；注意体温及血压变化，有无脉搏细速、节律不整等；有无嗜睡、昏迷等。

②密切观察症状、体征的变化，如"三红"、"三痛"的表现，皮肤瘀斑的分布、大小及有无破溃等，有无呕血、便血及肺水肿等表现。

③严格记录 24 小时出入量，注意观察尿常规检查的结果。

④注意有无畏食、恶心、呕吐和顽固性呃逆等氮质血症的表现。

⑤注意血尿素氮、肌酐、电解质及酸碱平衡的监测以及血小板及凝血功能检查。

（5）高热的护理

注意体温变化，高热时以物理降温为主，应用冰袋冷敷，以减少对皮肤的刺激，避免加重血管扩张诱发皮下出血，禁用乙醇或温水擦浴。勿用解热镇痛药，避免大汗诱发休克。在降温过程中重点观察体温热型，随时掌握体温变化，注意保暖，尤其避免降温过快引起虚脱。鼓励患者多饮水，利于毒素排泄。

（6）皮肤黏膜的护理

①减少对皮肤的不良刺激。保持床铺清洁、干燥、平整，衣服应宽松、柔软，出汗较多时应及时更换。剪短指甲，避免搔抓引起皮损。

②帮助患者保持舒适体位，用软垫适当衬垫，并及时变换体位。避免推、拉、拽等动作，以免造成皮肤的破损。测血压时袖带绑扎不可过紧和时间过长，以防加重皮下出血。

③眼结膜充血、水肿的患者应注意保持眼部清洁，防止继发感染，可用4%硼酸溶液或生理盐水清洁分泌物和眼痂，滴氯霉素眼药水或涂抗生素眼膏。

④做好口腔护理，咽部红肿的患者每日用温水或朵贝液漱口，进食前后清洁口腔，保持口腔卫生。

⑤保持会阴部清洁，留置导尿者应做好无菌操作，定时膀胱冲洗。

⑥若皮肤已发生破溃，用无菌生理盐水清洗局部，辅以红外线等照射，涂抗生素软膏，覆盖无菌敷料。

⑦遵医嘱可给予芦丁、维生素 C 等静脉滴注，以减轻液体外渗。给予20%甘露醇静脉滴注，提高血浆渗透压。出血明显者可给予酚磺乙胺（止血敏）、维生素 K 等静脉滴注。

（7）肾功能衰竭的护理

①按"量出为入，宁少勿多"的原则严格控制液体入量。

②适当增加糖的供给，限制蛋白质的摄入。

③利尿、导泻治疗时，密切观察患者用药后的反应，协助排尿、排便，观察其颜色、性状及量，并及时做好记录。

④出现高血容量综合征者，应立即减慢输液速度或停止输液，使患

者取半坐位或坐位，双下肢下垂。

⑤血液透析或腹膜透析的护理：说明治疗目的、基本操作程序等以取得患者及家属的积极配合，做好透析后观察与护理，包括观察透析的效果、切口有无渗出、出血或红肿等，注意保持切口敷料清洁、干燥。

(8) 循环衰竭的护理

①迅速建立静脉通路，按医嘱准确、迅速输入液体扩充血容量，并应用碱性液及血管活性药，以迅速纠正休克。快速扩容时，注意观察心肺功能，避免发生急性肺水肿。

②给予吸氧。

③患者可因出血而致循环衰竭，应做好交叉配血、备血，为输血做好准备。

④密切观察治疗效果。

⑤做好各种抢救的准备工作，备好抢救药品及抢救设备。

(9) 用药护理

应用血管活性药物时，应注意滴速和效果；应用强心药时，应注意滴速及副作用；应用升压药时，应注意用药效果并及时记录。大剂量的呋塞米可引起耳毒性，如耳鸣、眩晕、听力下降，严重者可引起耳聋，为此，要定时检查患者的听力。同时，用此类药物要避免与氨基糖苷类抗生素（链霉素、庆大霉素）合用，以免增加耳毒性。给予碱性药物碳酸氢钠时，由于碱性药物外渗易造成组织坏死，因此输液过程中应密切观察有无液体外渗，防止发生组织坏死。

(10) 心理护理

由于病情重或缺乏疾病的有关知识，往往使家属及患者产生紧张、焦虑、恐惧等心理反应。护理过程中应注意：①态度热情，动作沉着、熟练；②进行有关的知识教育，增加患者及家属的康复信心，如介绍疾病的进展情况、病程中可能出现的表现和变化、所采取的各种有效措施等；③密切观察病情变化，并及时给予处理，增强患者对医护人员的信任感、安全感及对康复的信心；④指导家属不要将焦虑、紧张的情绪传递给患者。

【健康教育】

(1) 开展预防流行性出血热的卫生宣教工作，尤以防鼠、灭鼠是预防本病的关键，野外作业、疫区工作应加强个人防护，疫苗接种可获得较好的预防效果。

（2）进行疾病的发生、预后及康复等的知识教育，尤其是早期表现、发病后应及时就诊等。介绍发病后配合临床治疗、护理的方法。本病疗程长、病情重、死亡率较高，必须帮助患者及其亲属建立良好的心理状态，树立战胜疾病的信心。

（3）临床恢复后，肾功能恢复需较长时间，故患者出院后仍应休息1~3个月。

【预防】

（1）疫情监测

由于新疫区不断扩大，因此应做好鼠密度、鼠带病毒率、易感人群监测工作。

（2）防鼠灭鼠

应用药物、机械等方法灭鼠，一般认为灭鼠后Ⅱ型病毒的发病率能较好地控制和下降。

（3）作好食品卫生和个人卫生

防止鼠类排泄物污染食品，不用手接触鼠类及其排泄物，动物实验时要防止被实验鼠咬伤。

（4）疫苗注射

重点人群可行沙鼠肾细胞灭活疫苗（Ⅰ型）、金地鼠肾细胞灭活疫苗（Ⅱ型）和乳鼠脑纯化汉坦病毒灭活疫苗（Ⅰ型）注射。1年后需加强注射。

第十六节　狂　犬　病

狂犬病又名恐水病，是由狂犬病毒引起的一种侵犯中枢神经系统为主的急性人畜共患传染病。狂犬病毒通常由病兽通过唾液以咬伤方式传给人。临床表现为特有的恐水、怕风、恐惧不安、咽肌痉挛、进行性瘫痪等。迄今为止，一旦发病，病死率达100%。

【病原学】

狂犬病毒属弹状病毒科拉沙病毒属，形似子弹，为单股RNA病毒，目前已明确狂犬病毒的蛋白质是由5个结构蛋白（糖蛋白、核蛋白、转录酶大蛋白、磷蛋白和基质蛋白）和 2 个微小蛋白（非结构蛋白）构成。

狂犬病毒对外界抵抗力不强，易被日光、紫外线、甲醛、乙醇、碘酒、苯扎溴铵（新洁尔灭）等所灭活。病毒悬液经 56℃ 30~60 分钟或 100℃ 2 分钟即失去活力，在 0℃ 以下可保持活力数年。

【流行病学】

(1) 传染源

主要传染源为病犬，其次是猫、狼、狐狸和食血蝙蝠等野生动物。近年来有多起报道，人被"健康"的犬、猫咬抓后而患狂犬病。一般认为狂犬病患者很少传染其他人。

(2) 传播途径

病毒主要通过带病毒的病兽咬伤传播，也可通过带病毒的唾液，经抓伤、舔伤黏膜或皮肤入侵，偶可在宰杀病犬、剥皮、切割等过程中被感染。吸入蝙蝠群居洞穴中的含病毒气溶胶也可被感染。

(3) 易感人群

人群对狂犬病毒普遍易感。

(4) 流行特征

狂犬病在世界许多国家均有过发生，而以亚、非、拉地区最为严重，近些年来由于家庭养犬数量不断上升造成犬咬伤人数增多，发病率呈上升趋势。

【临床表现】

潜伏期长短不一，短的 10 天，长的 1 年以上，多数在 1~3 个月，潜伏期最长可达 10 年以上，潜伏期长短与年龄、伤口部位、伤口情况、病毒数、毒力等因素相关。

临床表现分为脑炎型（狂躁型）和麻痹型两种，以脑炎型多见，脑炎型典型临床经过可分为 3 期。

(1) 前驱期

常有低热、头痛、倦怠、恶心、烦躁和恐惧不安，继而对声、风、光等刺激敏感，并有咽喉紧缩感。已愈合的伤口、伤口附近及其神经支配区有麻木、痒、痛及蚁走等异常感觉，为最有意义的早期症状。本期持续 2~4 天。

(2) 兴奋期

临床特点为高度兴奋、极度恐怖表情、恐水、怕风，可伴有体温升高（38~40℃）。恐水为本病的特征，典型患者虽渴极而不敢饮，见水、闻流水声、饮水，或仅提及饮水时均可引起咽喉肌严重痉挛。其他刺激，如风、光、声，也可引起咽肌痉挛。严重发作时，可出现全身肌肉阵发性抽搐、呼吸肌痉挛致呼吸困难和发绀。患者因交感神经功能亢进常出现流涎、大汗淋漓、心率快、血压上升等表现。多数患者神志清醒，少数出现精神失常。本期持续 1~3 日。

(3) 麻痹期

肌肉痉挛停止，全身弛缓性瘫痪，逐渐进入昏迷状态，最后因呼吸、循环衰竭死亡。本期持续 6~18 小时。本病全程一般不超过 6 天。

【辅助检查】

(1) 血、尿常规及脑脊液

外周血白细胞总数轻至中度增多，中性粒细胞一般占 80% 以上。尿常规可发现轻度蛋白尿，偶有透明管型。脑脊液压力稍增高，细胞数轻度增高，一般不超过 $200×10^6/L$，以淋巴细胞为主，蛋白轻度增高，糖及氯化物正常。

(2) 病原学检查

①抗原检查：可取患者的脑脊液或唾液直接涂片、角膜印片或咬伤部位皮肤组织或脑组织通过免疫荧光法检测抗原，阳性率可达 98%。此外，还可使用快速狂犬病酶联免疫吸附法检测抗原。

②病毒分离：从唾液腺、脑活检、脑脊液及尿沉渣等均可分离出病毒，以脑组织阳性率最高。

③内基小体检查：以死者脑组织或咬人动物脑组织做病理切片或压片，用 Seller 染色及直接免疫荧光法检查内基小体，阳性率约 70%。

④核酸测定：采用 RT-PCR 测定狂犬病病毒的 RNA。

(3) 抗体检查

检测血清中和抗体，对未注射过疫苗、抗狂犬病血清或免疫球蛋白者有诊断价值。近年来多采用酶联免疫吸附试验检测血清或脑脊液中特异性抗体，方法简单，特异性较高，但该抗体仅在疾病晚期出现。

【治疗原则】

目前尚无有效治疗手段，其病死率达 100%。狂犬病发病后的治疗原则主要以对症综合治疗为主，适当应用免疫制剂及抗病毒药物。

(1) 对症治疗

加强监护，积极做好对症治疗，患者常于出现症状后 3~10 日死亡。除补充水、电解质及热量，纠正酸碱失衡外，对烦躁、痉挛的患者给予镇静药；有脑水肿时，给予脱水药。防止呼吸肌痉挛导致窒息，必要时可做气管切开，给氧。

(2) 抗病毒治疗

可用干扰素、胸腺素、阿糖腺苷等抗病毒治疗。

【护理评估】

(1) 健康史

①询问是否曾接触过病犬，有无被病犬或其他动物咬伤或抓伤史，咬伤或抓伤的部位。

②是否与病兽密切接触过（如拥抱、亲吻）。

③是否进食过病兽肉等。

④咬伤部位是否处理过以及是否进行疫苗接种。

⑤是否对风、光、声等刺激敏感；已愈合的伤口及周围有无痒、痛、麻及蚁走感。

(2) 身体状况

①生命征：血压、脉搏、呼吸、体温、意识是否正常；有无发热；有无意识状态的改变。

②注意有无出汗多、流涎的表现。

③注意有无肌肉痉挛尤其是咽喉肌痉挛、抽搐、瘫痪的表现。

(3) 心理—社会状况

①大多数患者（除后期昏迷者外）神志清楚，因症状明显、病情发

展而恐惧不安，恐水使患者更加痛苦和恐惧。

②评估患者及其亲属对狂犬病的认识程度、心理状态，对住院及隔离治疗的认识，患者的家庭成员组成及其对患者的关怀程度等。

【护理诊断】

(1) 气体交换受损	(2) 恐惧
与呼吸肌痉挛有关。	与疾病引起死亡的威胁有关。

(3) 营养失调：低于机体需要量
与咽肌痉挛致吞咽困难有关。

(4) 皮肤完整性受损	(5) 有受伤的危险
与病犬病猫等动物的咬伤或抓伤有关。	与患者兴奋、狂躁、出现幻觉等精神异常有关。

(6) 低效型呼吸型态	(7) 体液不足
与病毒损害中枢神经系统导致呼吸肌痉挛有关。	与恐水、进食困难、多汗有关。

(8) 潜在并发症	(9) 知识缺乏
惊厥发作、呼吸衰竭、循环衰竭。	缺乏狂犬病的预防及隔离知识。

【护理措施】

(1) 隔离

在标准预防的基础上，还应采用接触传播的隔离预防。将患者置于单间病房直至症状完全消失。医护人员如有皮肤破损，应戴乳胶手套。狂犬病病毒对于外界理化条件的抵抗力是很差的，因此被患者唾液沾染的用品，应放在阳光下曝晒数小时、用含氯消毒剂浸泡或者高温消毒。对患者的尸体和病兽尸体应进行火化处理。

(2) 休息

专人护理，安静卧床休息，严格执行陪护制度，减少家属探视。防止一切音、光、风的刺激，液体用黑色塑料袋包裹或衣物遮盖，操作过程中不提及"水"字，并不使液体触及患者。装好床栏，防止患者在痉挛发作中受伤。

（3）饮食

患者因恐水及吞咽困难，应禁食、禁水，可采用鼻饲高热量流质饮食，必要时静脉输液，维持水、电解质平衡。

（4）病情观察

①监测生命体征变化、神志意识及瞳孔变化，尤其是呼吸频率、节律的改变，注意有无发绀、呼吸困难等呼吸肌痉挛情况。

②观察有无高度兴奋、恐水、怕风等表现，观察痉挛发作的部位、持续时间及伴随症状。

③观察伤口及其相应的神经支配区有无痒、痛、麻及蚁走等异样感觉。

④监测水、电解质及酸碱平衡，准确记录24小时出入量。

（5）对症护理

①伤口处理：彻底清洗伤口能有效降低狂犬病的感染率。被咬伤后，应立即用20%肥皂水或0.1%苯扎溴铵（新洁尔灭）彻底冲洗伤口至少半小时，挤出污血，局部再用2%碘酒和75%乙醇涂擦伤口，一般不予缝合或包扎。伤口较深者，应在伤口底部和周围进行狂犬病免疫球蛋白或免疫血清局部浸润注射，还应注意预防破伤风感染。

②保持呼吸道通畅：及时清除口鼻及呼吸道分泌物，胸闷气促者，因患者恐风，一般不给予吸氧治疗，协助患者取半卧位，以缓解胸闷气促情况。

③安全防护：兴奋期部分患者有狂躁，情绪不能自控，逃离病室，咬人或伤及他人的可能。门窗加锁，玻璃门窗加防护网，病床加防护栏，必要时患者加绷带约束，或遵医嘱给予镇静药，防止患者自伤、坠床或意外伤及他人，抽搐时给予牙垫，防止舌咬伤。

（6）心理护理

狂犬病患者应加倍爱护与同情，因大多数患者（除后期昏迷者外）神志清楚，内心恐惧不安，恐水使患者更加痛苦，故应对患者关心体贴、语言谨慎，做好治疗与专人护理，使患者有安全感。

【健康教育】

（1）家中最好不养犬、猫，有喂养者应进行登记，对家犬进行兽用狂犬病毒疫苗预防接种。对野犬、野猫应处理并焚烧或深埋，进口动物必须检疫。

（2）若被犬、猫（尤其是野犬、野猫）等动物咬伤或抓伤，应立即进行彻底的伤口处理。并进行全程预防接种，接种期间应戒酒，多休息。

（3）高危人群如接触狂犬病的工作人员，也应作疫苗注射。

【预防】

狂犬病的病死率接近 100%，是目前病死率最高的传染病，尚缺乏肯定有效治疗药物，因此预防最为关键。

（1）严格犬类的管理，犬进行疫苗注射。

（2）预防接种

①暴露前预防：对兽医、动物管理人员，野外工作者及可能接触狂犬病病毒的医务人员，应作暴露前预防。

②暴露后预防：按 0、3、7、14 和 30 日各注射 1 个剂量的狂犬病疫苗方案，全程 5 针，肌内注射，成年人必须注射于三角肌区，小儿注射于大腿肌肉前外侧区，切勿注射于臀部，因臀部肌内注射抗原作用差，产生的免疫力明显要低。严重咬伤者可于 0~6 日内每天注射疫苗 1 针，以后分别于 10、14、30、90 日各注射 1 针，全程 10 针。

对 1 年内接受过有效疫苗的全程接种者如发生可疑接触感染，当天及第 3 天各注射 1 针即可，可不必注射狂犬病免疫球蛋白，如在 1 年前接种者，则应再进行全程免疫。

对以前接受过未经证实为有效的疫苗或未证明其狂犬病中和抗体达到要求者则应进行全程的暴露后注射，必要时应包括使用狂犬病免疫球蛋白。

③免疫球蛋白：常用的有抗狂犬病马血清与人抗狂犬病球蛋白两种。抗狂犬病马血清使用前应做皮肤过敏试验。

④目前已研制出动物口服疫苗，在美国已得到应用。

第十七节 艾 滋 病

艾滋病（AIDS）又称获得性免疫缺陷综合征，是 1981 年才被认识的新型传染病，系由人类免疫缺陷病毒（HIV）所致的一种慢性传染病。本病主要经性接触、血液及母婴传播。HIV 主要侵犯和破坏 CD4$^+$T 淋巴细胞，导致机体免疫细胞和（或）功能受损乃至缺陷，最终并发各种严重机会性感染和肿瘤。本病具有传播迅速快、发病缓慢、病死率高的特点。目前无特效治疗，以预防为主。

【病原学】

根据 HIV 基因的差异，目前已知 HIV 有两个型，即 1983 年法国巴斯德研究所发现的 HIV-1 和后来在西非发现的 HIV-2。两者均能引起艾滋病，均为单链 RNA 病毒，属于逆转录病毒科，慢病毒属中的人类慢病毒组。HIV 为圆形或柄圆形，外层为类脂包膜，表面有锯齿样突起，内有圆柱状核心，由 RNA 逆转录酶、DNA 多聚酶和结构蛋白等组成。

HIV 对外界抵抗力低。对热敏感，56℃环境下 30 分钟能使 HIV 在体外对人的 T 淋巴细胞失去感染性，但不能完全灭活血清中的 HIV；100℃环境下 20 分钟可将 HIV 完全灭活；能被 75%乙醇、0.2%次氯酸钠及含氯石灰灭活；0.1%甲醛、紫外线和 γ 射线均不能灭活 HIV。

HIV 侵入人体后虽然能刺激机体产生抗体，但中和抗体很少，且作用极弱。在血清中同时有抗体和病毒存在的情况下，此血清仍有传染性。

【流行病学】

（1）传染源

HIV 感染者和艾滋病患者是本病唯一的传染源，HIV 主要存在于血液、精液、子宫和阴道分泌物中。其他体液，如唾液、眼泪和乳汁，亦含病毒，均具有传染性。

（2）传播途径

①性接触传染：是本病的主要传播途径。欧美国家以往是同性恋传播为主，但近年来则以异性恋传播为主。

②注射途径传染：吸毒者共用针头，血友病患者应用第Ⅷ因子和输注含 HIV 的血和血制品，均可传染。

③母婴传播：感染本病的孕妇可以通过胎盘、产程中及产后血性分泌物或哺乳等传播给婴儿。

④其他途径：包括应用病毒携带者的器官进行移植，人工授精等。此外医护人员被污染的针头刺伤或破损皮肤受污染有可能受传染，但感染率为1%以下。

（3）易感人群	（4）流行特征
人群普遍易感，15~49岁发病者占80%。儿童和妇女感染率逐年上升。男同性恋者，性乱交者，静脉药瘾者，血友病和多次输血者为高危人群。发病年龄主要是50岁以下青壮年。	根据联合国艾滋病规划署新近公布的统计数字显示，艾滋病病毒感染者最多的地区仍是撒哈拉以南的非洲地区，东欧和中亚地区是艾滋病病毒感染者增加最快的地区。2006年1月25日中国卫生部、联合国艾滋病规划署和世界卫生组织联合宣布，中国艾滋病疫情继续呈低流行状态，但感染率呈上升趋势，局部地区和重点人群已经呈现高流行，当前艾滋病的传播途径以注射吸毒和性接触传播为主，经性接触途径感染艾滋病病毒人数明显增加，疫情正从高危人群向一般人群扩散。

【临床表现】

本病潜伏期平均9年，可短至数月，长达15年。在未进入艾滋病期者被称为HIV感染者，之后称为艾滋病患者。HIV侵入机体后，机体反应可分为三期：

（1）急性HIV感染期	（2）无症状HIV感染期
HIV感染2~4周后可出现发热、皮疹、乏力、头痛、畏食、恶心、咽痛、肌肉关节痛和颈枕部淋巴结增大等表现。持续3~14日后症状自然消失。此时血清中可检出HIV RNA及p24抗原，部分患者白细胞、血小板可有减少。	可从急性期进入此期，或无明显的急性期症状而直接进入此期。此期持续时间一般为6~8年。此期由于HIV在感染者体内不断复制，免疫系统受损，$CD4^+T$淋巴细胞计数逐渐下降，此期具有传染性。

(3) 艾滋病期

随着 HIV 对淋巴细胞的破坏，机体免疫功能进行性恶化，患者更易受各种机会性感染或肿瘤侵害，而出现各种症状或体征，最终进入艾滋病期。本期可以出现 5 种表现：①体质性疾病，即发热、乏力、不适、盗汗、厌食、体重下降、慢性腹泻和易感冒等症状。除全身淋巴结肿大外，可有肝脾肿大，曾称为艾滋病相关综合征（ARS）。②神经系统症状，出现头痛、癫痫、进行性痴呆、下肢瘫痪等。③严重的临床免疫缺陷，出现各种机会性病原体感染。包括卡氏肺孢子菌、弓形虫、隐孢子虫、隐球菌、念珠菌、结核杆菌、鸟分枝杆菌、巨细胞病毒、疱疹病毒、EB 病毒感染等。④因免疫缺陷而继发肿瘤，如卡波西肉瘤、非霍奇金病等。⑤免疫缺陷并发的其他疾病，如慢性淋巴性间质性肺炎等。从进入艾滋病期至患者死亡的时间约为半年至 2 年。

【辅助检查】

(1) 血常规检查及尿常规检查

白细胞、血红蛋白、红细胞及血小板均可有不同程度减少。尿蛋白常阳性。

(2) 免疫学检查

①CD4$^+$T 淋巴细胞检测：HIV 特异性侵犯 CD4$^+$T 淋巴细胞，CD4$^+$T 淋巴细胞进行性减少，CD4$^+$/CD8$^+$ 比例倒置。

②其他：链激酶、植物血凝素等皮试常阴性。免疫球蛋白、β$_2$ 微球蛋白可升高。

(3) 血生化检查

血生化检查可有血清转氨酶升高及肾功能异常等。

(4) 病毒及特异性抗原和（或）抗体检测

①分离病毒：患者血浆、单核细胞和脑脊液可分离出 HIV。

②抗体检测：HIV-1/HIV-2 抗体检测是 HIV 感染诊断的金标准。采用 ELISA、化学发光法或免疫荧光法初筛，复检血清 gp24 及 gp120 抗体，灵敏度达 99%。

③抗原检测：抗 HIVp24 抗原单克隆抗体制备试剂，用酶联免疫吸附测定法测血清 HIVp24 抗原。有助于抗体产生窗口期和新生儿早期感染的诊断。

④病毒载量测定：病毒载量测定的临床意义包括预测疾病进程、提供抗病毒治疗依据、评估治疗效果、指导治疗方案调整，也可作为 HIV 感染早期诊断的参考指标。

⑤耐药检测：通过测定 HIV 基因型和表型的变异了解药物变异情况。目前国内外主要采用基因型检测。

⑥蛋白质芯片：近年蛋白芯片技术发展较快，能同时检测 HIV、HBV、HCV 联合感染者血中 HIV、HBV、HCV 核酸和相应的抗体，有较好的应用前景。

（5）其他检查

X 线检查有助于了解肺并发肺孢子菌、真菌、结核杆菌感染及卡波西肉瘤等情况。痰、支气管分泌物或肺活检可找到肺孢子菌包囊、滋养体或真菌孢子。粪涂片可查见隐孢子虫。隐球菌脑膜炎者脑脊液可查见隐球菌。弓形虫、肝炎病毒及巨细胞病毒感染可以酶联免疫吸附测定法测相应的抗原或抗体。血或分泌物培养可确诊继发细菌感染。组织活检可确诊卡波西肉瘤或淋巴瘤等。

【治疗原则】

目前尚无特效疗法，因而强调综合治疗，包括抗病毒、免疫调节、控制机会性感染和抗肿瘤治疗等。目前认为早期抗病毒是治疗的关键，它既可缓解病情，又能预防和延缓艾滋病相关疾病的出现，减少机会性感染和肿瘤的发生。

（1）抗病毒治疗

目前国际上已有的抗病毒药物有四类：核苷类反转录酶抑制剂（NRTI）、非核苷类反转录酶抑制剂（NNRTI）、蛋白酶抑制剂（PI）、融合抑制剂。目前国内的 ART 药物有 3 类，即核苷类反转录酶抑制剂、非核苷类反转录酶抑制剂和蛋白酶抑制剂。

①核苷类反转录酶抑制剂：包括齐多夫定（AZT）、双脱氧胞苷（ddc）、双脱氧肌苷（ddi）和拉米夫定（3TC）。此类药物能选择性与 HIV

反转录酶结合，并掺入病毒 DNA 链中，使 DNA 链中止，起到抑制 HIV 复制和转录的作用。

②非核苷类反转录酶抑制剂：有依法韦轮（EFV）、奈韦拉平（NVP）等。

③蛋白酶抑制剂：包括沙奎那韦（SAQ）、英地那韦（IDV）和利托那韦等。这类药物均作用于蛋白酶，使病毒复制过程中所需的成熟蛋白不能形成，使体内病毒数量明显下降、CD4$^+$T 淋巴细胞有所提高，降低病死率。

（2）并发症的治疗

①肺孢子菌肺炎：可用喷他脒或复方磺胺甲噁唑。

②念珠菌病：应用氟康唑或两性霉素 B。

③肺结核和肺外结核：可用异烟肼、利福平等。

④隐孢子球虫病和脑弓形虫病：可用螺旋霉素或克林霉素。

（3）支持治疗

加强营养支持治疗，明显消瘦者可给予乙酸甲地孕酮改善食欲。

（4）预防性治疗

①结核菌素试验阳性者用异烟肼治疗 1 个月。

②CD4$^+$T 淋巴细胞低于 0.2×10^9/L 者可用戊烷脒或 TMP-SMZ 预防肺孢子菌肺炎。

③针刺或实验室意外感染者，2 小时内用齐多夫定等治疗，疗程 4~6 周。

（5）免疫治疗

可用白介素-2、胸腺素等，改善患者免疫功能。

【护理评估】

（1）健康史

①询问患者有无与艾滋病患者或无症状病毒携带者的密切接触史；有无性紊乱史。

②有无输血、血制品史；有无血友病病史；有无器官移植及血液透析史等。

③有无间歇或持续性发热史。

④有无体重持续下降。

⑤有无慢性咳嗽、反复腹泻或头痛症状，持续多长时间。有无反复出现带状疱疹的表现。

（2）身体状况

①有无发热、意识状态改变，有无脑膜刺激征及病理反射等。

②全身淋巴结有无增大，淋巴结增大的部位、大小、质地。

③皮肤黏膜有无浸润斑或结节；有无带状疱疹。

④口咽部有无毛状白斑。

⑤皮肤有无浅褐色的斑块或结节。

（3）心理—社会状况

①由于人们对本病的恐惧心理和特殊的流行病学特征，患者往往受到他人的回避，甚至歧视，加之本病无特效治疗及预后不良，极易产生恐惧、孤独、焦虑、悲伤、失落感、罪恶感甚至自杀念头。

②患者及其亲属对艾滋病的认识程度、心理状态，对住院患者及隔离治疗的认识，患者的家庭成员及其对患者的关怀程度等。

【护理诊断】

（1）腹泻	（2）体温过高
与机会性感染有关。	与 HIV 感染或机会性感染有关。
（3）皮肤完整性受损	（4）活动无耐力
与病毒、真菌感染及卡波西肉瘤有关。	与疲乏和虚弱有关。
（5）有传播感染的危险	（6）营养失调：低于机体需要量
与传播途径有关。	与长期发热、进食减少、腹泻有关。
（7）活动无耐力	（8）皮肤完整性受损
与长期发热、感染和肿瘤导致的消耗过多有关。	与感染和卡波西肉瘤有关。
（9）社交孤立	（10）恐惧
与对患者实施强制性管理及易被他人歧视有关。	与疾病折磨、预后不良及缺乏社会支持有关。

（11）潜在并发症

各种机会感染。

（12）知识缺乏

缺乏艾滋病的防治知识。

【护理措施】

（1）隔离

传染病法规定艾滋病为乙类传染病，按甲类传染病管理。在标准防护的基础上采取接触传播的隔离预防。接触患者血液、体液污染物品时应戴橡胶手套。处理污物、利器时应防止皮肤刺伤，处理污物后一定要洗手；被患者血液、体液、排泄物污染的一切物品应随时严格消毒。

（2）休息

一般 HIV 感染者，工作、生活不需要限制，如出现乏力和虚弱等症状，注意适当休息，减少活动，症状好转应督促和指导患者在不感觉疲惫的基础上通过增加肌肉力度的锻炼来减少其乏力的感觉，同时应注意运动后的肌肉放松。长期卧床患者要注意保护肌肉和关节的功能，进行被动锻炼。

（3）饮食

艾滋病患者机体处于高代谢状态，维持体重需要增加 20% ~ 30% 的能量，应给予高热量、高蛋白、高维生素、易消化饮食。创造有利的进餐环境，鼓励患者进食，恶心、呕吐者于餐前 30 分钟给予止吐药；因继发假丝酵母菌感染引起的吞咽疼痛和食欲减退者给予抗真菌药；吐泻严重无法进食者可鼻饲或静脉补充水分和营养物质；腹泻者忌食生冷、刺激食物，予以少渣、少纤维素、易消化饮食。

（4）病情观察

①严密观察生命征及病情变化，每日测体温、脉搏、呼吸及血压 2 ~ 4 次，每周量体重 1 ~ 2 次，并注意精神状态的变化。

②注意有无呼吸、消化、中枢神经系统的症状及皮肤黏膜病变的表现。

③按医嘱，正确留取痰、大便标本。

（5）对症护理

1）腹泻

①少量多餐，食物温度与室温相当。

②给予少渣、少纤维素、高热量的流质或半流饮食，鼓励患者多饮水以防止脱水。

③正确选择食物。因腹泻容易丢失钾和钠两种矿物质，日常饮食中多摄含钾丰富的食物如：橙汁、香蕉、马铃薯及肉汤和其他汤类以摄取钠；避免煎炸食物、咖啡因及生冷食物；若为牛奶导致的腹泻，应饮用不含乳糖产品的食物；减少麸类纤维。

④观察体重、饮食及排泄，评估营养状况。

⑤协助采集粪便标本。

⑥皮肤护理：保持肛周皮肤干燥，必要时涂用护肤膏。

2）恶心、呕吐

①可于进食前 30 分钟服用止呕剂。

②少食多餐。

③慢慢进食，并细嚼食物。

④每餐之间，或餐后 30~40 分钟内饮用流质饮料。

⑤试吃烘烤食品，如饼干等。

⑥注意保持口腔卫生。

⑦评估每次恶心发作的时间、持续时间及严重程度，并观察呕吐物性质和颜色。

⑧评估营养和脱水状况。

3）皮肤和黏膜受损

①维持充足水分及营养。

②按需要协助患者变换姿势和活动身体。

③提供适当的床、床褥或其他减轻压力的卧具；按规定的时间给长期卧床的患者翻身。

④进行皮肤清洁护理；保持良好的个人卫生，防止继发性感染。

⑤经常更换被服和睡衣。

⑥观察皮肤溃烂的位置、范围、特点和气味。

⑦嘱患者不要搔抓皮肤。避免留长指甲，以防抓伤皮肤。

⑧卡波西肉瘤的护理：清洁皮肤患处，暴露伤口，保持皮肤干燥；用沾有聚烯吡酮碘的纱布及凡士林纱布包扎引流伤口。

⑨口腔溃疡护理：口腔护理 2 次/日，用 0.5% 碘伏轻轻擦拭溃疡，碘伏可使溃疡面渗出减少，收敛快，口臭很快消失，促进肉芽组织的生长，加快溃疡面愈合。最后用 0.01% 维生素 B_{12} 漱口液含漱 10 分钟，维生素 B_{12} 具有局部镇痛作用，可以减轻患者痛苦并有利于进食。如为口腔念珠菌所致溃疡，给予 4% 碳酸氢钠液漱口。

(6) 用药护理

注意观察患者使用抗病毒药物后的不良反应，特别是使用齐多夫定治疗的患者，应严密观察其严重的骨髓抑制作用，早期可出现巨幼细胞性贫血，晚期可有中性粒细胞及血小板减少，也可见恶心、头痛和肌炎等症状。应定期检查血象，同时做好输血准备。中性粒细胞$<0.5×10^9$/L 时，应及时报告医生。

(7) 心理护理

艾滋病预后不良，加之疾病的折磨、被他人歧视，患者易有焦虑、抑郁、孤独无助或恐惧等心理障碍，部分患者可出现报复、自杀等行为。护士应与患者进行有效沟通，了解患者的需要、困难，满足合理要求，予以关怀、温暖和同情。

【健康教育】

(1) 指导做好家庭隔离和消毒

接触被患者血液、体液污染的物品和排泄物时，应戴橡胶手套，或使用其他方法避免直接接触，如使用镊子或有聚乙烯塑料袋套在手部；患者生活和卫生用具，如牙刷、剃须刀等应单独使用；其他被患者血液、体液、排泄物污染的物品应随时严格消毒，用 0.2% 次氯酸钠溶液浸泡消毒；被血液、体液或排泄物等污染的衣物、被单，应与其他衣物分开清洗，并先用含氯的消毒剂等浸泡被污染的衣物 30 分钟后再清洗。

(2) 卫生宣教

注意个人卫生，养成良好的生活及卫生习惯，以预防各种感染的发生，特别是机会性感染，必要时应遵医嘱服用抗机会性感染的药物。一旦发生感染应给予重视，积极治疗，以免产生严重并发症。

(3) 随访宣教

定期到医院进行相关检查，如 $CD4^+T$ 淋巴细胞计数或白细胞计数、病毒载量等。如接受抗病毒治疗，应定期接受指导和进行病情变化情况观察等。

【预防】

(1) 管理传染源

本病是《传染病防治法》管理的乙类传染病。发现 HIV 感染者应尽快（城镇于 6 小时内、农村于 12 小时内）向当地疾病预防控制中心（CDC）报告。高危人群普查 HIV 感染有助于发现传染源。隔离治疗患者，监控无症状 HIV 感染者。加强国境检疫。

（2）切断传播途径

加强艾滋病防治知识宣传教育。高危人群用避孕套，规范治疗性病。严格筛查血液及血制品，用一次性注射器。严格消毒患者用过的医疗器械，对职业暴露采取及时干预。对 HIV 感染的孕妇可采用产科干预（如终止妊娠、择期剖宫产等措施），加之抗病毒药物干预以及人工喂养措施。注意个人卫生，不共用牙具、剃须刀等。

（3）保护易感人群

重组Ⅲ V-1gp120 亚单疫苗或重组痘苗病毒表达的 HIV 包膜作为疫苗等均尚在研制中，包括核酸疫苗在内部分进入了Ⅱ/Ⅲ期试验研究阶段。

第四章　立克次体病患者的护理

第一节　流行性斑疹伤寒

流行性斑疹伤寒又称虱传斑疹伤寒。是由普氏立克次体引起，以人虱为传播媒介所致的急性传染病。临床上全身感染症状比较严重，以急性起病、稽留型高热、剧烈头痛、皮疹与中枢神经系统症状为特征，发热持续 2 周左右，40 岁以上患者病情相对较重。随着经济发展及卫生条件改善，其发病率已显著降低。

【病原学】

本病的病原体为普氏立克次体，病原体的基本形态为微小球杆状，革兰染色阴性。通常寄生于人体小血管内皮细胞胞质内和体虱肠壁上皮细胞内，在立克次体血症时也可附着于红细胞和血小板上。病原体的化学组成和代谢物有蛋白质、糖、脂肪、磷脂、DNA、RNA、内毒素样物质、各种酶等，其胞壁组成近似于革兰阴性杆菌的细胞壁。

病原体对热、紫外线、一般化学消毒剂均很敏感，56℃ 10 分钟即被杀灭，对低温及干燥有较强耐受力；-30℃ 以下可保存数月至数年，在干虱粪中可保存活力达数月。

【流行病学】

（1）传染源

患者是主要传染源，潜伏期末即有传染性，病后第 1 周传染性最强，一般不超过 3 周。普氏立克次体还存在非人类自然宿主，并有因接触鼯鼠而发生散发病例的报道。

（2）传播途径

人虱是本病的传播媒介，以体虱为主，头虱次之。当虱叮咬患者时，病原体随血液进入虱肠内，侵入肠壁上皮细胞内增殖，大约 5 日后细胞胀破，大量立克次体溢入肠腔，随虱粪排出，或因虱体被压碎而散出，可通过因瘙痒的抓痕入侵皮肤。虱粪中的立克次体偶可随尘埃经呼吸道、口腔或眼结膜感染。虱习惯生活于 29℃ 左右，当患者发热或死亡后即转移至健康人体而造成传播。

（3）易感人群

各年龄组对该病均具有高度易感性，15 岁以下的儿童得该病时病情较轻。一次性得病后拥有相当持久的免疫力，偶可再次感染发病。除复发型斑疹伤寒外，短期内复发极少见。

（4）流行特征

多发生于寒冷地区的冬春季节，因气候寒冷，衣着较厚，且少换洗，故有利于虱的寄生和繁殖。战争、灾荒，卫生条件差，增加人虱繁殖的机会，易引起流行。随卫生条件的改善及预防措施的加强，本病的群体发病率显著下降，但散发病例持续存在。

【临床表现】

（1）典型斑疹伤寒

常急性发病，少数患者有头痛、头晕、畏寒、乏力等前驱症状。

①侵袭期：多急起发热，伴寒战，继之高热。体温于 1~2 日内达 39~40℃，呈稽留热型，少数呈不规则或弛张热型。伴严重毒血症症状，剧烈头痛、烦躁不安、失眠、头晕、耳鸣、听力减退。言语含糊不清，全身肌肉酸痛。

②发疹期：在病程第 4~6 天出现皮疹。先见于躯干、很快蔓延至四肢，数小时至 1 日内遍及全身。严重者手掌及足底均可见到，但面部无皮疹，下肢较少。皮疹大小形态不一，直径为 1~5mm，边缘不整，多数孤立，偶见融合成片。初起常为充血性斑疹或丘疹、压之褪色，继之转为暗红色或出血性斑丘疹，压之不褪色、皮疹持续 1 周左右消退。退后留有棕褐色色素沉着。

③恢复期：病程第 13~14 天开始退热，一般 3~4 天退疹，少数病例体温可骤降至正常。随之症状好转，食欲增加，体力多在 1~2 天内恢复正常。

（2）轻型斑疹伤寒

此型散发病例在我国多见。表现为：热程短（8~9日），热度较低，体温多在39℃以下；有明显的头痛和全身疼痛，但全身中毒症状轻，很少出现意识障碍和其他神经系统症状；皮疹稀少或无，为充血性的，常于出疹后1~2日消退。肝脾大者少见。

（3）复发型斑疹伤寒

又称布-津病，我国很少见。病情轻，病程短，为7~10日，可无皮疹，但头痛仍较明显，补体结合试验早期即呈阳性，且效价升高显著。外斐反应常为阴性。

【辅助检查】

（1）血、尿常规

白细胞计数多在正常范围内，中性粒细胞常升高，嗜酸性粒细胞减少或消失；血小板常减少。尿蛋白常阳性。

（2）脑脊液检查

有脑膜刺激征者脑脊液白细胞和蛋白稍增高，糖多在正常范围。

（3）血清学检测

①外斐反应：发病后第1周出现阳性，第2~3周达高峰，持续数周至3个月。效价≥1:160或病程中有4倍以上增高者有诊断价值。阳性率为70%~80%。

②立克次体凝集反应：以普氏立克次体颗粒抗原与患者血清作凝集反应，特异性强，阳性率高。效价1:40以上即为阳性。病程第5日阳性率达85%，第16~20日可达100%；此方法虽然与莫氏立克次体有一定交叉，但后者效价较低，故仍可与莫氏立克次体相鉴别。

③补体结合试验：补体结合抗体在病程第1周内即可达有意义的效价（≥1:32），第1周阳性率为50%~70%，第2周可达90%以上，低效价可维持10~30年，故可用于流行病学调查。以提纯的普氏立克次体颗粒性抗原作补体结合试验，不仅具有组特异性，且有种特异性，故可用于区别流行性斑疹伤寒和地方性斑疹伤寒。

④间接血凝试验：用患者血清与被红细胞致敏物质（普氏立克次体抗原中的成分）所致敏的绵羊红细胞进行凝集反应。阳性反应出现早。仅用于与其他群立克次体感染鉴别。但不能区别流行性和地方性斑疹伤寒。

⑤间接免疫荧光试验：用两种斑疹伤寒立克次体作抗原进行间接免疫荧光试验，检查抗体，特异性强，灵敏度高，可鉴别流行性斑疹伤寒与地方性斑疹伤寒。检测特异性 IgM 及 IgG 抗体，IgM 抗体的检出有早期诊断价值。

(4) 病原体分离	(5) 核酸检测
取发热期（最好 5 病日以内）患者血液 3～5ml 接种于雄性豚鼠腹腔，7～10 日豚鼠发热，阴囊发红，取其睾丸鞘膜和腹膜刮片或取脑、肾上腺、脾组织涂片染色镜检，可在细胞质内查见大量立克次体。亦可将豚鼠脑、肾上腺、脾等组织制成悬液接种鸡胚卵黄囊分离立克次体。	分子杂交法检测普氏立克次体核酸特异性好，有助于早期诊断。PCR 法可提高检出率。

【治疗原则】

(1) 一般治疗	(2) 病原治疗
卧床休息，提供足量的水分和热能，每天成人入量宜达 3000ml（年老者及有心功能不全者酌减），预防口腔感染、肺部感染、压疮等并发症。	四环素和多西环素治疗有效，但需早期使用。常规剂量给药，退热后再用 3～4 天。在严重病例，首剂可静脉给药。氯霉素也有效，因具骨髓抑制不作首选。磺胺药会加重病情，禁用。

(3) 对症治疗
剧烈头痛和严重神经症状给予镇痛药和镇静药，出现心功能不全时，采用强心药，严重毒血症伴低血容量休克者，可考虑补充血浆、右旋糖酐等，并短期应用肾上腺皮质激素，必要时加用血管舒缩药物、肝素等。慎用退热药，以防大汗虚脱。有继发细菌感染，按发生部位及细菌药敏给予适宜的抗菌药物。

【护理评估】

(1) 健康史
①询问患者有无居住在流行区或 1 个月内去过疫区，发病的季节，个人卫生状况，有无虱叮咬史。

②询问患者发病情况，是否有突起高热，持续剧烈头痛，全身肌肉酸痛；是否有皮疹、肝脾大及中枢神经系统症状。

③询问患者有无咳嗽、胸痛等呼吸道症状。

④询问患者有无食欲缺乏、恶心、呕吐、腹胀等消化道症状。

（2）身体状况

①生命体征：注意体温、脉搏、呼吸、血压、意识是否正常。有无高热、呼吸急促、血压下降；有无昏睡、昏迷、抽搐、大小便失禁等。

②注意患者是否有皮疹及酒醉貌。

③注意患者是否有肝脾大、心律失常等。

（3）心理—社会状况

①因起病急、持续高热、剧烈头痛，患者易产生焦虑、恐惧的心理；重症患者对疾病的恢复缺乏耐心和信心。担心皮疹之后遗有色素沉着。

②患者对斑疹伤寒的认识了解及对斑疹伤寒个人防护知识的掌握程度；对发热等症状的心理反应、应对措施及其效果。患病对工作、学习的影响、支付医疗费用有无困难。支持系统对患者的态度、对鼠疫的了解程度及对消毒隔离的认识。

【护理诊断】

（1）体温过高

与立克次体感染、毒血症有关。

（2）皮肤完整性受损：皮疹

与立克次体所致皮肤血管病变有关。

（3）疼痛

与全身毒血症有关。

（4）有传播感染的危险

与立克次体血症和虱、蚤寄生有关。

（5）潜在并发症：心功能不全

与心肌血管受损有关。

【护理措施】

（1）隔离

①灭虱是控制流行和预防本病的关键。具体措施如下：灭虱前，工作人员做好个人防护，服装整齐、严密。戴好帽子、口罩，帽子一定要盖住发际。穿好五紧服（领口、袖口、裤口要紧）或隔离衣，足穿高统胶靴。

②患者入院后尽快、彻底灭虱，剃除身体所有毛发、洗澡、更衣，剃下的毛发包好烧掉，换下的衣服立即灭虱。24 小时后观察灭虱的效果，必要时重复灭虱，10 日后应再重复检查 1 次，必要时重复灭虱。

③患者的衣服可用高压消毒或用加热的方法灭虱。也可用化学药物，如马拉硫磷、敌百虫、敌敌畏等喷洒，或用粉笔浸湿药液后涂抹衣缝。

（2）休息

发热期间限制活动，严格卧床休息，给予生活协助。保持室温适宜，环境安静，空气流通。

（3）饮食

高热期应进食清淡、易消化的流质和半流质。进食困难者给予静脉营养支持，供给足量水分及营养。恢复期可进食高蛋白、高维生素饮食。

（4）病情观察

①头痛：剧烈持久头痛为本病特点，密切观察患者的意识及双侧瞳孔的变化；观察有无中枢神经系统受损表现；了解头痛的诱因、程度、部位、持续时间及其对日常生活的影响，仔细观察伴随的症状和体征。必要时协助医生进行腰椎穿刺，操作前向患者讲解进行腰椎穿刺的目的，及术中如何配合，术后注意事项。腰椎穿刺术后协助患者去枕平卧 6 小时，观察并倾听患者主诉，及时满足患者需要。

②体温：严密观察体温变化及伴随症状、体征，测体温 2~4 小时 1 次，记录发热的伴随症状：畏寒、寒战、大汗或盗汗；是否伴有结膜充血、淋巴结肿大；有无咳嗽、咳痰或恶心、呕吐、腹痛、腹泻等症状；有高热抽搐史者在物理降温同时给予镇静、止惊药物，并观察记录用药效果。

③皮疹：确定皮疹的位置及分布情况；观察皮疹的特征：大小、数目、颜色、形状、边缘与界限、表面情况等；密切观察皮肤变化，有无新发皮疹；评估皮疹的性质与发展情况；评估皮疹的伴随症状。

④中枢神经系统改变：随时注意头痛的特点及神经症状，如剧烈头痛、惊恐、兴奋，伴有头晕、耳鸣等，有无反应迟钝、谵妄、脑膜刺激征、手震颤、舌震颤、昏迷、吞咽困难、听力减退等。出现意识障碍时，严格卧床休息，躁动时加用床档，防止坠床。剧烈头痛和严重神经症状给予镇痛药和镇静药。

(5) 对症护理

①体温过高：观察体温变化，遵医嘱用药及物理降温，避免用乙醇擦浴，以免影响观察皮疹及诱发皮下出血；保持皮肤清洁干燥，及时更换衣被。

②神经、精神症状：谵妄、狂躁与精神症状严重者，须按医嘱给予镇静剂。必要时加床档，专人守护，防止意外发生。

③头痛：头痛时应绝对卧床休息，减少头部活动，可适当按压印堂、合谷等穴位减轻头痛，也可运用暗示和放松技术转移患者注意力。也可用毛巾裹冰或冷湿毛巾放在头痛部位，每次持续时间不超过 15 分钟，延缓神经传导速度，使冷的感觉居于支配地位而减轻疼痛。剧烈头痛遵医嘱应用镇痛药，使用镇痛药应遵循：尽可能口服给药；按时给药；按"三阶梯"镇痛原则给药；注重个体化；密切观察用药后的不良反应。

④皮肤完整性受损：嘱患者不要抓挠皮疹部位，保持皮肤清洁、干燥，每日可用温水清洗皮肤，忌用热水烫洗，清洗时动作要轻柔，穿宽松纯棉衣物，每 1~2 小时协助患者更换体位，防止发生压疮。

⑤眼部护理：给予患者眼罩或降低室内亮度，避免强光刺激；及时擦除眼部分泌物，遵医嘱给予滴眼液。

⑥口腔护理：持续高热者，唾液分泌减少，维生素消耗增多，易引起口腔溃疡，晨起、餐后和睡前协助患者漱口，保持口腔黏膜清洁，防止口腔感染。口唇干裂者给予甘油加以保护。

⑦保持排便通畅：患者发热卧床休息，活动减少，肠蠕动减慢，容易出现便秘，密切观察患者排便情况，嘱其日常饮食可多摄入水果、粗纤维食品，可给予口服乳果糖、必要时可用开塞露或温盐水清洁灌肠。

⑧防止肺部感染：斑疹伤寒立克次体损伤脏器血管壁引起血栓形成，以及毒素作用易引起肺炎和心肌损害，长期卧床患者应注意改变体位，防止肺部并发症，定时翻身、侧卧、拍背、吸痰。

(6) 用药护理

遵医嘱用药，密切观察药物疗效及不良反应；退热宜物理降温，禁用大量解热药；多西环素有胃肠道反应，应饭后服用，孕妇及哺乳期妇女禁用，有肝、肾损害者慎用。

(7) 心理护理

多与患者沟通，宣教有关斑疹伤寒的疾病知识，解除患者焦虑不安、紧张、急躁等不良情绪，使其配合治疗；家属应给予心里支持和帮助，以利于患者尽快恢复。

【健康教育】

（1）宣传注意个人卫生及做好灭虱工作对预防斑疹伤寒的意义。

（2）宣教有关斑疹伤寒的疾病知识，使其配合治疗。

（3）告诉患者在恢复期及出院后均注意休息，避免劳累，增加营养，逐渐恢复体力。

【预防】

改善卫生条件、个人卫生知识的普及、灭虱是预防本病的关键措施。

（1）管理传染源

早期隔离患者，需对其予以灭虱处理。密切接触者，需医学观察21天。

（2）切断传播途径

防虱、灭虱是关键。加强卫生宣教，勤沐浴更衣。发现患者后，同时对患者及接触者进行灭虱。

（3）保护易感者

对疫区居民及新人疫区人员进行疫苗接种，国内常用鼠肺灭活疫苗。

第二节　地方性斑疹伤寒

地方性斑疹伤寒，又称鼠型斑疹伤寒或蚤传斑疹伤寒，是由莫氏立克次体引起，以鼠蚤为传播媒介的急性传染病。其临床表现与流行性斑疹伤寒相似，但病情较轻、病程较短，病死率极低。

【病原学】

莫氏立克次体的形态特征及理化性质与普氏立克次体相似，不同之处为：①形态上多形性不明显，多为短丝状；②有不同的不耐热型颗粒抗原，但有相同的耐热可溶性抗原而有交叉反应；③接种雄性豚鼠可引起阴囊及睾丸明显肿胀；④除豚鼠外，对大鼠和小鼠均有明显的致病性，可用于分离及保存病原体。

【流行病学】

（1）传染源

家鼠如褐家鼠、黄胸鼠等为本病的主要感染源，一般以鼠-鼠蚤-鼠的循环流行。鼠感染后大多并不死亡，而鼠蚤只在鼠死后才离开鼠体吮人血而使人感染。患者也有可能作为本病的感染源。

（2）传播途径

主要通过鼠蚤叮咬传播。鼠蚤叮咬人时不是直接将莫氏立克次体注入人体内，但可同时排出含病原体的粪便和呕吐物污染伤口，立克次体经抓破处进入人体；蚤被压碎后，其体内病原体可经同一途径侵入。进食被病鼠排泄物污染的食物也可患病。蚤干粪内的病原体偶可形成气溶胶，经呼吸道和眼结膜使人受染。如有虱寄生人体，亦可作为传播媒介。

（3）易感人群

人群普遍易感，感染后可获强而持久的免疫力，与流行性斑疹伤寒有交叉免疫。

（4）流行特征

本病属自然疫源性疾病，全球散发，多见于热带及亚热带地区。我国华北、西南、西北等省发病率较高。以夏末、秋季多见，可与流行性斑疹伤寒同时存在于同一地区。

【临床表现】

潜伏期 1~2 周，临床表现与流行性斑疹伤寒相似，但症状轻，病程短。

（1）发热

大多起病急骤，为稽留热或弛张热，体温一般为 39℃ 左右，持续 9~14 日，最短 4 日，最长 25 日，伴全身酸痛、显著头痛、结膜充血等。

（2）皮疹

50%～80%患者有皮疹。出现时间及特点与流行性斑疹伤寒相似，皮疹数量少，且出血性皮疹少见，但足底及手掌有时可见。

（3）中枢神经系症状

大多表现为头痛、头晕、失眠等轻度神经系统症状、听力减退、失眠、烦躁不安，脑膜刺激征、谵妄、昏迷、大小便失禁等少见。

（4）其他

大多有便秘、恶心、呕吐、腹痛等，约50%患者伴脾脏轻度肿大，肝大者较少。其他脏器很少受累，并发症少见，以支气管炎最多见。

【辅助检查】

（1）血常规检查

白细胞总数及分类多正常，少数于病程早期出现血小板减少。

（2）生化检查

约90%的患者血清AsT、ALT、ALP和LDH轻度升高。

（3）免疫学检测

外斐反应阳性，但滴度较低。用莫氏立克次体特异性抗原作补体结合试验和乳胶凝集试验等可鉴别。

（4）病原体分离

一般实验室不宜进行豚鼠阴囊反应试验，以免感染在动物间扩散和实验室工作人员受染。

【治疗原则】

同流行性斑疹伤寒。多西环素的疗效优于四环素。近年来临床使用氟喹诺酮类药物对治疗本病也有效。患者的体温常于开始治疗后1~3日内降至正常，体温恢复正常后再用药3~4日。

【护理评估】

（1）健康史

①询问患者有无鼠蚤及虱叮咬史，是否居住地区有本病发生或发病前1个月内到过疫区。

②有无与流行性斑疹伤寒相似的临床表现，但症状轻，皮疹少见，热程短。

（2）身体状况

①重点观察患者的体温变化。

②注意患者是否有充血性皮疹。

③注意患者是否出现中枢神经系统症状。

（3）心理—社会状况

患者因高热、头痛，缺少相关疾病知识，易产生焦虑、恐惧的心理。

【护理诊断】

（1）有感染的风险

与患者体温高、反复高热，毒血症有关。

（2）有皮肤破损的风险

应关注皮肤的护理，保持皮肤的清洁，防抓挠。

（3）有营养不良的风险

嘱患者进食高营养，高纤维饮食。

（4）有焦虑的情绪

因病程长，患者易情绪激动、焦虑、有心理负担，树立战胜疾病的信心。

【护理措施】

参见流行性斑疹伤寒的【护理措施】部分。

【健康教育】

告知患者疾病的传播途径，讲解疾病的知识，出院后应休息1~2周再逐渐增加活动量。

【预防】

（1） 主要是灭鼠灭蚤，对患者及早隔离治疗。

（2） 因本病多散发，故一般不疫苗接种。疫苗接种对象为灭鼠工作人员及与莫氏立克次体有接触的实验室工作人员。

第三节　恙　虫　病

恙虫病，又名丛林斑疹伤寒，是由恙虫病立克次体引起的一种急性自然疫源性传染病。鼠类是主要的传染源。本病通过恙螨幼虫叮咬传播给人。临床上以叮咬部位焦痂或溃疡形成、发热、皮疹、淋巴结肿大、肝脾肿大以及周围血液白细胞数减少等为特征。

【病原学】

病原体为恙虫病立克次体，呈球形或球杆状，专性细胞内寄生；革兰染色呈阴性，但以吉姆萨染色显色较好，呈紫蓝色。恙虫病东方体抵抗力弱，有自然失活、自溶倾向，不易保存。对一般消毒剂都很敏感，如0.5%苯酚或加热至56℃10分钟均可将其杀灭。

【流行病学】

(1) 传染源

鼠类是主要感染源，我国尤以褐家鼠、黄胸鼠为主。有经卵传递病原体能力的一些恙螨种类，既是媒介兼贮存宿主，也是感染源。

(2) 传播途径

通过恙螨叮咬而传播，恙螨是恙虫病唯一的传播媒介，携带有恙虫病立克次体的幼虫在叮咬人体吸取组织液时，病原体伴随幼虫唾液经由刺破的皮肤传播。

(3) 易感人群

人对本病普遍易感。病后可获得对同株病原体的持久免疫，对异株的免疫则仅能维持数月，故可再次感染发病。

(4) 流行特征

本病一般为散发，但亦可发生流行。我国南北流行的季节有差异，南方省区多发生于夏、秋季，见于5~11月，以6~8月为高峰，与此期间降雨集中引起地面恙螨扩散有关。但北方省份多发于秋、冬季，发病以9~12月为多，流行高峰出现在10月，与恙螨及野鼠的密度增加有关。

【临床表现】

潜伏期4~21日，一般为10~14日。起病急骤，体温迅速上升，可在1~2日内达39℃以上，多呈弛张热，常伴有头痛、全身酸痛、疲乏和食欲缺乏等。可有颜面及颈胸部潮红、结膜充血。可有神情淡漠、重听、谵妄，甚至抽搐或昏迷。有脑膜刺激征、心肌炎、肺炎表现。可有广泛的出血现象。同时临床上还具有下述对诊断有重要价值的特征性体征。

（1）焦痂与溃疡

焦痂对诊断最具意义，可见于36.9%～98%的患者，呈圆形或椭圆形，大小不一，直径多为4～10mm；焦黑色，边缘稍隆起，如堤围状，周围有红晕，如无继发感染，则不痛、不痒，也无渗液。痂皮脱落后，中央凹陷形成溃疡，基底部呈现淡红色肉芽创面。

（2）淋巴结肿大

焦痂附近的局部淋巴结明显肿大，可大如核桃，有压痛，可移动，不化脓，消退较慢（可借此发现可能存在于附近的焦痂）。全身浅表淋巴结也可轻度肿大。

（3）皮疹

多出现于病程的第4～6天，常为充血性的暗红色斑丘疹，少数呈出血性，不痒，直径0.2～0.5cm，散发于躯干和四肢，面部很少，手掌和足底缺如。皮疹持续3～7天后消退，可遗留少许色素沉着。皮疹仅见于部分患者，轻症患者可无皮疹。

（4）肝、脾肿大

部分患者可有轻度的肝、脾肿大，质软，可有轻微触痛。脾肿大较肝肿大又略为多见。

【辅助检查】

（1）血常规检查

白细胞计数减少或正常，有其他并发症时可增多，分类常呈中性粒细胞增多，核左移（杆状中性粒细胞增多）。

（2）血清学检查

①外斐试验：患者血清中的特异性抗体能与变形杆菌OXK抗原起凝集反应，为诊断提供依据。外斐反应最早可于第4病日出现阳性，到病程第1周末约30%阳性，第2周末约为75%，第3周可达90%左右，效价自1:160～1:1280不等。第4周阳性率开始下降，至第8～9周多转为阴性。效价在1:160或以上有诊断意义。若在病程中隔周进行检查，如效价升高4倍以上，则诊断意义更大。本试验的特异性较低，钩端螺旋体病等其他疾病也可出现阳性。

②补体结合试验：阳性率较高，特异性较强。补体结合抗体在体内的持续时间较长，可达 5 年左右。最好选用当地流行株作抗原或采用多价抗原，这样可提高检测的阳性率。

③免疫荧光试验：间接免疫荧光试验在病程的第 1 周末即可检测到患者血清中的特异性抗体，2 个月后效价虽逐渐下降，但可持续数年。

④斑点免疫测定：用恙虫病东方体或其蛋白作抗原吸附硝酸纤维膜，可检测患者血清中特异性 IgM 或 IgG 抗体，其中特异性 IgM 检测有早期诊断价值。此法的敏感性及特异性均佳。

⑤酶联免疫吸附试验：可作各型血清型恙虫病东方体的特异性 IgG 或 IgM 抗体检测，敏感性及特异性均佳。

（3）病原学检查

①病原体分离：可采用动物实验、鸡胚卵黄囊接种或 HeLa 细胞培养等方法分离恙虫病东方体。

②分子生物学检查：采用 PCR 技术可检测细胞、血液等标本中的恙虫病东方体基因，具有敏感度高、特异性强的特点，对于本病诊断及血清型的鉴定有一定价值。

【治疗原则】

（1）一般治疗

宜卧床休息，进易消化的食物；注意口腔卫生，定时翻身。多饮水，以补充足量的水分。高热慎用大量发汗的解热药。烦躁不安时，可适量应用镇静药。

（2）病原治疗

①氯霉素、四环素和红霉素对本病有良好疗效，用药后大多在 1～3 日内退热。但四环素对儿童的不良反应较多，宜慎用。

②多西环素、罗红霉素、阿奇霉素、诺氟沙星、甲氧苄啶等，对本病也有疗效。但是青霉素类、头孢菌素类和氨基糖苷类抗生素对本病无治疗作用。

③少数患者可出现复发，用相同的抗生素治疗同样有效。

【护理评估】

（1）健康史

①询问患者有无恙虫的叮咬史，居住区有无本病的发生，以及个人

的生活习惯和居住习惯等。

②有无野外工作史。

（2）身体状况

①注意观察患者的体温、脉搏、呼吸、血压及热型的变化。

②观察有无淋巴结的肿大及程度。

③观察皮疹发现部位、程度。

（3）心理—社会状况

患者是否疑虑家人对他有足够的关心、支持等，患者的社会背景如何，支付医疗费用有无困难。向患者、家属讲解疾病的相关知识，解除疑虑，安心养病。

【护理诊断】

（1）体温过高

与恙虫病立克次体血症有关。

（2）组织完整性受损

与恙螨叮咬后导致焦痂形成、皮疹有关。

（3）焦虑

与缺乏本病的相关知识、担心预后有关。

（4）潜在并发症

中毒性心肌炎、中毒性肝炎、支气管肺炎、急性肾功能不全等。

【护理措施】

（1）隔离

在标准预防的基础上，还应采用生物媒介传播的隔离与预防。

（2）休息

发热期间应限制活动，严格卧床休息，减少机体消耗，防止并发症的发生。给予生活协助。

（3）饮食

多数患者突然起病，体温迅速上升，呈弛张热型或稽留热型，机体能量消耗大，若出现高热应进食高热量、高维生素的流质和半流质。进食困难者给予静脉营养支持，供给足量水分及营养。

（4）病情观察

①观察体温：该病可在 1~2 日 39~41℃ 或以上，呈弛张热或稽留热。在临床，观察发热的程度，记录发热的伴随症状：畏寒、寒战、大汗或盗汗；是否伴有结膜充血、淋巴结肿大；有无咳嗽、咳痰或恶心、呕吐、腹痛、腹泻等症状。

②神经系统改变：随时注意头痛的特点及神经症状，如谵妄、嗜睡、重听及昏迷等中枢神经系统症状，出现意识障碍时，严格卧床休息，躁动时加用床档，防止坠床。剧烈头痛和严重神经症状遵医嘱给予镇痛药和镇静药。

③焦痂或溃疡：恙螨虫好侵袭人体潮湿气味较浓的部位，被叮咬皮肤局部充血水肿，形成小丘疹，继而形成小水疱，水疱中央坏死出血，形成圆形或椭圆形的边缘稍隆起、无疼痛、无痒感的黑色焦痂，多分布于腋下、腹股沟、生殖器周围，不易被人发现或患者叙述病情时不好意思讲出来，所以需要细心检查并观察；若无合并感染，可不做处理；若有感染，可用无菌生理盐水每日清洗患处，注意保持周围皮肤清洁、干燥，可穿着柔软吸水性好的棉制衣服，衣服每天更换、清洗、消毒，避免摩擦创面加重感染。

④皮疹：观察皮疹的位置及分布情况；观察皮疹的特征：大小、数目、颜色、形状、边缘与界限、表面情况等；观察患者皮肤变化，有无新发皮疹；评估皮疹的性质与发展情况；评估皮疹的伴随症状。

⑤淋巴结肿大：绝大部分患者会出现全身浅表淋巴结肿大，尤以邻近焦痂处的最为明显。一般大小如蚕豆或核桃，有痛感及压痛，可移动而无化脓倾向，每日观察肿大淋巴结的大小、分布、数量及消涨情况，避免压、碰、挤压肿大淋巴结；肿大淋巴结可随病情好转而消退。

⑥呼吸系统改变：观察患者的呼吸频率、深浅，节律及伴随症状；观察呼吸困难的特点，是吸气性、呼气性呼吸困难还是混合性呼吸困难；与活动、体位的关系；昼、夜是否一样；是否伴有发热、胸痛、咳嗽、咳痰及咯血；监测患者的血氧饱和度，必要时可予以双侧鼻腔低流量持续吸氧。

⑦消化系统的改变：观察恶心、呕吐的程度、呕吐的时间、呕吐物的性质、量、呕吐与进食的关系；给予流食或半流食、清淡易消化食物，禁烟酒和辛辣刺激性食物并观察大便性质颜色，及时发现有无消化道出血征兆。

⑧泌尿系统改变：观察患者有无尿急、尿频、尿痛、颜面水肿现象，准确记录出入量，若出现少尿、多尿现象，及早通知医生，及时对症处理；注意血清电解质的变化情况，维持电解质平衡。

（5）对症护理

①降温：体温达到38.5℃，给予温水擦浴或冰袋物理降温，同时要做好保暖工作，观察使用降温措施后的效果，出汗时及时更换衣裤，鼓励多饮水，大量出汗时及时补充液体，防止虚脱，注意保暖。有高热抽搐史患儿在物理降温同时给予镇静、止惊药物，并观察记录用药效果。

②保持皮肤清洁：焦痂或溃疡为本病特征之一，要注重患者隐蔽处、私密处的清洁卫生，保持焦痂或溃疡周围皮肤的清洁、干燥，穿柔软吸水性好的棉制内衣，衣服每天更换、清洗、消毒；若有溃疡或感染可用无菌生理盐水每日清洗患处；局部涂以抗生素软膏，必要时无菌纱布包扎，定时换药。嘱患者不要抓挠皮疹部位。

③保持口腔清洁：持续高热，唾液分泌减少，维生素消耗增多，易引起口腔溃疡，指导患者每日早晚用软毛牙刷刷牙，每日早晚和餐后用温盐水或3%碳酸氢钠漱口液含漱。密切观察患者口腔内的情况，包括有无溃疡，舌苔的变化，有无真菌感染及出血点等，患者不能刷牙时，予以口腔护理，动作要轻柔，避免损伤黏膜和牙龈引起出血。

④保持大便通畅：患者发热时应卧床休息，活动减少，肠蠕动减慢，容易出现便秘，要密切观察患者排便情况，嘱其日常饮食可多摄入水果、粗纤维食品，口服乳果糖，必要时予以开塞露或温盐水清洁灌肠。

（6）用药护理

遵医嘱使用氯霉素或四环素族药物。注意观察药物的不良反应，如使用氯霉素时应注意观察血象的变化，有无全血细胞减少或出血倾向等。

【健康教育】

向患者及家属讲解疾病的致病原因、传播途径。并说明该病在人与人之间不会传播，病员不需隔离，使患者及家属解除顾虑，安心养病，配合治疗。

【预防】

(1) 控制传染源

主要是灭鼠。应采取综合措施，用各种捕鼠器与药物灭鼠相结合。患者不必隔离，接触者不检疫。

(2) 切断传播途径

关键是避免恙螨幼虫叮咬。不要在草地上坐卧，在野外工作活动时，必须扎紧衣袖口和裤脚口，并可涂上防虫剂，如邻苯二甲酸二苯酯或苯甲酸苄酯等。此外，应改善环境卫生，除杂草，消除恙螨滋生地，或在丛林草地喷洒杀虫剂消灭恙螨。

(3) 保护易感人群

目前恙虫病疫苗尚处于实验研究阶段。

第五章　细菌性传染病患者的护理

第一节　猩　红　热

猩红热是由 A 组 β 型溶血性链球菌所引起的急性呼吸道传染病，临床以发热、咽峡炎、全身弥漫性鲜红色皮疹和疹退后皮肤脱屑为特征。少数人病后可出现变态反应性心、肾、关节损害。

【病原学】

A 组 β 型溶血性链球菌，革兰染色阳性。初从体内检出时带有荚膜，无芽胞和鞭毛。根据其菌体细胞壁上所含组织特异性抗原（C 抗原）的不同，可分为 A~U（无 I、J）19 个组，A 组是猩红热的主要病原体。

A 组 β 型溶血性链球菌的致病力来源于细菌及其产生的毒素和蛋白酶类。细菌产生的毒素有：①红疹毒素，能致发热和皮疹，还抑制吞噬系统功能，影响 T 细胞功能及触发施瓦兹曼反应（内毒素出血性坏死）；②链球菌溶血素，有溶解红细胞、杀伤白细胞、血小板及损伤心脏的作用。产生的蛋白酶：①链激酶，可溶解血块并阻止血浆凝固；②透明质酸酶，能溶解组织间的透明质酸，利于细菌在组织内扩散；③链道酶，能裂解 DNA；④烟酰胺腺嘌呤二核苷酸酶，可损伤含有这种成分的组织和细胞；⑤血清浑浊因子，可使马血清浑浊。

A 组 β 型溶血性链球菌对热及干燥的抵抗力较弱，加热 56℃ 30 分钟或一般消毒剂均可将其杀灭，但在痰及脓液中可生存数周。

【流行病学】

（1）传染源

主要为患者和带菌者，猩红热患者于发病前 24 小时至出疹期传染性最强。其他由乙型溶血性链球菌引起的扁桃体炎、咽峡炎、中耳炎、丹毒等也可引起传播。

(2) 传播途径

主要经空气飞沫传播。个别情况下，也可由皮肤伤口或产妇产道侵入而引起"外科猩红热"或"产科猩红热"。偶可通过污染的牛奶或其他食物传播。

(3) 易感人群

人群普遍易感。感染后可产生抗菌免疫、抗毒素免疫，但抗菌免疫有特异性，且亚型间多无交叉免疫。由于红疹毒素有 5 种血清型，其间无交叉免疫，而且近年猩红热轻型较多，早期应用抗生素使病后免疫不充分，故患猩红热后仍可再患。

(4) 流行特征

全年均可发病，以冬春季节多见。学龄儿童发病率最高，1 岁以下及 50 岁以上者少见。本病多流行于温、热带，我国北方地区发病较多。

【临床表现】

潜伏期为 1~7 日，一般为 2~3 日。

(1) 普通型

①发热：持续性发热，体温可达 39℃。

②咽峡炎：咽痛、吞咽痛，局部可有脓性渗出液。

③皮疹：发热后 24 小时内开始发疹，始于耳后、颈部及上胸部，然后迅速蔓及全身。为"鸡皮样"粟粒状皮疹，暗红色，压之褪色，腋下、肘窝等处出现"帕氏线"，病初出现"草莓舌"，后期出现"杨梅舌"。皮疹 48 小时达高峰然后按出疹顺序开始消退，2~3 日内退尽，重者可持续 1 周左右。疹退后开始脱屑，可呈片状脱皮，手、足掌、指（趾）处可呈套状，而面部、躯干部常为糠屑状。

(2) 脓毒型

脓毒型主要表现为咽部严重的化脓性炎症，细菌扩散到附近组织，引起颈淋巴结炎、中耳炎和鼻窦炎等。亦可侵入血循环引起败血症及迁徙性化脓性病灶，目前已罕见。

(3) 中毒型

患者毒血症症状明显，高热可达 40% 以上，头痛和呕吐均严重，可出现意识障碍。皮疹多而重，出血性皮疹增多。可很快出现低血压及中毒性休克。休克后皮疹退色成隐约可见。咽部炎症不明显。

(4) 外科型

外科型包括产科型，病原菌从伤口或产道侵入而致病，故没有咽峡炎。皮疹首先出现在伤口周围，然后向全身蔓延。一般症状较轻，预后也较好。可从伤口分泌物中培养出病原菌。

【辅助检查】

(1) 血常规检查

白细胞计数增加，多达$(10\sim20)\times10^9/L$，中性粒细胞比例常在80%以上，严重患者可出现中毒颗粒。嗜酸性粒细胞在出疹后增多，可占5%~10%。

(2) 尿常规检查

尿常规检查一般无明显异常，若发生肾脏变态反应时，则出现尿蛋白增加并出现红细胞、白细胞和管型。

(3) 血清学检查

可用免疫荧光法检测咽拭子涂片进行快速诊断。

(4) 病原学检查

咽拭子或其他病灶分泌物培养有β型溶血性链球菌生长可确诊。亦可用免疫荧光法检测咽拭子涂片进行快速诊断。

【治疗原则】

(1) 病原治疗

早期给予病原治疗可缩短病程，减少并发症。青霉素为首选药物，对青霉素过敏者可用红霉素或复方磺胺甲噁唑。

(2) 对症治疗

中毒型或脓毒型猩红热，中毒症状明显，除应用大剂量青霉素外，还可给予肾上腺皮质激素。发生休克者，同时给予抗休克治疗。

(3) 并发症治疗

除针对风湿病、肾小球肾炎和关节炎的相应治疗外，还可给予抗生素进行病原治疗。

【护理评估】

(1) 健康史

①注意发病季节，询问周围有无类似病例。

②询问患者发病情况，有无发热，热型及持续时间。

③患者出疹时间及皮疹特征。

④患者有无咽部不适。

（2）身体状况

①生命体征：注意患者的血压、脉搏、呼吸、体温是否正常。

②注意皮疹的变化。

③注意患者有无其他部位的化脓性病灶。

④注意患者恢复期的脱皮情况。

（3）心理—社会状况

因为咽部疼痛，引起进食困难，皮疹的出现，引起患者焦虑、恐惧的心理。

【护理诊断】

（1）发热

与 A 组 β 型溶血性链球菌感染有关。

（2）皮肤黏膜完整性受损

与皮疹、脱皮有关。

（3）疼痛、咽痛

与咽及扁桃体炎症有关。

（4）潜在并发症：急性肾小球肾炎

与变态反应有关。

【护理措施】

（1）隔离

采取呼吸道隔离至症状消失，咽拭子培养连续 3 次阴性后方可解除隔离。患者的日常用具应至少曝晒 30 分钟，食具要煮沸消毒。患者痊愈后，要进行一次彻底消毒，玩具、家具要用肥皂水或甲酚皂液擦洗一遍，不能擦洗的，在户外暴晒 1~2 小时。

（2）休息

急性期嘱患者绝对卧床休息 2~3 周，协助做好一切生活护理。保持病室清洁安静。

（3）饮食

给予营养丰富、含大量维生素且易消化的流质或半流质饮食，恢复期改半流质或软食，有肾炎者低盐饮食。供给充足的水分，以利散热及排泄毒素。因高热进食少、中毒症状严重者可给予静脉补液。

（4）病情观察

①注意体温变化，咽痛症状及咽部分泌物变化，观察有无其他部位化脓性病灶。

②注意皮疹变化。

③注意定时检查尿常规，注意血压变化，有无尿量减少等，以便及时发现肾损害。

（5）皮肤护理

观察皮疹的性质、分布、数量等；出疹期患儿皮肤瘙痒，应剪短指甲，避免抓挠，可涂炉甘石洗剂或止痒乙醇，穿柔软棉质内衣；出现带脓头的粟粒疹或皮疹破损时，应予局部消毒，有出血或渗出时，应予包扎；皮疹脱屑干燥时，可涂液状石蜡等；大片脱皮时可用剪刀小心剪除，不得强行剥离，以避免疼痛和感染。

（6）咽痛护理

注意咽痛的程度，保持口腔卫生，协助患者饭后、睡前漱口，可用温生理盐水或稀释 2～5 倍的朵贝尔溶液，每天 4～6 次。多饮温热的流质，避免刺激性的食物和饮料。遵医嘱使用锡类散、西瓜霜喷雾剂消炎止痛。

（7）用药护理

遵医嘱用药。应用青霉素治疗时，应注意观察药物疗效及有无不良反应。应用复方磺胺甲噁唑时，要注意监测患者的血常规以及肝肾功能，嘱患者多饮水，防止结晶尿的发生。同时，还应注意每 2～3 天查尿常规一次，以发现长疗程或高剂量应用复方磺胺甲噁唑药物可能发生的结晶尿。

（8）心理护理

患儿及家长易产生恐惧感和焦虑心理，需要医护人员增强同情心，耐心解释，详细讲解猩红热的护理要点，消除患儿及家长的恐惧心理，积极配合治疗，早日康复。

【健康教育】

（1）进行预防本病的健康教育，应采取综合性预防措施。

（2）近年来，猩红热以轻型多见，患者可在家中治疗及护理，应讲解本病的有关知识、用药知识和隔离方面的知识，对发热及皮疹的护理方法给予具体指导。

（3）注意潜在并发症，其中以急性肾小球肾炎多见，应注意每周查 1 次尿常规，以便及时发现、早期治疗。

【预防】

(1) 隔离患者	(2) 接触者的处理
住院或家庭隔离至咽拭子培养 3 次阴性，且无化脓性并发症出现，可解除隔离（自治疗日起不少于 7 日）。收患者时，应按入院先后进行隔离。咽拭子培养持续阳性者，应延长隔离期。	儿童机构发生猩红热患者时，应严密观察接触者（包括儿童及工作人员）7 日。认真进行晨间检查，有条件可做咽拭子培养。对可疑猩红热、咽峡炎患者及带菌者，都应给予隔离治疗。疾病流行期间，儿童应避免到公共场所活动。

第二节　流行性脑脊髓膜炎

流行性脑脊髓膜炎简称流脑，为世界性的流行病，是由脑膜炎奈瑟菌（Nm）引起经呼吸道传播的急性化脓性脑膜炎。其主要临床表现是突发高热、剧烈头痛、频繁呕吐，皮肤黏膜瘀点、瘀斑及脑膜刺激征，严重者可有败血症休克和脑实质损害，常可危及生命。部分患者暴发起病，可迅速死亡。

【病原学】

脑膜炎奈瑟菌（Nm）又称脑膜炎球菌，属奈瑟菌属。为革兰阴性双球菌，菌体呈肾形或豆形，凹面相对成双排列，亦可四个菌相联。该菌仅存在于人体，可在带菌者鼻咽部及患者血液、脑脊液、皮肤瘀点中发现。在脑脊波及瘀点涂片中，该菌多见于中性粒细胞内，仅少数在细胞外。

本菌为专性需氧菌，营养要求高，在普通培养基上不能生长，常用巧克力色血琼脂平板，在 5%~10% CO_2、pH 7.4~7.6 下最易生长。

本菌体外生活力及抵抗力均很弱，对干燥、寒、热和常用消毒剂均很敏感，温度低于 30℃ 或高于 50℃ 时皆易死亡。

【流行病学】

(1) 传染源

带菌者和流脑患者是本病的传染源。患者在潜伏期末期和急性期均有传染性，传染期多不超过发病后 10 天，且治疗后细菌很快消失，故患者作为传染源的意义远不如带菌者重要。

（2）传播途径

经呼吸道传播，病原菌主要是通过咳嗽、喷嚏等经飞沫直接从空气中传播。由于本菌在外界生活力极弱，故很少间接传播。但同睡、怀抱、喂奶、接吻等密切接触，对 2 岁以下婴幼儿传染本病有重要意义。

（3）易感人群

人群普遍易感，6 个月以内的婴儿可自母体获得免疫而很少发病；成人则已在多次流行过程中经隐性感染而获得免疫，故儿童发病率高，以 5 岁以下儿童尤其是 6 个月至 2 岁的婴幼儿发病率最高。人感染后可对本群病原菌产生持久免疫力；各群间有交叉免疫，但不持久。

（4）流行特征

本病全年均可发生，但有明显季节性，多发生在 11 月至次年 5 月，3、4 月为高峰期。人感染后可产生特异性免疫，但随着人群免疫力下降及新易感者逐渐增加，使本病呈周期性流行，一般每 3~5 年小流行，7~10 年大流行。但由于在易感者中普遍进行预防接种，可打破此周期性流行。国内流脑患者减少，自 20 世纪 90 年代以来，非洲国家及蒙古发生流脑流行，发病率高达（80~395）/10 万。

【临床表现】

潜伏期一般为 2~3 日，最短 1 日，最长 7 日。按病情可分为以下各型：

（1）普通型

①前驱期（上呼吸道感染期）：为 1~2 日，可有低热、咽痛、咳嗽等上呼吸道感染症状。多数患者无此期表现。

②败血症期：起病急，突发寒战、高热，体温 39~40℃，伴头痛、精神萎靡、全身乏力及关节疼痛、食欲缺乏、呕吐等毒血症状。婴幼儿常表现为哭闹、拒食、烦躁不安、皮肤感觉过敏和惊厥。70%~90% 的患者于发病后数小时出现皮肤、眼结膜或软腭黏膜瘀点或瘀斑，大小 1~2mm，鲜红色，随后变成紫红色，严重者发展至全身皮肤，且迅速融合成大片皮下出血，中央因血栓形成而呈紫黑色坏死或大疱，是本

期特征性表现。约 10% 患者可见口周单纯疱疹或脾大。多于 1~2 天内发展至脑膜炎期。

③脑膜炎期：除高热及毒血症状持续，瘀点、瘀斑继续存在外，主要表现为神经系统症状，如剧烈头痛、频繁呕吐、烦躁不安、血压升高、脑膜刺激征阳性，严重者可出现谵妄、意识障碍及抽搐。多于 2~5 天内进入恢复期。

④恢复期：经治疗后患者体温逐渐降至正常，皮肤黏膜瘀点、瘀斑逐渐消失，神志逐渐清楚，神经系统体征也逐渐消失。此期持续 1~3 周痊愈。

（2）暴发型

①休克型：严重中毒症状，急起寒战、高热，严重者体温不升，伴头痛、呕吐，短时间内出现瘀点、瘀斑，可迅速增多融合成片。随后出现面色苍白、唇周与肢端发绀、皮肤发花、四肢厥冷、脉搏细速、呼吸急促。若抢救不及时，病情可急速恶化，周围循环衰竭症状加重，血压显著下降，尿量减少，昏迷。

②脑膜脑炎型：主要以脑实质损害为主要特征。除有高热、瘀斑外，患者意识障碍加深，并迅速进入昏迷状态。惊厥频繁，锥体束征阳性、血压升高、心率减慢、瞳孔忽大忽小或一大一小、视盘水肿等脑水肿表现。严重者可发生脑疝，常见的是枕骨大孔疝，表现为昏迷加深，瞳孔散大，肌张力增高，上肢多呈内旋，下肢强直，并迅速出现呼吸衰竭。少数为天幕裂孔疝，表现为昏迷，同侧瞳孔散大及对光反射消失，眼球固定或外展，对侧肢体瘫痪。两种脑疝均可因呼吸衰竭而死亡。

③混合型：兼有上述两型的临床表现，是本病最严重的类型，病死率极高。

（3）轻型

多见于流脑流行后期，病变轻微，临床表现为低热，轻微头痛及咽痛等上呼吸道症状，可见少数出血点。脑脊液多无明显变化，咽拭子培养可有脑膜炎奈瑟菌生长。

（4）慢性型

此型少见，成人患者居多，可迁延数周至数月，主要表现为间歇性寒战、发热，皮肤瘀点或皮疹，常伴关节痛、脾大、白细胞增多，血液培养可为阳性。

【辅助检查】

（1）血象

白细胞总数明显增加，一般在（10~20）×10^9/L 以上，中性粒细胞升高在 80%~90% 及以上。并发弥散性血管内凝血者血小板减少。

（2）脑脊液检查

脑脊液检查是确诊的重要方法。病初或休克型患者，脑脊液多无改变，应 12~24 小时后复查。典型的脑膜炎期，压力增高，外观呈浑浊米汤样甚或脓样；白细胞数明显增高至 1000×10^6/L 以上，以多核细胞为主；糖及氯化物明显减少，蛋白含量升高。须强调的是临床上表现为脑膜炎时脑脊液检查应是影像学检查之前的选择。

（3）细菌学检查

细菌学检查是确诊的重要手段。应注意标本及时送检、保暖、及时检查。

①涂片：皮肤瘀点处的组织液或离心沉淀后的脑脊液做涂片染色。阳性率 60%~80%。瘀点涂片简便易行，应用抗生素早期亦可获得阳性结果，是早期诊断的重要方法。

②细菌培养：取瘀斑组织液、血或脑脊液进行培养。应在使用抗菌药物前收集标本。如有脑膜炎奈瑟菌生长，应做药物敏感性试验。

（4）血清免疫学检查

常用对流免疫电泳法、乳胶凝集试验、反向间接血凝试验、酶联免疫吸附测定法等进行脑膜炎奈瑟菌抗原检测，主要用于早期诊断，阳性率在 90% 以上。

（5）其他

脑膜炎奈瑟菌的 DNA 特异性片段检测、鲎试验等。

【治疗原则】

1. 普通型

（1）一般治疗

强调早期诊断，就地隔离治疗，注意休息、饮食。

（2）对症治疗

降温、降低颅内压。

（3）病原治疗

①青霉素 G：剂量，成人每日 20×10^6U/kg，儿童（20~40）×10^6U/kg，

疗程 5~7 天。

②头孢菌素：适用于不能用青霉素 G 或氯霉素及感染青霉素耐药菌株的患者。

③氯霉素：对脑膜炎球菌有良好的抗菌活性，易通过血脑屏障。

④磺胺嘧啶：一般用于对青霉素过敏者、轻症患者或流行期间大面积治疗者。

2. 暴发型

(1) 休克型

①尽早使用有效抗菌药物：可用青霉素 G，如发现为青霉素耐药菌株感染必须应用第三代头孢菌素治疗，不宜应用磺胺类药物。

②迅速纠正休克：在扩充血容量及纠正酸中毒的基础上，选用血管活性药物。

③应用肾上腺皮质激素：可短期使用，减轻毒血症，一般应用不超过 3 天。

④积极治疗弥散性血管内凝血：当发生弥散性血管内凝血时，应及早应用肝素治疗。

⑤保护重要脏器功能：心率明显增快时可用强心剂。

(2) 脑膜脑炎型

①尽早使用有效抗菌药物：用法与休克型同。

②减轻脑水肿及防止脑疝：本型患者治疗的关键是早期发现颅内压增高，及时脱水治疗，防止脑疝及呼吸衰竭，可用 20% 甘露醇。

③应用肾上腺皮质激素：除前述作用外，可减轻脑水肿，具有降颅压作用。

④呼吸衰竭的治疗：注意患者体位及吸痰，以保持呼吸道通畅。

⑤高热及惊厥的处理：及时采用物理及药物降温，并及早使用镇静剂。必要时，行亚冬眠疗法。

【护理评估】

(1) 健康史

①近期内是否有类似患者的接触史。

②流脑预防接种史、既往流脑病史及其体质情况。

③发病季节、患者的年龄及起病的方式、发热程度及伴随的症状。

④患者有无嗜睡、剧烈头痛、呕吐、抽搐、惊厥等症状。

（2）身体状况

①生命体征：体温、脉搏、呼吸、血压、面色、神志状态的变化。

②皮肤黏膜：检查皮肤黏膜瘀点、瘀斑出现的部位、数目、颜色、大小，以及压之是否退色。

③颅内高压、脑疝：有无意识障碍、烦躁不安、剧烈头痛、喷射状呕吐等。

④脑膜刺激征：有无颈强直、克氏征、布氏征是否阳性。

（3）心理—社会状况

评估患者对流行性脑脊髓膜炎的认识及了解程度，对畏寒高热、头痛、呕吐、呼吸改变等症状的心理反应、应对措施及效果。对住院隔离的认识及适应情况，患病对工作、学习的影响，支付医疗费用有无困难。支持系统对患者的态度、对流行性脑脊髓膜炎的了解程度及对消毒隔离的认识。

【护理诊断】

（1）发热

与脑膜炎双球菌感染引起的毒血症有关。

（2）头痛

与颅内压增高有关。

（3）组织灌注量改变

与脑膜炎双球菌内毒素引起微循环障碍有关。

（4）意识障碍

与脑膜炎症、脑水肿、颅内压增高有关。

（5）皮肤破损

与皮肤血管受损有关。

（6）营养失调：低于机体需要量

与呕吐或昏迷有关。

（7）潜在并发症

颅内高压或合并脑疝。

【护理措施】

（1）隔离

在标准预防的基础上，采用飞沫、接触传播的隔离与预防。对患者的分泌物、排泄物以及病室的物表等应予以严格消毒。病室湿式清扫，通风每日 2 次，空气洁净器或紫外线照射每日 2 次（注意遮挡患者的眼部及外露皮肤）。

（2）休息

安静卧床休息，病室应保持舒适、安静、空气流通，治疗和护理应集中进行，确保患者充分休息，尽量减少搬动患者，避免惊厥的发生。

（3）饮食

症状明显期，高热量、高蛋白、高维生素、清淡、易消化的流食或半流食，鼓励患者尽可能多进食。频繁呕吐无法进食者应按医嘱静脉补充营养。意识障碍48小时以上者鼻饲流质。少量多次饮水，保证入量2000～3000ml/d。准确记录24小时出入水量，注意维持水、电解质、酸碱平衡。

（4）病情观察

流脑发病急骤，住院24小时内有病情急剧恶化的可能，需密切观察病情变化。①生命体征，应早期发现循环衰竭及呼吸衰竭征象，如面色苍白、四肢厥冷、血压下降、脉搏细速、尿少、烦躁等休克征象，应及时通知医生；②意识障碍是否加重；③瞳孔大小、形状变化；④抽搐先兆及表现；⑤皮疹是否继续增加、融合；⑥记录出入量。

（5）对症护理

1）降温：监测体温变化，体温38.5℃时，应及时给予温水擦浴、头枕冰袋等物理降温；高热时，应加强物理降温措施并结合药物降温，可增加冰袋数量，酌情置于额部、枕部及颈部、腋下、腹股沟等大血管走向部位，遵医嘱应用吲哚美辛栓、安乃近（小儿可滴鼻）等药物；持续高热或出现超高热时，应设专人护理，可加用冰帽、冰毯、降温床等，遵医嘱给予冰水灌肠、亚冬眠疗法等。降温期间严密观察患者的降温效果及反应，每30分钟测量体温1次，注意观察冰敷部位，并每4小时更换1次，避免冻伤发生；监测亚冬眠疗法患者生命体征，保持呼吸道通畅，及时给氧。有循环不良或衰竭的患者禁用冷敷和乙醇擦浴，以免引起寒战和虚脱。大量出汗时及时补充液体，更换潮湿衣被。

2）降低颅内压：严密观察病情变化，出现持续高热、剧烈头痛、喷射性呕吐、面色苍白、意识障碍等时，应加床档、设专人护理，建立有效的大静脉通道，及时准确完成降温、止吐、脱水等治疗；患者头部抬高15°～30°，以降低颅内静脉压和血容量，且保持正位，以保证颈静脉回流通畅；呕吐时取侧卧位或头偏向一侧，以避免误吸，呕吐后做口腔护理并及时清理污染物，记录呕吐的次数、性质及量；应用20%甘露醇时，应避免液体外渗，并须30分钟内快速静脉滴注或静脉推注，以保证脱水效果；出现血压升高、肌张力增高、惊厥、上肢伸直内旋或全身强直、角弓反张等时，立即遵医嘱给予镇静、解痉等抢救，注意及时松解领口，取下义齿，酌情使用舌垫（防咬伤）、约束带，忌用力按压或强迫制动，避免骨折、脱臼等发生。

3）保持呼吸道通畅：观察呼吸的次数、频率及形态，及时给予氧气吸入等治疗；昏迷患者应去除义齿，头偏向一侧，防止舌后坠（必要时使用舌钳），及时清除口咽分泌物，保持口腔清洁（口腔护理，2~3次/日）及呼吸道通畅；痰液黏稠时遵医嘱予雾化吸入，翻身叩背每2小时1次；观察有无脑疝及呼吸衰竭等症状，出现瞳孔不等大、对光反射消失、呼吸形态改变等时，立即报告，配合医生进行气管插管、辅助呼吸等抢救。

4）预防皮肤感染：①观察皮肤和黏膜有无瘀点、瘀斑及其分布、数量、颜色、大小及瘀斑中央有无皮肤坏死，每班1次，做好记录；②保持衣服宽松、被褥柔软、床单位清洁、干燥、平整，必要时使用气垫床，防压疮；③翻身时动作轻、稳，避免拖、拉、拽等粗暴动作，防止皮肤擦伤，避免引起脑疝和呼吸骤停；④皮肤破损时立即处理，及时换药，小面积破损可予抗生素软膏等涂抹，大面积者应覆盖消毒纱布等，以防止感染。

（6）用药护理

1）抗生素：①青霉素：应特别注意用药剂量、间隔时间、疗程及过敏反应；②磺胺类：了解肾功能情况，注意观察尿量、颜色、性状，有无磺胺结晶尿、血尿，每日查尿常规，鼓励患者多饮水，同时口服（静脉）碳酸氢钠以碱化尿液；③氯霉素：定期查血常规，注意有无骨髓抑制、皮疹、胃肠道反应。

2）甘露醇等脱水药：定时给药、快速输入（250ml液体应在20~30分钟输完），严防药液渗漏至皮下引起组织坏死，记录尿量。注意观察呼吸、血压、瞳孔的变化，颅内高压、脑膜刺激征表现有无改善，以明确脱水效果。注意观察有无水、电解质平衡紊乱表现及患者心功能状态。

3）肝素：应注意用法、剂量、间隔时间，并观察过敏反应及有无自发性出血，如发现皮肤及黏膜出血，注射部位渗血，血尿及便血等应停止使用。

（7）心理护理

因暴发型流脑病情危重、病死率高，患者、家属均可产生紧张、焦虑及恐惧心理。此时，护理人员要镇静，守候在患者床前，密切观察病情变化，以认真、负责的工作作风和娴熟的操作技术，取得患者及家属的信赖，使其产生安全感。还应耐心做好安慰、解释工作，使患者增强治疗信心，与医护人员合作，争取抢救获得成功。

【健康教育】

（1）流脑流行期间应进行预防流脑的知识教育，介绍流脑的流行过程、传播途径、预防措施，以预防流脑进一步扩散。

（2）宣传流脑的发病知识，在冬、春季节，如有高热、抽搐、意识障碍及皮肤瘀点者，应及早送至医院诊治。

（3）讲述流脑的临床特点、治疗注意事项、自我护理方法及预后等。普通型流脑如果治疗及时则预后良好，暴发型流脑预后较差，病死率在10%左右，及时治疗仍有可能痊愈。

【预防】

（1）管理传染源

及早发现并隔离患者，自发病日起不少于7日，密切接触者医学观察7日。

（2）切断传播途径

流脑流行期间，要搞好环境与个人卫生，居室注意通风换气，保持空气流通。流行期间避免儿童到公共场所，托幼机构和中小学尽可能不组织大型集会，以减少传播。

（3）提高人群免疫力

①预防接种：6个月至15岁小儿按时接种脑膜炎球菌A群多糖菌苗，有一定预防效果。

②药物预防：与患者密切接触者可预防用药，复方磺胺甲噁唑或利福平。

第三节　伤寒与副伤寒

伤寒是由伤寒沙门菌引起的一种急性肠道传染病。世界卫生组织把伤寒作为一个全球性公共卫生问题。其临床特征为持续发热、表情淡漠、相对缓脉、玫瑰疹、肝脾大和白细胞减少等。有时可出现肠出血、肠穿孔等严重并发症。

副伤寒是由甲型副伤寒沙门菌、肖氏沙门菌（原称乙型副伤寒沙门菌）、希氏沙门菌（原称丙型副伤寒沙门菌）引起的一组急性细菌性肠道传染病。副伤寒的临床疾病过程和处理措施与伤寒大致相同。

【病原学】

(1) 伤寒

伤寒杆菌属于沙门菌属中的 D 群，不形成芽胞，无荚膜，革兰染色阴性。呈短杆状，有鞭毛，能运动。在普通培养基中能生长，但在含有胆汁的培养基中更佳。不产生外毒素，菌体裂解释放出内毒素，在本病的发病过程中起重要作用。本菌具有菌体"O"抗原、鞭毛"H"抗原和表面"Vi"抗原，在机体感染后诱生相应的抗体。以凝集反应检测血清标本中的"O"与"H"抗体，即肥达反应，有助于本病的临床诊断。

伤寒杆菌在自然环境中生命力强，耐低温，水中可存活 2~3 周，粪便中可维持 1~2 个月，冰冻环境可维持数月。对热与干燥的抵抗力较弱，60℃ 15 分钟或煮沸后即可杀灭。对一般化学消毒剂敏感，消毒饮水余氯达 0.2~0.4mg/L 时迅速死亡。

(2) 副伤寒

副伤寒杆菌致病力的强弱介乎于伤寒菌及其他沙门菌之间。其菌体抗原"O"，有群特异性；其鞭毛抗原"H"的抗原性较强，与其他沙门菌有交叉抗原成分。副伤寒甲、乙、丙分属于沙门菌属 A、B 及 C3 个血清群。丙型副伤寒杆菌除鞭毛及菌体抗原外尚有毒力抗原"Vi"，可以破坏补体及吞噬细胞功能，其致病力较强。

【流行病学】

1. 伤寒

(1) 传染源

患者与带菌者均是传染源。患者从潜伏期起即可由粪便排菌，起病后 2~4 周排菌量最多，传染性最强。恢复期或病愈后排菌减少，仅极少数（2%~5%）持续排菌达 3 个月以上，个别终生排菌。排菌期限在 3 个月以内称为暂时性带菌者，3个月以上称为慢性带菌者。慢性带菌者是本病不断传播或流行的主要传染源，有重要的流行病学意义。

（2）传播途径

可通过污染的水或食物、日常生活接触、苍蝇与蟑螂等传递病原菌而传播。水源污染是本病传播的重要途径，并常是暴发流行的主要原因。食物受污染亦可引起本病流行。散发病例一般以日常生活接触传播为多。

（3）易感人群	（4）流行特征
人对本病普遍易感，病后免疫力持久，少有第二次发病者（仅约2%）。免疫力与血清中"O"、"H"、"Vi"抗体效价无关。伤寒、副伤寒之间并无交叉免疫力。	本病终年可见，夏秋为多。本病以儿童及青壮年为多见，无明显性别差异。世界各地均有伤寒病发生，以热带、亚热带地区多见。随着经济发展与社会卫生状况改善，发病率呈下降趋势，但在一些发展中国家仍有地方性流行或暴发流行。

2. 副伤寒

（1）传染源	（2）传播途径
患者及带菌者。	主要通过污染的饮食、手和苍蝇传播。

（3）易感人群	（4）流行特征
本病发病率较伤寒低。小儿发病率高于成年人，以副伤寒乙为主；副伤寒甲多见于成年人。	近年在我国西南及浙江地区副伤寒甲局部流行发病率较多，对氟喹诺酮有耐药。副伤寒乙与伤寒一样，人体胆囊带菌者较多，可持续散发流行。副伤寒丙的慢性胆囊带菌者虽极少见，但现有菌苗中只含伤寒及副伤寒甲、乙抗原，故仍有局部流行。

【临床表现】

1. 伤寒

潜伏期7~23日，一般为10~14日。典型临床经过可分为四期：

(1) 初期

病程第 1 周。起病大多缓慢。发热是最早出现的症状，常伴全身不适、乏力、食欲缺乏、咽痛和咳嗽等。病情逐渐加重，体温呈阶梯形上升，可在 5~7 日内高达 39~40℃。发热前可有畏寒，少有寒战，出汗不多。

(2) 极期

病程第 2~3 周。常有伤寒的典型表现，肠出血、肠穿孔等并发症较多在本期出现。

①发热：高热、稽留热为主要热型，少数可呈弛张热型或不规则热型，发热持续 10~14 天。

②消化道症状：食欲不振明显，腹部不适，腹胀，多有便秘，少数腹泻。右下腹可有轻压痛。

③神经系统症状：一般与病情轻重密切相关。患者精神恍惚、表情淡漠、呆滞、反应迟钝、听力减退，重者可出现谵妄、昏迷、病理反射等中毒性脑病表现。这些表现多随病情改善、体温下降而好转。

④循环系统症状：常有相对缓脉或有重脉。如并发心肌炎，相对缓脉不明显。

⑤肝脾肿大：病程 1 周末可有脾肿大，质软有压痛。肝脏亦可见肿大、质软，可有压痛。并发中毒性肝炎时，肝功能异常（如 ALT 上升等），部分患者可有黄疸。

⑥皮疹：部分患者皮肤出现淡红色斑丘疹（玫瑰疹），多见于病程 7~13 天，直径约 2~4mm，压之褪色，多在 10 个以下，分批出现，分布多见于胸腹，亦可见于背部与四肢，多在 2~4 天内消退。出汗较多者，可见水晶型汗疹（白痱）。

(3) 缓解期

病程第 3~4 周。体温出现波动，并开始逐步下降。食欲渐好，腹胀逐渐消失，肿大的脾脏开始回缩。本期仍有可能出现各种并发症。

(4) 恢复期

病程第 5 周。体温恢复正常，食欲好转，通常在 1 个月左右完全康复。

2. 副伤寒

潜伏期 3~10 天，较伤寒病情轻，病程短。

（1）副伤寒甲、乙	（2）副伤寒丙
多为肠炎型感染，夏秋多见，病初常有急性胃肠炎症状，2～3天后出现伤寒样症状，体温上升快，热程2～3周，多呈不规则热，玫瑰疹数量较多，可遍布全身。复发与复燃多见，肠出血、肠穿孔少见。	临床表现较复杂，可表现为败血症型、伤寒型或胃肠炎型。败血症型常见于体弱儿童及慢性消耗性疾病患者，可发展为脓毒血症，引起骨髓炎、体腔或组织脓肿。伤寒型表现与副伤寒甲、乙类似，但较易出现肝功能异常。胃肠型表现以急性胃肠炎症状为主。

【辅助检查】

（1）常规检查

①血常规：白细胞计数大多为（3～4）×10^9/L，中性粒细胞可减少，嗜酸性粒细胞减少或消失，其消长情况可作为判断病情与疗效的依据。

②尿常规：常出现轻度蛋白尿，偶见少量的管型。

③粪便常规：在肠出血时，有血便或潜血试验阳性。

（2）细菌学检查

①血培养：血培养在病程1～2周阳性率最高，可>80%，第2周后逐步下降，第3周末50%左右，以后迅速降低。再燃和复发时可出现阳性。

②骨髓培养：在病程中出现阳性的时间和血培养相仿。由于骨髓中的单核吞噬细胞系统吞噬伤寒沙门菌较多，伤寒沙门菌存在的时间也较长，所以阳性率较血培养高，可达80%～95%，对血培养阳性或使用过抗菌药物诊断有困难的疑似患者，骨髓培养更有助于诊断。

③粪便培养：病程第2周起阳性率逐渐增加，3～4周阳性率最高，可达75%。宜选新鲜大便，勿混入尿液，但带菌者亦可阳性。

④尿培养：初期多为阴性，病程的3～4周的阳性率仅为25%左右。

⑤其他：十二指肠引流液培养有助于带菌者的诊断，但操作不便，一般很少使用。玫瑰疹刮取液培养在必要时亦可进行。

（3）血清学检查

①肥达反应：未经免疫者，"O"抗体凝集效价在1:80及"H"抗

体在1:160以上者有助于诊断。每周复检1次,若逐渐上升,有诊断意义。临床判断结果时应注意:如只有"O"抗体上升,可能是疾病早期;只有"H"抗体升高,可能是回忆反应或其他发热性疾病所致的非特异反应;沙门菌D群与A群有部分共同抗原,后者的感染可产生交叉反应;有10%~30%伤寒病例肥达反应始终阴性,有的在发热后3~4周延迟出现阳性,多数为免疫功能不全或早期使用抗菌药所致。肥达反应不可作为确诊伤寒的唯一依据。

②其他血清学检查:血清免疫球蛋白G(IgG)、免疫球蛋白M(IgM)及免疫球蛋白A(1gA)均升高,其中IgM早期升高更明显。如以乳胶凝集试验或葡萄球菌凝集试验(SPA),检测尿中伤寒抗原或血中特异性IgM抗体,可作为伤寒早期诊断。针对脂多糖特异性免疫球蛋白抗体的侧向流动试验,特异性达97.8%。

【治疗原则】

(1) 一般治疗

患者入院以后应按照肠道传染病常规进行消毒隔离。临床症状消失后,每隔5~7天送粪便进行伤寒沙门菌培养,连续2次阴性才可解除隔离。

(2) 对症治疗

高热患者可适当应用物理降温,不宜用发汗退热药,以免虚脱。便秘者用开塞露或用生理盐水低压灌肠,禁用泻剂。腹泻者可用收敛药,忌用阿片制剂。有严重毒血症者,可在足量有效抗生素治疗配合下使用激素。

(3) 病原治疗

首选第三代喹诺酮类药物;第二及第三代头孢菌素类药物对伤寒杆菌在体外有较强的抗菌活性,毒副作用低,儿童、孕妇、哺乳期妇女患者以及氯霉素耐药菌感染者首选。带菌者的治疗:首选第三代喹诺酮类药物。

(4) 慢性带菌者的治疗

氯霉素在胆汁中的浓度较低,一般仅是血浓度的25%~50%,大部分经肝脏与葡萄糖醛酸结合为无抗菌活性的代谢产物,不适于伤寒沙门菌慢性带菌者的治疗,可选择氧氟沙星或环丙沙星、氨苄西林或阿莫西林。合并胆石症或胆囊炎的慢性带菌者,在病原治疗无效时,需做胆囊切除,以根治带菌状态。

（5）并发症的治疗

1）肠出血

①禁食，绝对卧床休息。严密观察血压、脉搏、神志变化及便血情况。②静脉滴注葡萄糖生理盐水，注意电解质平衡。并加用维生素K、安络血、止血芳酸和酚磺乙胺（止血敏）等止血药。③根据出血情况，酌量输血。④如患者烦躁不安，可注射镇静剂，如地西泮、苯巴比妥钠。⑤经积极治疗仍出血不止者，应考虑手术治疗。

2）肠穿孔：禁食，胃肠减压。伴发腹膜炎的患者应及早手术治疗。同时联用足量有效的抗生素，以控制腹膜炎。

3）中毒性心肌炎：严格卧床休息，保护心肌，加用肾上腺皮质激素。如出现心力衰竭，应积极处理，可使用洋地黄和呋塞米（速尿），并维持至临床症状好转。

【护理评估】

（1）健康史

①询问患者当地是否有伤寒流行；是否到过伤寒流行区或与伤寒患者接触。

②患者的饮食、饮水、个人卫生及生活环境如何。

③既往伤寒病史，是否接种过伤寒菌苗。

④询问起病的时间及食欲；有无便秘、腹泻、便血；有无腹胀、腹痛及其部位、性质、程度。

⑤起病后经过何种处理、服药情况及其效果如何。

（2）身体状况

①生命体征：监测体温、脉搏、呼吸、血压、面色、神志状态。注意体温上升特点、发热程度及热型；注意有无相对缓脉、重脉或脉细数及血压下降等。

②神经精神状态：注意患者意识状态的改变，如有无表情淡漠、反应迟钝，甚至谵妄、昏迷等；有无听力减退或重听、耳鸣；有无脑膜刺激征；上述症状与体温升降的关系。

③皮肤黏膜：检查皮疹出现的部位、数目、颜色、大小，以及压之是否褪色；有无皮肤黏膜黄疸；有无白痱及脱发现象。

④腹部情况：腹部有无压痛，其部位、性质、程度；有无腹膜刺激征；肝脾有无增大及压痛等。

（3）心理—社会状况

评估患者对伤寒的认识及了解程度，对发热等症状的心理反应、应对措施及效果，对住院隔离的认识及适应情况，患病对工作、学习的影响，支付医疗费用有无困难；社会支持系统的作用，如家属对伤寒知识的了解程度、对患者的心理支持等。

【护理诊断】

（1）体温升高

与细菌感染产生内毒素有关。

（2）舒适的改变

与腹胀、头痛、全身不适有关。

（3）营养失调：低于机体需要量

与高热、消耗多、呕吐、摄入不足、消化功能低下有关。

（4）排便异常：便秘

与长期卧床、无渣饮食、中毒性肠麻痹和毒血症引起肠蠕动减慢有关。

（5）潜在并发症

肠穿孔、肠出血、水电解质失衡。

（6）知识缺乏

缺乏伤寒、副伤寒的疾病知识及消毒、隔离知识。

【护理措施】

（1）隔离

症状消失后 5 天起，大便培养每周 1 次，连续 2 次阴性，方可解除隔离。向患者及其家属讲解隔离消毒的重要性及基本知识。患者的食具和便器专用，其排泄物、呕吐物和剩余食物需消毒后排放，餐前、便后洗手，餐具用后消毒，病室应有防蝇设施等。

（2）活动

发热期间患者必须卧床休息至退热后 1 周，以减少热量和营养物质的消耗，同时减少肠蠕动，避免肠道并发症的发生。恢复期无并发症者可逐渐增加活动量。

（3）饮食护理

发热期间给予富含营养、清淡、易消化的流质或半流质饮食，鼓励多饮水或进食米汤、蛋花汤、肉汤及蜂蜜、藕粉等，发热时间较长者，应增加每日进食次数，选择高热量、优质蛋白等可口食物，少量多餐，以保证每日足够的液体及营养摄入；退热间期选择高热量、无渣或少渣、少纤维的半流质饮食，腹胀者少糖、低脂肪，避免肠胀气；恢复期饮食必须循序渐进，切勿进食过多、过急，避免生冷、粗糙、坚硬及刺激性食物，以免诱发肠出血、肠穿孔；婴儿提倡母乳喂养；肠出血、肠穿孔者应禁食，遵医嘱予静脉补液和营养支持。

（4）病情观察

①肠出血是伤寒最常见的并发症，要密切观察大便情况，休克现象。如果出现有诱发肠出血的因素如腹胀、腹泻及肠蠕动亢进等，力争尽快处理，预防发生肠出血。一旦发生肠出血，要严格卧床休息，暂禁饮食，严密观察血压、脉搏、神志变化及便血情况，配合医生积极治疗。

②肠穿孔是伤寒最严重的并发症，要避免肠穿孔的诱因，注意肠穿孔的早期征象，及早发现。一旦发生，应禁食，经鼻插胃管减压，静脉补充热量及维持水、电解质和酸碱平衡，做好术前准备工作。

③在应用抗菌药物治疗期间，要注意观察药物的毒副反应，如氯霉素可引起骨髓抑制的不良反应，要定期检查血常规；喹诺酮类可有胃肠道反应。

（5）高热的护理

监测体温变化，每4小时测1次体温。体温过高时，给予冰敷、温水或乙醇擦浴等物理降温，多饮水。

①体温监测：观察发热程度及持续时间，体温的升降特点，判断热型，为诊断提供依据。注意监测体温下降是否有再度升高的情况，及时识别由于并发症和再燃、复发导致的体温再次上升。

②注意擦浴时避免在腹部加压用力，以免引起肠出血或肠穿孔。

③卧床休息：发热患者必须卧床休息至热退后1周，以减少热量和营养物质的消耗，同时减少肠蠕动，避免肠道并发症的发生。恢复期无并发症者可逐渐增加活动量。

④保证液体入量：充足的水分可使尿量增加，促进伤寒沙门菌内毒素的排出，从而减轻毒血症状。因此鼓励患者少量、多次饮水，成人液体入量2000~3000ml/d，儿童60~80ml/（kg·d），口服量不足可静脉补充。

⑤用药护理：遵医嘱使用抗生素，观察用药后疗效及不良反应。应用喹诺酮类抗生素时要密切观察血象变化及胃肠不适、失眠等不良反应的发生。氯霉素使用期间必须监测血象变化，尤其是粒细胞减少症的发生，偶见再生障碍性贫血。

⑥执行接触隔离措施：尤其预防经消化道途径的传播，隔离期间注意患者的心理反应，减轻患者焦虑、孤独的情绪反应。鼓励家属探视，保持对患者的关心、照顾，维持对患者的心理支持和社会支持。

（6）便秘的护理

伤寒患者应保证日间至少大便 1 次。如有便秘，可用开塞露或温 0.9%氯化钠溶液低压灌肠。忌用泻药，并避免大便时过度用力，防止因剧烈肠蠕动或腹腔内压力过大造成不良后果。

（7）腹胀的护理

①给予低糖饮食，减少或停止易产气食物（如牛奶等）的摄入。

②低钾者，提供高钾的饮食及水果，如橘子汁、香蕉等，遵医嘱口服或静脉补钾。

③中毒性肠麻痹者，给予松节油腹部热敷、肛管排气，忌用新斯的明及腹部按摩，以免诱发肠穿孔、肠出血。

④腹胀者忌用新斯的明及腹部按摩。

（8）腹泻的护理

应选择低糖低脂肪的食物。酌情口服小檗碱（黄连素）0.3g，每天 3 次，一般不使用阿片制剂，以免引起肠蠕动减弱，产生腹中积气。

（9）用药护理

遵医嘱使用抗菌药物，观察用药后疗效及不良反应。应用喹诺酮类抗菌药物时，要密切观察血常规变化及胃肠不适、失眠等不良反应的发生。抗生素氯霉素使用期间，必须监测血常规变化，尤其是粒细胞减少症的发生，偶见再生障碍性贫血。

（10）心理护理

由于患者各种不适与变化可能引起焦虑、恐惧、日常生活紊乱等不良心理反应，并且由于不理解病程中限制饮食、消毒隔离的意义，常会出现不配合和急躁情绪，应帮助患者及家属理解熟悉本病的有关知识，增加与患者交谈的时间，鼓励患者说出其内心的感受和忧虑，与患者及其家属一起讨论可能面对的问题，在精神上给予真诚的安慰和支持；指导患者家属在情感上关心支持患者，进而减轻患者的心理压力；可借助相关内容的电视、录像等以获得情感支持。

【健康教育】

（1）教育患者养成良好的卫生与饮食习惯，坚持饭前、便后洗手，不饮生水，不吃不洁食物等。

（2）伤寒的恢复过程很慢，痊愈后仍需检查其粪便，以防成为带菌者，若有发热等不适，应及时随诊，以防复发。

（3）若粪便或尿液培养呈阳性持续 1 年及以上者，不可从事饮食服务业，且仍需用抗菌药物治疗。

（4）对居家治疗的病家和临时隔离治疗点中被污染的厕所、地面、食具、衣物、用品等实施随时消毒，患者的排泄物要严格消毒。

【预防】

（1）控制传染源

患者应按肠道传染病隔离。体温正常后15天方可解除隔离。如果有条件，症状消失后5天和10天各做尿、粪便培养，连续二次阴性，才能解除隔离。慢性携带者应调离饮食业，并给予治疗。接触者，应医学观察15天。

（2）切断传播途径

应做好水源管理、饮食管理、粪便管理和消灭苍蝇等卫生工作。避免饮用生水和进食未煮熟的肉类食品，进食水果前应洗净或削皮。

（3）保护易感人群

对易感人群进行伤寒和副伤寒甲、乙三联菌苗预防接种，免疫期为 1 年，每年可加强 1 次。

第四节　霍　　乱

霍乱是由霍乱弧菌引起的烈性肠道传染病，发病急、传播快，是亚洲、非洲、拉丁美洲等地区腹泻的重要原因，属国际检疫传染病。在我国，霍乱属于甲类传染病。典型的临床表现为急性起病，剧烈的腹泻、呕吐，以及由此引起的脱水、肌肉痉挛，严重者导致循环衰竭和急性肾衰竭。

【病原学】

霍乱的病原体为霍乱弧菌。

（1）形态

霍乱弧菌属弧菌科弧菌属，革兰染色阴性。呈弧形或逗点状。菌体末端有鞭毛，借此能活泼运动。

（2）培养特性

霍乱弧菌在普通培养基中生长良好，属兼性厌氧菌。在碱性环境中生长繁殖快。O_{139}霍乱弧菌能在无氯化钠或 30g/L 氯化钠蛋白胨水中长生，但不能在 80g/L 氯化钠浓度下生长。

（3）抗原结构

霍乱弧菌具有耐热的菌体（O）抗原和不耐热的鞭毛（H）抗原。各群霍乱弧菌的 H 抗原大多相同，而 O 抗原特异性高，有群特异性和型特异性两种抗原，是霍乱弧菌分群和分型的基础。

（4）致病力

霍乱弧菌致病力包括鞭毛运动、黏蛋白溶解酶、霍乱肠毒素、内毒素及其他毒素。

（5）分类

世界卫生组织腹泻控制中心根据霍乱弧菌的 O 抗原特异性、生化性状、致病性等不同，将其分为以下几类。

①O_1 群霍乱弧菌：本群是霍乱的主要致病菌，可进一步分为 2 个生物型：古典生物型和埃尔托生物型。

②非 O_1 群霍乱弧菌：不能被 O_1 群霍乱弧菌的多价血清所凝集，故统称为不凝集弧菌。

③不典型 O_1 群霍乱弧菌：可被多价 O_1 群血清凝集，但不产生肠毒素，因此无致病性。

（6）抵抗力

霍乱弧菌对热、干燥、酸及一般消毒剂均甚敏感，煮沸后立即被杀死，在正常胃酸中仅能存活 5 分钟，但在自然环境中存活时间较长。一般在河水、海水和井水中，埃尔托生物型可存活 1~3 周。当霍乱弧菌黏附于藻类或甲壳类动物时，其存活期还可延长，在合适的外环境中甚至可存活 5 年以上。

【流行病学】

（1）传染源

患者和带菌者。典型患者吐泻物中含菌量多，是重要的感染源。而轻型患者和无症状带菌者在传播霍乱上也起着不可忽视的作用。

（2）传播途径

可通过水、食物、苍蝇以及日常生活接触而经口传播，水源传播是最主要的传播途径，亦可借助现代化的交通工具远程传播。近年发现可通过污染鱼、虾等水产品引起传播。

（3）易感人群

人群普遍易感，发病以成人为主，男性多于女性。感染霍乱弧菌后是否发病取决于机体特异和非特异的免疫力，本病隐性感染较多，病后可获一定的免疫力，能产生抗菌抗体和抗肠毒素抗体，但维持时间仅 1 个月至几个月，有再感染可能。

（4）流行特征

古典型霍乱、埃尔托型霍乱及 O_{139} 型霍乱的流行特征基本相同。以沿海地区多见，特别是江河入海口附近的江河两岸及水网地带。流行季节与当地的自然地理条件密切相关，我国一般在 5~11 月，流行高峰多在 7~10 月。发病无关年龄、性别、种族及职业差异，主要取决于暴露概率的高低、既往受染情况等。既往以水型传播为主，近年经食物传播的比重逐年增加。

【临床表现】

潜伏期一般 1~3 天。多为突然起病，古典生物型和 O_{139} 霍乱弧菌引起的霍乱，症状较重；埃尔托生物型所致者常为轻型，隐性感染较多。

（1）吐泻期

起病突然，患者多以剧烈腹泻开始，继以呕吐，少数先吐后泻，多无腹痛，无里急后重，每日大便数次至十数次或更多，少数重型患者粪便从肛门可直流而出，无法计数。大便性状初为稀便，后即为水样便，以黄水样或清水样为多见，少数为米泔水样或洗肉水样。呕吐呈喷射状。呕吐物初含食物残渣，继为水样，与大便性质相仿，少有恶心。一般无发热，少数可有低热。此期可持续数小时至 2 天不等。

（2）脱水期

频繁泻吐使患者迅速出现脱水及电解质紊乱，严重者出现循环衰竭。患者可出现烦躁不安、表情呆滞、声音嘶哑、口渴、唇干皮皱、眼球下陷、鼻高尖、颊深陷。

（3）恢复期

脱水纠正后，症状逐渐消失，体温、脉搏、血压恢复正常，尿量增多。病程平均 3~7 天。

【辅助检查】

（1）血常规及生化检查

失水引起血液浓缩，红细胞及血红蛋白增高。白细胞可达 10×10^9 以上，分类计数中性粒细胞和单核细胞增多。失水期间，血清钾、钠、氯正常或降低，碳酸氢钠下降，尿素氮、肌酐升高。

（2）尿液检查

可见少量蛋白，镜检有少许红细胞、白细胞和管型。

（3）粪便检查

①常规检查：可见黏液和少许红细胞、白细胞。

②涂片染色：粪便涂片并作革兰染色，显微镜下可见革兰染色阴性的弧菌，呈鱼群样排列。

③动力试验和制动试验：将新鲜粪便做悬滴或暗视野显微镜检，若见穿梭状运动的弧菌，为动力试验阳性。随后加上 1 滴 O_1 群抗血清，细菌如停止活动，证明标本有 O_1 群霍乱弧菌；如细菌仍活动，再加入 1 滴 O_{139} 抗血清，细菌活动消失，则证明为 O_{139} 霍乱弧菌。若标本中细菌数量少，动力试验不明显，亦不能排除本病的可能。

（4）细菌培养

所有怀疑霍乱患者的粪便除做显微镜检查外，均应进行细菌培养。用碱性蛋白胨水（pH 值 8.4~8.6）增菌 6~8 小时后，转种到霍乱弧菌能生长的选择性培养基，如庆大霉素培养基、亚硝酸盐琼脂培养基等，数小时后有菌落生长，再与特异性的抗血清做玻片凝集试验，确定致病菌型。

（5）血清学检查

霍乱弧菌的感染者能产生抗菌抗体和抗肠毒素抗体。血清免疫学检查主要用于流行病学的追溯诊断和粪便培养阴性的可疑患者的诊断。若抗凝集素抗体双份血清滴度 4 倍以上升高，有诊断意义。

（6）分子生物学检查

采用 PCR 技术，从患者泻吐物或已初步增菌的标本中检出霍乱弧菌编码肠毒素的基因序列。本法快速，敏感性与特异性均较高。

【治疗原则】

及时补充液体与电解质是治疗本病的关键，补液是重要的治疗措施。

补液的原则是早期、快速、足量，先盐后糖，先快后慢，纠酸补钙，及时补钾。结合病情可采用静脉或口服补液。

（1）静脉补液

常选用541液（即1000ml液体含氯化钠5g、碳酸氢钠4g、氯化钾1g，另加50%葡萄糖液20ml）、3:2:1液（3份5%葡萄糖液、2份生理盐水、1份1.4%碳酸氢钠）、林格乳酸钠溶液、生理盐水等。

①轻度脱水患者：如伴有频繁呕吐不能口服，可静脉补液3000~4000ml/d，前1~2小时可按5~10ml/min输入。

②中度脱水患者：补液总量在4000~8000ml/d，在最初2小时内可快速输入541液2000~3000ml，待血压、脉搏恢复后减慢速度。

③重度脱水患者：补液总量在8000~12000ml/d，在最初30分钟按40~80ml/min输入，而后按20~30ml/min输入，直至休克纠正，减慢输液速度，补足累积损失量。以后补液可按每日生理需要量加排出量计算；可采用加压输液或多通道输液的方法。

儿童轻、中、重度脱水患者补液量分别为100~150ml/（kg·d）、150~200ml/（kg·d）、200~250ml/（kg·d），可应用541液或3:2:1液等，注意纠酸补钾。

（2）口服补液

霍乱患者对葡萄糖的吸收能力完好，且葡萄糖的吸收能带动水和相同等量的 Na^+、K^+ 等电解质的吸收。口服补液不但适用于轻、中度脱水患者，重度脱水患者在纠正低血容量性休克后，也可给予口服补液。

世界卫生组织推荐的口服补液盐（ORS）配方：葡萄糖20g，氯化钠3.5g，碳酸氢钠2.5g（可用枸橼酸钠2.9g代替），氯化钾1.5g，溶于1000ml饮用水内。对轻、中度脱水患者，ORS用量最初6小时，成人每小时750ml，不足20kg的儿童每小时250ml。

（3）抗菌治疗

是重要的辅助治疗，能减少患者排菌量，缩短排菌期，常选用环丙沙星、多西环素等。

（4）对症治疗

如液量已补足仍有休克者，可用血管活性药和肾上腺皮质激素以改善休克状态。

有心功能不全及肾功能不全等并发症者给予及时、有效的处理。

【护理评估】

(1) 健康史

①病史：了解患者起病情况（轻重缓急）；腹胀、腹泻情况、大便的次数、量、颜色、性状、有无腹痛及里急后重、有无黑便；有无恶心、呕吐、呕吐的次数、性质、量、颜色、性状；食欲、食量；有无头昏、倦怠；体重变化；用药、治疗情况及疗效。

②流行病学资料：是否为发病季节、是否到过疫区和（或）接触过霍乱患者、个人卫生习惯情况、既往是否患过霍乱等。

(2) 身体状况

①生命体征：体温、脉搏、呼吸、血压、面色、神志状态，注意休克。

②皮肤黏膜：弹性变化，注意"霍乱面容"。

③吐泻物：量、性状、颜色等。

④电解质：钠、钾丢失。低钠引起腓肠肌、腹直肌痉挛，低钾引起肌张力减弱，腱反射减弱或消失，心律失常等。

(3) 心理—社会状况

患者对霍乱的认识及了解程度，对剧烈吐泻等症状的心理反应、应对措施及效果，对住院隔离的认识及适应情况，患病对工作、学习的影响，支付医疗费用有无困难；支持系统对患者的态度。

【护理诊断】

(1) 腹泻

与细菌毒素作用致肠腺细胞分泌功能增强有关。

(2) 体液不足

与大量腹泻、呕吐有关。

(3) 潜在并发症

与休克、电解质紊乱、急性肾功能衰竭有关。

(4) 恐惧

与起病急骤、病情发展迅速、剧烈吐泻及实施严格隔离有关。

【护理措施】

(1) 隔离

在标准预防的基础上，采用接触传播的隔离与预防，本病还应按甲类传染病严密隔离。进入病房者须穿鞋套，护理患者时须戴口罩、帽子、手套，穿 1 次性隔离衣；出病房时须脱鞋套、脱隔离衣、摘手套，进行卫生手消毒。所有医护用品必须固定于病房专用，病房内的一切物品（含医疗废物）、病房的物表、地面以及患者的衣物、被褥、呕吐物、排泄物等均须按规定经严格消毒后方可移出病房做进一步处理。所有标本必须粘贴专用标识，送检时须双层包装。患者、带菌者以及密切接触者在症状消失、粪便细菌培养连续 3 次阴性以及从最后接触之日起，超过 5 天未发病者，方可解除隔离。患者出院后，病室须进行终末消毒。

（2）活动

绝对卧床休息，最好卧于带孔的床上，床下对孔放置便器，便于患者排便，减少搬动；治疗、护理操作尽可能集中。

（3）饮食护理

泻吐剧烈时应暂时禁食，待呕吐、腹泻缓解后，先给予果汁、米汤等流质，后给予低脂半流质饮食，不宜饮用牛奶和豆浆。饮食要少量多餐，待症状消失后，逐渐恢复到正常饮食。注意补充水分，补液是治疗霍乱的关键，口服补液常用 ORS 液。

（4）病情观察

①密切观察病情，每 1~2 小时测生命体征 1 次，注意神志、尿量、皮肤黏膜弹性、面色的变化。

②观察吐泻物的量、性状、颜色等。

③注意观察水、电解质、酸碱平衡失调症状，特别要注意低钠、低钾的表现，监测血清钠、钾、钙、氯、肌酐、尿素氮等化验结果。

④注意患者的不良情绪反应，严格记录 24 小时出入液量。

（5）对症护理

①脱水的护理：随时评估患者的脱水程度，及时建立静脉通路，用粗大针头，选择易于固定的较大血管，必要时用两条静脉通路，及时补充足量的液体。输入的液体应加温至 38℃左右，以免因快速输入大量低温液体而出现不良反应。在补液过程中，随时观察补液效果，如血压回升、有无排尿、脱水纠正情况等。注意输液反应、有无心力衰竭和肺水肿，一旦发生，立即通知医生，减慢或暂停输液，吸氧、使用强心药等。

②腹泻的护理：密切观察腹泻情况，及时清理呕吐物和大便，保持皮肤、口腔清洁，保持衣被整洁。入院当天采集吐泻物送常规检查及细菌培养，以后每天送大便培养 1 次。伴呕吐的患者，呕吐时要给予必

要的帮助，如支撑患者的头或肩，卧床者头应取侧位。

(6) 液体治疗的护理

迅速补充液体和电解质是治疗霍乱的关键。因此对于严重脱水的患者应迅速建立静脉通道，大量、快速输入液体，以便尽快纠正脱水。输液种类、先后次序及速度应严格按医嘱执行。做好输液计划，分秒必争，使患者迅速得到救治。大量、快速输入的溶液应适当加温至 37~38℃，以免发生输液反应。还应注意观察脱水改善情况及有无急性肺水肿表现，如呼吸困难、发绀、咳粉红色泡沫样痰及肺啰音等。一旦出现上述症状，应酌情减慢输液速度或暂停输液，并立即通知医师，配合医师采取急救措施。

(7) 用药护理

①抗菌药物：应用青霉素时应注意给药剂量、间隔时间、疗程及青霉素过敏反应。应用磺胺类药物应注意其对肾的损害（尿中可出现磺胺结晶，严重者可出现血尿），需观察尿量、性状及每日查尿常规，并鼓励患者多饮水，以保证足够入量，或给以口服（静脉）碱性药物。应用氯霉素者应注意观察皮疹、胃肠道反应及定期查血常规。

②脱水剂：应用脱水剂治疗时应注意按规定时间输入药量（250ml 液体应在 20~30 分钟内注射完毕）、准确记录出入量、注意观察有无水、电解质平衡紊乱表现及注意患者心功能状态。

③抗凝治疗：应用肝素进行抗凝治疗时应注意用法、剂量、间隔时间，并注意观察过敏反应及有无自发性出血，如皮肤及黏膜出血、注射部位渗血、血尿及便血等，发现异常即报告医师。

(8) 心理护理

患者可因突然起病、严重泻吐、严密隔离等而出现恐惧心理。护理人员应主动与患者沟通，倾听患者的情感表达，耐心讲解霍乱的临床特征、治疗和护理过程，详细说明严密隔离的重要性及隔离措施和期限，随时清除排泄物，保持病室空气清新、环境舒适，及时满足患者的生活需求，鼓励患者与家人通讯联络，以增强其安全感，缓解恐惧心理，积极配合治疗。

【健康教育】

(1) 健康常识

霍乱属烈性传染病，目前发病率减少，人们对该病的预防知识淡薄，特别是重大灾害后疫情中常可发生流行，因此，要加强对健康人群的卫生预防指导，主要有：①养成良好的个人卫生习惯，如饭前便后洗手、不饮生水、不吃生的或未煮熟的水产品、淋水清洗并经常消毒餐具；②卫生相关部门应加强对饮水、饮食（如餐厅、集体食堂、个体饮食店、摊点等）、农贸集市、粪便的管理；③严禁用未经无害化处理的粪便施肥；④开展爱国卫生运动，经常灭蝇、灭蟑螂、灭鼠等；⑤霍乱流行期间，发动群众自觉停止一切宴请聚餐，有泻吐症状者及时到医院肠道门诊就诊。总之，要把好病从口入关，以减低霍乱发病率。

（2）疾病相关知识

向患者及其亲属：①说明霍乱是烈性肠道传染病，起病急、传播快、重症者死亡率高，是国家法定管理的甲类传染病，故对疫点、疫区需进行严密封锁，并进行严密隔离和消化道隔离，以防疫情扩散；②讲解有关霍乱的病因、传播途径、临床特征、疾病过程、治疗方法等，尤其要强调补液、休息对疾病治疗的重要性，使患者配合治疗，以尽快控制病情发展；③告知霍乱的消毒、隔离知识、预防措施；④说明霍乱及时诊断及处理的重要性。

【预防】

（1）控制传染源

建立、健全腹泻病门诊，对腹泻患者进行登记和采便培养是发现霍乱患者的重要方法。对患者隔离治疗，并做好疫源检索，对接触者应严密检疫 5 天，留粪便培养并服药预防。

（2）切断传播途径

加强饮水消毒和食品管理，建立良好的卫生设施。对患者和带菌者的排泄物进行彻底消毒。此外，应消灭苍蝇等传播媒介。

（3）提高人群免疫力

目前口服霍乱疫苗主要有两种：一种是由纯化的重组霍乱类毒素 B 亚单位和灭活 O_1 群霍乱全菌体组成的疫苗 rBS/WC；另一种是利用基因工程技术使霍乱弧菌缺失主要毒力基因，保留有效抗原基因构建成高效的口服减毒活疫苗——CVD103-HgR。

第五节 细菌性食物中毒

细菌性食物中毒是指由于进食被细菌或其细菌素所污染的食物而引起的急性中毒性疾病。根据临床表现不同，分为胃肠型和神经型食物中毒两种。胃肠型食物中毒是临床上最多见的食物中毒类型，主要发生于夏秋季，潜伏期短，集体发病常有不洁饮食史，以恶心、呕吐、腹痛、腹泻等急性胃肠炎症状为主要特征。神经型食物中毒又称肉毒中毒，是由于进食含有肉毒杆菌外毒素的食物所致。临床上以中枢神经系统症状为主要特征，如眼肌及咽肌瘫痪如抢救不及时，病死率较高。

【病原学】

1. 胃肠型食物中毒

引起胃肠型食物中毒的细菌种类很多，常见的有以下几种：

（1）沙门菌属

沙门菌属为革兰阴性杆菌，是常见的病原菌之一，其中以鼠伤寒沙门菌、猪霍乱沙门菌、肠炎沙门菌较常见。沙门菌广泛存在于家畜、家禽及鼠类的肠道、内脏和肌肉中，以及肉、蛋、乳类及其制品中。该菌属在自然界的抵抗力较强，但不耐热，60℃ 10～20 分钟可杀死，5%石炭酸 5 分钟亦可将其杀死。

（2）副溶血弧菌

副溶血弧菌为革兰染色阴性多形态球杆菌，无芽胞，一端有鞭毛，运动活泼。本菌嗜盐，在含 3%～3.5%氯化钠的培养基，37℃ 及 pH 7.5～8.5 条件下进行孵育且生长迅速，对酸敏感，食醋中 3 分钟即死。不耐热，56℃ 温度下 5 分钟即可杀死，90℃下 1 分钟灭活。在 7%氯化钠的兔血或人血琼脂上产生完全溶血，此为"神奈川"试验阳性，阳性株引起腹泻，而阴性株则不引起腹泻。本菌的主要载体是墨鱼、海鱼、海虾、海蟹、海蜇等海产品，以及含盐分较高的腌制食品，如咸菜、腌肉等。

（3）金黄色葡萄球菌

该菌革兰阳性，在乳类、肉类中极易繁殖，在剩饭、剩菜中易生长。

此菌污染食物后，在室温下搁置 5h 以上可大量繁殖，并产生耐热的肠毒素。产生的肠毒素煮沸 30min 仍可保持毒性。

（4）大肠埃希菌

革兰阳性杆菌，有 70 多个血清型，其中部分血清型可致食物中毒。根据致病机制不同又分为：致病性大肠埃希菌（EPEC）、产肠毒素性大肠埃希菌（ETEC）、侵袭性大肠埃希菌（EIEC）、黏附性大肠埃希菌（EAEC）及肠出血性大肠埃希菌（EHEC）。

（5）变形杆菌

变形杆菌为革兰阴性，两端钝圆，无芽胞多形性小杆菌，有鞭毛，运动活泼。其抗原结构有菌体（O）及鞭毛（H）抗原 2 种。依生化反应的不同，可分为普通变形杆菌、奇异变形杆菌、产黏变形杆菌和潘氏变形杆菌 4 种。前三种能引起食物中毒。本菌广泛存在于水、土壤、腐败的有机物及人、家禽、家畜的肠道中。变形杆菌在食物中能产生肠毒素，还可产生组氨脱羧酶，使蛋白质中的组氨酸脱羧成组胺，从而引起过敏反应。

（6）空肠弯曲菌

革兰阴性菌，微需氧。对一般消毒剂敏感。

（7）产气荚膜杆菌

为厌氧革兰阳性粗大芽胞杆菌，能分泌强烈的外毒素，毒素可分为 6 型，引起食物中毒的主要是 A 型，少数为 C 型。

（8）蜡样芽胞杆菌

蜡样芽胞杆菌为革兰染色阳性的粗大杆菌，有芽胞的需氧菌，借周鞭毛而有动力，多数菌株呈 β 溶血。此菌对动物无致病性。蜡样芽胞杆菌能产生多种外毒素，其中两种在食物中毒中起作用：腹泻毒素及呕吐毒素。腹泻毒素有抗原性，对热敏感，56% 5 分钟灭活，对胰酶高度敏感。主要载体为米、面粉、奶粉、炒饭、香草兰沙司、肉丸、焖牛肉及烤鸡等。

2. 神经型食物中毒

肉毒杆菌属革兰阳性厌氧梭状芽胞杆菌，次极端有大形芽胞，有周鞭毛，能运动。本菌的芽胞体外抵抗力极强，干热 180℃ 15 分钟，湿热 100℃ 5 小时，高压灭菌 120℃ 20 分钟可灭活。5% 苯酚、20% 甲醛 24 小时才能将其杀灭。

本菌按抗原性不同，可分A、B、C（Ca、Cb）、D、E、F和G7种血清型，致病者以A、B和E型为主，F型较少见。各型能产生外毒素，是一种嗜神经毒素，剧毒，对人的致死量为0.01mg左右。

【流行病学】

1. 胃肠型食物中毒

（1）传染源

带菌的动物，如家畜、家禽及其蛋品、鱼类及野生动物，为本病主要传染源，患者带菌时间较短，作为传染源意义不大。

（2）传播途径

通过进食被细菌或其毒素污染的食物而传播。食品本身带菌，或在加工、储存过程中污染。苍蝇、蟑螂也可做为沙门菌、大肠埃希菌污染食物的媒介。

（3）易感人群

人群普遍易感，病后通常不产生明显的免疫力，且致病菌血清型多，可反复感染发病。

（4）流行特征

本病在5~10月较多，7~9月尤易发生，与夏季气温高、细菌易于在食物中大量繁殖相关。常因食物不新鲜、食物保存与烹调不当而引起。病例可散发，有时集体发病。潜伏期短，有进食可疑食物史，病情轻重与进食量有关，未食者不发病，停止食用可疑食物后流行迅速停止。各年龄组均可发病。

2. 神经型食物中毒

（1）传染源

家畜、家禽及鱼类为传染源。病菌由动物肠道排出，芽胞污染食品；在缺氧环境下肉毒杆菌大量繁殖，产生大量外毒素。

（2）传播途径

进食含有肉毒杆菌外毒素的罐头、火腿、腊肠、家制臭豆腐、豆瓣酱等而被感染。

（3）易感人群

肉毒杆菌外毒素有很高致病力，人群普遍易感。患者无传染性，亦不产生病后免疫力。

【临床表现】

1. 胃肠型食物中毒

本病潜伏期短。常于进食后数小时内发病。金黄色葡萄球菌引起的食物中毒潜伏期一般为 1~5 小时、沙门菌 4~24 小时、蜡样芽胞杆菌 1~2 小时、副溶血弧菌 6~12 小时、变形杆菌 5~18 小时。

本病以腹痛、恶心、呕吐、腹泻等急性胃肠炎症状为主，起病较急，多为上、中腹部疼痛，可呈持续性或阵发性绞痛，呕吐物多为所进食物。常先吐后泻，腹泻轻重不一，每天数次至数十次，多为黄色稀便、水样便或黏液便。葡萄球菌、蜡样芽胞杆菌食物中毒呕吐较剧烈，呕吐物含胆汁，有时带血和黏液。侵袭性细菌引起的食物中毒，可有发热、腹部阵发性绞痛，里急后重和黏液脓血便。鼠伤寒沙门菌食物中毒的粪便呈水样或糊状，有腥臭味，也可见脓血便。部分副溶血弧菌食物中毒病例大便呈血水样。变形杆菌还可发生颜面潮红、头痛、荨麻疹等过敏症状。病程短，多在 1~3 日内恢复，极少数可达 1~2 周。吐泻严重者可出现脱水、酸中毒甚至休克。

2. 神经型食物中毒

潜伏期为 12~36 小时，可短至 2 小时，最长可达 8~10 日。潜伏期长短与外毒素的量有关，潜伏期越短，病情越重。但也可先起病轻，后发展成重型。

临床症状轻重不一，轻者仅有轻微不适，重者可于 24 小时内死亡。一般起病突然，以神经系统症状为主。病初可有头痛、头昏、眩晕、乏力、恶心、呕吐；继而，眼内外肌瘫痪，出现眼部症状，如视物模糊、复视、眼睑下垂、瞳孔散大或两侧瞳孔不等大，光反应迟钝或对光反射消失。当胆碱能神经的传递作用受损时，可出现便秘、尿潴留及唾液和泪液分泌减少，重症者腭、舌、呼吸肌呈对称性弛缓性轻瘫，出现咀嚼困难、吞咽困难、言语困难、呼吸困难等脑神经损害症状。四肢肌肉弛缓性瘫表现为深腱反射减弱和消失，但不出现病理反射，肢体瘫痪较少见，感觉正常，意识清楚。

患者不发热。可于 5~9 日内逐渐恢复，但全身乏力及眼肌瘫痪持续较久，有时视觉恢复需数月之久。重症患者若抢救不及时多数死亡，病死率 30%~60%。

4~26周婴儿食入少量肉毒杆菌芽胞，细菌在肠内繁殖，产生神经毒素出现中毒综合征。首发症状为便秘、拒奶、哭声低沉、颈软不能抬头及脑神经损害。病情进展迅速，可因呼吸衰竭死亡。

【辅助检查】

1. 胃肠型食物中毒

（1）血常规

沙门菌感染者血白细胞计数多在正常范围。副溶血弧菌及金黄色葡萄球菌感染者，白细胞数可增高达 $10 \times 10^9/L$ 以上，中性粒细胞比例增高。

（2）粪便检查

大便呈稀水样镜检可见少量白细胞，血水样便镜检可见多数红细胞、少量白细胞；血性黏液便则可见到多数红细胞及白细胞，为痢疾样便。

（3）血清学检查

患者早期及病后2周的双份血清特异性抗体4倍升高者可明确诊断。由于患病数日即可痊愈，血清检查较少应用，但确诊变形杆菌感染需采患者血清，进行对 OX_{19} 及 OX_k 的凝集反应，效价在 $1:80$ 以上有诊断意义。

（4）分子生物学检查

采用特异性核酸探针进行核酸杂交，特异性引物进行聚合酶链反应可检查病原菌及分型。

（5）细菌培养

将患者的呕吐、排泄物及进食的可疑食物做细菌培养，如获得相同的病原菌有利于诊断。

2. 神经型食物中毒

（1）细菌培养

将可疑食物、呕吐物或排泄物加热煮沸20分钟后，接种血琼脂做厌氧培养，可检出肉毒杆菌。

（2）毒素检查

①动物试验：将检查标本浸出液饲喂动物，或做豚鼠、小白鼠腹腔内注射，同时设对照组，以加热80℃30分钟处理的标本或加注混合型肉

毒抗毒素于标本中，如试验组动物肢体麻痹死亡，而对照组无此现象，则本病的诊断可成立。

②中和试验：将各型抗毒素血清 0.5ml 注射小白鼠腹腔内，随后接种检查标本 0.5ml，同时设对照组，从而判断有无毒素并做型别鉴定。

③禽眼睑接种试验：将含有毒素的浸出液，视禽类大小，采用 0.1~0.3ml 不等注入家禽眼内角下方眼睑皮下，出现眼睑闭合或出现麻痹性瘫痪和呼吸困难，经数十分钟至数小时家禽死亡，可做快速诊断。

【治疗原则】

1. 胃肠型食物中毒

（1）对症治疗

维持水、电解质平衡，口服或静脉补液，纠正酸中毒，抗休克。腹痛剧烈者可给予山莨菪碱、阿托品、溴丙胺太林等解痉剂。轻症无需应用抗生素，可口服蒙脱石制剂、双歧杆菌-嗜酸乳标菌-肠球菌三联活菌等。

（2）抗菌治疗

常不用抗菌药物，可以经对症疗法治愈。感染较重且为感染性食物中毒者，应及时选用抗菌药物，如喹诺酮类药物、氨基糖苷类药物，或根据细菌培养及药物敏感试验选用有效抗生素。

2. 神经型食物中毒

（1）早期及对症治疗

早期发现可予 5% 碳酸氢钠或高锰酸钾（1:4000）洗胃及灌肠。不能进食者给予鼻饲或静脉营养支持。及时清除咽喉分泌物，呼吸困难者予吸氧或呼吸机辅助呼吸。防治继发感染。

（2）抗毒素治疗

及早应用多价抗毒血清（A、B、E 型），对本病有特效，在起病后 24 小时内或瘫痪发生前注射最为有效，效量为每次 5 万~10 万 U，静脉或肌内注射（先做皮肤敏感试验，过敏者先行脱敏处理），必要时 6 小时后重复给予同样剂量 1 次。在病菌型已确定者，应注射同型抗毒素，每次 1 万~2 万 U。病程已过 2 天者，抗毒素效果较差，但应继续注射，以中和血液中残存的毒素。

（3）抗菌治疗

大剂量青霉素可减少肠道肉毒杆菌菌量，防止继续产生和吸收外毒素。

【护理评估】

（1）健康史

①注意发病的季节，询问患者的生活及个人卫生状况。

②是否曾食用不洁的熟肉、熟鱼、虾、剩余饭菜或凉拌菜。

③发病患者数如何，是否集体发病、散发、甚至暴发流行。

（2）身体状况

①生命体征：监测体温、脉搏、呼吸、血压的变化。

②腹部情况：有无压痛及其部位、性质、程度，肠鸣音等。

③消化系统情况：是否有恶心、呕吐、腹泻及其程度。

④电解质、酸碱变化。

（3）心理—社会状况

评估患者有无抑郁、悲观、孤独、焦虑、恐惧等心理反应，对住院隔离治疗的认识及适应情况；患病后对家庭、生活、工作、经济等的影响；社会支持系统的作用，如家属对细菌性食物中毒知识的了解程度、对患者的心理支持等。

【护理诊断】

1. 胃肠型食物中毒

（1）疼痛：腹痛

与胃肠道炎症及痉挛有关。

（2）有体液不足的危险

与呕吐、腹泻引起大量体液丢失及摄入减少有关。

（3）潜在并发症

酸中毒、休克。

2. 神经型食物中毒

（1）有受伤的危险

与眼肌麻痹引起的视物不清有关。

（2）有营养失调，低于机体需要量的危险

与咽肌麻痹所致进食困难有关。

（3）潜在并发症，窒息、呼吸衰竭

与神经型食物中毒有关。

【护理措施】

（1）隔离

对患者按肠道传染病隔离措施隔离，对患者的呕吐物和排泄物进行消毒处理。

（2）休息与活动

卧床休息，加强对吐泻明显、头晕、视物模糊等患者的生活和安全护理，防跌倒，可家属陪伴（做好隔离指导），必要时专人护理。

（3）饮食护理

胃肠型食物中毒鼓励患者多饮淡盐水，以补充液体，促进毒素的排泄。呕吐停止后可给予易消化的流质或半流质食物。剧吐不能进食或腹泻频繁者，可静脉滴注葡萄糖生理盐水。恢复期后逐渐过渡到正常饮食；神经型食物中毒患者胃肠道症状较轻，可进普通饮食，以满足机体对营养和液体的需要。当出现咽肌麻痹时，取坐位缓慢进食（忌干燥食物），或遵医嘱予鼻饲或静脉营养支持。

（4）病情观察

1）胃肠型食物中毒

①呕吐及腹泻的观察，如呕吐及腹泻的次数、量及性状等。

②观察伴随症状，如畏寒、发热、恶心和腹痛等。

③记录 24 小时出入量。

④严重者应密切监测生命体征，并注意有无口腔黏膜干燥、皮肤弹性下降，以及酸碱平衡失调及电解质紊乱的表现，以便及时发现脱水、酸中毒及休克等。

2）神经型食物中毒

①密切观察患者眼肌麻痹的表现及进展情况，特别是视觉功能的改变。

②注意有无咽肌麻痹的表现，如吞咽困难、咀嚼困难、发音困难等。

③监测生命体征的变化，注意有无呼吸困难或继发感染的表现。

④注意有无胃肠道症状，如恶心、便秘或腹胀等。

（5）洗胃和灌肠的护理

1）应在进食或可疑食物后 4 小时内进行，以清除肠道内尚未吸收的毒素。

2）记录出入量、性状等。

3）留取可疑标本及时送检。

（6）对症护理

1）呕吐：有助于清除肠道内残留的毒素，一般不予止吐处理。但应注意及时清理呕吐物，保持口腔及床单的清洁卫生。呕吐频繁者，可遵医嘱给予氯丙嗪肌内注射，以减少呕吐次数，有利于患者休息。

2）腹泻：有助于清除胃肠道内毒素，故早期不用止泻剂。注意保持肛周皮肤及衣被清洁，便后用温水或 1∶5000 高锰酸钾溶液坐浴。腹痛时给予腹部热敷。亦可应用解痉药。

3）腹痛：应注意腹部保暖，禁食冷饮。剧烈吐泻、腹痛者遵医嘱口服颠茄合剂或皮下注射阿托品，以缓解疼痛。

4）纠正水、电解质紊乱：鼓励患者多饮水或淡盐水，以补充丢失的水分、电解质。呕吐明显者应少量多次饮水，有脱水者应及时口服补液盐或遵医嘱静滴生理盐水和葡萄糖盐液。休克者迅速协助抗休克处理。

5）眼肌麻痹：患者可因眼肌麻痹而影响视觉功能，应注意环境安全，并协助患者进行日常活动，以防受伤。

6）咽肌麻痹：咽肌麻痹易致口腔分泌物积聚于咽喉部而引起吸入性肺炎，应及时吸出；呼吸困难者予以吸氧；做好气管切开等抢救准备。

（7）用药护理

应用喹诺酮类或其他抗生素药物时，注意药物的剂量、时间和使用方法，及时观察疗效及不良反应。喹诺酮类药物与食物同服可减轻恶心、呕吐、食欲减退等胃肠道反应。神经型食物中毒应用多价抗毒血清宜尽快早期应用，多价抗毒血清宜尽快早期应用，注射前应做过敏试验，阴性者可静脉注射，但速度不宜过快；阳性者采取脱敏疗法。为防止过敏性休克的发生，注射前应备好抢救物品，注射后应密切观察有无呼吸急促、脉搏加快等变态反应的表现，一旦出现，应立即给予肾上腺素、吸氧等抢救处理。

(8) 心理护理

由于本病病程较短，多数患者病情较轻，所以疾病对患者学习和工作影响不大，对患者及其家属的生活及心理影响较小，患者及其家属可产生轻度紧张、焦虑等不良心理反应。针对吐泻与隔离等造成的不安情绪，有针对性的给予耐心细致的解答，与患者进行有效的沟通，从心理上消除患者不良的心理反应。指导患者正确面对疾病，保持乐观心态，去除不良情绪。另外要注重家庭及来自他人的情感支持，帮助患者早日康复。

【健康教育】

(1) 预防知识教育

讲解细菌性食物中毒的感染方式及预防措施，保持环境和个人卫生，避免进食不洁、变质或可疑变质的食物，不食过期、变味、包装破损等腌制食品，厨房生熟用品分离，把牢"病从口入"关。

(2) 疾病知识教育

向患者及家属讲解细菌性食物中毒的临床表现、治疗方法及配合治疗的重要性，告知患者和家属本病初起的呕吐、洗胃等可有利于清除细菌和毒素，经过及时有效的治疗，胃肠型食物中毒大多在 1~3 天治愈，而神经型食物中毒病死率较高，早期、积极的抗毒血清及综合治疗有利于降低病死率。

【预防】

(1) 管理传染源

一旦发生可疑食物中毒，应立即报告当地卫生防疫部门，及时进行调查、分析、制定防疫措施，及早控制疫情。

(2) 切断传播途径

认真贯彻《食品卫生法》，加强食品卫生管理。进行卫生宣传教育，不吃不洁、腐败、变质食物或未煮熟的肉类食物。

(3) 保护易感人群

如果进食食物已证明有肉毒杆菌或其外毒素存在，或同进食者已发生肉毒中毒时，未发病者应立即注射多价抗毒血清 1000~2000U，以防止发病。

第六节 细菌感染性腹泻

细菌感染性腹泻是指由细菌引起，以腹泻为主要表现的一组常见肠道传染病，一般为急性表现，也有病程超过 14 天的为迁延性腹泻。常伴有脱水和（或）电解质紊乱。本节将讨论除霍乱、菌痢、伤寒、副伤寒以外的细菌感染性腹泻。该病发病呈全球性，一般为散发，可暴发流行。临床表现以胃肠道症状为主，轻重不一，多为自限性，但少数可能发生严重并发症，甚至导致死亡。

【病原学】

（1）大肠埃希菌

参见"细菌性食物中毒"病原学部分。

（2）耶尔森菌

为革兰阴性短小杆菌，无芽胞，兼性厌氧，在 $-30 \sim 42℃$ 均可生存。可产生热稳定性肠毒素，$121℃$ 经 30 分钟不被破坏，对酸、碱稳定。广泛存在于自然环境中，通常可以从人类、动物、土壤、水及各种食品中分离，煮沸、干燥及常规消毒剂可杀灭。

（3）变形杆菌

参见"细菌性食物中毒"病原学部分。

（4）艰难梭菌

艰难梭菌为革兰阳性杆菌，专性厌氧，有芽胞。能产生肠毒素，包括 A 和 B 两种毒素，对酶作用有抵抗力，酶作用 24 小时后仍保留全部活性，B 毒素较 A 毒素细胞毒性强。艰难梭菌原为人、畜肠道中的正常菌群，在婴儿时带菌率尤高。

（5）类志贺邻单胞菌

类志贺邻单胞菌为革兰阴性菌，单独或成双存在，可呈短链或长丝状，兼性厌氧，有动力，无芽胞和荚膜。与志贺菌有一些共同的生化反应和抗原结构，但毒力比志贺菌低得多。不耐高盐，存在于淡水、温血及冷血动物体内。

（6）气单胞菌

气单胞菌为革兰阴性杆菌，单鞭毛，无荚膜和芽胞。广泛存在于自然界，河水、海水、供水系统中均可检测到本菌。能产生溶血素、肠毒素和细胞毒素以及杀白细胞素、上皮细胞黏附因子、细胞原缩因子等毒力因子，还可产生多种胞外酶。

【流行病学】

（1）传染源

患者、携带者。一些动物可成为贮存宿主，在传染病传播中有重要意义，如牛是志贺毒素大肠埃希菌的贮存宿主，猪和牛是小肠结肠耶尔森菌的贮存宿主。

（2）传播途径

粪-口途径，可通过食用污染的食品、水而传播，人与动物的密切接触也可传播。苍蝇、蟑螂等昆虫因其生活习性特殊，在一些细菌性腹泻的传播中发挥了重要作用。值得一提的是，经由医务人员的手或污染公共物品发生院内传播，是非常值得重视的传播途径。

（3）易感人群

普遍易感，没有交叉免疫。儿童、老年人、有免疫抑制或慢性疾病者为高危人群，并且容易发生严重并发症，一些正使用抗生素的患者是抗生素相关性腹泻的高危人群。另外，旅游者易发生细菌性腹泻，称为旅游者腹泻。患病后一般可获得免疫力，但持续时间较短。

（4）流行特征

①地区性：广泛流行于世界各地，欧美国家细菌性腹泻的主要病菌为非伤寒沙门菌，其次为弯曲菌和志贺菌属。发展中国家以志贺菌属、沙门菌属、大肠埃希菌为主，我国各个地区的报道结果差异较大，有的以志贺菌属为主，有的地区以大肠埃希菌为主，沿海地区则以沙门菌属、副溶血性弧菌更常见。

②季节性：全年均可发病，好发于夏、秋季，部分细菌性腹泻如耶尔森菌肠炎好发于冬季。

③年龄分布：可侵犯各年龄组，最易感染的是抵抗力弱的儿童、年老体衰者。

④散发感染或暴发流行：一般为散发感染，也可发生暴发流行，危害非常大。

【临床表现】

潜伏期数小时至数天、数周。多急性起病，少数起病较缓慢。临床表现轻重不一，以胃肠道症状最突出，出现纳差、恶心、呕吐、腹胀、腹痛、腹泻，可伴里急后重，腹泻次数可多至十几、二十多次，甚至不计其数，粪便呈水样便、黏液便、脓血便，分泌性腹泻一般不出现腹痛，侵袭性腹泻多出现腹痛。常伴畏寒、发热、乏力、头晕等表现，病情严重者因大量丢失水分可发生脱水，电解质紊乱，甚至休克。病程为数天至 2 周，常为自限性，少数可复发。不同细菌所致腹泻的临床类型不同，现将常见类型分述如下：

(1) 肠出血性大肠埃希菌感染

病前多有食用生或半生肉类，生乳等不洁饮食史。往往急性起病，轻者水样泻，典型者突起剧烈腹痛、水样便，数天后出现血性便，发生腹痛、腹泻、低热或不发热，极易被误诊为痢疾。严重者伴有剧烈腹痛、高热、血便，感染 1 周后可合并溶血性尿毒综合征（HUS）、血栓性血小板减少性紫癜、脑神经障碍等，危及生命。严重者可导致死亡，病死率达 5%~10%。

(2) 耶尔森菌感染

由于本菌易在低温下生长，所以在一些寒冷的国家和地区或在寒冷的季节较为常见，因此有人称其为"冰箱病"。近年来，随着人们生活水平的提高，暴发较为少见，以散发为主。婴幼儿及儿童胃肠炎症状突出，成人以肠炎为主。起病急，以发热、腹泻、腹痛为主要表现，热程多为 2~3 天，腹泻一般 1~2 天，重者达 1~2 周，粪便多呈水样，带黏液，可有脓血便，腹痛常见，可局限在右下腹，并且伴肌紧张和反跳痛，容易误诊为阑尾炎，尤其是幼儿患者。虽然耶尔森菌感染引发的小肠结肠炎属于自限性疾病，但值得关注的是，会引发多种肠外疾病，如结节性红斑、关节炎、耶尔森肝炎等。

(3) 变形杆菌感染

变形杆菌属于条件致病菌，特别是抵抗力下降后使用广谱抗生素者。在一定条件下可引起多种感染，如化脓性感染、尿路感染、胃肠炎、急性胃炎、心内膜炎、败血症等。主要表现为发热、恶心、呕吐、腹痛、腹泻，腹痛部位在上腹和脐周，轻者每天腹泻数次，重者 20~30 次。

（4）抗生素相关性腹泻

多由艰难梭菌引起，称为艰难梭菌相关性腹泻（CDAD），即假膜性肠炎，其发生率近年不断升高，是医院感染性腹泻的主要病因。大多数表现为轻到中度水样腹泻、发热、腹胀、下腹或全腹散在痉挛性疼痛。严重者也见黏液便，血便少见，严重的并发症有脱水、低蛋白血症、电解质紊乱、肠麻痹和肠穿孔，其死亡率为 2%～5%，但老年人和衰竭患者死亡率达 10%～20%，甚至达 30%～80%，与死亡相关的唯一原因是延误诊断。

（5）旅游者腹泻

是出国旅行者中报告的最主要感染性疾病，在致病微生物中，细菌占 61%，包括产毒性大肠埃希菌、肠集聚性大肠埃希菌、志贺菌属、沙门菌属、弯曲菌属、耶尔森菌、气单胞菌及非霍乱性弧菌等。发病率在发达国家和工业化国家为 4%，在以色列、日本、南非以及某些加勒比海岛屿国家大约为 20%，在其他发展中国家及近发达国家为 20%～70% 不等。通常情况下，该病起病较急（数小时至数天），约 40% 的旅游者腹泻患者症状轻微，重者出现明显腹泻症状，伴有腹部绞痛、恶心、呕吐以及发热等症状。

（6）艾滋病相关性腹泻

30%～80% 的艾滋病病人有腹泻表现，其中细菌性腹泻的主要病原体包括志贺菌属（福氏为主）、沙门菌属（鼠伤寒沙门菌）、空肠弯曲菌、鸟分枝杆菌、艰难杆菌、侵袭性大肠杆菌等。腹泻常是艾滋病的首发症状和死亡原因，患者常伴有发热、周身不适、恶心、呕吐、厌食和体重下降等症状。急性腹泻的病程一般不超过 2 周，慢性腹泻通常持续数周或数月。

【辅助检查】

（1）外周血常规检查

白细胞总数升高或正常，中性粒细胞增多或伴核左移。

（2）粪便常规

粪便可为黏液便、脓血便或血便、稀便、水样便。镜检可见大量红、白细胞，也可有少量或无红、白细胞。

（3）粪便培养

粪便培养为确诊依据，一般培养阳性率低，提高阳性率的方法包括：
①应用抗生素之前取材。

②取新鲜粪便的黏液脓血部分。

③标本保温及时送检。

④连续多次培养。

⑤结肠镜检时取材。

⑥除采用双硫与血液琼脂培养基外，应根据可疑致病菌选用相应的培养基与培养条件。

（4）免疫学检查	（5）核酸检测
常用方法有乳胶凝集试验、酶联免疫吸附试验、被动血凝集试验（PHA）、免疫荧光法、免疫磁球法、酶免疫荧光法等，用于粪便中细菌及毒素、血清中特异性抗原抗体的检测。	基因探针技术和聚合酶链反应技术，检测病原菌特异性基因片段，该法简便、迅速、灵敏。DNA指纹图谱、脉冲凝胶电泳等可追踪医院内感染的播散，有利于流行病学调查。

【治疗原则】

（1）对症治疗	（2）补充水和电解质
腹泻伴有呕吐或剧烈腹痛者，可予阿托品类药物，但慎用或禁用阿片制剂，因其能强烈抑制肠蠕动，肠毒素易被吸收而加重中毒或诱发中毒性巨结肠。也有主张使用肠黏膜保护制剂，如思密达等，可吸附病原菌和毒素，并通过与肠道黏液分子的相互作用，增强黏液屏障，以防御病原菌的侵入。另外，小檗碱（黄连素）具有良好的收敛和轻微抑菌作用，对细菌性腹泻有一定作用。	①口服补液盐治疗：适用于急性腹泻轻、中、重度脱水的辅助治疗。 　②静脉补液治疗：重症腹泻伴脱水、电解质紊乱、酸中毒或休克者，补液推荐用乳酸林格液。 　③补锌：一旦发生腹泻立即补锌，可以缩短腹泻的病程、严重程度以及脱水的危险。

（3）抗菌治疗
①耶尔森菌感染的轻症患者多为自限性，不必应用抗菌药物治疗，重症或并发败血症者根据药物敏感实验选用，疗程2～3天，该菌一般对氨基糖苷类、氯霉素、磺胺类和氟喹诺酮类药物等敏感。

②侵袭性、致病性或产肠毒素性大肠埃希菌引起的腹泻一般可选用氟喹诺酮类或磺胺类药物口服。

③肠出血性大肠埃希菌 O_{157} 患者和疑似患者禁止使用抗生素，疫区内的其他一般腹泻患者应慎用抗生素。

④艰难梭菌相关性腹泻轻症患者停用抗生药即可使正常菌群恢复，症状缓解，如果停用抗生素后腹泻持续 48 或 72 小时以上，应当考虑选用抗生素。重症患者应立即予以有效抗生素治疗。95% 以上的艰难梭菌对甲硝唑和万古霉素敏感，两者疗效相仿。

⑤艾滋病相关性腹泻治疗应该及时早期足量应用抗生素，如头孢菌素和氟喹诺酮类药物。使用青霉素或氯霉素治疗鼠伤寒沙门菌可能会导致多重耐药株和菌血症，使病程延长。因此，病情较重的腹泻患者可联合用药或根据药敏实验，选用敏感抗生素治疗，疗程较普通人的感染性腹泻长。

（4）微生态疗法

常用制剂有益生菌和益生元。益生菌包括双歧杆菌、乳酸菌、粪球菌等，益生元包括乳果糖、果寡糖、菊糖等。但是注意口服活菌制剂应该与抗生素隔 2 小时左右，以免被杀灭，影响疗效。

【护理评估】

（1）健康史

①注意询问患者的生活环境、生活习惯及个人卫生情况。

②是否有不洁的个人饮食史，如污染的食品、水、个人生活用品等。

③询问患者腹痛、腹泻及排便情况。

④既往有无发病史及机体的营养情况。

（2）身体状况

①生命体征：监测体温、脉搏、呼吸、血压、面色、神志的情况。

②腹泻的情况：密切观察排便次数、量、性状，伴随的症状。采集标本及时送检，以提高阳性率。并观察腹部体征，有无疼痛、反跳痛及肠鸣音等。

③肛周皮肤情况：保持肛周皮肤的清洁。

④观察水、电解质情况，记录出入量。

（3）心理—社会状况

评估患者对疾病的认识及了解程度，对高热、腹痛、腹泻等症状的心理反应，应对措施及效果，对住院隔离的认识及适应情况，及对工作、学习、生活的影响，支付费用有无困难；患者家长对疾病的了解程度，对消毒隔离的认识及患者饮食的准备。

【护理诊断】

（1）腹泻

与胃肠道感染有关。

（2）腹痛

与胃肠道炎症有关。

（3）体液不足

与频繁腹泻、呕吐导致失水有关。

（4）营养不良

与腹泻、呕吐导致摄入量减少有关。

（5）有皮肤完整性受损的危险

与排粪次数增多及排泄物刺激有关。

（6）焦虑

与频繁腹泻、呕吐有关。

【护理措施】

（1）隔离和消毒

患者的食具、用具要单独使用并消毒，要有专用便盆。注意手卫生，避免手的传播。患者和护理患者的家属必须做到饭前用流动水肥皂洗手。处理完患者的大便后，必须用消毒水泡手，后用流动水将药液冲洗干净。来不及洗手时，可用避污纸防止相互感染。

（2）休息与活动

腹泻频繁伴有呕吐和高热等严重感染中毒症状者，应卧床休息。

（3）饮食护理

腹泻时一般不禁食，可进半流食或流质饮食，暂时停饮牛奶及其他乳制品，避免引起高渗性腹泻，忌刺激性和多渣、油腻食物；腹泻频繁，伴有呕吐和高热等严重感染中毒症状者应禁食，并鼓励多饮水。病情好转，可逐渐增加稀饭、面条等，切忌过早给予刺激性、多纤维的食物。禁食生冷食物，可鼓励患者多吃点生大蒜。

（4）病情观察

注意患者大便的次数、性状、量和颜色，判断脱水程度，观察皮肤弹性以及有无口干、出汗等症状。患者因腹泻次数多，血容量不足，可出现无尿、表情淡漠、头晕、心悸、四肢湿冷、脉搏增快、肠鸣音亢进。护士应警惕休克先兆，发现异常立即报告医生，迅速建立静脉通路，遵医嘱立即补液扩容。密切监测生命体征，遵医嘱予以氧气吸入，根据病情调节氧流量，改善缺氧症状，必要时行心电监护，积极配合医生进行抢救。

（5）对症护理

①腹泻：腹泻频繁，伴有呕吐和高热等严重感染中毒症状者，应卧床休息、禁食，并鼓励多饮水。

②皮肤受损：注意保护肛门，尤其是老人和小孩肛门受多次排便的刺激，皮肤容易溃破，便后用软卫生纸轻轻按擦后用温水清洗，涂上凡士林油膏或抗生素类油膏。

（6）用药护理

腹泻的治疗以病因治疗为主。应用微生态制剂或思密达等止泻药时，注意观察患者排粪情况，腹泻得到控制时及时停药。应用解痉止痛剂，如阿托品时，注意药物副作用，如口干、视物模糊、心动过速等。

（7）心理护理

由于疾病困扰、住院环境陌生、不适应、对疾病的知识缺乏，极易出现多疑、抑郁、悲观的情绪。护士应有足够的耐心和细心，灵活运用语言和非语言沟通技巧，鼓励患者说出不适及未满足的需要，向患者及家属讲解疾病相关知识，提供心理支持，使患者树立战胜疾病的信心。

【健康教育】

向患者及家属讲解疾病的致病原因、传播途径、隔离消毒的重要性及隔离的基本知识。指导患者要注意个人及饮食卫生，注意劳逸结合，尤其注意夏秋季节避免受凉。

【预防】

(1) 管理传染源

设置肠道专科门诊，早期发现患者并对部分感染性腹泻患者进行隔离与治疗。对从事饮食业、保育员和给水人员定期体检，以检出慢性患者、带菌者；对吐泻物及饮食用具要严格消毒；受感染动物就地处理。对于多发或暴发疫情，要立即隔离、治疗患者，采样做病原学和（或）血清学检查，尽快查明病原菌，确定传染来源。

(2) 切断传播途径

切断传播途径是预防和控制腹泻的重要措施，包括养成良好的个人卫生习惯，加强饮食、饮水卫生管理以及对媒介昆虫的控制。处理好污物、污水，对患者的粪便等排泄物加入粪便量 1/5 的含氯石灰或等量的 10% 含氯石灰乳剂，处理后倒入便池。对于重点人群、集体单位、临时大型工地，要积极采取综合性预防措施，预防暴发和流行。

(3) 保护易感人群

采用预防接种的方法能控制急性细菌性腹泻的暴发和流行，有关疫苗正在研究中。

(4) 其他预防措施

对于医源性的细菌性腹泻，应当隔离患者，严格执行消毒隔离措施，如医务人员严格洗手，接触患者时戴手套，使用一次性医疗器械，以防止交叉感染。保持医院环境清洁，对内镜等反复使用的设备及易被粪便污染的场所，采用有效的消毒剂，充分消毒。由于艰难梭菌最主要的来源为医院环境，因此预防的重点在于正确使用抗生素，尤其是林可霉素、克林霉素、第三代头孢菌素及其他广谱抗生素等易引起艰难梭菌相关性腹泻的药物。

第七节　细菌性痢疾

细菌性痢疾，简称菌痢，是由志贺菌（也称痢疾杆菌）引起的肠道传染病。菌痢主要通过消化道传播，终年散发，夏、秋季可发生流行。其主要病理变化为直肠、乙状结肠的炎症与溃疡，主要表现为腹痛、腹泻、排黏液脓血便以及里急后重等，可伴有发热及全身毒血症状，严重者可出现感染性休克和（或）中毒性脑病。由于志贺菌各组及各血清型之间无交叉免疫，且病后免疫力差，故可反复感染。一般为急性，少数迁延成慢性。

【病原学】

志贺菌为短小杆菌，属肠杆菌科志贺菌属，厌氧，革兰染色阴性，无鞭毛、荚膜及芽胞，有具侵袭力的菌毛，在培养基上易生长。

（1）抗原结构

依抗原结构和生化反应不同，根据国际微生物学会的分类，将志贺菌属分为四个群（A 群痢疾志贺菌、B 群福氏志贺菌、C 群鲍氏志贺菌、D 群宋内志贺菌），40 个血清型（不含亚型）。欧美国家优势菌型为 D 群，国内目前以 B 群为主，D 群次之，近年局部地区 A 群有增多趋势。各群和各型之间多无交叉免疫，且病后免疫功能差，故可反复感染。

（2）毒素

志贺菌属的致病物质主要是侵袭力和内毒素，有些菌株尚能产生外毒素，其毒力很强，可加重肠黏膜的炎性变化和肠道外病变。内毒素主要引起全身反应，如发热、毒血症及休克。其外毒素又称志贺毒素，有肠毒性、神经毒性、细胞毒性，分别导致相应的临床症状。

（3）抵抗力

志贺菌存在于患者与带菌者的粪便中，对外界环境的抵抗力较弱，日光照射 30 分钟、加热至 60℃ 10 分钟或煮沸 2 分钟即可杀灭。对酸及化学消毒剂均很敏感。在粪便中数小时死亡，但在蔬菜、瓜果及被污染物品上可存活 1～2 周，但在阴暗、潮湿、冰冻条件下能生长数周。

【流行病学】

（1）传染源

患者和带菌者。非典型患者的症状较轻，不易诊断，容易被忽视，易引起传播。慢性患者由于肠黏膜病变不愈合，排菌时间可长达数年，如从事饮食、供水或保育工作，可成为食物型或水型暴发流行的根源。病后带菌者亦有一定的传播作用。

（2）传播途径

经粪-口途径传播。志贺菌随患者粪便排出体外，污染食物、水、生活用品或手，经口感染。苍蝇可通过食物传播。

（3）易感人群

人群普遍易感。学龄前儿童和青壮年多见。病后可获得一定的免疫力，但短暂而不稳定，不同群、型之间无交叉保护性免疫，易复发和重复感染。

（4）流行特征

菌痢主要集中发生在医疗条件差且水源不安全的地区。终年散发，但有明显季节性。通常5月开始上升，8~9月达高峰，10月以后逐渐减少。患者年龄分布有2个高峰，第一个高峰为学龄前儿童，第二个高峰为青壮年期，可能与他们日常活动中接触病原菌机会较多有关。

【临床表现】

1. 急性菌痢

潜伏期1~2日（数小时至7日）。

（1）普通型（典型）

起病急，高热可伴发冷寒战，继之出现腹痛、腹泻和里急后重，大便每日十多次至数十次，量少，故失水不多见。开始为稀便，可迅速转变为黏液脓血便，左下腹压痛及肠鸣音亢进。早期治疗，多于1周左右病情逐渐恢复而痊愈。

（2）轻型（非典型）

全身毒血症症状和肠道症状均较轻，不发热或低热，腹泻每日数次，稀便有黏液但无脓血，轻微腹痛而无明显里急后重。病程3~7天。

（3）中毒型

儿童多见。起病急骤，病势凶险，高热，达40℃以上，伴全身严重毒血症症状，精神萎靡、嗜睡、昏迷及抽搐，可迅速发生循环衰竭及呼吸衰竭，故以严重毒血症、休克和（或）中毒性脑病为主要临床表现，而肠道症状较轻，甚至开始无腹痛及腹泻症状，发病后24小时内可出现腹泻及痢疾样大便。按其临床表现不同，可分为休克型（周围循环衰竭型）、脑型（呼吸衰竭型）、混合型三种。

2. 慢性菌痢

慢性菌痢是指急性菌痢病程迁延超过2个月病情未愈者。

(1) 慢性迁延型

主要表现为长期反复出现的腹痛、腹泻，大便常有黏液及脓血，伴有乏力、营养不良及贫血等症状。亦可腹泻与便秘交替出现。

(2) 急性发作型

有慢性菌痢史，因进食生冷食物、劳累或受凉等诱因引起急性发作，出现腹痛、腹泻及脓血便，但发热及全身毒血症症状多不明显。

(3) 慢性隐匿型

1 年内有急性菌痢史，临床无明显腹痛、腹泻症状，大便培养有痢疾杆菌，乙状结肠镜检查肠黏膜有炎症甚至溃疡等病变。

【辅助检查】

(1) 一般检查

①血常规：急性菌痢白细胞总数可轻至中度增多，以中性粒细胞为主，可达（10~20）× 10^9/L。慢性患者可有贫血表现。

②粪便常规：粪便外观多为黏液脓血便，镜检可见白细胞（≥15 个/高倍视野）、脓细胞和少数红细胞，如有巨噬细胞，有助于明确诊断。

(2) 病原学检查

①细菌培养：粪便培养出痢疾杆菌可以确诊。在抗菌药物使用前，采集新鲜标本，取脓血部分及时送检和早期多次送检均有助于提高细菌培养阳性率。

②特异性核酸检测：采用核酸杂交或 PCR 可直接检查粪便中的痢疾杆菌核酸，具有灵敏度高、特异性强、快速简便、对标本要求低等优点，但临床较少使用。

(3) 免疫学检查

采用免疫学方法检测抗原具有早期、快速的优点，对菌痢的早期诊断有一定帮助，但由于粪便中抗原成分复杂，易出现假阳性。

【治疗原则】

1. 急性菌痢

(1) 一般治疗

消化道隔离至临床症状消失，大便培养连续两次阴性。毒血症状重者必须卧床休息。饮食以少渣易消化的流质或半流质为宜，忌食生冷、油腻及刺激性食物。

(2) 病原治疗

轻型菌痢在充分休息、对症处理和医学观察的条件下，可不用抗生素。其他各型菌痢通常需给予病原治疗。但由于抗生素的滥用，志贺菌耐药日趋严重，部分地区耐药菌株已呈多重耐药，故需根据所在地区当前细菌耐药情况选用抗菌药物。

①喹诺酮类：抗菌活性强，口服吸收好，耐药菌株相对较少，毒副作用少，可作为首选药物。其他喹诺酮类，如左氧氟沙星、加替沙星等亦可酌情选用，不能口服者尚可静脉滴注。但动物实验显示本药可影响骨髓发育，故有学者认为儿童、孕妇及哺乳期妇女非必要则不宜使用。

②小檗碱（黄连素）：有减少肠道分泌的作用，使用抗生素时可同时使用。

③其他：匹美西林、阿奇霉素、多西环素、硫酸庆大霉素、氨苄西林及第三代头孢菌素等药物亦可根据药敏结果选用。

(3) 对症治疗

高热者以物理降温为主，必要时适当使用退热药；腹痛剧烈者可用颠茄浸膏片或硫酸阿托品；毒血症状严重者可给予小剂量肾上腺皮质激素。

2. 中毒性菌痢

病情凶险、变化迅速，故必须密切观察病情变化，采取对症治疗为主的综合救治措施。

(1) 病原治疗

应用有效药物静脉滴注，成人可选用环丙沙星、左氧氟沙星及加替沙星等喹诺酮类药物；儿童可选用头孢噻肟钠等第三代头孢菌素类药物。

(2) 对症治疗

1）降温止惊：高热可引起惊厥而加重脑缺氧及脑水肿，故应积极给予物理降温，必要时给予退热药，将体温降至38.5℃以下；高热伴烦躁、惊厥者，可采用亚冬眠疗法，给予氯丙嗪和异丙嗪肌内注射；反复惊厥者可给予地西泮、苯巴比妥肌内注射和水合氯醛灌肠。

2）休克型

①迅速扩充血容量、纠正酸中毒。

②改善微循环障碍。

③保护重要器官功能。有心力衰竭者可给予去乙酰毛花苷（西地兰）。

④其他：短期使用肾上腺皮质激素。有 DIC 早期表现者，可给予肝素抗凝治疗。

3）脑型

①给予 20%甘露醇，快速静脉注射，以减轻脑水肿。应用血管活性药物以改善脑部微循环，同时给予肾上腺皮质激素有助于改善病情。

②防治呼吸衰竭。保持呼吸道通畅、吸氧，如出现呼吸衰竭，可使用盐酸洛贝林（山梗菜碱）。必要时可应用人工呼吸机辅助呼吸。

3. 慢性菌痢

由于慢性菌痢病因复杂，可采用全身与局部相结合的治疗原则。

（1）一般治疗	（2）病因治疗
注意生活节律，进食易消化、易吸收的饮食，忌食生冷、油腻及刺激性食物。积极治疗并存的慢性消化道疾病或肠道寄生虫病。	根据药敏结果选用有效抗菌药物。通常宜联用 2 种不同类型药物，疗程须适当延长，必要时可给予多个疗程治疗。亦可给予药物保留灌肠疗法，选用 0.3%小檗碱（黄连素）液、5%大蒜素液或 2%磺胺嘧啶等灌肠液中的 1 种，每次 100~200ml，每晚 1 次，10~14 日为 1 个疗程。灌肠液中添加小剂量肾上腺皮质激素可提高疗效。

（3）对症治疗
有肠道功能紊乱者，可用镇静或解痉药物。抗生素使用后，菌群失调引起的慢性腹泻，可给予微生态制剂服用。

【护理评估】

（1）健康史
①注意发病的季节，询问患者的生活环境及个人卫生状况。

②是否有不洁的饮食史，如污染食物、水、生活用品等，是否有食物型暴发流行或水型暴发流行。

③询问患者腹痛、腹泻、黏液脓血便及里急后重的情况。

④注意既往痢疾病史、机体营养状况、起病状况和发病年龄等。

（2）身体状况

①生命体征：监测体温、脉搏、呼吸、血压、面色、神志状态。

②腹泻情况：密切观察排便次数、量、性状及伴随症状，采集含有脓血、黏液部分的新鲜粪便作为标本，及时送检，以提高阳性率。观察治疗效果。慢性菌痢患者应注意一般状况的改善，如体重、营养状况等。腹部有无压痛及其部位、性质、程度；有无腹膜刺激征；肠鸣音改变等。

③肛周皮肤情况：看肛周皮肤是否清洁干燥，是否有脱肛现象。

④观察水、电解质情况：每日出入量情况及血液生化检查结果等。

（3）心理—社会状况

评估患者对菌痢的认识及了解程度，对畏寒高热、腹痛、腹泻等症状的心理反应、应对措施及效果，对住院隔离的认识及适应情况，患病对工作、学习的影响，支付医疗费用有无困难；患者家人对患者的态度、对菌痢的了解程度、对消毒隔离的认识及患者饮食的准备。

【护理诊断】

（1）体温过高

与痢疾杆菌内毒素激活细胞释放内源性致热原，作用于体温中枢导致体温升高有关。

（2）腹泻

与肠道炎症、广泛浅表性溃疡形成导致肠蠕动增强、肠痉挛有关。

（3）疼痛：腹痛

与炎症导致肠蠕动增强，肠痉挛有关。

（4）组织灌注无效

外周组织与中毒性菌痢导致微循环障碍有关。

（5）有窒息的危险

与惊厥有关。

（6）有体液不足的危险

与腹泻、高热、补给不足或摄入减少有关。

（7）营养失调：低于机体需要量

与腹泻等胃肠功能紊乱、补给不足或摄入减少有关。

（8）有皮肤完整性受损的危险

与大便、汗液反复刺激肛周、骶尾部皮肤有关。

（9）意识障碍

与颅内压增高有关。

（10）气体交换受损

与呼吸衰竭有关。

（11）潜在并发症

周围循环衰竭、中枢性呼吸衰竭。

【护理措施】

（1）消化道隔离

在标准预防的基础上，采用接触传播的隔离与预防。嘱咐患者注意个人卫生，饭前便后及手触摸可疑污染物品后，一定要用肥皂流水将手洗干净。患者的食具、用具要单独使用，要有专用便盆，食具、用具消毒如同甲型肝炎。认真做好粪便消毒。

（2）休息与活动

急性期患者卧床休息，中毒型菌痢患者应绝对卧床休息，专人监护，安置患者平卧位或休克体位（头部和下肢均抬高 30°），小儿去枕平卧，头偏向一侧。抬高头部有利于膈肌活动，增加肺活量，使呼吸运动更接近生理状态。抬高下肢有利于下肢静脉的血液回流，从而相应增加循环血量。

（3）饮食护理

频繁呕吐者可暂时禁食，遵医嘱给予静脉补液；无呕吐或症状较轻者可少量多餐，进食高蛋白、高热量、低脂、少渣、少纤维素、易消化的流食或半流食，鼓励多饮水，忌油腻、刺激及生冷食物，症状好转后逐渐增加食量。

（4）急性菌痢的护理

1）病情观察：观察体温变化，高热时给予温水或乙醇擦浴、头枕冰袋等物理降温，持续高热者应遵医嘱加用药物降温，小儿发热者应积极降温，以避免高热惊厥的发生；观察患者的大便次数、性状及量，注意补充液体，及时留取和送检标本；注意有无脱水及电解质紊乱表现。

2）液体治疗护理：①口服补液：指导患者在医嘱要求的时间内，少量多次服完指定量的口服补液盐，可加入果汁、米汤等调味，以确保口服补液的效果；②静脉补液：迅速建立1~2条大静脉通道，观察补液效果及有无不良反应，血压低于正常时应加快输液速度；③观察补液效果：注意有无口干减轻、皮肤弹性好转、患儿哭时有泪、血压回升、尿量增加等脱水改善情况；大量快速补液时，观察患者有无烦躁、胸闷、咳嗽、颈静脉充盈、肺部湿啰音等急性肺水肿先兆，出现呼吸困难、发绀、咳粉红色泡沫痰等症状时，应立即减慢输液速度或暂停输液，即刻报告医生，采取急救措施。

3）药物治疗的护理：严格喹诺酮类或其他抗生素药物的剂量、时间和使用方法，注意观察疗效及不良反应。喹诺酮类药物与食物同服可减轻恶心、呕吐、食欲减退等胃肠道反应。发现过敏反应时，立即通知医生，及时处理。应用阿托品、山莨菪碱予解痉止痛时，应注意观察有无口干、心动过速、视物模糊等不良反应。应用微生态制剂时，注意药物的存放和服用时的水温等要求，以确保疗效。

4）保持肛周清洁：选用柔软消毒卫生纸巾擦拭肛周，每次便后用温水清洗，穿着清洁柔软内裤，必要时用鞣酸软膏、凡士林或抗生素膏剂涂抹肛周，以避免臀红和肛周皮肤破损。

（5）中毒型菌痢的护理

①病情观察：严密观察生命体征及神志；每10~15分钟测一次血压，血压平稳后，酌情延长测量的间隔时间；注意观察患者面色，有无发绀四肢末梢是否发凉；注意有无抽搐先兆（肌紧张、惊动等）以及抽搐的部位、间隔时间和持续时间；观察瞳孔的大小、形状、对光反射及双侧是否对称，以及早发现脑疝；准确记录24小时出入量，为进一步补液等治疗提供依据。出现弥散性血管内凝血、肾衰竭以及急性心肌炎、耳聋、失语、肢体瘫痪时，配合医生积极抢救、治疗和护理。

②药物治疗的护理：随时保持有效的静脉通道，遵医嘱给予静脉扩容及碱性液体，注意调整输液速度，密切观察循环衰竭改善情况。如患者神志清楚、血压回升、口唇转红、四肢转暖，收缩压>90mmHg、脉压>30mmHg、脉搏<100次/分且充盈有力，尿量>30ml/h，应减慢输液速度。注意患者的脉率、呼吸次数、肺底啰音等，防止急性肺水肿，必要时遵医嘱监测中心静脉压。应用大剂量山莨菪碱时，应注意观察口干、

心动过速、尿潴留、视物模糊、幻视、烦躁等不良反应，加强安全防护。尿潴留时，可轻压下腹部促进排尿，必要时遵医嘱导尿。应用喹诺酮类等抗生素治疗时，指导和协助患者与食物同服，以减轻胃肠道反应，注意观察药物疗效及不良反应。出现皮疹等过敏反应时，及时停药并报告医生处理。

③脑型的护理：本型多见于儿童。严密观察患儿的精神、神志及面色等；观察有无精神萎靡、嗜睡，有无面色发灰、口唇发绀，发现异常及时给予氧气吸入；患儿出现血压升高、呼吸加快、四肢肌力增高等时，应高度警惕惊厥的发生，设专人护理，确保有效的静脉通道，加强安全措施，随时做好抢救准备；对神志不清、频繁或持续性惊厥的患者，注意观察双侧瞳孔是否等大、对光反射是否迟钝或消失，出现呼吸深浅不匀、节律不整或有双吸气、叹息样呼吸等症状时，立即报告，配合医生立即抢救。

④休克型的护理：本型多见于成年人。应尽早测量血压，极个别患者可在尚无明显临床症状时，即在数十分钟内死亡。遵医嘱及时采集动脉血做血气分析检查，并根据血气结果给予中流量或高流量吸氧。必要时采取休克体位（头部和下肢同时抬高30°，利于膈肌活动、增加肺活量及静脉回心血量），或与平卧位交替，以相对增加循环血量。患者末梢循环不良时，应减少肢体外露，注意保暖。观察患者有无少尿或无尿，必要时留置尿管，观察每小时尿量。出现神志模糊、四肢湿冷、脉搏微弱、血压明显下降等时，加快补液速度，立即报告，配合医生积极抢救。

⑤肺型的护理：本型多见于儿童。严密观察呼吸次数、呼吸型态及有无缺氧表现，保持呼吸道通畅，面罩给氧或呼吸机辅助呼吸。观察患儿有无烦躁不安，出现面色暗红、吸气性呼吸困难、发绀等症状时，立即报告医生，配合抢救。

⑥混合型的护理：患儿极易发生多器官功能衰竭，应给予重症监护。

（6）慢性菌痢的护理

指导患者按时、按量、按疗程服药，加强健康教育，提高其遵医行为。

（7）用药护理

遵医嘱给予抗生素等，密切观察药物疗效及不良反应。给予退热剂时，应注意观察药物效果及患者面色、脉搏，防止虚脱。应用山莨菪碱时，可有口干、腹胀、尿潴留和心动过速等，应注意观察。头孢曲松的不良反应有腹泻、腹痛、恶心、呕吐等、胃肠道反应及皮疹、瘙痒等过敏反应，应及时发现。对明显少尿者，应停用肾毒性药物。

（8）心理护理

加强与患者沟通，了解其产生焦虑、恐惧的原因，多做耐心细致思想安抚工作，以增加患者战胜疾病的信心，使其主动配合治疗与护理。

【健康教育】

（1）宣传细菌性痢疾病原体及传播方式，要养成良好的个人生活习惯，讲究个人卫生、饭前便后洗手，不吃生、冷、不洁食物，避免暴饮暴食；注意休息，加强锻炼、早睡早起、生活规律，以增强体质；保持乐观情绪、避免紧张、过度疲劳和受凉。

（2）进行急性细菌性痢疾的相关知识教育，大力宣传有关细菌性痢疾的病因、传播途径、临床特征、疾病过程、治疗药物、疗程、药物不良反应、预后；告知细菌性痢疾的消毒、隔离知识、预防措施及并发症的发生时间、临床表现、肛门周围皮肤自我护理的方法。说明及早诊断、合理彻底治疗的重要性；告知慢性患者急性发作的诱因以及预防方法；讲解患病时对休息、饮食、饮水的要求。

（3）向慢性痢疾患者介绍急性发作的原因，如进食生冷食物、暴饮暴食、过度紧张及劳累、受凉、情绪波动等均可诱发慢性菌痢急性发作，帮助患者寻找诱因，加以避免，并嘱患者加强体育锻炼，尽量保持生活规律。增强体质，复发时应及时治疗。

【预防】

采用以切断传播途径为主的综合预防措施，同时做好传染源的管理。

（1）管理传染源

应对急、慢性患者和带菌者进行隔离或定期性管理，并给予彻底治疗，直至粪便培养阴性。

（2）切断传播途径

养成良好的卫生习惯，特别注意饮食和饮水卫生。

（3）保护易感人群

世界卫生组织报告，目前尚无有效预防志贺菌感染的疫苗获准生产。我国主要采用口服活菌苗，如 F2a 型"依链"株。

第八节 致腹泻性大肠埃希菌肠炎

大肠埃希菌，俗称大肠杆菌，是人和动物肠道中的正常菌群。当机体抵抗力下降，大肠埃希菌侵入肠外组织或器官，可作为条件致病菌引起肠外感染。能引起人类腹泻者称为致腹泻性大肠埃希菌，由其引起的肠炎称致腹泻性大肠埃希菌肠炎。本病呈世界性分布，婴儿腹泻中检出率较高，成年人也可散发或暴发流行。

【病原学】

（1）肠致病性大肠埃希菌

肠致病性大肠埃希菌（EPEC）与普通大肠埃希菌基本相同。鉴别主要根据血清型不同。EPEC 有 13 个常见血清型，以 O_{111} 引起的感染最多，占总数的 40%~50%。

（2）产肠毒素性大肠埃希菌

产肠毒素性大肠埃希菌（ETEC）对酸敏感，进入胃内易被胃酸杀灭。常见的血清型有 20 余种。

（3）肠侵袭性大肠埃希菌

肠侵袭性大肠埃希菌（EIEC）生化反应和抗原结构类似于志贺菌属。本菌不产生肠毒素，但能侵入结肠黏膜上皮细胞并生长繁殖。其毒力因子和发病机制与志贺菌属一致，在内毒素作用下，细胞可被破坏，引起炎症反应和溃疡，产生痢疾样症状。此菌致病性强，只要 10~100 个细菌即可发病。

（4）肠出血性大肠埃希菌

大肠埃希菌 O_{157}：H_7 不具侵袭性，但能产生毒力很强的志贺样毒素（SLT），能使 Vero 细胞（即非洲绿猴肾细胞）变性、溶解、死亡，故又称 Vero 毒素（VT）。该毒素加热 98℃ 15 分钟可被灭活。

本菌最佳生长温度为 37℃，对酸的抵抗力较强，在 pH 2.5~3.5、温度 37℃环境中能耐受 5 小时，在冰箱里能长期生存。不耐热，75℃ 1 分钟即被杀死。

(5) 肠黏附性大肠埃希菌

EAEC 是从 EPEC 菌群中分离出来的致腹泻性大肠埃希菌，是发展中国家儿童持续性腹泻的主要病原。

【流行病学】

1. 肠致病性大肠埃希菌

(1) 传染源	(2) 传播途径
患者、带菌者。	以直接接触传播为主，通过污染的手、食品、用具等传播。也可由呼吸道吸入污染的尘埃进入肠道而发病。

(3) 易感人群	(4) 流行特征
人群普遍易感，以 2 岁以下小儿多见。	多见于 5~8 月。可呈散发流行或托儿机构暴发流行，或造成医院院内感染。

2. 产肠毒素性大肠埃希菌

(1) 传染源	(2) 传播途径
患者、带菌者。	可通过污染的水源、食品、牛奶、饮料等传播。

(3) 易感人群	(4) 流行特征
人群普遍易感。	多见于 7~10 月。散发或暴发流行，表现为"旅游者腹泻"或食物中毒。

3. 肠侵袭性大肠埃希菌

(1) 传染源	(2) 传播途径
患者和带菌者。	污染的水和食物可引起暴发流行，也可经接触传播，引起散发。

(3) 易感人群

人群普遍易感。

4. 肠出血性大肠埃希菌

(1) 传染源

家禽和家畜为主要感染源，如牛、羊、猪等，以牛带菌率最高；患者和带菌者也是感染源之一。

(2) 传播途径

通过污染的食物、水或与患者接触传染。常见被污染的食物为牛肉、牛奶、鸡肉、羊肉、蔬菜、水果等。

(3) 易感人群

人群普遍易感，男、女均可发病，病后无持久免疫力。儿童和老人比较易感。

(4) 流行特征

呈世界性分布，全年可散发，以7~9月为流行高峰。快餐食品的大量生产、冷藏和供应极易造成暴发流行。

5. 肠黏附性大肠埃希菌

(1) 传染源

患者与带菌者为此病的主要传染源。

(2) 传播途径

通过传染的食物或水传播。常见被污染的食物为牛奶、肉类、饮料等。

(3) 易感人群

人群普遍易感。

(4) 流行特征

多见于5~8月，以7~8为流行高峰，快餐食品及冷藏、冷冻的食物易造成暴发流行。

【临床表现】

(1) 肠致病性大肠埃希菌肠炎

潜伏期一般为2~5天。

多数起病较缓，有饮食不当、添加辅食等诱因（易误诊为消化不良）。轻症每天大便 3~5 次，呈绿色稀水便，带黏液或黄色蛋花样带奶瓣，量多。重症可有发热、呕吐、腹胀、黏液脓血便、中毒性肠麻痹等。成年人常急性起病，有脐周疼痛、痢疾样大便。个别营养不良患儿可出现败血症或脑膜炎。

本病可并发败血症、心、肝、肾功能障碍、肺炎、脑膜炎等。

（2）产肠毒素性大肠埃希菌肠炎

潜伏期 5~7 天，一般为 1~2 天。

起病急，解水样便，每日 10 余次，可伴发热、腹痛、恶心、呕吐等，严重者可出现水、电解质紊乱、酸碱失衡，甚至休克。病程约持续数日，为自限性。可有小肠吸收障碍。

（3）肠侵袭性大肠埃希菌肠炎

潜伏期为 18~24 小时。起病急，有发热、头痛、肌痛及乏力等毒血症症状，伴腹痛、腹泻、里急后重、黏液便或脓血便。病情重者可有脱水性酸中毒、电解质紊乱、休克、昏迷等。少数病例可合并中毒性脑病、中毒性心肌炎。

（4）肠出血性大肠埃希菌肠炎

潜伏期 1~14 天，平均 3~4 天。临床类型包括无症状感染、轻度腹泻及出血性肠炎。

典型表现为：痉挛性腹痛、腹泻，初为水样便，继之特征性血水便。不发热或低热。一般 5~7 天自愈。约 50% 患者有恶心、呕吐，少数患者可有呼吸道症状。

并发症有急性溶血性尿毒综合征（病死率 10%~50%）、血栓性血小板减少性紫癜。

（5）肠黏附性大肠埃希菌肠炎

临床表现为低热、呕吐、腹泻（可持续 18~20 天）。大便为稀便、黏液便或水样便。

【辅助检查】

（1）血常规检查

血白细胞稍高。

（2）粪便常规检查

可见少量红、白细胞，偶可见满视野有大量脂肪颗粒。

（3）粪培养

大肠埃希菌阳性。

（4）血清型鉴定

阳性。

【治疗原则】

（1）肠致病性大肠埃希菌肠炎

①抗生素治疗：轻症病例可不用抗生素，通过调整肠道菌群而自愈。重症可口服新霉素、庆大霉素等。成年人可用氟喹酮类药物（如环丙沙星、左氧氟沙星）。

②对症治疗：按脱水程度补液，对重症及营养不良婴儿，可少量多次输血及白蛋白。

③提倡母乳喂养：人乳中的 IgA 可阻止大肠埃希菌的生长。

（2）产肠毒素性大肠埃希菌肠炎

①抗生素治疗：本病有自限性，轻者可不用抗生素。重者可选用氟喹酮类药物合用蒙脱石制剂或黄连素治疗。

②对症治疗：口服或静脉补液，及时纠正脱水、酸中毒和低钾血症。休克时，应尽快补充血容量，不宜使用血管收缩药。

（3）肠侵袭性大肠埃希菌肠炎

同细菌性痢疾。

（4）肠出血性大肠埃希菌肠炎

对出血性肠炎的治疗主要是根据腹泻病的一般治疗原则，强调纠正脱水和支持疗法的重要性。大多数患者有自限性。是否需要使用抗生素尚无定论。但是，在周围发生了 $O_{157}:H_7$ 大肠埃希菌流行后，对易感人群使用抗生素进行预防是必要的。

（5）肠黏附性大肠埃希菌肠炎

治疗同肠致病性大肠埃希菌肠炎。

【护理评估】

(1) 健康史

①注意发病的季节，询问患者的生活环境及个人卫生状况。
②是否有不洁的饮食史，如污染的食物、水、生活用品等。
③询问患者腹痛、腹泻、黏液脓血便及里急后重情况。
④既往机体的营养状况、起病状况和发病情况等。

(2) 身体状况

①生命体征：监测体温、脉搏、呼吸、血压、面色、神志状态。
②腹泻情况：密切观察排便的量、次数、性质及伴随的症状，便中如果有黏液、脓血的标本要及时送检，以提高检验的阳性率。同时注意有无腹痛、腹膜刺激征等。
③肛周皮肤情况：观察肛周皮肤是否清洁、干燥，有无脱肛现象。
④水、电解质情况：注意出入量及有无电解质紊乱的情况。

(3) 心理—社会状况

评估患者对肠炎的认识及了解情况，对腹痛、腹泻等症状的心理反应，应对措施及效果，对住院隔离的认识及适应情况，患病后对工作、学习、生活的影响，支付医疗费用有无困难；家人对患者的态度，对肠炎的认识及了解程度，对消毒隔离的认识及患者饮食的准备。

【护理诊断】

(1) 血性腹泻

与小肠广泛或节段出血、坏死有关。

(2) 肾脏损伤

出现血尿、蛋白尿、急性肾衰。

(3) 紫癜

与血小板减少有关。

【护理措施】

(1) 隔离

在标准预防的基础上，采用接触传播的隔离与预防（肠致病性大肠埃希菌肠炎还应采用飞沫传播的隔离与预防）。医护人员应加强手卫生。

对患者接触的物品、餐具、病室物表以及呕吐物、排泄物等应予以消毒。

（2）休息与活动

卧床休息。病室湿式清扫，通风每日2次。

（3）饮食护理

选择清淡、可口、易消化的流食、半流食或软食，鼓励多饮水。病情危重不能进食者，遵医嘱给予静脉补液和营养支持。母乳喂养的患儿，症状明显时可适当减少哺乳次数和时间，症状好转后逐渐恢复哺乳次数。

（4）病情观察

①监测患者的神志、生命体征、尿量、尿常规和肾功能。

②观察腹痛的性质、部位和程度。

③观察大便的性状、颜色和量，及时留取和送检大便标本。

④对老幼及免疫力低下者，注意观察神志变化，观察尿液的颜色和量，观察有无苍白无力、皮下黏膜出血、黄疸、惊厥等，警惕出现急性溶血性尿毒综合征（HUS）。

（5）对症护理

出现痉挛性腹痛、特征性血水便等典型表现时，应加强巡视，主动与患者沟通，讲解该病的临床表现及治疗过程，以减轻患者的恐惧、焦虑等心理；保持患者口腔清洁，协助患者用温开水漱口；对腹泻、呕吐频繁及头痛、发热患者，加强生活和安全护理；出现并发症时，配合医生积极抢救。

（6）用药护理

让患者了解药物的作用及不良反应，主动配合治疗。定期观察血压、尿糖和白细胞计数，并观察药物的疗效。发现可疑药物不良反应时，应及时配合医生处理。

（7）心理护理

因血小板过低、肾功能急骤变化以及随时有出血的危险，所以患者表现为极度恐惧。要利用一切治疗、护理的机会，主动与患者及其家属沟通，讲解治疗的必要性，了解患者的感受，建立良好的护患关系；关心爱护患者，操作轻柔、准确、熟练，增强患者对医护人员的信任感，减轻焦虑。

【健康教育】

（1）预防知识教育

讲解致腹泻性大肠埃希菌肠炎的传播方式及预防措施，注意养成良好的生活习惯，加强饮食饮水卫生，避免进食未烹调熟的牛肉等，冰箱内食品应充分加热煮熟后食用。提倡母乳喂养。旅游期间注意休息，把住"病从口入"关，避免吸入尘埃。

（2）疾病知识教育	**（3）用药指导**
讲解致腹泻性大肠埃希菌肠炎的临床表现、治疗方法及隔离措施。告知该病一般预后良好。少数患者可有并发症，积极治疗和抢救可降低病死率。	不要滥用药物，特别是对血小板有损伤作用的药物。服药期间，注意个人卫生，防止感染；低盐饮食，每周测体重，防止水、钠潴留，加重肾脏负担；注意观察其他不良反应。

【预防】

（1）管理传染源	**（2）切断传播途径**
急慢性患者和带菌者应消毒或定期随访，并给予彻底治疗。	养成良好的卫生习惯，特别注意饮食和饮水卫生。

（3）保护易感人群	
加强锻炼，早睡早起，生活规律，以增强体质，避免过度疲劳、受凉。	

第九节　布鲁菌病

布鲁菌病，又称地中海弛张热、马耳他热、波浪热或波状热，是布鲁杆菌引起的动物源性传染病。临床以长期发热、多汗、关节疼痛、肝脾及淋巴结肿大和慢性化为特征。

【病原学】

布鲁杆菌为一组多形球杆状的革兰阴性菌，分为 6 个种，即羊种、牛种、猪种、犬种、绵羊附睾种和沙林鼠种。本菌在外界环境生存能力较强，在干燥土壤、皮毛和乳制品中可生存数周至数月，在水中可生存 5 天至 4 个月。本菌对光、热、常用化学消毒剂等均敏感，日光照射 10~20 分钟、湿热 60℃ 10~20 分钟、3% 含氯石灰澄清液数分钟即可杀灭。

【流行病学】

(1) 传染源

目前已知有 60 多种家畜、家禽、野生动物是布鲁杆菌的宿主。与人类相关的传染源主要为病畜，包括绵羊、山羊、黄牛，水牛、奶牛及猪。其他动物，如狗、鹿、马、和骆驼等，亦可为传染源。

(2) 传播途径

①经皮肤黏膜接触传染：直接接触病畜或其排泄物、阴道分泌物、娩出物，或在饲养、挤奶、剪毛、屠宰及加工皮、毛、肉等过程中没有注意防护，经皮肤微创或眼结膜受染，也可通过间接接触病畜污染的环境及物品而受染。

②经消化道传播：食用被病菌污染的食物、水或进食含布鲁菌属的生奶、奶制品及未熟的肉、内脏而感染。

③经呼吸道传播：病原菌污染环境形成气溶胶被吸入感染。

④其他：苍蝇携带、性传播、母婴垂直传播等。

(3) 易感人群

人群普遍易感，病后可获较强免疫力。因不同种布鲁菌之间存在交叉免疫，因此再次感染者很少。疫区居民可因隐性感染而获免疫。

(4) 流行特征

我国主要流行羊布鲁氏菌病和牛布鲁氏菌病。本病遍布全球，以欧洲疫情最重。国内主要流行于西北、东北、青藏高原及内蒙古等牧区。患病与职业有密切关系，兽医、畜牧者、屠宰工人、皮毛工等发病率明显高于一般人群。发病年龄以青壮年为主，男多于女。全年均可发病，但以家畜繁殖季节多发。

【临床表现】

潜伏期一般为 1~3 周（3 天至数月），病程可分为急性期和慢性期。

(1) 急性期

80% 以上的患者起病缓慢，常出现前驱症状，10% 左右的患者急骤起病。

①发热：典型病例热型呈波浪状，初期体温逐日升高，达高峰后缓慢下降，热程 2~3 周，间歇数日至 2 周，发热再起，反复数次。目前典

型波浪热已较少见，而以长期不规则热多见，也可呈弛张热等。热前多伴寒战、畏寒。患者高热时可无明显不适，但体温下降后自觉症状加重，这种发热与其他症状相矛盾的现象，有一定诊断意义。

②多汗：为本病的突出症状之一，每于夜间或凌晨退热时大汗淋漓。也有患者发热不高或处于发热间歇期仍多汗。汗味酸臭。大量出汗后可发生虚脱。

③关节痛：为关节炎所致，常在发病之初出现。疼痛呈锥刺样或钝痛，疼痛剧烈者如风湿，辗转呻吟。关节炎病变主要累及大关节，如髋、肩、膝等，单个或多个，非对称性，局部红肿。也可表现为滑膜炎、腱鞘炎、关节周围炎，少数表现为化脓性关节炎。急性期患者疼痛多呈游走性，慢性期病变已定局，疼痛固定某些关节。肌肉也痛，尤其下肢肌及臀肌，重者呈痉挛性痛。

④神经系统症状：以神经痛多见，常有坐骨神经痛和腰骶神经痛。少数可发生脑膜脑炎、脊髓炎。

⑤泌尿生殖系统症状：可发生睾丸炎、附睾炎、前列腺炎、卵巢炎、子宫内膜炎及乳房肿痛。

⑥肝脾大及淋巴结增大：约半数患者可发生肝大和肝区疼痛。脾多为轻度大。肝脾大的同时，常合并淋巴结增大。增大的淋巴结一般无明显压痛。

（2）慢性期

病程长于年者为慢性期。由急性期发展而来，也可缺乏急性病史，由无症状感染者或轻症者逐渐变为慢性。慢性期主要表现为疲乏无力、低热、出汗、有固定的或反复发作的关节和肌肉疼痛。骨关节损害常是慢性布鲁菌病的最主要临床表现，以大关节损害为主，表现为滑囊炎、关节周围炎、关节炎等。重症患者运动受限，关节呈屈曲畸形，强直和肌肉萎缩。

【辅助检查】

（1）血常规

白细胞半数正常或轻度减少。淋巴细胞增多，分类可达60%以上。红细胞沉降率在各期均增快。久病者可有轻度或中度贫血。

(2) 病原学检查

取血液、骨髓、脓性脑脊液、组织等作细菌培养，有确诊价值，但需 10 天以上才可获阳性结果。近年来开展 PCR 检测布鲁菌属 DNA，速度快，与临床符合率高，有助于早期诊断，但尚未能推广应用。

(3) 血清学检查

常用试管凝结试验来检测布氏杆菌抗体，双份血清抗体效价在病程中有 4 倍及以上的增长，或抗体效价 ≥1∶160 时，有诊断意义。酶联免疫吸附试验，可检查各类 Ig 抗体，敏感性强。

(4) 特殊检查

并发骨关节损害时，可行 X 线检查。有肝功能损伤时做肝功检查。对于肿大的淋巴结，必要时可做淋巴结活检，看有无特异性肉芽肿。有脑膜或脑病变者，可做脑脊液及脑电图检查，其脑脊液变化类似结核性脑膜炎。

【治疗原则】

(1) 急性和亚临床感染

①一般治疗和对症治疗：包括卧床休息、补充维生素和水分。高热患者应用物理降温。头痛、关节疼痛剧烈者应用镇痛剂。中毒症状明显和睾丸炎严重者，可适当应用肾上腺皮质激素。

②病原治疗：布鲁杆菌为细胞内细菌，因此病原治疗的抗生素应选择能进入细胞内的药物。为提高疗效，减少复发和防止耐药菌株的产生，一般采取联合用药和多疗程疗法。

(2) 慢性感染

治疗较复杂，应包括病原治疗、脱敏治疗及对症治疗。

①病原治疗：方法同急性和亚临床感染。

②脱敏疗法：目前认为被布鲁杆菌致敏的 T 淋巴细胞是引起机体损害的基础。少量多次注射布鲁杆菌抗原使致敏 T 细胞少量多次释放细胞因子，既可以避免激烈的组织损伤又消耗了致敏的 T 细胞。

③对症治疗：包括理疗和中医药治疗等。

【护理评估】

(1) 健康史

①询问发热时间、热型、持续时间等。

②询问职业及相关经历，是否有疑似接触史，是否有进食可疑食物史。

③询问是否有布鲁菌病史。

（2）身体状况

①生命体征：注意患者的血压、脉搏、呼吸、体温等是否正常。

②注意患者是否出现关节及神经疼痛的症状。

③注意患者是否出现泌尿生殖系的症状。

（3）心理—社会状况

因多汗、关节疼痛、间歇性发热，患者易产生恐惧、焦虑等心理问题，应及时疏导患者的心理障碍。

【护理诊断】

（1）体温过高

与布鲁杆菌感染有关。

（2）疼痛：关节痛

与关节炎症有关。

（3）有体液不足的危险

与出汗过多有关。

【护理措施】

（1）隔离

在标准预防的基础上，采用接触、飞沫传播的隔离与预防。对患者的物品、排泄物及病房物品等进行消毒。

（2）环境与休息

急性期患者疼痛明显时，应卧床休息，减少活动，注意保暖。应保持环境清洁安静，温湿度适宜。帮助患者采取舒适体位，维持关节功能位置。关节肿胀严重时，嘱患者行动缓慢，避免肌肉及关节损伤。

（3）饮食护理

给予营养丰富、易消化的饮食，并保证足够水分，成人每日入量3000ml，出汗多或入量不足者应给予静脉补液。

（4）病情观察

①密切观察体温变化及出汗情况。

②注意神经及关节疼痛表现：注意评估关节疼痛的部位、性质及持续时间。

③注意男患者有无睾丸红肿、疼痛。

(5) 对症护理

①发热：每 4 小时测量 1 次体温，记录体温曲线，观察热型。体温超过 38.5℃时，应给予物理降温，一般不用退热药，以免增加出汗量。

②多汗：发热患者体液消耗大，若出汗多，更应及时补充水分，一般发热患者每日应补充水分 3000ml 以上，开水或糖盐水均可。出汗时，应注意保暖，温水擦浴，及时更换内衣裤及寝具，保持皮肤干燥。

③关节痛：急性期关节痛者，将关节置于休息体位，减少运动。可服用镇痛剂、热敷或理疗等，并采用支架保护损伤关节，防止受压。协助患者翻身、按摩、肢体被动运动，防止关节强直与肌肉痉挛。

④睾丸增大：可采用"十"字吊带托扶。

(6) 用药护理

遵医嘱使用抗生素或脱敏疗法。

①抗生素治疗：急性期主要以抗生素治疗为主，一般采用多疗程、联合用药。向患者及家属介绍治疗常用抗生素的作用、疗程、使用方法，以及长期、联合用药的重要意义。指导患者识别常用抗生素的不良反应：如利福平可损害肝功能，并使分泌物及排泄物染色；多西环素可致骨发育不良、胃肠道反应、肝损害、过敏反应等；四环素常有恶心、呕吐、腹部不适、腹痛以及牙齿变黄等；链霉素可有唇周或指端麻木感、耳鸣、听力减退、平衡失调等。一旦出现上述现象，应停药并通知医生。

②脱敏疗法（菌苗治疗）：适用于慢性期患者，从小剂量开始，进行静脉注射（效果较好，但全身反应较重），也可进行肌内、皮下及皮内注射。使用菌苗疗法可引起全身剧烈反应，包括畏寒、发热，原有症状加重，部分患者出现呼吸困难、休克，肾功能不全、心血管疾病、肺结核患者及孕妇忌用。在用药过程中密切观察，如发现不良反应，及时报告医生。

(7) 心理护理

急性期患者由于发热、多汗、关节和肌肉疼痛、睾丸肿痛等症状，预感重病在身，常有恐惧、焦虑表现。尤其在一时不能确诊时，更会使上述心理障碍加重。慢性期患者由于疾病反复发作，迁延不愈，常有抑郁表现，加之病情反复，有些治疗引起患者身体的强烈反应，因此应多关心和巡视患者，解释病因、临床表现、主要治疗方案和预后。鼓励患者说出自身的感受，理解和同情患者，耐心听取患者的诉说，建立良好的护患关系，使患者有安全感、信任感，解除患者的思想顾虑。帮助患者树立战胜疾病的信心，给予心理护理，进行心理疏导，以利于疾病早日康复。

【健康教育】

（1）进行预防布鲁杆菌病的知识教育，特别是牧民。讲解管理传染及切断传播途径的措施，特别要加强个人防护、预防接种，以防止发病。

（2）介绍本病有关知识，如临床表现、治疗方法等。说明本病复发率较高，急性期常采用联合用药和多疗程疗法，以避免复发及慢性化，说服患者安心住院治疗。

（3）本病一般预后良好，但复发率较高，出院后仍应避免过度劳累及注意增加营养，并应于出院后1年内定期复查。

【预防】

(1) 管理感染源

病畜应隔离，流产胎羔应加生石灰深埋。定期对健康牲畜进行预防接种。急性期患者应隔离至症状消失及血、尿培养阴性。

(2) 切断传播途径

加强粪、水管理，防止水源污染。生乳须经巴氏法处理，病畜肉类高温灭菌后才可出售。来自疫区的皮毛须放置4个月，以达到自然灭菌目的。

(3) 保护易感人群

①预防接种：高危人群应进行预防接种，用减毒活疫苗，有效期1年，每年应加强复种1次。

②个人防护：屠宰工人、皮毛乳类加工厂工人、兽医等均应注意个人防护。防护用具、污染地面等均宜用苯酚、含氯石灰（漂白粉）等进行严格消毒。

第十节 炭 疽

炭疽是由炭疽芽胞杆菌引起的一种人畜共患的急性动物源性传染病，主要发生于草食动物，特别是牛、马和羊，人因接触病畜及其产品而被感染。临床上主要为皮肤炭疽，表现为局部皮肤坏死及特征性黑痂。其次为肺炭疽和肠炭疽，病情严重可继发炭疽杆菌败血症和炭疽脑膜炎，病死率高。

【病原学】

炭疽杆菌为粗大的革兰染色阳性杆菌，无鞭毛，可形成荚膜，呈竹节状。在体外形成芽胞，并可在土壤及畜产品中存活数年，如形成芽胞则具有很强的抵抗力，一般消毒方法均不能将其杀灭。炭疽杆菌具有毒力很强的外毒素，可引起组织水肿和出血，亦可导致全身毒血症。本菌在体内形成荚膜后，亦可受保护而不被机体的吞噬细胞所吞噬。

【流行病学】

(1) 传染源

主要为患病的牛、马、羊、骆驼等食草动物，猪和狗可因吞食染菌的食物而得病。炭疽患者的痰、粪便及病灶渗出物等均有病菌存在。人-人传播未经证实。

(2) 传播途径

主要是接触传播。直接或间接接触病畜及染菌的皮、毛、肉和骨粉等均可引起皮肤坏疽；吸入带有芽胞的灰尘可引起肺炭疽；进食未充分烹饪的带菌肉食和乳制品可引起肠炭疽。

(3) 易感人群

人群普遍易感，感染后可获较持久的免疫力。

(4) 流行特征

多发生于牧民、兽医、屠宰及皮毛加工工人等特定职业人群。世界各地均有发生，夏秋季发病多。

【临床表现】

潜伏期因侵入途径不同而不同，皮肤炭疽的潜伏期相对较长，一般为 1～5 天，也可短至几小时，长至 2 周左右，肺炭疽的潜伏期较短，一般都在几小时之内。

（1）皮肤炭疽

最多见，病变多发生于暴露的皮肤，如面、颈、肩、手和脚等部位。最初在病原体侵袭部位出现红斑，继而成为小的丘疹，数天后发展为含有血性液体的水疱，内含淡黄色液体，周围组织明显肿胀并且发硬，第 3～4 日中心呈现出血性坏死而稍下陷，周围常有成群小水疱。水肿区继续扩大。第 5～7 日水疱坏死破溃形成浅溃疡，血样分泌物结成硬而黑似炭块状的焦痂，痂下有肉芽组织称为炭疽痈。焦痂坏死区面积大小不等，其周围有皮肤浸润及较大范围的水肿。病变部位疼痛不明显，有轻微痒感，无脓肿形成。此后水肿逐渐消退，黑痂在 1～2 周内脱落，留下肉芽组织逐渐愈合形成瘢痕。全身症状有发热、不适、肌痛、头痛，局部淋巴结常肿大。重症病例可并发败血症，进而侵犯脑膜引起脑膜炎。

（2）肺炭疽

通常起病较急，出现低热、干咳、全身酸痛、乏力等流感样症状。经 2～4 日后症状加重，出现高热，咳嗽加重，痰呈血性，同时伴胸痛、呼吸困难、发绀和大汗。肺部出现啰音及喘鸣。X线胸片显示纵隔增宽、支气管肺炎和胸腔积液表现。患者常并发败血症、休克、脑膜炎。常在出现呼吸困难后 1～2 天内死亡。

（3）肠炭疽

潜伏期 12～18 小时，同食者相继发病，类似食物中毒。轻重不一，起病时全身不适、恶心、呕吐，呕吐物可带血丝及胆汁，水样腹泻或血便，腹痛明显。严重患者可出现败血症或感染性休克而死亡。

（4）炭疽败血症

继发于肺、肠道和严重皮肤炭疽。表现除原发局部炎症加重外，全身毒血症状更为严重，常发生感染性休克、DIC 和脑膜炎等，病情可迅速恶化而死亡。

（5）脑膜炎型炭疽

起病急、剧烈头痛、持续高热、烦躁不安、谵妄、惊厥、癫痫发作等全身中度症状及中枢神经系统症状，严重者出现休克、弥散性血管内凝血。腰穿脑脊液压力增大，呈血性。

（6）口咽部感染

口咽部感染炭疽时，出现严重的咽喉部疼痛，颈部明显水肿，局部淋巴结肿大。水肿可压迫食管，引起吞咽困难；压迫呼吸道可出现呼吸困难。

【辅助检查】

（1）血常规

白细胞增高，中性粒细胞显著增多。

（2）病原学检查

分泌物、水疱液、血液、脑脊液培养阳性是确诊依据。涂片染色可见粗大的革兰阳性、呈竹节样排列的杆菌，有助于临床诊断。

（3）血清学检查

血清学检查主要用于炭疽的回顾性诊断和流行病学调查。抗荚膜抗体和 PA 外毒素抗体的免疫印迹试验对未及时获得病原学诊断依据的病例是特异和敏感的方法。

（4）动物接种

上述标本接种于豚鼠或小白鼠皮下，出现局部肿胀、出血等阳性反应。接种动物多于 48 小时内死亡。

【治疗原则】

（1）病原治疗

选用青霉素、环丙沙星、多西环素、氯霉素、克林霉素、红霉素、庆大霉素、万古霉素等抗生素，可联合用药。抗生素对吸入性炭疽疗效不好，应加用抗毒素。

（2）局部治疗

皮肤炭疽严禁抚摸、挤压及手术切开，伤口用 2% 过氧化氢、0.05% 高锰酸钾液洗涤后，敷以青霉素或磺胺软膏。

（3）对症和支持疗法

积极治疗高热惊厥、出血及呼吸困难等。

【护理评估】

（1）健康史

①询问患者的生活习惯、卫生习惯。

②询问患者是否从事畜牧、屠宰业等工作。

③询问患者是否进食未热的肉制品和乳制品。

（2）身体状况

①生命体征：监测体温、脉搏、呼吸、血压的变化。

②观察患者的皮肤情况，观察有无脓肿、坏死、黑痂等变化。

③观察患者有无胸痛、呼吸困难，或并发败血症、休克等。

（3）心理—社会状况

评估患者有无恐惧、焦虑等心理反应，对住院隔离治疗的认识及适应情况。患病后对生活、工作、学习的影响；对相关疾病的了解及掌握情况；社会支持系统的作用，家庭、家人对患者的心理支持等。

【护理诊断】

（1）皮肤损害、咽痛、颈部水肿、淋巴结肿大、呼吸困难、腹痛、腹泻等

均与炭疽杆菌感染与临床不同症型有关。

（2）体温过高

与炭疽杆菌感染有关。

（3）气体交换受损

与肺炭疽致肺部出血性炎症有关。

（4）体液不足

与肠炭疽所致腹泻、呕吐有关。

（5）潜在并发症

感染性休克、弥散性血管内凝血。

【护理措施】

（1）隔离

在标准防护的基础上，还应采取接触传播和飞沫传播的隔离预防，住单人病房或与同种疾病的患者住一间病房，限制患者流动，患者离开病房要戴外科口罩。医务人员进入病房时应戴口罩、手套，接触患者或污染的表面或物品时应穿隔离衣。医疗废物应焚烧。皮肤炭疽隔离至创口痊愈，结痂脱落，其他类型隔离至症状消失，分泌物或排泄物培养2次阴性后出院（间隔5日）。我国的《传染病防治法》规定，吸入性炭

疽病例应当按照甲类传染病管理，因此，对肺炭疽患者需要实行较为严格的隔离措施。应当采取以下早期处理措施：原则上应就地隔离，避免远距离运送患者。医务人员进入该病房前应着防护装。治疗、护理肺炭疽患者的医务人员在接触患者时以及直接处理患者污染材料的人员在工作时，必须着防护装，着装按照呼吸道传染病的防护要求。上述人员应视为患者的密切接触者，在工作期间及结束工作后的 12 日内，与其他人员隔离。

（2）休息与环境

虽然炭疽患者临床表现不同、症型各异，但由于组织损伤重，均应严格卧床休息。保持病室空气新鲜，环境舒适，地面湿式清扫，病室通风及空气消毒，每日 2 次。

（3）饮食护理

应给予高热量、高蛋白、高维生素、易消化的流质或半流质饮食，嘱患者多饮水。必要时，通过鼻饲或静脉输液补充，以保证营养及液体的摄入。肠炭疽患者应给予清淡少渣、避免产气的食物。

（4）病情观察

①严密观察生命体征。

②遵医嘱准确记录输液量和尿量。

③皮肤炭疽观察皮疹部位、颜色变化及周围皮肤水肿的消退情况，如实记录；肺炭疽观察有无缺氧表现；肠炭疽观察呕吐物、大便颜色，及时监测生化检查结果，防止水、电解质失衡。若出现高热伴寒战、血压下降、四肢厥冷、呼吸急促，考虑并发感染性休克。

（5）对症护理

1）皮肤炭疽：①观察并记录皮疹性质的变化；②保持皮肤清洁，每日用温水轻擦皮肤，禁用肥皂水、乙醇擦拭皮肤；③局部水疱用 0.5% 碘伏消毒，再用 1:2000 高锰酸溶液洗净后用青霉素液湿敷；④水疱发生破溃后，及时清创，用 0.1% 高锰酸钾液洗净、涂擦甲紫后，用消毒纱布包扎，防止继发感染；⑤皮肤结痂后，让其自行脱落，不可强行撕脱；⑥水肿较严重的肢体，给予适当抬高和固定。

2）肺炭疽：①避免尘埃与烟雾等刺激；②补充足够水分，防止痰液黏稠；③呼吸困难者取半坐位或坐位；④保护呼吸道通畅，及时给予吸氧。

3）肠炭疽：①腹痛患者，用热水袋热敷腹部，以缓解腹痛症状；②排便频繁者，注意保护肛周皮肤，便后用温水清洗肛门，并涂凡士林保护皮肤；③患者呕吐时，将患者头偏向一侧，以免误吸；④记录患者呕吐及排便的次数、性状和量，观察肠道出血情况；⑤积极补充水分和电解质；⑥休克患者，注意观察尿量变化。

4）脑膜炭疽：①床头抬高15°～30°；②加强生活护理，适当保护患者，避免意外损伤；③注意是否存在脑膜刺激征，按医嘱用药，注意用药效果及不良反应。

5）炭疽性败血症：①严格无菌技术，避免并发其他感染；②有寒战、高热发作时，做血液细菌或真菌培养，以确定致病菌；③根据医嘱，及时、准确地执行静脉输液和药物治疗，以维持正常血压、心排血量和控制感染。

（6）用药护理

应用青霉素或头孢菌素类药物之前，必须做过敏试验。对青霉素过敏者，使用四环素或氯霉素，治疗期间应向患者说明用药的必要性、用法、疗程及不良反应等。本药不良反应主要是胃肠道反应，如恶心、呕吐、食欲缺乏和腹泻等，饭后服用可减轻不良反应。定期检查血常规，以了解有无骨髓抑制现象。

（7）心理护理

炭疽是一种传染性较强的疾病，患者对此病不了解，入院后易产生焦虑、恐惧、孤独、紧张等心理反应，护理人员应主动与患者交谈，介绍本病的基础知识，鼓励患者树立战胜疾病的信心。

【健康教育】

（1）做好动物炭疽的预防，应及时焚毁病畜后深埋。在可能有生物恐怖袭击的特殊情况时，要求邮政工作人员分理邮件时穿工作服及戴口罩、手套。

（2）宣讲炭疽的有关知识，使患者配合治疗。

（3）告诉患者在恢复期及出院后注意休息，避免劳累，逐渐恢复体力。

【预防】

（1）严格管理传染源

皮肤炭疽的患者按照传染病防治法规定的乙类传染病进行管理，其中肺炭疽按照甲类传染病管理，将患者严密隔离至痊愈，其分泌物和排泄物应彻底消毒、接触者医学观察 8 天。对疫区草食动物进行包括动物减毒疫苗接种、动物检疫、病畜治疗和焚烧深埋等处理。

（2）切断传播途径

对可疑污染物接触人群加强劳动保护，染菌的皮毛可用甲醛消毒处理，牲畜收购、调运、屠宰加工要有兽医检疫。防止水源污染，加强饮食、饮水及乳制品的监督。

（3）保护易感人群

对从事畜牧业、畜产品收购、加工、屠宰业、兽医等工作人员及疫区的人群注射炭疽杆菌活疫苗。我国使用的是"人用皮上划痕炭疽减毒活疫苗"，接种后 2 天可产生免疫力，并可维持 1 年，在发生疫情时应进行应急接种。

第十一节　肺　结　核

肺结核病是由结核分枝杆菌（简称结核杆菌或结核菌）引起的慢性肺部感染性疾病，占各器官结核病总数的 80%～90%，其中痰中排菌者称为传染性肺结核病。

【病原学】

结核分枝杆菌在革兰染色时非常不易着色，经过特殊的抗酸染色，菌体呈红色，故被称为"抗酸杆菌"。本菌在外界环境中对干燥、寒冷抵抗力较强，在干燥痰内可存活 6～8 个月，在 0℃以下可存活 4～5 个月；对湿热抵抗力较弱，煮沸 5 分钟或阳光暴晒 2 小时可被杀灭，紫外线灯照射 30 分钟可杀死物体表面的结核菌；对溶脂的离子清洁剂敏感，如 2%来苏儿、5%苯酚、3%甲醛、10%漂白粉、70%～75%乙醇。

【流行病学】

(1) 传染源

未经治疗的排菌患者是最重要的感染源。一般来说，初治痰菌阳性的患者一旦接受系统的抗结核治疗，传染性可在2~4周迅速减弱直至消失。

(2) 传播途径

主要经飞沫传播，患者咳嗽，特别是打喷嚏时，结核菌可经飞沫直接感染近距离者；也可因患者随地吐痰，结核菌在痰液干燥后随尘埃飞扬造成远距离播散。

(3) 易感人群

人群普遍易感，感染者免疫力低下时易发病，过度劳累、营养不良、妊娠及糖尿病、矽肺等疾病、胃大部分切除术后等易诱发本病。

(4) 流行特征

全球约有1/3的人口受到结核菌感染，每年新患结核患者近800万，300万患者死亡。我国结核病疫情严重，流行表现为高感染率、高患病率、高病死率及高耐药率等。

【临床表现】

(1) 全身症状

常见发热，表现为午后潮热。部分患者有乏力、食欲不振、体重减轻、盗汗等。肺部病灶急剧进展播散时，可有不规则高热，妇女可有月经失调或闭经。

(2) 呼吸系统症状

①咳嗽咳痰：是肺结核最常见的早期症状。多为干咳或有少量白色黏液痰。有空洞形成时，痰量增多；继发感染时，痰呈脓性且量多。若合并支气管结核，表现为刺激性咳嗽。

②咯血：1/3~1/2的患者有不同程度的咯血，量不等，多为小量咯血，少数大量咯血，甚至发生失血性休克。

③胸痛、呼吸困难：当病变波及壁层胸膜时，有相应的胸壁刺痛，一般并不剧烈，随呼吸和咳嗽而加重。慢性重症肺结核时，呼吸功能减损，可出现渐进性呼吸困难，甚至发绀。并发气胸或大量胸腔积液时，则有急骤出现的呼吸困难。

【辅助检查】

(1) 血常规检查

外周血白细胞计数一般正常，可有血红蛋白降低。在急性进展期白细胞可增多，重症感染时可发生类白血病样血象。

(2) 红细胞沉降率

多数活动性肺结核患者红细胞沉降率增快。

(3) 痰结核菌检查

痰中找到结核菌是确诊肺结核的主要依据。痰菌阳性说明病灶是开放性的。痰涂片抗酸染色镜检快速简便。痰培养更为精确，除能了解结核菌生长繁殖能力，还可做药物敏感试验和菌型鉴定。

(4) 结核菌素试验

常用的有结核菌素纯蛋白衍化物（PPD）试验，该试验阳性是感染过结核菌的证据之一。PPD试验：硬结直径≤4mm为阴性，5~9mm为弱阳性，10~19为阳性，≥20mm或局部发生水疱与坏死者为强阳性。

(5) 影像学检查

X线胸片可见斑点状、密度较高、边缘清楚的结节影，或云雾状、密度较淡、边界模糊的渗出灶或环形透光的空洞。CT显示纵隔肺门淋巴结、肺隐蔽区病灶与结节、空洞、钙化、支气管扩张等。

【治疗原则】

1. 化学治疗

化学疗法是现代结核病最主要的治疗方法。

(1) 化疗原则

合理化疗"十字方针"，早期、规律、全程、适量和联合使用敏感药物的原则。

(2) 化疗方法

我国目前结防规划采用的是直接观察下的短程督导化疗。短程督导化疗分为两个阶段：强化期和巩固期。强化期在治疗开始时的2~3个月，为杀菌阶段；巩固期在强化期之后的4~6个月，为巩固治疗阶段。

(3) 常用抗结核药物

我国目前广泛应用的抗结核药物有异烟肼（H）、利福平（R）、吡吡嗪酰胺（Z）、乙胺丁醇（E）和链霉素（S）。在强化期几乎全部被采用，而在巩固期则选择其中的2~3种药物。

2. 对症治疗

（1）高热或大量胸腔积液者可在使用有效抗结核药物的同时，加用糖皮质激素。

（2）咯血

①痰中带血或小量咯血，应卧床休息并以镇咳镇静等对症为主，加用氨基己酸、酚磺乙胺等药物止血。

②中等量或大量咯血者，应严格卧床休息，使用垂体后叶素治疗，必要时可经支气管镜局部止血。

③咯血量过多，可考虑适量输血。咯血时易发生窒息，应加以防范和紧急抢救。

（3）手术治疗：适用于化疗无效、多重耐药的后壁空洞、大块干酪灶、结核性脓胸、支气管胸膜瘘等。

【护理评估】

（1）健康史

①询问患者是否与肺结核患者或带菌者有密切接触史，及个人卫生习惯等情况。

②询问患者近期是否有免疫力下降的情况。

（2）身体状况

①生命体征：监测体温、脉搏、呼吸、血压及热型的变化。

②患者是否存在周身的乏力、食欲缺乏、盗汗的表现。

③评估患者有无咳嗽、咳痰的情况，有无咯血及呼吸困难的表现。

（3）心理—社会状况

评估患者对肺结核及相关消毒隔离、个人防护的掌握情况；患者是否存在孤独及焦虑的心理；对支付医疗费用是否存在困难；家庭对患者的心理支持情况等。

【护理诊断】

（1）知识缺乏

与缺乏结核病的相关知识有关。

（2）营养失调：低于机体需要量

与机体消耗增加、食欲缺乏有关。

（3）焦虑

与不了解疾病、担心预后有关。

（4）体温过高

与结核分枝杆菌感染有关。

（5）疲乏

与结核病毒性症状有关。

（6）孤独感

与隔离有关。

（7）潜在并发症

咯血、窒息、呼吸衰竭、胸腔积液、气胸。

【护理措施】

（1）隔离

在标准预防的基础上，采用飞沫、空气传播的隔离预防。严禁随地吐痰，床旁可放置有盖痰杯，痰杯须每日进行消毒处理。对患者的痰液须灭菌处理，或在痰杯内加入等量500mg/L含氯消毒剂浸泡1小时后丢弃。接触痰液后，须用流动水彻底清洗双手。对患者接触的物品及病室物表等也应予以消毒。患者打喷嚏、咳嗽时要用多层餐巾纸捂住口鼻，然后将纸放入密闭容器（或双层黄色塑料袋）内及时焚烧。保持病室通风，空气新鲜，清洁安静，紫外线消毒空气，每日2次，地面湿式清扫。

（2）休息与活动

若患者处于肺结核活动期，有咯血、高热等严重结核病毒性症状或患有结核性胸膜炎伴大量胸腔积液时，应绝对卧床休息。待症状好转、病灶活动性减退后，可适当进行活动及体育锻炼，以增强机体免疫功能。

（3）饮食护理

提供高热量、高蛋白、富含维生素的饮食。成人每天蛋白质为1.5~2.0g/kg，其中优质蛋白占一半以上，每天摄入一定量的新鲜蔬菜和水果，以补充维生素。

（4）病情观察

①观察有无并发症发生，如自发性气胸、咯血等。

②有无药物不良反应。

③监测体重：每周测量体重1次，判断患者营养状况是否改善。

（5）发热护理

①监测体温的变化，并做好记录。

②高热时，患者卧床休息，给予物理降温，要注意随时擦拭汗液，更换衣被，防止着凉。

③加强基础护理，保护皮肤黏膜，防止破损。鼓励患者多饮水，加强口腔护理。

（6）咯血护理

①安慰患者，避免精神紧张。

②告知患者咯血时勿屏气，以免诱发喉头痉挛，血液引流不畅形成血块，导致窒息。

③协助患者采取舒适的患侧卧位或半卧位，保持呼吸道通畅，嘱患者将气管内存留的积血轻轻咳出。

④密切观察患者是否出现胸闷、气憋、唇甲发绀、面色苍白、冷汗淋漓、烦躁不安等窒息表现。一旦出现，立即取头低脚高体位，轻拍背部，迅速排出气道和口咽部的血块，清除和吸引咽部及气管内的积血。必要时，用吸痰管进行机械吸引，做好气管插管或气管切开的准备及配合工作，以尽快解除呼吸道阻塞。

⑤对极度紧张、咳嗽剧烈者，遵医嘱给予小剂量镇静药、镇咳药。若咯血量过多，应配血备用，酌情适量输血。

⑥大量咯血者暂禁食，小量咯血者宜进食易消化、温凉、高蛋白、高热量、营养丰富的流质或半流质饮食。

⑦多饮水，多食含纤维素食物，以保持大便通畅，避免排便时腹压增加而引起再度咯血。

（7）胸痛、呼吸困难护理

①胸痛时，嘱患者采取患侧卧位，可适当应用止痛剂。

②呼吸困难时，及时给予氧气吸入。

（8）盗汗护理

及时用温毛巾擦干汗液，勤换内衣及床单、被单。

（9）用药护理

①强调规则治疗的重要性，促使患者按时服药，积极配合治疗。

②讲解常见药物的不良反应。异烟肼：周围神经炎，偶有肝损害；利福平：肝损害、过敏反应；吡嗪酰胺：胃肠道不适、肝损害、高尿酸血症、关节痛；乙胺丁醇：视神经炎；链霉素：听力障碍、眩晕、肾损害、口周麻木、过敏性皮炎。

③如出现不良反应，及时与医生联系，不要自行停药。轻度不良反应的患者鼓励完成治疗；可采取一些措施帮助患者减轻痛苦，如改变给药时间、饮食和（或）给患者少量的止吐、抗酸或抗组胺药物；患者出现严重的不良反应，需要终止治疗，直至不良反应造成的影响得以治疗恢复。1次仅使用1种药物，以确定不良反应最大的药物，一旦确定，可以采用其他替代药物，以延长治疗期。

④重视强调药物的治疗效果，鼓励患者坚持全程化疗，防止治疗失败。

（10）心理护理

患者有恐怖、焦虑、情绪不稳定的心理状况，要认真解释，安慰患者，做好耐心细致的思想工作，使患者对疾病有正确的认识，能够顺利地接受和配合治疗，树立战胜疾病的信心。肺结核病患者住院时间较长，可因症状较重而希望得到别人的照顾，被动性加强，对医护人员充满希望和依赖心理，应结合患者不同的心理特点做好心理护理，培养患者自我照顾的生活能力。

【健康教育】

（1）加强心理指导，帮助患者树立战胜疾病的信心。以积极、平和、良好的心态接受治疗。

（2）指导患者及家属掌握呼吸道隔离知识和技术及肺结核防治知识。

（3）患者应注意休息，避免去人多的公共场所，养成良好的卫生习惯，减少结核病的传播。

（4）避免劳累和重体力劳动，保证充足的睡眠和休息，适当体育锻炼，增强机体抵抗力。

（5）加强营养，进食高蛋白、高热量、高维生素、低脂肪饮食，忌辛辣食物，多饮水，戒烟酒。

（6）让患者对化疗知识及药物不良反应有一定的了解，坚持规律用药和完成疗程，切勿擅自减药、停药。定期复查胸片和肝、肾功能。

【预防】

(1) 建立防治系统

强调建立、健全和稳定各级防痨机构，负责组织和实施治、管、防、查的系统和全程管理，按本地疫情和流行病学特点，制定防治规划，开展防痨宣传，培训防痨业务技术人员，推动社会力量参与和支持防痨事业。

(2) 早期发现和彻底治疗患者

每 1~2 年对服务性行业、学校，托幼机构及儿童玩具制作等人员进行健康检查。在疫情已经控制地区可开展重点线索调查，及时发现和诊断，避免漏诊和误诊。查出必治，治必彻底，防止耐药慢性病例的形成和积累。

(3) 接种卡介苗

机体获得性特异性免疫只产生在活菌感染之后。目前卡介苗的接种方法主要采用皮内注射法。

第十二节 鼠 疫

鼠疫是鼠疫耶尔森菌引起的烈性传染病，主要流行于鼠类、旱獭及其他啮齿动物，属于自然疫源性疾病。主要临床表现为高热、淋巴结肿痛、出血倾向、肺部特殊炎症等。传染性强，病死率高，属国际检疫传染病和我国法定的甲类传染病。我国是 12 种鼠疫的自然疫源地，分布于 19 个省区，近十年人间鼠疫病例数逐年增多，以腺鼠疫为主，需引起高度重视。

【病原学】

鼠疫耶尔森菌，亦称鼠疫杆菌，革兰染色阴性，最适生长温度为 $28~30℃$，pH 6.9~7.1，需氧菌，能产生多种抗原、酶、毒素等致病因子。在低温及机体中生存时间较长，在脓痰中存活 10~20 天，蚤体内 1 个月，尸体中数周至数月；对热和干燥敏感，日晒、煮、烤和常用消毒剂均可杀灭。

【流行病学】

(1) 传染源

主要是鼠类和其他啮齿动物,猫、羊、兔、骆驼、狐等也可能成为传染源。肺鼠疫患者是人间鼠疫的重要传染源。带菌者可作为传染源在流行病方面意义较大。

(2) 传播途径

蚤类是传播鼠疫的媒介。蚤吸了染有鼠疫杆菌的血液后,鼠疫杆菌在鼠蚤的前胃内大量繁殖,堵塞消化道,当该蚤叮咬其他鼠或人时,吸入的血液受阻而反吐,内含的鼠疫杆菌随之侵入鼠或人体内引起感染。蚤类所带鼠疫杆菌,也可经皮肤伤口传入或在挠痒时被带入皮内。肺鼠疫患者的呼吸道带有鼠疫杆菌,可经飞沫或痰液传播。少数可因接触患者的痰、脓液或病鼠的皮肉、血等经皮肤伤口侵入。

(3) 易感人群

人对鼠疫耶尔森菌普遍易感,并可发生隐性感染。病后可获得持久免疫力。

(4) 流行特征

流行季节与鼠类活动和鼠蚤繁殖有关,南方多始于春季而终于夏季,北方则多始于夏秋季而终于冬季。肺鼠疫以冬季为多。首发病例多见于狩猎者或农民,男性多于女性。

【临床表现】

本病潜伏期:腺鼠疫多为 2~5 天,原发性肺鼠疫数小时至 3 天。曾接受过预防接种者,可长达 9~12 天。

(1) 腺鼠疫

最为常见,好发部位依次为腹股沟淋巴结(约占 70%)、腋下淋巴结(约占 20%)和颈部淋巴结(约占 10%),多为单侧,病初即有淋巴结肿大且发展迅速,淋巴结及其周围组织显著红肿热痛,病后 2~3 天最重。若治疗及时,淋巴结肿大可逐渐消退;如治疗不及时,1 周后淋巴结很快化脓、破溃。常可发展为败血症、心衰或肺鼠疫。

(2) 肺鼠疫

病死率极高,既可是原发性亦可继发于腺鼠疫。原发性肺鼠疫起病急骤,在起病 24~36h 小时内,出现寒战高热、剧烈胸痛、咳嗽,咳大量泡沫痰或鲜红色痰,呼吸急促、发绀,肺部仅可闻及少量散在湿啰音或轻微胸膜摩擦音。本病的特征是肺部体征较少而全身症状严重。此型鼠疫病情发展迅速，如抢救不及时，多于 2~3 天内因心力衰竭、出血、休克而死亡。此型病死率为 70%~100%。

（3）败血症型鼠疫

可原发或继发，原发者的病情险恶，乃人体抵抗力弱、病原菌毒力强、菌量多所致。全身毒血症和中枢神经系统症状和出血现象均极严重，体温过高或不升。患者谵妄或昏迷，并出现休克或心力衰竭，处理不及时，将于数小时至 2~3 天内死亡。

（4）轻型鼠疫

又称小鼠疫，不规则低热，全身症状轻微，局部淋巴结肿痛，偶见化脓，多见于流行初、末期或预防接种者。

（5）其他类型鼠疫

①皮肤型：病菌侵入局部皮肤出现疼痛性红斑点，后发展成水疱，形成脓疱，表面覆有黑色痂皮，颇似皮肤炭疽。偶见全身性脓疱，类似天花，故有天花样鼠疫之称。

②脑膜炎型：可为原发或继发，有明显脑膜刺激症状，脑脊液为脓性，涂片及培养可检出病原菌。

③眼型：病菌侵入眼结膜，致化脓性结膜炎。

④肠炎型：除全身中毒症状外，有腹泻及黏液血样便，并有呕吐、腹痛、里急后重，粪便可检出病菌。

⑤咽喉型：病菌由口腔侵入，引起急性咽炎及扁桃体炎，可伴颈淋巴结肿大，亦可为无症状的隐性感染，但咽部分泌物培养可分离出病原菌，多为曾接受预防接种者。

【辅助检查】

（1）血常规

白细胞计数在 $30 \times 10^9/L$ 以上，中性粒细胞数增多，轻中度贫血，依出血情况而定。

（2）病原学检查

是确诊的重要依据。取血、脓、痰、脑脊液、淋巴结穿刺液等，通过涂片及送培养，或者进一步实行动物接种进行细菌性检查。但操作时须有严格规程和隔离设施。

（3）血清学检查

常用反向血凝试验，用于检测 F1 抗体，急性期间隔 2 周的血清的抗体滴度呈 4 倍增长时，有诊断意义。一次滴度≥1:100 时也有诊断价值。其他的检测方法有间接血凝试验、酶联免疫吸附测定法及放射免疫法等。

【治疗原则】

（1）一般治疗

供应充分液体或给予葡萄糖、生理盐水静脉滴注，以利毒素排出。

（2）病原治疗

治疗原则是早期、联合、足量、应用敏感的抗菌药物。

①氨基糖苷类：以链霉素为首选，肌内注射。危重患者首次用大量链霉素后，可导致类赫克斯海墨反应（表现为一过性可逆性病灶增大、淋巴结增大、胸膜炎等暂时"恶化现象"），应慎用。

②四环素：口服或静脉滴注。

③氯霉素：同四环素。对脑膜型鼠疫尤为适宜。

④硫酸庆大霉素：肌内注射或静脉滴注。

实验表明，多种广谱抗菌药物对鼠疫耶尔森菌均有较强的抑制作用。

（3）对症治疗

烦躁不安或疼痛者用镇静镇痛药；注意保护心肺功能，有心力衰竭或休克者，及时强心和抗休克治疗；有 DIC 者采用肝素抗凝治疗；中毒症状严重者可适当使用肾上腺皮质激素；结膜炎可用 0.25% 氯霉素滴眼，每天数次。

（4）局部处理

肿大淋巴结可用抗生素外敷，向其周围组织内注入链霉素 0.5g。已软化者可切开排脓，宜在应用抗菌药物 24 小时以上方可进行。

【护理评估】

（1）健康史

①患病经过及治疗情况：了解患者起病情况（轻重缓急）：是否突

起畏寒，发热，腹股沟、腋下、颈部淋巴结肿痛，有无咳嗽、咳黏液或血性泡沫痰、呼吸急促、发绀、皮下出血、谵妄或昏迷等表现。既往检查、治疗经过及效果，目前的主要不适及用药。

②流行病学资料：是否到过疫区和（或）接触过鼠疫患者。

（2）身体状况

生命体征、神志、面容、表情及有无脉搏细速、眼眶凹陷、口干、皮肤湿冷、弹性减退、尿少、腹部凹陷、烦躁不安等脱水休克征，有无胸闷、气促、咳嗽、咳粉红色泡沫痰，有无肺部湿啰音，肌力、肌张力、腱反射情况等。

（3）心理—社会状况

患者对鼠疫的认识及了解程度、心理反应、对住院隔离的认识及适应情况，患病对工作、学习的影响，支付医疗费用有无困难，支持系统对患者的态度，对鼠疫及消毒、隔离的认识。

【护理诊断】

（1）体温过高

与鼠疫杆菌感染有关。

（2）淋巴结疼痛

与淋巴结急性出血性炎症有关。

（3）气体交换受损

与肺鼠疫有关。

（4）潜在并发症

有出血、感染中毒性休克、弥散性血管内凝血等。

（5）社交孤立感

与严密隔离有关。

【护理措施】

（1）隔离

在标准防护的基础上，还应采取接触传播和飞沫传播隔离预防，腺鼠疫隔离至淋巴结肿大完全消散后再观察 7 天，肺鼠疫隔离至痰培养 6 次阴性后可解除隔离。患者和疑似患者分开隔离，住单人病房或同种疾病的患者住一间病房，限制患者流动，患者离开病房要戴外科口罩。医务人员进入病房时，应戴口罩、手套，接触患者或污染的表面或物品时，应穿防护服。

（2）休息与环境

绝对卧床休息，保持病室环境舒适、空气新鲜，温度18~22℃，湿度50%~60%。

（3）饮食护理

患者因高热、疼痛、恐惧等导致食欲下降，护士应富有同情心、多关心体贴安慰患者，讲解营养对治疗的重要性，鼓励患者多进食；饮食宜选择高热量、高蛋白、富含维生素、清淡、易消化的流质或半流质，少食多餐，保证机体的需要，必要时给予鼻饲或静脉营养。

（4）病情观察

①监测生命体征及神志变化，每1~2小时1次，必要时随时监测。

②密切观察局部淋巴结病变及其程度。

③注意支气管肺炎的表现，如呼吸困难、发绀、胸痛、咳嗽、咯血性或血性泡沫痰，以及肺部体征等。

④注意皮肤黏膜、脏器和腔道出血表现。

⑤记录24小时出入量。

⑥及时进行血常规、尿常规、细菌学及血清学等实验室检查并追询检查结果，以便及时发现病情变化。

（5）高热护理

勤测体温，每4小时1次，画体温曲线，必要时加测；降温时，避免出汗过多引起虚脱；高热惊厥时，遵医嘱行亚冬眠疗法；保持衣物被褥清洁干燥，保持皮肤及口腔清洁；遵医嘱予以病原治疗，注意观察药物不良反应。

（6）腺鼠疫护理

患者因局部淋巴结剧烈疼痛，多采取强迫体位，应给予软垫或毛毯等适当衬护垫，加以保护；对淋巴结肿处，予以湿热敷，可缓解疼痛，嘱患者切勿挤压；肿大淋巴结化脓时，应切开引流，应及时清创破溃处，给予冷光紫外线照射，每天1次。

（7）肺鼠疫护理

避免尘埃与烟雾等刺激，注意保暖；保持呼吸道通畅，痰液黏稠者给予雾化吸入，及时清除口咽部的分泌物及痰液，必要时行气管切开；有呼吸困难者可取半坐位或坐位；给予高浓度吸氧，注意密切观察氧疗效果；重症患者使用呼吸机改善气体交换功能，减少呼吸功的消耗和缓解呼吸肌疲劳。

（8）疼痛护理

①设法镇痛，给予同情、安慰、分散注意力等精神支持，局部热敷

或鱼石脂酒精外敷。

②采取舒适体位。

③严禁挤压。

④肿大淋巴结化脓时，应切开引流，破溃者应及时清创，做好创口护理及消毒、隔离处理。

(9) 用药护理

了解治疗鼠疫的常用药物，用药剂量、原则和注意事项，药物的副作用和不良反应等。①氯霉素：脑膜型鼠疫尤为有效，但可抑制骨髓造血功能，表现为血细胞减少、严重者可引起不可逆的再生障碍性贫血，所以用药过程中要特别注意血常规的监测；②链霉素：为腺鼠疫的首选药，但其不良反应多且严重，如过敏反应、第八对脑神经受损、荨麻疹等，使用前要先做皮试，若出现耳鸣、听力下降，应立即停用，并通知医生；③庆大霉素：亦为腺鼠疫的首选药，可引起前庭功能和肾脏损害，要注意监测尿常规及肾功能的变化；④四环素：注意有无胃肠道反应和二重感染。

(10) 心理护理

患者因严密隔离而与外界隔绝，特别是不能与家人、朋友交流，应向患者及家属说明隔离的重要性，并与患者进行有效沟通，了解患者的顾虑、困难，满足其合理的需要；帮助患者及时清除排泄物，及时更换污染的床单，创造清洁舒适的环境；不可有躲避嫌弃之表情，应热情关心、鼓励帮助患者，消除恐惧心理，使其树立信心和增强安全感。

(11) 并发症护理

1) 皮肤黏膜出血的护理：注意保持皮肤清洁，每天用温水轻轻擦拭皮肤，禁用肥皂和乙醇。嘱患者不要搔抓皮肤，防止造成皮肤感染。帮助患者翻身时应注意避免拖、拉、拽等动作防止皮肤损伤。指导患者衣着宽松、柔软，勤换内衣裤。

2) 感染中毒性休克、弥散性血管内凝血的护理：密切监测生命体征及意识状态，积极配合医生抢救。

①休克：给予盐酸肾上腺素、补液扩充血容量、吸氧、保暖及抗感染治疗并严密观察生命体征变化，及时记录。

②弥散性血管内凝血：保持呼吸道畅通，吸氧；建立静脉通道，按医嘱给予抢救药物，如肝素、凝血因子、新鲜血液；严密观察病情变化，特别是出血倾向，及时报告医生并配合抢救。

【健康教育】

（1）开展鼠疫预防知识宣传，深入开展以"三不"、"三报"（"三不"即不捕猎、不接触、不剥食疫源动物；"三报"即报告病死鼠，报告疑似鼠疫患者，报告不明原因的高热和急死患者）为主要内容的鼠疫防治知识宣传教育活动。

（2）进行有关鼠疫的知识教育，开展防病、治病为主的群众灭鼠、灭蚤运动，将鼠密度、蚤指数降至不足危害水平。开展鼠疫防治知识宣传，增强群众的疫情观念和自我保护意识，培养良好的卫生习惯。在疫区发现高热及意识不清者，无外伤感染而淋巴结肿大并伴剧烈疼痛高热者，高热伴咳嗽、胸痛、咯血者，高热伴皮肤水疱及溃疡者，以及在鼠疫流行季节出现病程极短、急速死亡的患者要及时上报。

【预防】

（1）严格控制感染源

①管理患者：对患者做到"五早"，即早发现、早诊断、早报告、早隔离、早治疗。发现疑似或确诊患者，立即按紧急疫情上报，同时将患者严密隔离，对患者的分泌物、排泄物等彻底消毒。隔离应至症状消失，且局部分泌物、血或痰培养每3天1次，病菌3次阴性。腺鼠疫隔离至炎症消散后再观察7天，肺鼠疫隔离至痰菌连续培养6次阴性。患者死亡应火葬或深埋。接触者应检疫9天，或至抗菌治疗开始后3天，对曾接受预防接种者，检疫期应延至12天。

②消灭动物感染源：对自然疫源地进行疫情监测，控制鼠间鼠疫。

（2）切断传播途径

灭蚤必须彻底；加强交通及国境检疫对来自疫源地的外国船只、车辆、飞机等均应进行严格的国境卫生检疫，实施灭鼠、灭蚤消毒，对乘客进行隔离留检。

（3）保护易感者

①预防接种：甲醛死菌疫苗用于疫区及其周围的居民、进入疫区的工作人员，有效期1年，继续暴露者每6个月加强注射1次。减毒活菌苗皮下注射1次，通常于接种后10天产生抗体，1个月后达高峰，有效期1年，加强接种每年1次。

②个人防护：医务人员接种菌苗2周后方能进入疫区。

第十三节　人感染猪链球菌病

人感染猪链球菌病是由致病性猪链球菌感染而引起的人畜共患性疾病。临床表现为发热、寒战、头痛、食欲下降等一般细菌感染症状，重症患者可合并中毒性休克综合征（TSS）和链球菌脑膜炎综合征（SMS）。发病急，病情重，病死率高。

【病原学】

猪链球菌是一种革兰阳性球菌，呈链状排列，无鞭毛，不运动，不形成芽胞，但有荚膜。兼性厌氧菌，但在无氧时溶血明显，培养最适温度为37℃。到目前为止，共有35个血清型（1~34，1/2型），最常见的致病血清型为2型。猪链球菌常污染环境，可在粪、灰尘及水中存活较长时间。该菌在60℃水中可存活10分钟，50%为2小时。在4℃的动物尸体中可存活6周；在0℃的灰尘中可存活1个月，粪中3个月；25℃时的灰尘和粪中分别只存活24小时及8天。苍蝇携带猪链球菌2型在苍蝇中至少5天，污染食物可携带4天。猪链球菌的主要毒力因子包括荚膜多糖（CPS）、溶菌酶释放蛋白（MRP）、细胞外因子（EF）以及溶血素（SLY）等。其中，溶菌酶释放蛋白和细胞外蛋白因子是猪链球菌2型最重要两种毒力因子。

【流行病学】

（1）传染源

病（死）猪和带菌猪是该病的主要感染源。马、牛、羊、鸡、兔、水貂等动物均可感染猪链球菌，但是否也可以成为感染源尚无定论。猪链球菌可以在鼠类的家族内通过机械性携带循环；苍蝇可将病原传播给猪或者其他食品。

（2）传播途径

猪链球菌的自然感染部位是猪的上呼吸道（特别是扁桃体和鼻腔）、生殖道、消化道。

①开放性伤口传播：人皮肤或黏膜的创口接触病死猪的血液和体液引起发病，洗切加工处理病/死猪肉引起发病，加工冷冻猪肉也可引起散发病例。

②经口传播：主要因吃了未煮熟的病猪肉或内脏而感染，或者是厨具交叉污染，如部分患者因吃了不洁的凉拌病（死）猪肉或吃生的猪肉丸子导致感染。

③呼吸道传播：在猪与猪之间通过呼吸道和密切接触传播，但还没有证据提示可经由呼吸道从猪传播人。

（3）易感人群	（4）流行特征
猪链球菌在猪中有较高的流行性，在人类不常见，但一旦感染，病情往往很严重。人群普遍易感，尤其是屠夫、屠场工人及农民发病率高。其他人群，如运输、清理病（死）猪的人等也易感染猪链球菌，引起发病。屠宰厂工人咽部可以带菌，可表现为健康状态，但具有潜在危险。	高温季为多发季节，病例常发生于猪链球菌病暴发流行之后，散在发病，无明显的家庭和村庄聚集性；病例之间无明显的接触史。

【临床表现】

　　潜伏期为4小时~7天，在屠宰或处理病（死）猪后1~2天内或进食病（死）猪肉后2~3天，最长7天骤起畏寒和发热，多为高热，伴全身不适、头痛、身痛、关节痛。部分患者出现恶心、呕吐、腹痛、腹泻，皮肤出现瘀点、瘀斑，血压下降，脉压缩小，很快出现休克。人感染猪链球菌后，临床表现因细菌侵入部位而有所不同分为临床四种类型。

（1）普通型	（2）脑膜炎型或脑膜脑炎型
起病较急，畏寒、发热，伴全身不适、厌食、头痛、身痛、肌肉酸痛、腹痛、腹泻，体温多在38℃以上，高则可达40℃，头昏、乏力明显，但患者无休克、昏迷和脑膜炎的表现。	发热、畏寒、全身不适、乏力、头痛、呕吐。重者出现昏迷。脑膜刺激征阳性，脑脊液呈化脓性改变。

（3）休克型
在全身感染基础上出现血压下降，成人收缩压低于90mmHg，脉压

差小于 20mmHg，伴有下列两项或两项以上：①肾功能不全；②凝血功能障碍，或弥散性血管内凝血；③肝功能不全；④急性呼吸窘迫综合征；⑤全身皮肤黏膜瘀点、瘀斑，或眼结膜充血；⑥软组织坏死，筋膜炎，肌炎，坏疽等。

（4）混合型

同时具有脑膜炎型和休克型的表现。往往见于休克型。经抢救治疗后休克改变，存活到 1 天以上，出现脑膜炎并同时伴有其他脏器损害的表现。

【辅助检查】

（1）血象

外周血白细胞计数增高，以中性粒细胞为主。

（2）病原学检查

猪链球菌的实验室检测主要是对细菌培养所获得的菌株分离后进行生化鉴定、血清分型以及特异性基因检测。目前尚无成熟的特异性抗体检测方法。感染部位的脓液、瘀点、瘀斑和脑脊液直接涂片检查革兰阳性球菌有一定的参考价值。

（3）血清学检查

猪链球菌 2 型可用相应的免疫血清进行玻片凝集试验来诊断，由于猪链球菌的生化特征并不十分稳定，菌株间往往存在差异，因此应与血清学等方法结合起来。

（4）分子生物学检查

已建立了多种 PCR 诊断方法，检测猪链球菌特有的毒力基因，对诊断猪链球菌 2 型感染有重要意义。

（5）脑脊液检查

化脓性脑膜炎的表现为，颅内压增高，脑脊液外观混浊，白细胞数明显升高，蛋白增高，糖和氯化物明显降低。

【治疗原则】

（1）病原治疗

早期、足量使用有效的广谱抗菌药物是防止休克发生、降低病死率的关键。可首选青霉素，也可选择第三代头孢菌素；对有病原培养报告的患者，可根据药敏报告结果调整治疗。

（2）对症治疗

①发热>38.5℃者，给予冰敷、酒精擦浴、降温毯等物理降温措施。慎重使用解热镇痛药，并应注意汗液丢失量和监测血压。

②有恶心、呕吐等消化道症状的患者，可禁食，并静脉补液，保证水、电解质及能量供应。

③烦躁和局部疼痛患者，可给予镇静剂和镇痛剂。

【护理评估】

（1）健康史

①患病经过：有无家庭饲养猪或在屠宰场工作的经历，以及是否从事运输或处理病（死）猪的职业。是否有骤发的畏寒、高热伴全身不适的症状，部分患者会出现恶心、呕吐、腹泻、腹痛等，严重可出现休克。

②流行病的资料：是否接触过病（死）猪或吃了不洁的生猪肉。

（2）身体状况

注意生命体征、神志、表情，以及有无脉搏细数、血压下降、尿少、脱水等休克的表现，有无皮肤的瘀点、瘀斑或恶心、呕吐等胃肠道症状。

（3）心理—社会状况

患者对疾病的认识及了解程度、心理反应，对住院隔离的认识及适应情况，患病后对工作、生活的影响，及对医疗费用有无困难，家人对患者的态度，对疾病的了解与认识，对隔离的认识。

【护理诊断】

（1）体温过高

与猪链球菌感染有关。

（2）清理呼吸道无效

与肺部感染、分泌物增多有关。

（3）气体交换受损

与肺部病变有关。

（4）知识缺乏

缺乏疾病的相关知识。

(5) 焦虑、恐惧	(6) 营养失调：低于机体需要量
与隔离、担心疾病的预后有关。	与发热、食欲缺乏、摄入减少有关。

【护理措施】

(1) 隔离	(2) 休息与活动
实施接触隔离。患者全身中毒症状、休克表现、脑膜炎表现等消失；体温正常3天；外周血常规检查恢复正常，方可解除隔离。	绝对卧床休息，尤其是颅内压增高患者严禁下床大小便和洗漱，以避免或减少脑疝的发生。保持病室安静，减少声光刺激。头部抬高15°~30°，以减轻头部充血。休克时仰卧中凹位，头和下肢抬高30°，呼吸困难者可取半卧位。

(3) 饮食护理	(4) 病情观察
给予高热量、清淡、易消化饮食。不能进食者或高热者应静脉补充营养，注意水、电解质平衡。	监测生命体征和血氧饱和度；高热者及时予物理及药物降温，以减少脑组织耗氧量，减轻脑水肿；观察患者皮肤的情况，注意有无瘀点、瘀斑；监测呼吸、血压、心率、每小时尿量等，注意有无休克及多器官衰竭症状。

(5) 对症护理

1）发热

①密切观察记录体温变化、波动范围。

②对症处理；物理降温，或按医嘱使用解热镇痛药和激素进行药物降温，观察用药后的效果，预防并发症，并做好记录。

③保持床单元整洁干燥，寒战时，给予保暖。

2）休克

①将患者处于仰卧中凹位，头部和下肢抬高30°。

②密切观察患者意识、生命体征、尿量、皮肤色泽及肢端温度的变化。

③及时建立静脉双通道；保持呼吸道通畅，及时吸出呼吸道分泌物，给予氧气吸入。

④扩容治疗：对于疑有低血容量状态的患者，补液以先快后慢为原则。

⑤纠正酸中毒：根据酸中毒的严重程度，补给碳酸氢钠溶液。定期复查动脉血气分析和血浆电解质浓度。

⑥血管活性药物的使用；密切观察患者四肢循环、口唇及甲床色泽；监测血压变化。

⑦强心药物的使用：用药前后监测患者的心率。

3）颅内高压

①绝对卧床休息，头部抬高 15°~30°；在使用脱水剂的过程中，要注意快速输入，防止脱水剂渗入皮下。

②密切观察患者意识、瞳孔、生命体征变化，定期复查肾功能。

③准确记录出入量，特别是尿量。

④定期抽血查电解质，及时发现低血钾。

4）抽搐惊厥

①镇静剂使用时，如果需静脉用药，应缓慢静脉注射。

②注意患者呼吸变化。

5）呼吸衰竭

①监测 SaO_2 变化，早期应该给予鼻导管吸氧或面罩吸氧治疗；晚期应给予机械通气辅助呼吸。

②观察患者的缺氧状态有无改善、血氧饱和度、发绀等，备好抢救用品。

（6）保持呼吸道通畅

一般早期给予持续鼻导管吸氧，病情进展者可改用面罩给氧。败血症休克型患者应及时吸出呼吸道分泌物，注意留取痰培养标本送检，为抗生素使用提供依据。如果出现呼吸衰竭，及时给予机械通气，辅助呼吸。

（7）腰椎穿刺后护理

怀疑脑膜炎型应配合医生及早进行腰椎穿刺术，抽取脑脊液做生化、培养等检查，尽快明确诊断，有利于治疗。因反复腰椎穿刺容易诱发感染、颅内压降低或导致脑疝。因此应严密观察意识、瞳孔、脉搏、呼吸、血压，每次腰椎穿刺后，保持去枕平卧 6 小时以上，并且预防穿刺部位感染。

（8）用药护理

及时准确地应用抗生素，达到抗感染的目的。抗生素药物要新鲜配制，现配现用以达到最佳疗效；在使用脱水剂的过程中，要注意快速输入，尤其是甘露醇，以达到脱水、减轻脑水肿的目的。要同时注意保持输液通路通畅有效，防止脱水剂渗入皮下引起局部组织坏死。

（9）心理护理

由于本病发病急，病情重，患者和家属都可出现焦虑、抑郁、烦躁不安的心理。医护人员应及时与患者沟通，关心安慰患者，了解其真实的思想动态，并鼓励其面对现实，树立战胜疾病的信心和勇气。

【健康教育】

（1）做好宣教工作，提高患者对疾病的认识，养成良好的个人卫生习惯。

（2）注意保持皮肤的完整性。

（3）不吃未煮熟的猪肉或病（死）猪肉，遇有病（死）猪时应向当地卫生防疫部门报告，教导其正确处置病（死）猪方法及隔离防护常识，有与病（死）猪密切接触且出现发热症状者应尽快到医院诊治。

（4）在患者住院过程中，应当分型分阶段予以健康指导，如饮食指导、服药指导，使患者及家属能很好地配合治疗及护理。

【预防】

（1）管理传染源

坚持早发现、早报告、早诊断、早隔离、早治疗。有效的预防措施是不宰杀和食用病（死）猪肉，对病（死）猪应做焚烧后深埋处理，也是防止自然灾害后发生疫情最有效的措施。

（2）切断传播途径

提倡在处理猪肉或猪肉加工过程中戴手套以预防猪链球菌感染，对疫点和疫区做好消毒工作。对猪舍和病家的地面、墙壁、门窗、门拉手等，可用含1%有效氯的消毒液或0.5%过氧乙酸喷洒或擦拭消毒，对病（死）猪家庭的环境，应进行严格消毒处理。加工菜品时生熟菜板应该分开使用，以免污染食品。

（3）保护易感人群

对猪链球菌病进行宣传教育，使生猪宰杀和加工人员认识到接触病（死）猪的危害，并做好自身防护。由于目前尚无有效的疫苗，因此尚不能对人进行免疫预防。

第六章 真菌病患者的护理

第一节 新型隐球菌病

新型隐球菌病是由新型隐球菌引起的一种深部真菌病，可累及脑膜、肺、皮肤、骨骼系统和血液等器官和部位。在高效抗反转录病毒（HAART）治疗之前，5%~10%的艾滋病患者并发新型隐球菌病，高危指标为 CD4 细胞少于 $0.05×10^9/L$，其临床特点为急性起病，容易播散至多个器官，病情进行性恶化。隐球菌性脑膜炎为最常见的临床类型，其临床特点为慢性或亚急性起病，剧烈头痛，脑膜刺激征阳性，脑脊液的压力明显升高，呈浆液性改变。肺新型隐球菌病是另一常见的临床类型，其临床特点为慢性咳嗽、黏液痰、胸痛等。

【病原学】

新型隐球菌存在于土壤和鸽粪中，属于隐球菌属的 1 个种，隐球菌属包括浅白隐球菌和罗伦特隐球菌等 38 种，在免疫功能低下的患者中可引起隐球菌病。新型隐球菌的形态在病变组织呈圆形或卵圆形，外周包围着一层宽厚的多糖荚膜，它是确定抗原血清型的基础，为主要的毒力因子，它以芽生方式进行繁殖，它有两个变种：新型变种和盖特变种。新型隐球菌在野外干燥的鸽粪中可存活 2~3 年。

【流行病学】

（1）传染源

鸽子是新型隐球菌病最重要的传染源，鸽粪是临床感染该病最重要的来源，此外，鸡、云雀、鹦鹉等的排泄物可分离出隐球菌。

（2）传播途径

新型隐球菌主要随尘埃吸入肺，也可经皮肤、黏膜破损处或腰穿、手术侵入。

（3）易感人群

健康人本身有免疫力，只有当机体抵抗力降低时，病原菌才易于侵犯人体致病。

（4）流行特征

新型隐球菌病呈世界性分布，呈高度散发。青壮年多见，男女比例大约为3：1，没有明显的种族和职业发病倾向。

【临床表现】

（1）中枢神经系统型隐球菌病

以新型隐球菌脑膜炎最常见，表现为逐渐加重的头痛、呕吐、脑膜刺激征阳性。严重时，可有意识障碍、抽搐等表现。

（2）肺新型隐球菌病

大多数肺新型隐球菌病患者，症状轻微，可有低热、全身疲倦和体重减轻等慢性消耗症状，咳嗽、黏液痰和胸痛常见，但咯血少见。

艾滋病患者继发肺新型隐球菌病，常呈进展性，更容易发生血行播散，或者发展为急性呼吸窘迫综合征。

（3）皮肤新型隐球菌病

新型隐球菌发生血行播散时，大约有5%患者出现皮肤病变，可表现为痤疮样皮疹，皮疹出现破溃时可形成溃疡或瘘管。

（4）骨骼、关节新型隐球菌病

有局部胀痛、冷脓肿形成等表现。

（5）播散性或全身性新型隐球菌病

由肺原发性病灶血行播散所引起，除了中枢神经系统之外，几乎可波及全身所有部位，如肾、肾上腺、甲状腺、心、肝、脾、肌肉、淋巴结、唾液腺和眼球等。一般症状类似结核病，出现肉芽肿病变时，个别患者在组织学上与癌性病变类似。

【辅助检查】

（1）病原学检查

血液、脑脊液及皮肤病灶分泌物和全身其他组织、体液标本用墨汁染色涂片、培养分离及病理组织标本找到新型隐球菌是新型隐球菌病的确诊依据，痰液检查除外。

（2）血清学检查

白细胞计数和分类、红细胞、血红蛋白以及血小板计数可在正常范围；部分患者可以出现淋巴细胞比例升高，轻至中度贫血。血沉可正常或者轻度增加。病变未累及泌尿系统时，尿常规无异常。艾滋病患者可有白细胞计数降低、不同程度的贫血、T淋巴细胞绝对计数降低、$CD4^+T$淋巴细胞计数下降，$CD4^+/CD8^+<1$等。

（3）影像学检查

肺新型隐球菌病患者的X线检查，可发现单个或多个结节性阴影；也可表现斑点状肺炎，浸润性肺结核样阴影或空洞形成；如果出现血行播散，会呈现粟粒性肺结核样的影像；一般不出现纤维性变和钙化，肺门淋巴结肿大和肺萎陷少见。中枢神经系统新型隐球菌病患者的X线断层扫描（CT）和磁共振成像（MRI）检查，有助于了解肉芽肿病变的大小和部位以及脑室系统受累扩张情况。骨骼新型隐球菌病患者的X线照片、CT或MRI检查可显示溶骨病变的部位和范围。

【治疗原则】

（1）对症治疗：降颅内压治疗、纠正电解质紊乱。

（2）抗真菌药物治疗：新型隐球菌脑膜炎可用两性霉素B、两性霉素B脂质体、5-氟胞嘧啶、氟康唑及伊曲康唑等治疗。

（3）单纯肺新型隐球菌病：常呈自限性，可不需治疗；存在免疫抑制因素，或者肺部病灶为侵袭性发展以及艾滋病合并肺新型隐球菌病的患者，都需要行抗真菌治疗。

（4）对溶骨性病变、形成冷脓肿者应行外科手术治疗。

【护理评估】

（1）健康史

①患者是否存在同体的免疫力低下，其居住环境、卫生习惯等。
②有无接触过鸽子、鸡、鹦鹉等。

（2）身体状况

①注意患者的体温、脉搏、呼吸、血压的变化及热型。

②有无皮肤的破损或感染的症状。

③患者有无头痛、呕吐及脑膜的刺激症状，有无意识障碍等。

（3）心理—社会状况

患者对疾病的了解及认识的程度，对疾病是否产生焦虑及恐惧的心理。对治疗及配合的认知程度，及对隔离的认识，同时心理的承受能力，治疗中有无经济负担及承受力。家人对疾病的认识及消毒，隔离方面的知识。

【护理诊断】

（1）疼痛：头痛

与颅内感染有关。

（2）体温过高

与新型隐球菌感染有关。

（3）营养失调：低于机体需要量

与呕吐、摄入不足有关。

（4）潜在并发症

脑疝、失用综合征。

（5）焦虑或恐惧

与知识缺乏、担心预后有关。

【护理措施】

（1）隔离

本病应采用空气传播和接触传播的隔离与预防。

（2）休息与活动

患者应绝对卧床休息，房间内注意通风，避免多次搬动患者颈部或突然变换体位，并保持病室清洁、安静、光线适宜。注意患者安全，如有烦躁不安者，应注意保护，以免出现坠床、外伤等意外。

（3）饮食护理

由于患者发热，体液丢失较多，应给予高热量、高蛋白、高维生素的流质饮食，进食困难者遵医嘱给予静脉营养支持，昏迷者给予鼻饲。

（4）病情观察

①瞳孔和生命体征：每4小时监测1次体温、脉搏、呼吸及血压，并做好记录，观察瞳孔是否等大等圆，对光反射情况等。

②颅内压增高：患者出现剧烈头痛、喷射状呕吐、意识状态改变及烦躁不安等症状是颅内压明显增高的表现，如有血压升高、脉搏慢而有力、呼吸不规则，是即将发生脑疝的征象。

③观察患者对时间、地点、人物的辨别及定向能力，按时间的先后给以对比，对患者是否存在意识障碍及其程度可做出判断。

④患者面部及肢体运动功能：可让轻型患者做露齿、皱眉、鼓腮、闭眼，检测四肢肌力及肌张力，可判断有无面肌和肢体的瘫痪。

(5) 对症护理

1) 头痛

嘱其卧床休息，减少活动，可适当按压印堂、合谷等穴位减轻头痛，也可运用暗示和放松技术转移患者注意力。个别疼痛剧烈者，遵医嘱使用镇痛药。使用镇痛药应遵循：尽可能口服给药；按时给药；按"三阶梯"镇痛原则给药；注重个体化；密切观察用药后的不良反应。

2) 呼吸困难

①给予氧气吸入。

②定时翻身拍背排痰。

③保持呼吸道通畅。

3) 大小便异常

①导尿时严格无菌操作，留置导尿管者应做好导尿管护理。

②保持排便通畅：排便时避免过度用力，以免血压、颅内压升高，指导患者养成定时排便的习惯，可进食富含纤维素食物，酌情应用缓泻药以助排便。

③保持会阴部清洁卫生。

4) 恶心、呕吐

①观察呕吐次数，呕吐物性状、颜色及量等。

②按医嘱应用止吐药物及脱水剂。

5) 畏寒、寒战、发热

①给予保暖。

②按医嘱给予异丙嗪 25mg 肌内注射。

③高热时给予物理降温，必要时辅以药物降温。

④严格控制输液滴速，按照 500ml 药液在 6~8 小时内输完，不能过快。

6）静脉炎

①注意保护静脉，从远端开始有计划地选用静脉。

②观察输液局部静脉有无红、肿、痛、变硬等表现。

③发生静脉炎，应采取 33% 硫酸镁湿敷、喜疗妥膏外涂。

④表浅静脉穿刺很困难时，应尽早采取经外周静脉穿刺中心静脉置管（PICC）或深静脉穿刺置管。

7）肝肾功能损害

①注意观察有无四肢乏力、腹胀、厌食等。

②定期监测肝肾功能。

③按医嘱，调整药物用量及保肝药物应用。

8）电解质紊乱

①定时监测血电解质变化。

②准确记录出入量。

③指导患者进食含钾、钠、氯丰富食物，必要时给予静脉补充。

（6）口腔护理

每日早、晚和餐后用温盐水或 3% 碳酸氢钠漱口液含漱。观察患者口腔有无溃疡；有无真菌感染及出血点等，患者不能刷牙时给予口腔护理，口腔护理时动作要轻柔，避免损伤黏膜和牙龈引起出血。

（7）皮肤护理

每天进行热水擦浴，以促进血液循环；有偏瘫的患者，定时翻身，建立"翻身卡"2 小时翻身 1 次，保证床单位清洁、干燥、平整、衣物柔软，翻身时，不拖拽、拉扯、防止皮肤破损。

（8）用药护理

临床首选两性霉素 B 治疗严重的深部真菌引起的内脏或全身感染，用药时注意：

①两性霉素 B 在常温下易降低药效，应置于 4 ~ 10℃ 冰箱中保存。使用时应现配现用。

②先用灭菌注射水溶解后再加入 5% 葡萄糖溶液中，勿用葡萄糖氯化钠溶液或生理盐水作为稀释剂，以免发生浑浊。

③滴速过快可增加不良反应，控制在每分钟 20 ~ 25 滴。

④滴注时间过长可降低药物效价，最好用输液泵维持恒定的速度。

⑤两性霉素 B 遇光易失效，故应避光保存，滴注过程中用避光袋包裹输液瓶，选择避光输液器。

⑥密切观察药物的不良反应，在滴注两性霉素 B 过程中，患者可出现寒战、高热、头痛、恶心、呕吐、食欲缺乏等现象，常用的抗真菌药物有两性霉素 B、氟康唑、大蒜素、5-氟胞嘧啶等。临床常联合用药。其不良反应主要是对心、肝、肾器官有损害，应密切观测其功能的变化。

（9）心理护理

由于新型隐球菌病多合并有免疫力低下的一些基础疾病，病程长，副作用大，费用等，患者及家属普遍都有焦虑及恐惧心理，担心疾病预后，加之对本病及治疗不甚了解，不易坚持治疗。此时应多做健康指导，讲解有关疾病知识，介绍一些已治愈的病例，增强其信心。在出现药物不良反应时给予及时处理，建立患者对医护人员的信任，以利于患者的康复。

【健康教育】

对轻型患者，护士应给患者介绍本病基本知识，所用药物及其可能出现的副作用，以及配合饮食、活动、特殊检查，如腰穿等，以取得患者配合。对于重症患者应给家属讲解相关内容，协助完成生活护理，加强基础护理，预防并发症。

【预防】

①长期生活或工作在阴暗、潮湿环境的人员，应加强卫生清洁工作并注意开窗通风。

②有破损的伤口，应到医院就诊、处理，医务人员在处理伤口或各类导管时应注意灭菌操作及手卫生。

③提高患者自身的免疫力，增强体质，加强营养的摄入。

第二节　念珠菌病

念珠菌病是由各种致病性念珠菌引起的局部或全身感染性疾病，好发于免疫功能低下的患者。近年来，随着糖皮质激素、免疫抑制剂、导管、插管、器官移植、化疗以及介入治疗等新诊疗技术的广泛应用，以及艾滋病、糖尿病、肿瘤等高危人群的增多，念珠菌病的发病率呈明显上升趋势，其中念珠菌菌血症已成为最常见的血液感染之一。该病早期诊断、早期治疗，预后较好，延误治疗或播散性感染预后不佳。

【病原学】

念珠菌属真菌界半知菌亚门-芽孢菌纲-隐球酵母目-隐球酵母科，目前已发现 300 余种。念珠菌为条件致病菌，至少有 20 余种可致人类疾病，其中以白念珠菌最为常见，占念珠菌感染的 50%～70%。如热带念珠菌、克柔念珠菌、光滑念珠菌、高里念珠菌、假热带念珠菌、葡萄牙念珠菌等也可致病。其中以白念珠菌及热带念珠菌的致病力最强。

念珠菌体呈圆形或卵圆形，革兰阳性，发（出）芽繁殖，又称芽生孢子。菌体能发育伸长成假菌丝，少数形成厚膜孢子及真菌丝，但光滑念珠菌不形成菌丝。在血琼脂及沙氏琼脂上生长良好，适宜温度 25～37℃。

【流行病学】

（1）传染源

念珠菌病患者、带菌者以及被念珠菌污染的食物、水等均为传染源。

（2）传播途径

①内源性：较为多见，因念珠菌是人体正常菌群，在一定条件下大量增殖并侵袭周围组织引起自身感染，常见部位是消化道及肺部。

②外源性：主要通过直接接触感染，包括性传播、母婴垂直传播、亲水性作业等。也可通过医护人员、医疗器械等间接接触感染。还可通过饮水、食物等方式传播。

（3）易感人群

好发于有严重基础疾病及免疫功能低下的患者，主要包括以下情况：

①有严重基础疾病，如糖尿病、肿瘤、艾滋病、系统性红斑狼疮、大面积烧伤、粒细胞减少症等。

②应用细胞毒性免疫抑制剂，如肿瘤化疗、器官移植、大剂量肾上腺皮质激素等。

③长期大量滥用广谱抗生素。

④长期留置导管，各种导管是念珠菌感染的主要入侵途径之一。

（4）流行特征

本病遍及全球，全年均可发病。免疫功能正常的患者，以皮肤黏膜感染为主，可发生于各年龄段，但最常见于婴幼儿，治疗效果好。免疫功能低下或缺陷的患者好发系统性念珠菌病。近20年来，深部念珠菌病的发病率明显上升，且随着抗真菌药物的广泛应用，临床耐药菌株也日益增多。

【临床表现】

（1）皮肤念珠菌病

皮肤念珠菌病，如念珠菌性糜烂，常发生于皮肤皱褶处，局部表现为红斑糜烂、有膜状鳞屑，边界比较清楚，周围可有红色丘疹、水疱或者脓疱，局部发痒，常见于糖尿病、肥胖及多汗的患者；指间糜烂常发生在两指（趾）之间，偶尔侵犯足部，发生糜烂型足癣；少数患者由于身体衰弱且有免疫缺陷，全身泛发皮肤念珠菌病，全身皮肤呈广泛红斑、鳞屑性损害，边界较分明，周围有散在丘疹或水疱。常常伴发鹅口疮或胃肠炎。

（2）黏膜念珠菌病

①口腔念珠菌病：鹅口疮最为常见，好发于新生儿，系白念珠菌的菌丝及孢子组成的灰白色薄膜附着于口腔黏膜上。边界清楚，周围有红晕，散在或融合成块，擦去假膜，可见红色湿润面，也可累及喉、食管、气管等。

②念珠菌性唇炎：多见于下唇，可分为糜烂性及颗粒性。前者于唇红的中央呈鲜红糜烂，周边角化过度，表面脱屑类似黏膜白斑；后者于下唇出现弥漫性肿胀，唇红及与皮肤交界处的边缘有小颗粒，微凸于皮肤表面。

③念珠菌性口角炎：好发于儿童或体弱者，表现为单侧或双侧口角浸渍发白，糜烂或结痂，若长期不愈可发生角化增殖及皲裂。

④念珠菌性阴道炎：孕妇好发，阴道黏膜附有灰色假膜，形似鹅口疮。阴道分泌物浓稠，黄白色凝乳状或乳酪样，有时带有豆腐渣样白色小块，但无恶臭。局部可红肿、瘙痒、糜烂甚至形成溃疡。皮损可扩展至外阴及肛周。

⑤念珠菌性包皮炎：多无自觉症状，常表现为阴茎龟头包皮轻度潮红，龟头冠状沟处白色乳酪样斑片，以及鳞屑性丘疹，严重者可局部红肿、糜烂及渗出，出现尿频及刺痛，注意与慢性包皮炎鉴别。

(3) 系统性念珠菌病

临床上多见于机体抵抗力降低，尤其长期应用抗生素、皮质激素类的患者，念珠菌性肠炎表现为腹部不适、慢性腹泻和肛门发痒；念珠菌性支气管炎的主要症状是咳嗽，咳出黏液丝状痰，痰中可查出病原菌；念珠菌性肺炎常有胸痛，伴体温升高，可有咳嗽，咳出黏稠带血丝的痰，病重者，可引起死亡；念珠菌性尿路感染，念珠菌自尿道逆行而引起尿道、膀胱和肾盂感染。此外，念珠菌还可引起食管炎、心内膜炎、脑膜炎、败血症等。

【辅助检查】

(1) 直接镜检

标本直接镜检发现大量菌丝和成群孢子有诊断意义，菌丝的存在提示念珠菌处于致病状态。

(2) 培养

常采用沙氏培养基，必要时可将标本接种到氯化三苯基四唑（TZC）或琼脂培养基。

(3) 组织病理学检查

组织中同时存在孢子和假菌丝或真菌丝，可诊断为念珠菌病，但不能确定感染的种类，必须进行培养，再根据菌落形态、生理、生化特征做出鉴定。

(4) 免疫学检查

采用酶联免疫吸附测定法、乳胶凝集试验、免疫印迹法可检测念珠菌抗原，有早期诊断价值。

(5) 分子生物学检查

已采用的方法有特异性 DNA 探针、PCR、限制性酶切片段长度多态性分析（RFLP）、DNA 指纹图谱、随机扩增 DNA 多态性（RAPD）等。

【治疗原则】

（1）对症治疗

首先去除各种诱发因素，清除局部感染灶，积极治疗原发病，加强营养，提高机体抵抗力并酌情选用免疫调节剂以增强免疫功能。

（2）病原治疗

皮肤局部治疗主要有酮康唑、咪康唑霜剂外擦。黏膜及内脏念珠菌病可口服制霉菌素、氟康唑、伊曲康唑；必要时给予氟康唑、伊曲康唑或两性霉素 B 静脉应用。

【护理评估】

（1）健康史

①询问患者是否居住地阴暗、潮湿或在类似的工作环境工作。
②是否曾经患过此类病。
③询问患者的发病情况，有无发热、咳嗽、腹痛；或皮肤的皮疹等，包括有无口角的溃疡，生殖器红肿、糜烂等。

（2）身体状况

①生命体征：血压、脉搏、呼吸、体温及意识的情况；有无高热、咳嗽、腹痛及皮肤的改变。
②注意有无胸痛，痰中带血并伴有血压的升高。

（3）心理—社会状况

由于病程长，极易复发，患者需坚持治疗，需关注患者支付医疗费用是否有困难，对疾病的认识及了解，及家人对患者的态度及心理方面的支持与关爱程度，使患者树立战胜疾病的信心。

【护理诊断】

（1）舒适的改变

与皮肤黏膜局部瘙痒、疼痛有关。

（2）皮肤完整性受损

与皮肤感染念珠菌有关。

（3）焦虑

与知识缺乏、担心疾病预后以及治疗时间长有关。

（4）气体交换受损

与肺部感染念珠菌有关。

（5）营养失调：低于机体需要量

与摄入不足有关。

（6）清理呼吸道无效

与肺部感染重、咳嗽无力有关。

【护理措施】

（1）休息与活动

皮肤黏膜念珠菌感染者适当休息，注意勿过度疲劳。患者更换下的内衣裤及鞋袜应煮沸消毒半小时以上，或放在太阳下暴晒2~3小时，以防重复感染。深部念珠菌病患者应卧床休息。

（2）饮食护理

轻者进普食即可。重者应做好饮食护理，给予流质或半流质食物，为患者提供足够热量的蛋白质及维生素，以增强机体抗病能力。

（3）病情观察

①皮肤黏膜念珠菌感染者，应注意观察局部皮肤脱屑情况，发痒、疼痛是否减轻及黏膜溃疡是否愈合。

②深部念珠菌病合并肠道感染患者，注意观察大便颜色及性状、次数。合并肺部感染患者应观察咳嗽、咳痰情况及痰液颜色、性状，是否存在心慌、气促、发绀等。

（4）对症护理

1）皮肤发痒

①保持皮肤清洁干燥。

②遵医嘱，应用外用止痒药物，观察效果。

③必要时，按医嘱给予口服止痒药物。

2）咳嗽咳痰

①观察痰液颜色、性状，及时留取痰培养标本送检。

②定时翻身拍背，以利于排痰。

③对咳嗽无力患者给予吸痰，有窒息危险患者，应备好气管插管或气管切开急救物品。

3）心慌气促

①给予氧气吸入。

②协助患者取半卧位休息。

4）腹泻

①观察大便颜色、性状，及时留取大便常规及培养标本送检。

②及时清洁会阴部，保持局部干燥。

③给予紫草油外擦肛周，防止糜烂。

④及时更换内裤。

⑤按医嘱，给予思密达及丽珠肠乐等药物口服，减轻腹泻。

（5）用药护理

①配制药液时应注意药物、液体剂量准确，现配现用，配制两性霉素 B 时尤其如此。

②两性霉素 B 肾毒性发生率高，对循环系统和神经系统也具有毒性作用。应严格控制输液滴速，按照 500ml 药液在 6~8 小时内输完，不能过快。输注时注意避光。同时应监测血电解质及肝肾功能。详情见新型隐球菌病。

③咪唑类：该类药物口服时多有消化道反应，酮康唑及氟康唑口服时易致肝功损害，应注意监测肝肾功能。咪康唑静脉滴注可致过敏反应，严重者可致血栓性静脉炎，在输入该药时应特别注意观察输液局部血管，以及患者是否有输液肢体疼痛等主诉。

（6）心理护理

皮肤念珠菌病治疗时间长，极易复发，患者的坚持很重要，护士要及时与患者沟通交流，了解患者心理动态，及时给予心理指导。而内脏念珠菌病治疗时间长，费用高，副作用大，加之多数患者同时伴有慢性基础疾病，患者及家属情绪波动很大，护士在完成治疗的同时，应随时掌握患者心理活动及想法，及时给予心理疏导，做好健康教育，使患者处于良好心理状态，有利于治疗。

【健康教育】

（1）对于皮肤黏膜念珠菌病，应指导患者勤换内衣及鞋袜，坚持按时擦药；更换下的内衣裤袜应煮沸消毒，穿透气的棉质衣服；出汗多应做好皮肤清洁，保持干燥，局部用爽身粉。

（2）深部念珠菌感染者应指导患者正确漱口，定时翻身拍背排痰；腹泻者加强饮食指导，做好肛周护理；在使用抗真菌药物时说明用药目的、可能发生的不良反应等，以取得患者配合。

【预防】

(1) 皮肤黏膜念珠菌病预防

①长期在阴暗、潮湿环境工作者应注意加强通风换气设施。

②对于出汗多，尤其肥胖患者应注意保持皮肤皱褶处清洁干燥，局部可用爽身粉，穿着透气吸汗棉质衣服，足部禁穿不透气胶鞋。

③加强卫生宣教，禁止共用脸盆、毛巾及洗脚盆等卫生用品。

(2) 深部念珠菌感染预防

①提倡合理使用抗生素，勿滥用广谱抗生素。

②对于长期应用抗生素、糖皮质激素以及免疫抑制药物者，应采用定期查粪、尿、痰等措施，必要时定期行胸部 X 线检查。

③加强院内感染宣教，医护人员接触患者前后均应洗手，避免交叉感染。

第七章　螺旋体病患者的护理

第一节　钩端螺旋体病

钩端螺旋体病，简称钩体病，是由致病性钩端螺旋体引起的自然疫源性急性人畜共患传染病。此病几乎遍及世界各大洲，尤以热带和亚热带为主。我国已在28个省、市、自治区发现本病，并以盛产水稻的中南、西南、华东等地区流行较重。临床特点为早期钩端螺旋体败血症，中期各器官损害和功能障碍，以及后期各种变态反应并发症。重症患者可发生肝、肾、中枢神经系统损害和肺弥漫性出血，常危及患者生命。

【病原学】

钩端螺旋体菌体纤细，有12~18个螺旋，两端有钩，能做活跃的旋转式运动，具有较强的穿透力。钩体由菌体、轴丝及外膜组成。菌体呈圆柱形，由二条轴丝缠绕，由胞壁、胞质膜及胞质内容物组成。胞质内容物为核质、核糖体，为钩体代谢及分裂繁殖的部分。轴丝为钩体运动器官，亦为其支持结构。外膜位于菌体的最外层，具有较强的抗原性。外膜抗体亦为保护性抗体。钩体革兰染色阴性，镀银染色被染成黑色或褐色。

钩体对外界抵抗力较强，在冷湿及弱碱环境中生存较久，在河沟及水田中能存活数日至月余。对干燥、热、酸、碱和消毒剂很敏感。在尿液中易死亡。日光直射2小时，60℃下10分钟，含氯超过0.3~0.5ppm 3分钟死亡。不同型别的钩端螺旋体对人的毒力、致病力也不同。

钩体的抗原结构极为复杂，目前，全世界发现和确定有24个血清群、255个血清型，我国有19群、74型。常见的有黄疸出血群、七日热群、波摩那群、犬群、澳洲群、秋季热群等。我国雨水洪水型主要出波摩那群（型）引起，而稻田型流行株则以黄疸出血群（型）为代表。

【流行病学】

（1）传染源

自然界中多种动物可感染钩体并带菌，最主要的传染源是野鼠、猪和犬。黑线姬鼠为我国南方稻田型钩体病的主要传染源，所带钩体主要是黄疸出血群。而猪和犬为北方洪水型钩体病的主要传染源，猪带钩体主要是波摩那群，犬带钩体主要是犬群。钩体在动物的肾脏内生长繁殖，随尿排出而污染水、土壤和食物。人尿为酸性，不宜钩体生存，故作为传染源的可能性小。

（2）传播途径

钩体病传播方式为直接接触传播。人类感染除极个别来自实验室感染外，均来自接触受染动物排泄到环境中的钩体所致。在秋收季节，野鼠群集田间觅食。其中病鼠将带钩体的尿液排出，污染田水和土壤，农民赤足下田劳作，钩体即可侵入手足皮肤细微破损处造成感染。在雨季和洪水季节，猪粪便外溢广泛污染环境，人群接触疫水后，常引起感染流行。其他传播途径包括渔民捕鱼时接触疫水，涉水游泳，以及矿工和下水道工人的作业等。

（3）易感人群

人群对钩体普遍易感。感染后可获较持久的同型免疫力，但不同型别间无交叉免疫。新入疫区的人易感性高，且易发展为重型。

（4）流行特征

①流行形式：主要为稻田型、洪水型及雨水型。我国南方各省以稻田型为主，主要传染源是鼠类，以黑线姬鼠为主。北方各省呈洪水型暴发流行；平原低洼地也可呈雨水型，主要传染源为猪。当南方各省发生洪水型暴发流行时，猪也是主要传染源。

②发病季节：稻田型主要集中于春夏之交水稻收割期间，以7~9月为高峰。在双季稻区有两个高峰。洪水型发病高峰与洪水高峰一致，常在6~9月。

③发病年龄：青壮年发病多。20~40岁组占病例总数40%左右。疫区儿童常下河洗澡、嬉水、亦易感染。性别与职业的发病情况常取决于与传染源及疫水接触的频度。农民、渔民发病率较高，畜牧业及屠宰工人常与病畜接触，也易发病。

【临床表现】

潜伏期 7~14 天，长至 28 天，短至 2 天。典型的临床经过可分为早期、中期和后期。

1. 早期（钩体败血症期）

多在起病后 3 天内，本期突出的表现是：

（1）全身感染中毒败血症症状，多数患者起病急骤，伴畏寒及寒战，体温短期内可高达 39℃ 左右。多为稽留热，部分患者出现弛张热，少数间歇热，病程 7 天左右。

（2）头痛、全身肌痛，尤以腓肠肌、颈肌、腰背肌、大腿肌及胸腹肌部位常见，头痛较为突出。

（3）全身乏力，行走困难，不能站立和下床活动。

（4）眼结膜充血有两个特点：①无分泌物，疼痛或畏光感；②充血持续，在退热后仍持续存在。

（5）全身表浅淋巴结肿大，多见于腹股沟、腋窝淋巴结，多为黄豆或蚕豆大小，压痛，但无充血发炎，亦不化脓。

以上即本病早期"三症状"（寒热、酸痛、身软）和"三体征"（眼红、腿痛、淋巴结肿大）的具体表现。

2. 中期（器官损伤期）

起病后 3~10 天，为症状明显阶段，其表现因临床类型而异。

（1）流感伤寒型

无明显器官损害，是早期临床表现的继续，临床症状有急起发热、头痛、肌痛、全身乏力、结膜充血、浅表淋巴结肿大触痛等，酷似流行性感冒。肌肉疼痛以腓肠肌为甚，伴有明显触痛。表浅淋巴结主要为引流上下肢的腋窝及腹股沟处肿大，质软活动，伴有触痛。

（2）肺出血型

出血多发生于病后 2~5 天，病情发展快，死亡率高，一般经过三期：①先兆期：面色苍白、心慌、气促、脉搏快，肺部可闻及散在干性或湿性啰音，先有血痰，继而咯血。②出血期：面色极度苍白或青灰，口唇发绀，心慌加剧，烦躁不安，心率加快，双肺布满湿啰音，可闻及奔马律。③垂危期：极度烦躁，昏迷，喉有痰鸣，呼吸不畅，极度发绀，口鼻有大量涌血，心跳减慢，短期内死亡。

（3）黄疸出血型

病初仍为一般感染中毒症状，于病程 4~8 天出现进行性加重的黄疸、出血倾向和肾功能损害。轻型病例以轻度黄疸为主，无明显的出血倾向及肾功能损害，一般在短期内痊愈恢复。严重病例可因肾功能衰竭、肝衰竭、大出血而迅速死亡。本型黄疸程度与预后并无直接关系。

（4）肾衰竭型

主要表现为蛋白尿及少量细胞和管型。仅严重病例可出现氮质血症，少尿或无尿，甚至肾功能衰竭。但多数肾功能不全均出现于重型黄疸出血型患者，并为主要死亡原因。单独的肾衰竭型较为少见。

（5）脑膜脑炎型

亦为流行中少见的类型。患者发热 3~4 天后，出现头痛、呕吐、颈项强直等脑膜炎症状，或神志障碍、瘫痪、昏迷等脑炎的临床表现。

3. 后期（恢复期或后发症期）

少数患者退热后于恢复期可再次出现症状和体征，称为钩体后发症。

①后发热：热退后 1~5 天，再次出现发热，38℃左右，不需抗生素治疗可自行退热。

②眼后发症：热退后 1 周至 1 个月出现，以葡萄膜炎、虹膜睫状体炎常见。

③反应性脑膜炎：少数患者在后发热同时出现脑膜炎表现，预后良好。

④闭塞性脑动脉炎：病后半月至 5 个月出现，表现为偏瘫、失语、多次反复短暂肢体瘫痪。

【辅助检查】

（1）一般检查

血白细胞总数和中性粒细胞轻度增高或正常。约 2/3 的患者尿常规有轻度蛋白尿，镜检可见红细胞、白细胞及管型。重型患者可有外周血中性粒细胞核左移，血小板数量下降。

（2）血清学检查

①显微凝集试验（MAT）：是目前国内最常用钩体血清学诊断方法。检测血清中存在特异性抗体，一般在病后 1 周出现阳性，15~20 天达高峰。1 次凝集效价≥1:400，或早、晚期两份血清比较，效价增加 4 倍即有诊断意义。

②酶联免疫吸附测定（ELISA）：近年国外已较广泛应用酶联免疫吸附测定血清钩体 IgM 抗体，其特异性和敏感性均高于显微凝集试验。该法还可用于检测脑脊液中的钩体 IgM 抗体，在鉴定原因不明脑膜炎的病因方面有较高的价值。

（3）病原学检查

①血培养：采用柯氏培养基，接种血标本后，至少需培养 2 周钩体才能生长。培养 4 周无钩体生长即为阴性。阳性率为 20%~70%。

②分子生物学检查：应用 PCR 可特异、敏感、简便、快速检测全血、血清、脑脊液（发病 7~10 天）或尿液（发病 2~3 周）中的钩体 DNA。适于钩体病发生血清转换前的早期诊断。

（4）X 线胸片检查

轻度患者可见肺纹理紊乱、增粗或出现网状阴影，病变范围广泛，常达肺野最外侧。中度患者呈小点状或片状低密度，边界模糊。重度患者双肺呈毛玻璃状或双肺有弥散性点、片状或融合性片状阴影，多居于中下肺野，肺尖很少受累。肺部 X 线征象经治疗后，多数在 5~10 天吸收，少数可长达 3 周。

【治疗原则】

应强调"三早一就地"治疗原则，即早发现、早诊断、早治疗、就地或就近治疗。

（1）一般治疗

早期卧床休息，给予易消化、高热量饮食，补充液体和电解质，高热酌予物理降温，并加强病情观察与护理。

（2）病因治疗

杀灭病原菌是治疗本病的关键和根本措施，因此强调早期应用有效的抗生素。钩体对多种抗菌药物敏感，如青霉素、庆大霉素、四环素、第三代头孢菌素和喹诺酮类等。

（3）对症治疗

①对于较重钩体病患者均宜常规给予镇静剂，如地西泮（安定）、苯巴比妥、异丙嗪或氯丙嗪，必要时可2~4小时重复1次。

②赫氏反应：尽快使用镇静剂，以及静脉滴注或静脉注射氢化可的松。

③肺出血型患者尤其是肺弥漫性出血型，及早加强镇静剂使用，及早给予氢化可的松缓慢静脉注射。根据心率、心音情况，可给予强心药毛花苷C。应注意慎用升压药和提高血容量的高渗溶液，补液不宜过快过多，以免加重出血。

④黄疸出血型患者应加强护肝、解毒、止血等治疗。

（4）并发症治疗

①并发热、反应性脑膜炎：一般采取简单对症治疗，短期即可缓解。

②葡萄膜炎：可采用1%阿托品或10%新福林滴眼扩瞳，必要时可用肾上腺糖皮质激素治疗。

③闭塞性脑动脉炎：大剂量青霉素联合肾上腺糖皮质激素治疗，辅以血管扩张药物等。

【护理评估】

（1）健康史

①询问患者居住地有无钩体病流行，近期是否进行过钩体菌苗的预防接种，以往是否患过钩体病等。

②周围有无类似病例。

③询问患者发病情况，有无发热，热型及持续时间怎样；患者有无黄疸、出血、少尿以及嗜睡、昏睡、谵妄或昏迷等意识障碍症状；病儿有无剧烈头痛、呕吐、抽搐或惊厥表现。

（2）身体状况

①生命体征：血压、脉搏、呼吸、体温、意识是否正常；有无呼吸频率、节律、深浅的改变；有无高热；有无黄疸、咯血、呕血及皮肤出血点；有无少尿；有无昏睡、昏迷、抽搐等。

②注意昏迷患者有无尿潴留。

③注意患者有无脑膜刺激征及病理反射等。

（3）心理—社会状况

钩体病大多为单纯型，预后较好，但部分严重患者有生命危险，病情恶化快，患者及其家属可能会出现焦虑、恐惧等心理反应。

【护理诊断】

(1) 体温过高	(2) 疲乏
与钩体败血症有关。	与骨骼肌肌纤维受损有关。
(3) 疼痛：肌肉酸痛	**(4) 气体交换受损**
与钩端螺旋体感染引起钩体毒血症和肌肉损伤有关。	与肺弥漫性出血有关。
(5) 躯体移动障碍：肌肉软弱无力	**(6) 潜在并发症**
与钩端螺旋体感染引起钩体毒血症有关。	赫氏反应、窒息、出血、呼吸衰竭、肾功能衰竭。

【护理措施】

(1) 隔离	(2) 休息与活动
对患者进行隔离治疗。隔离至症状、体征消失。哺乳妇女应停止哺乳。在采集患者血、尿、脑脊液标本时应禁止直接接触。对于患者的血、尿及污染物可选用生石灰、漂白粉、次氯酸钠溶液进行消毒。	各型钩体病均应卧床休息，危重患者应专人守护。为减轻患者疼痛及避免诱发大出血、休克，不要随意搬动患者，并避免一切不必要的检查、操作。恢复期患者不宜过早活动，须至临床症状完全消失后方可下床活动，并逐渐增加活动量和延长活动时间。

(3) 饮食护理

急性期一般应给予高营养、高维生素、易消化流质饮食，少量多餐，根据患者口味和嗜好调配饮食。如患者有严重的肝肾功能损害，应限制或终止蛋白质饮食。进食不足者给予静脉补充。多饮水，保持每日尿量在1500ml以上，以利于排毒、退热。如肾损害严重，应根据病情限制水、盐的摄入。病情好转后，逐渐恢复到正常饮食。

(4) 病情观察

①发热：起病急骤，伴畏寒及寒战，体温短期内可高达39℃左右。多为稽留热，部分患者出现弛张热，少数间歇热。观察发热的程度，记

录发热的伴随症状：畏寒、寒战、大汗或盗汗；是否伴有结膜充血、淋巴结肿大等症状。

②疼痛：头痛、四肢肌肉痛是该病突出的临床症状，评估疼痛程度，轻、中度疼痛时，可行局部按摩、运用暗示和放松疗法转移患者注意力，缓解疼痛，剧烈疼痛时遵医嘱给予镇痛药，观察患者服药后疼痛缓解效果。在使用镇痛药时应遵循：尽可能口服给药；按时给药；按"三阶梯"镇痛原则给药；注重个体化；密切观察用药后的不良反应。

③呼吸系统改变：密切观察患者的呼吸频率、深浅、节律，监测患者的血氧饱和度，患者出现咳嗽、咳痰、胸痛、气促等症状时，及时予以双侧鼻腔低流量持续吸氧。重点观察有无肺出血症状，如患者突然烦躁不安、痰血、呼吸急促、心率加快、肺干湿啰音等为肺出血的早期表现，一旦出现病情危重的表现，应立即报告医生并配合抢救。

④出血：可有鼻出血、皮肤黏膜出血，甚至呕血、便血。观察出血倾向，出现血压下降、心慌等症状时，遵医嘱选用卡巴克洛、酚磺乙胺或维生素等止血药物；牙龈出血时，应用软毛刷刷牙，不能刷牙时给予口腔护理，每日2次；记录出血部位、出血量、颜色和性状；注意观察大便的颜色、次数、性状。

⑤淋巴结肿大：全身浅表淋巴结肿大，一般黄豆或蚕豆大小，有痛感及压痛，可移动而无化脓倾向，每日观察肿大淋巴结的大小，分布、数量及消胀情况，避免压、碰、挤压肿大淋巴结。

（5）对症护理

1）高热：起病急，体温可达39℃，多为呈稽留热，少数患者为弛张热或间歇热型，体温达到38.5℃时，给予温水擦浴或冰袋物理降温，皮肤有出血的，禁止使用乙醇擦浴，同时要做好保暖工作，观察使用降温措施后的效果。出汗时，及时更换衣裤，鼓励多饮水，大量出汗时及时补液，防止虚脱。

2）肺出血：肺弥漫性出血为本病常见的死亡原因之一，需特别重视，一旦出现，应注意：①确保患者身心休息，保持病房环境安静，尽量集中操作。做好患者心理护理，减轻紧张、焦虑情绪。②遵医嘱给予镇静剂、氢化可的松及止血药物。③给予氧气吸入，并做好相应的护理。④保持呼吸道通畅，防止窒息。当有大量血液或血块阻塞呼吸道时，应立即使患者取头低脚高 45°的俯卧位，轻拍背部以迅速排除气道内及口咽部的血块。⑤患者可因肺大出血而出现失血性休克、呼吸或循环衰竭，或因大量咯血阻塞呼吸道而窒息，必须事先做好急救准备，包括及时输血、抢救药物、吸引器、气管切开包、人工呼吸器等抢救器械的准备。

3）疼痛：评估疼痛程度，采用心理疗法，分散患者注意力，可缓解疼痛。肌肉疼痛较重者，可用局部热敷，每次 15 分钟，每日 3~4 次。同时将肢体置于舒适体位。头痛明显、全身肌痛者，给予镇静剂和糖皮质激素。

（6）口腔护理

应加强口腔护理，及时清理口腔中残留的血液及呕吐物，保持口腔黏膜清洁、湿润。避免剔牙或用硬毛刷刷牙，以免引起或加重牙龈出血。

（7）角膜护理

眼结膜充血并伴有疼痛或畏光感，减少外出活动，尤其避免去风沙大的地域。避免阳光刺激，外出时戴眼镜或墨镜。随身带手帕或干净纸巾。

（8）用药护理

用青霉素进行杀灭病原体治疗使用剂量过大所致。多发生在首剂青霉素注射后 0.5~4 小时，突然出现寒战、高热、头痛、全身酸痛、心率和呼吸加快，原有症状加重，部分患者出现低血压、休克，可诱发肺弥漫性出血，一般持续 0.5~1 小时。为避免赫氏反应，有人主张从小剂量开始，首剂 5 万 U，4 小时后 10 万 U，渐过渡到每次 40 万 U，或者在应用青霉素首剂的同时静脉滴注氢化可的松 200mg。对青霉素过敏的钩体患者，可选用庆大霉素或四环素等。患者一旦发生赫氏反应，应尽快使用镇静剂和氢化可的松，并给予降温、补液、强心等治疗措施。

（9）心理护理

本病起病急、病情重、变化快，对本病认识不足可使患者产生焦虑、紧张不安、恐惧心理，对病情的恢复是极为不利的。我们通过及时医患沟通，加强健康教育，帮助患者了解本病的有关知识，关心、体贴患者，消除患者紧张、恐惧心理，给予患者以支持和鼓励，使其树立战胜疾病的信心。同时，应告知家属焦虑、紧张的情绪会影响患者的治疗效果和预后，在患者面前不仅要保持良好的心理状态，而且给予患者以支持和鼓励。护理人员除应具有熟练的专业技能外，还应体谅、同情、关心、安慰患者，消除患者的心理顾虑。

【健康教育】

（1）宣传普及卫生知识：讲解钩体病的消毒隔离知识、个人防护措施及预防接种的重要性。加强对各种家畜及疫水、粪便的管理，大力灭鼠，防止水、食物被污染。

（2）向患者及其家属进行有关钩体病的知识教育，如疾病发生发展过程、病情进展、治疗、预后等，指导患者及其家属及早就医、配合观察治疗。

（3）出院指导：注意休息，避免劳累，加强营养、合理饮食。如出现发音不清或失语，头痛，呕吐，肢体运动障碍，视力下降，应及时到医院就诊，防止"后发症"。

【预防】

采取综合性预防措施，灭鼠，管理好猪、犬和预防接种是控制钩体病流行和减少发病的关键。

（1）控制传染源

①灭鼠：疫区应因地制宜，采取各种有效办法尽力消灭田间鼠类，同时也要消灭家舍鼠类。

②猪的管理：开展圈猪积肥，不让畜尿粪直接流入附近的水沟、池塘、稻田；防止雨水冲刷；加强检疫；畜用钩体疫苗预防注射等。

③犬的管理：消灭野犬，拴养家犬，进行检疫。

（2）切断传播途径

①改造疫源地：开沟排水，消除死水，在许可的情况下，收割水稻前1周放干田中积水。兴修水利，防止洪水泛滥。

②环境卫生和消毒：牲畜饲养场所、屠宰场等应搞好环境卫生和消毒工作。

③注意防护：流行地区、流行季节，不要在池沼或水沟中捕鱼、游泳、嬉戏，减少不必要的疫水接触。工作需要时，可穿长筒橡皮靴，戴胶皮手套。

（3）保护易感人群

①预防接种：在常年流行地区采用多价钩体菌苗接种，目前常用的

钩体疫苗是一种灭活全菌疫苗。

②药物预防：对进入疫区短期工作的高危人群，可服用多西环素预防。对高度怀疑已受钩体感染但尚无明显症状者，可每天肌内注射青霉素。

第二节　蜱媒回归热

蜱媒回归热是由回归热螺旋体经虫媒传播引起的急性传染病，临床特点为阵发性高热伴全身疼痛，肝脾肿大，重症有黄疸和出血倾向，短期热退呈无热间歇，数日后又反复发热，发热期与间歇期交替反复出现，故称回归热。根据传播媒介不同，可分为虱媒回归热（流行性回归热）和蜱媒回归热（地方性回归热）两种类型。在我国主要是虱媒型。

【病原学】

回归热螺旋体属于疏螺旋体属。一般根据媒介昆虫的种类进行分类。虱传回归热螺旋体仅1种，称回归热螺旋体或欧伯门亚螺旋体。蜱媒回归热螺旋体根据媒介昆虫软体蜱的种类命名，可分为10余种。两型回归热螺旋体形态基本相同，有3～10个粗大而不规则的螺旋，两端尖锐，运动活泼，以横断分裂增殖。革兰染色阴性，瑞氏染色呈红色，姬姆萨染色呈紫红色。以横断分裂增殖。对低温抵抗力强，在血凝块中于0℃可存活3个月之久。不耐高温和干燥。对常用化学消毒剂和四环素等抗菌药较敏感。

【流行病学】

（1）传染源

患者是虱媒回归热的唯一感染源，以人→体虱→人的方式传播。而蜱媒回归热的主要感染源是啮齿类动物，长寿而且耐饥的钝缘蜱则是保持顽固性自然疫源地的稳定感染源。

（2）传播途径

体虱是虱媒回归热的主要媒介。虱吸吮患者血液5~6天后，螺旋体即自胃肠道进入体液中大量繁殖，但不进入唾腺、卵巢及卵。不经卵垂直传播。人被虱叮咬后因抓痒将虱体压碎，螺旋体自体腔内逸出，随皮肤创面进入人体，也可因污染手指接触眼结膜或鼻黏膜而导致发病。

蜱的生命远较虱为长，蜱的体腔、唾腺和粪便内均含有病原体。当蜱刺螫吸血时可直接将病原体从皮肤创口注入人体，其粪便和体腔内（压碎后）的病原体也可经皮肤破损处侵入体内。

患者血液在发作间歇期仍具传染性，故输血亦可传播本病。

（3）易感人群

人群对两种回归热均普遍易感，青壮年较多。病后产生抗体，有短暂免疫力，虱传者可持续2~6个月，蜱传者约1年。两者之间无交叉免疫力。早期出现IgM抗体，随后出现IgG抗体。蜱媒回归热地方性流行区的外来人群，由于没有免疫力，常可暴发。目前对本病尚无自动免疫方法。

（4）流行特征

虱媒回归热分布于世界各地。冬、春季流行。新中国成立后，我国已很少有本病报道。不良卫生条件、居住拥挤等为发生本病的社会条件。蜱传回归热散发于世界各国的局部地区，以热带、亚热带地区为著。发病以春、夏季（4~8月）为多，国内主要见于南疆、山西等地。

【临床表现】

（1）虱媒回归热

潜伏期7~8天（1~14天），起病大多急骤，始以畏寒、寒战和剧烈头痛，继之高热，体温1~2天内达40℃以上，多呈稽留热，少数为弛张热或间歇热。剧烈头痛及全身肌肉骨骼疼痛为本病突出特征，尤以腓肠肌最为显著。部分患者有鼻出血。高热期可有谵妄、抽搐、神志不清等症状。严重者可有呕血、黑便等出血症状。发热期面部及眼结膜充血，呼吸、脉搏增速，肺底可闻细湿啰音，可有奔马律及室性早搏等。约半数以上病例肝脾肿大，重者可出现黄疸。

高热持续3~7天后，体温骤降，伴以大汗而转入间歇期，患者自觉虚弱无力，而其他症状均减退或消失。经6~9天间歇后，又复发高热，症状重现，此即所谓"回归"。每次回归发作症状渐轻，时间渐短，而间歇期逐渐延长，最后趋于自愈。

（2）蜱媒回归热

潜伏期4~9天。临床表现与虱传型相似，但相对较轻。蜱咬部位发生局部皮炎和淋巴结肿大。肝、脾增大较虱传型为少且缓慢。复发次数较多，一般2~4次，多者可达14次。

【辅助检查】

（1）外周血象

虱传回归热患者白细胞总数增高，中性粒细胞比例增加。蜱传型白细胞可在正常范围。多次发作后可有贫血。

（2）血生化实验

血清丙氨酸氨基转移酶常升高，严重者血清胆红素可增高。

（3）尿液

尿中有少量蛋白、管型及红、白细胞。

（4）脑脊液

脑脊液压力稍增，蛋白及淋巴细胞轻度增加。

（5）病原学检查

①暗视野镜检：发热期取血或骨髓涂片染色镜检或暗视野检查可发现螺旋体。

②涂片检查：厚血片或离心浓缩后检查，可提高检出率。

③动物接种：取血1~2ml接种小白鼠腹腔，1~3日内可检出螺旋体。

【治疗原则】

（1）一般治疗及对症治疗

卧床休息。给予高热量流质饮食，补充足量液体和所需电解质。毒血症状严重者可酌情使用肾上腺皮质激素。

（2）病原治疗

四环素为首选药物。红霉素或氯霉素与四环素疗效相当。在用抗生素治疗过程中，可能发生赫氏反应，如有发生，可用肾上腺皮质激素治疗。

【护理评估】

(1) 健康史

①询问患者居住地有无回归热的流行。

②周围有无类似的病例。

③询问患者的发病情况，有无畏寒、寒战、头痛、高热及骨骼的疼痛；患者高热期意识情况，有无肝脾的肿大及意识的症状。

(2) 身体状况

①生命体征：血压、脉搏、呼吸、体温、意识是否正常；有无呼吸频率、节律的改变；有无高热、寒战；有无黄疸。

②注意昏迷的患者有无尿少、尿潴留。

③注意患者有无脑膜刺激征及病理反射等。

(3) 心理—社会状况

此疾病，部分的患者病情较重的情况下含有病情变化或生命危险，因此患者及家属会出现恐惧、焦虑的心理，了解患者和家属对此病的了解程度，及支付医疗费用是否有困难。患者家属对患者的关心、支持程度，及树立战胜疾病的信心。

【护理诊断】

(1) 体温过高

与感染、毒血症有关。

(2) 潜在并发症

意识障碍、消化道出血、心衰、DIC。

(3) 舒适的改变

与疾病引起的头痛和肌痛有关。

(4) 营养失调：低于机体需要量

与高热、呕吐、进食减少有关。

(5) 活动无耐力

与回归热感染有关。

【护理措施】

(1) 隔离

虱媒型回归热需隔离及彻底灭虱，隔离至体温正常后 15 天。接触者灭虱后医学观察 14 天。

（2）休息与活动

起病急，畏寒、继而发热，伴有头痛、恶心、呕吐，四肢肌肉（以腓肠肌尤为突出）及关节酸痛等症状，发热时代谢增加，消耗多、进食少、故体质虚弱，高热者应绝对卧床休息，低热者可酌情减少活动。

（3）饮食护理

应给予高热量、高蛋白、高维生素、易消化的流质或半流质饮食，注意补充足够的液体，鼓励患者多饮水，遵医嘱静脉补液保证入量。如有消化道出血应暂禁食。

（4）病情观察

①体温：体温 1~2 天可达 38.5~41℃，大多数呈稽留热，少数患者为弛张热或间歇热型。观察发热的伴随症状：畏寒、寒战、大汗或盗汗；是否伴有结膜充血、淋巴结肿大；有无咳嗽、咳痰或恶心、呕吐、腹痛、腹泻等症状。

②出血：血小板减少是人类回归热的一个显著特征，可有鼻出血、牙龈出血，甚至呕血、便血。密切观察生命体征的变化和出血前征兆，如心慌、出虚汗、恶心等，一旦发生，迅速建立静脉通道，遵医嘱给予卡巴克洛、酚磺乙胺或维生素 K 等止血药物；牙龈出血时应用软毛刷刷牙，不能刷牙时给予口腔护理，每日 2 次；记录出血部位、出血量、颜色和性状；注意观察大便的颜色、次数、性状。

③疼痛：头痛、四肢肌肉（以腓肠肌尤为突出）及关节酸痛是回归热的临床症状。了解头痛、关节痛和肌痛的诱因、程度、部位、持续时间及其对日常生活的影响，仔细观察伴随的症状和体征。剧烈头痛和严重神经症状给予镇痛药和镇静药。

④神经系统的改变：高热期间可有神志不清、谵妄、抽搐、眼球震颤、脑膜刺激征等，神经系统症状明显者常伴有脑膜刺激征发病后数周或数月，部分患者会出现明显的神经系统症状，随时观察意识及双侧瞳孔的变化，病情加重者，有时出现颈项强直、癫痫、谵妄、昏睡等中枢神经系统症状，对此类患者，严格卧床，躁动时加用床档，防止坠床。

（5）对症护理

1）发热：起病急，当体温达到 38.5℃时，给予温水擦浴或冰袋物理降温，同时要做好保暖工作，观察使用降温措施后的效果，出汗时及时更换衣裤，鼓励多饮水，大量出汗时及时补充液体，防止虚脱，注意保暖；有高热抽搐史者在物理降温的同时给予镇静、止惊药物，并观察记录用药效果。

2）头痛与肌痛：头痛、肌痛是本病常见的临床表现。嘱其卧床休息，减少活动，可适当按压印堂、合谷等穴位减轻头痛，也可运用暗示和放松疗法转移患者注意力。疼痛剧烈者，遵医嘱使用罗通定等镇痛药减轻疼痛。

3）意识障碍

①做好日常生活护理，防止患者受伤。

②保持呼吸道通畅。

③严密监测意识、瞳孔变化，观察有无恶心、呕吐。

4）皮疹

①观察出疹情况。

②避免强光刺激及对流风直吹。

③局部皮肤护理。

④观察有无结膜充血。

（6）口腔护理

发热患者唾液分泌减少，口腔黏膜干燥，口腔内食物残渣利于细菌繁殖，同时由于维生素的缺乏使机体抵抗力下降，易引起口腔炎的溃疡，故应协助患者晨起、餐后、睡前漱口，保持口腔清洁，并减轻口唇干裂、口干、口臭等现象。

（7）用药护理

遵医嘱使用四环素或氯霉素。注意观察药物的不良反应，服用四环素应观察消化道症状，如恶心、呕吐、食欲不振等，四环素易与钙、镁、铁、铝等生成不溶性的络合物，故不宜与含上述成分的食物或药物同服。使用抗生素的过程中，应观察有无赫氏反应的表现，并做好抢救准备工作。

（8）心理护理

由于反复发热、疼痛等不适，患者多有焦虑等不良情绪。应多关心和巡视患者，讲解疾病相关知识，积极主动配合治疗和护理，帮助患者树立战胜疾病信心。

【健康教育】

搞好个人卫生，消灭虱子，可根据不同情况，分别采用煮烫、干热、熨烫和冷冻法。也可用药物灭虱，常用药物有马拉硫磷或敌敌畏。野外作业应穿紧口的防护服。

【预防】

（1）管理传染源

患者必须住院隔离及彻底灭虱。隔离至体温正常后 15 天。接触者灭虱后医学观察 14 天。

（2）切断传播途径

灭虱、蜱及鼠。

（3）保护易感者

主要为个人防护，灭虱时要穿防护衣，在野外作业时必须穿防蜱衣，必要时可口服多西环素或四环素以防发病。

第三节 莱 姆 病

莱姆病是由伯氏疏螺旋体引起的自然疫源性疾病，经由硬蜱虫叮咬传播。临床表现为皮肤、神经、关节和心脏等多脏器、多系统受损。早期以慢性游走性红斑为主，中期表现为神经系统及心脏异常，晚期主要是关节炎。

【病原学】

莱姆病病原体为伯氏包柔螺旋体，也称为伯氏疏螺旋体，属非光能原核原生生物亚界、螺旋体纲、螺旋体目、螺旋体科、疏螺旋体属。革兰染色阴性。在潮湿、低温条件下，伯氏疏螺旋体抵抗力较强，但对热、干燥和一般消毒剂均较敏感。

【流行病学】

（1）传染源

鼠类自然感染率很高，是本病的主要传染源和保存宿主。我国报告的鼠类有黑线姬鼠、大林姬鼠、黄鼠、褐家鼠和自足鼠等。患者仅在感染早期血液中存在伯氏疏螺旋体，故作为本病传染源的意义不大。此外还发现 30 余种野生哺乳类动物（鼠、鹿、兔、狐、狼等）和 19 种鸟类及多种家畜（狗、牛、马等）可作为本病的保存宿主。

（2）传播途径

莱姆病主要通过节肢动物蜱叮咬为媒介而在宿主动物与宿主动物及人之间造成传播，也可因蜱粪中螺旋体污染皮肤伤口而传播。除蜱外，蚊、马蝇和鹿蝇等也可感染伯氏疏螺旋体而充当本病的传播媒介。患者早期血中存在伯氏疏螺旋体，故输血有传播本病的可能。

（3）易感人群

人对本病普遍易感，无年龄及性别差异。

（4）流行特征

本病分布广泛，遍及世界五大洲，但以美国及欧美各国为多。我国黑龙江、新疆、吉林及河南等省区也有本病发生的报告。全年均可发病，但发病高峰为 5~9 月。

【临床表现】

潜伏期 3~20 日，平均 9 日。典型的临床症状可分 3 期，各期患者可依次或重叠出现，也可直接进入第三期。

（1）第一期（局部皮肤损害期）

60%~80% 的患者出现皮肤慢性游走性红斑，是本病主要的临床特征。初起常见于被蜱叮咬部位出现红斑或丘疹，逐渐扩大，形成环状，平均直径 15cm，中心稍变硬，外周红色边界不清。病变为一处或多处不等。多见于大腿、腹股沟和腋窝等部位。局部可有灼热、痒感。病初常伴有乏力、畏寒发热、头痛、恶心、呕吐、关节和肌肉疼痛等症状，也可出现脑膜刺激征。局部和全身淋巴结可肿大。偶有脾肿大、肝炎、咽炎、结膜炎、虹膜炎或睾丸肿胀。皮肤病变一般持续 3~8 周。

（2）第二期（播散感染期）

发病后数周或数月，部分患者会出现明显的神经系统和心脏受累症状。最典型的神经症状多出现在红斑消退后，可表现为脑膜炎、脑炎、舞蹈病、小脑共济失调、脑神经炎、运动及感觉性神经根炎以及脊髓炎等多种病变，但以脑膜炎、脑神经炎及神经根炎多见。病变可反复发作，偶可发展为痴呆及人格障碍。少数病例在出现皮肤病变后 3~10 周发生不同程度的心血管系统损害，表现为房室传导阻滞、心肌炎、心包炎及左心室功能障碍等，其发生率低于红斑、关节炎及神经系统损害。

（3）第三期（持续感染期）

病后 2 个月或更晚，个别病例可发生在病后 2 年。此期的特点为关节损害，通常受累的是大关节，如膝、踝和肘关节，以关节和肌肉僵硬、疼痛为常见症状。表现为关节肿胀、疼痛和活动受限。多数患者表现为反复发作的对称性多关节炎，在每次发作时可伴随体温升高和中毒症状等。在受累关节的滑膜液中，嗜酸性粒细胞及蛋白含量均升高，并可查出伯氏疏螺旋体。此外，慢性萎缩性肢端皮炎也是莱姆病晚期的主要表现，主要见于老年妇女，好发于前臂或小腿皮肤，初为皮肤微红，数年后萎缩硬化。

【辅助检查】

（1）血象

白细胞总数多在正常范围，偶有白细胞升高伴核左移，红细胞沉降率常增快。

（2）病原学检查

①组织学染色：取患者病损皮肤、滑膜、淋巴结及脑脊液等标本，用暗视野显微镜或银染色法检查伯氏疏螺旋体，该法可快速作出病原学诊断，但检出率低。也可取游走性红斑周围皮肤做培养分离螺旋体，需 1~2 个月。

②PCR 检测：用此法检测血液及其他标本中的伯氏疏螺旋体 DNA，敏感且特异，皮肤和尿标本的检出率高于脑脊液。

（3）血清学检查

①血清或脑脊液中的特异性抗体：采用免疫荧光和酶联免疫吸附测定法检测血清或脑脊液中的特异性抗体。

②免疫印迹法检测血清或脑脊液中的特异性抗体：其敏感度与特异性均优于上述血清学检查方法，适用于经用 ELISA 法筛查结果可疑者。

【治疗原则】

（1）病原治疗

早期、及时给予口服抗生素治疗，可使典型的游走性红斑迅速消失。

第一期：成人：口服多西环素或红霉素。儿童：首选阿莫西林或红霉素口服。

第二期：患者出现脑膜炎应静脉给予青霉素 G。

第三期：晚期有严重的心脏、神经或关节损害者，均提倡大量青霉素或头孢曲松静脉给药。

（2）对症治疗

患者应卧床休息，注意补充液体。对有发热、皮损部位有疼痛者，可适当应用镇痛解热剂。高热及周身症状重者，可适当给予类固醇制剂。

【护理评估】

（1）健康史

①询问患者居住地有无莱姆病的流行。

②周围有无类似的病例。

③询问患者的发病情况，有无皮肤游走性红斑、发热、畏寒、头痛、恶心、呕吐等腔膜刺激征，以及不同程度的小血管系统的损害。

（2）身体状况

①生命体征：血压、脉搏、呼吸、体温、意识是否正常；有无呼吸频率、节律的改变；有无高热、寒战及房室传导阻滞等。

②注意患者有无脑膜刺激征。

③注意患者有无脾的肿大、肝炎、结膜炎等。

（3）心理—社会状况

患者发病会导致病情的加重、病程较长，因此了解患者对疾病的认识及了解的程度，个别患者在后期会出现关节、肌肉的僵硬、疼痛、活动受限，患者家人对患者的态度和关心照顾的情况，支付医疗费用是否存在困难等。

【护理诊断】

（1）皮肤完整性受损

与疾病引起的游走性红斑有关。

（2）体温过高

与疾病引起的感染有关。

（3）营养失调：低于机体需要量

与疾病引起的吞咽困难有关。

（4）疼痛：头痛	（5）潜在并发症
与疾病引起的神经系统损害有关。	脑膜炎。

【护理措施】

（1）隔离

在标准预防的基础上，还应采用生物媒介传播的隔离与预防，患者应进行灭蜱处理。严格检查患者衣服的正反面、缝线处、衣褶及口袋处，检查头发、耳道、耳后、颈、肘窝、腋窝、脐、膝、会阴部及外生殖器等皮肤黏膜，注意有无蜱隐藏，蜱应焚烧。

（2）休息与活动

病初常伴有乏力，休息可使代谢维持在最低的水平。高热者应绝对卧床休息，低热者可酌情减少活动。

（3）饮食护理

高热时协助进食，给予半流质高热量、高蛋白、高维生素饮食，鼓励多饮水，静脉补充水分及电解质，必要时给予鼻饲饮食以维持正常生理需要量。

（4）病情观察

①发热：定时观察发热的程度，记录发热的伴随症状：畏寒、寒战、大汗或盗汗；是否伴有结膜充血、淋巴结肿大；有无咳嗽、咳痰或恶心、呕吐、腹痛、腹泻等症状。

②游走性红斑：观察红斑的位置及分布情况；观察红斑的特征：大小、数目、颜色、形状、边缘与界限、表面情况等；评估红斑的游走与发展情况及伴随症状。护理过程中应密切观察患者皮肤变化，有无新发红斑、皮疹。

③神经系统改变：发病后数周或数月，部分患者会出现明显的神经系统症状，观察意识及双侧瞳孔的变化，病情加重者，有时出现颈项强直、癫痫、谵妄、昏睡等中枢神经系统症状，对此类患者，应严格卧床休息，躁动时加用床档，防止坠床。剧烈头痛和严重神经症状给予镇痛药和镇静药。

④心血管系统病变：密切观察有无房室传导阻滞、心肌炎、心包炎及左心室功能障碍等表现。

⑤关节病变：关节炎是本病较为严重的症状，常在病后2个月出现，表现为间歇性单关节或少数关节游走性疼痛。密切观察关节的疼痛位置，关节肿胀、疼痛及活动度，有无游走性和对称性，首发疼痛关节部位，游走方向和游走间隔的长短，有无规律性。

⑥观察用药后的反应：应用抗生素治疗，用药过程中注意发生赫氏反应。首剂抗菌药物注射后应加强监护数小时，密切监测体温、脉搏及血压等。

⑦头痛、肌肉痛：观察患者疼痛的部位；了解头痛、关节痛和肌痛的诱因、程度、持续时间，仔细观察伴随的症状和体征。

（5）对症护理

1）发热：病初常伴有乏力、畏寒发热，呈稽留热，体温达到38.5℃时，给予温水擦浴或冰袋物理降温，同时要做好保暖工作，观察使用降温措施后的效果。出汗时，及时更换衣裤，鼓励多饮水；大量出汗时，及时补充液体，防止虚脱，注意保暖；有高热抽搐史者，在物理降温的同时，给予镇静、止惊药物，并观察记录用药效果。

2）疼痛：晨僵时起床前可先活动按摩四肢关节，使晨僵症状缓解；睡前用温水浸浴，可减轻晨僵持续时间；也可在起床前或睡前1小时服用镇痛药，以缓解疼痛。注意保持关节功能位，膝关节下垫软枕，足底放护足板预防足下垂。急性期症状控制后，鼓励患者及早锻炼，肢体活动可从被动转向主动，防止肌肉挛缩、关节失用畸形。

3）皮疹：初起常见于被蜱叮咬部位出现红斑或丘疹，逐渐扩大，经2~4周直径可达15cm以上，病变为一处或多处不等，可发生于体表的任何部位，形成卫星损害现象。多见于大腿、腹股沟和腋窝等部位。一般无痛感，局部可有灼热及痒感。出现斑丘疹时勿抓挠，每日用清水清洁皮肤；不宜使用刺激性的清洁剂；痒感明显者，局部涂以薄荷炉甘石洗剂，可遵医嘱，适量使用苯海拉明、氯雷他定等抗组胺药物。

（6）口腔护理

发热患者唾液分泌减少，口腔黏膜干燥，口腔内食物残渣利于细菌繁殖，同时由于维生素的缺乏使机体抵抗力下降，易引起口腔炎的溃疡，故应协助患者晨起、餐后、睡前漱口，保持口腔清洁，并减轻口腔干裂、口干、口臭等现象。

（7）用药护理

常用大剂量青霉素静脉滴注，用药2周后效果不明显者，改用头孢曲松静脉滴注。注意观察用药反应，如迟发性过敏反应及时采取相应措施。

（8）心理护理

莱姆病神经系统损害患者病程较长，曾到处求医，疗效欠佳，入院后求治心切。住院期间向患者及家属讲解此病的病因、发病机制、临床表现、发病季节、蜱的生活习性及预防措施等，让他们对治疗充满信心，从而减轻思想负担，增强对治疗的信心，以促进康复进程。

【健康教育】

指导患者及家属做好个人防护。在流行季节野外活动时，应束紧袖口、领口、裤脚，避免在树荫下乘凉，防止蜱叮咬，回家后仔细检查有无蜱咬伤，发现蜱应立即取出焚烧。以防止蜱再叮咬人。

【预防】

本病的预防主要是进入森林、草地等疫区的人员要做好个人防护，防止硬蜱虫叮咬。若被蜱虫叮咬后，可用点燃的香烟头点灼蜱体，也可用氯仿或乙醚或煤油、甘油等滴盖蜱体，使其口器退出皮肤再轻轻取下，取下的蜱不要用手捻碎，以防感染。如蜱的口器残留在皮内，可用针挑出并涂上酒精或碘酒，只要在24小时内将其除去，即可防止感染。因为蜱虫叮咬吸血，需持续24小时以上才能有效传播螺旋体。在蜱虫叮咬后给予预防性使用抗生素，可以达到预防目的。近年，对莱姆病流行区人群进行预防注射重组外表脂蛋白A莱姆病疫苗，取得良好效果。

第四节　梅　　毒

梅毒是由梅毒螺旋体（苍白密螺旋体，TP）引起的一种全身慢性传染病，主要通过性接触传播。其临床表现复杂，可侵犯全身各器官，造成多器官损害。早期主要侵犯皮肤黏膜，晚期可侵犯血管、中枢神经系统及全身各器官。可通过胎盘传染给胎儿，发生先天梅毒。本病有"自愈"倾向，但易复发。

【病原学】

病原体为梅毒螺旋体，有 8~14 个排列规则的螺旋，在暗视野下可见其运动，因其透明不染色，所以也称苍白螺旋体。电镜下呈蛇状，属厌氧菌，在人体外不易生存，对热和干燥很敏感，在 40℃ 时于 1~2 小时死亡，100℃ 时立即死亡。煮沸、干燥、肥皂水以及普通的消毒剂如升汞、稀薄的热肥皂水、过氧化氢及稀乙醇均能在短时间内使其死亡。但其耐寒力强，在 0℃ 冰箱中可存活 48 小时，在低温（-78℃）下可保存数年，仍能保持其形态、活力及毒性。对青霉素、四环素、铋剂等药物敏感。

【流行病学】

（1）传染源

梅毒是人类特有的疾病，显性和隐性梅毒患者均是传染源，感染者的皮损分泌物、血液中含大量梅毒螺旋体。

（2）传播途径

患者的皮损、血液、精液、乳汁和唾液中均存在梅毒螺旋体。其常见传播途径有以下几种：

①性接触传染：约 95% 患者通过性接触由皮肤黏膜微小破损传染。

②垂直传播：妊娠 4 个月后梅毒螺旋体可通过胎盘及脐静脉由母体传染给胎儿。分娩过程中新生儿通过产道时皮肤擦伤处发生接触性感染。

③其他途径：冷藏 3 天以内的梅毒患者血液仍具有传染性，可经医源性途径输入此种血液发生感染；少数患者可通过接吻、握手、哺乳或接触污染衣物、用具感染。

（3）易感人群

成年男女普遍易感，人类对梅毒无先天免疫功能。

（4）流行特征

本病分布于全世界，20世纪80年代以来，梅毒在我国不少地区再度流行，发病率逐年增高，且有向内地和农村扩展的趋势。

【临床表现】

根据传染途径不同，梅毒可分为先天梅毒和后天梅毒两类。

1. 先天梅毒

（1）早期胎传梅毒

发病在2岁以内，表现为营养障碍；皮肤黏膜损害，与成年人二期梅毒疹相似；梅毒性鼻炎，可损及鼻骨；骨损害，表现为骨膜炎、骨髓炎、软骨炎等，可发生假瘫；淋巴结及肝脾大；视神经萎缩及梅毒性脑膜炎等。

（2）晚期胎传梅毒

发生在2岁以后，临床表现有皮肤黏膜损害，结节性梅毒疹，树胶肿，马鞍鼻；骨损害，佩刀胫及单侧锁骨内1/3处肥厚；楔状齿；基质性角膜炎，常在8~15岁时发生，视力受到严重影响；神经性耳聋，多在10岁左右发病。

（3）隐性胎传梅毒

无临床症状，梅毒血清反应阳性（需排除假阳性）。

2. 后天梅毒

（1）潜伏梅毒

感染梅毒后经过一定的活动期，由于机体免疫力增强或不规则治疗的影响，症状暂时消退，但未完全治愈，梅毒血清反应仍阳性，且脑脊液检查正常，此阶段称为潜伏梅毒。感染两年以内者称早期潜伏梅毒；感染两年以上者称晚期潜伏梅毒。

（2）一期梅毒

主要表现为硬下疳，发生于不洁性交后2~4周，常发生在外生殖器，少数发生在唇、咽、宫颈等处，同性恋男性常见于肛门或直肠。硬下疳常为单个，偶为多个。初为丘疹或浸润性红斑，继之轻度糜烂或呈浅表性溃疡，其上有少量黏液性分泌物或覆盖灰色薄痂，边缘隆起，周边及基底部呈软骨样硬度，直径为1~2cm，圆形，呈牛肉色，局部淋巴结肿大。疳疮不经治疗，可在3~8周内自然消失，而淋巴结肿大持续较久。

(3) 二期梅毒

在感染后 7～10 周，可有低热、头痛、肌肉和关节痛等，也可伴肝脾肿大及全身淋巴结肿大。

①梅毒疹：皮疹通常缺乏特异性，可为红斑、丘疹、斑丘疹、斑块、结节、脓疱或溃疡等，大多数泛发，不痒或轻微瘙痒。

②复发性梅毒疹：原发性梅毒疹自行消退后，约 20%的二期梅毒患者将于 1 年内复发，二期梅毒的任何症状均可重新出现，以环状丘疹最为多见。

③黏膜损害：约 50%的患者出现黏膜损害，发生在唇、口腔、扁桃体及喉，表现为黏膜斑或黏膜炎，并伴有渗出或灰白膜，黏膜红肿。

④梅毒性脱发：约占患者的 10%。多为稀疏性，边界不清，如虫蚀样，少数为弥漫样。

⑤骨关节损害：骨膜炎、骨炎、骨髓炎及关节炎，伴有局部疼痛。

⑥眼梅毒：主要表现为梅毒性虹膜炎、虹膜睫状体炎、脉络膜炎、视网膜炎等，常为双侧。

⑦神经梅毒：多无明显症状，但脑脊液异常，脑脊液快速血浆反应素环状卡片试验（RPR）阳性。可有脑膜炎症状。

⑧全身浅表淋巴结肿大。

(4) 三期梅毒

发生在感染后 4 年以上。除皮肤黏膜损害外，可侵犯任何内脏器官或组织，传染性小，破坏性大，病程长，可危及生命，血清反应大多阳性。

①皮肤黏膜损害：结节性梅毒疹好发于头皮、肩胛、背部及四肢的伸侧。树胶样肿常发生在下肢，表现为深溃疡形成，萎缩样瘢痕；发生在上额部时，常引起组织坏死，穿孔；发生于鼻中隔者，则骨质破坏，形成马鞍鼻；发生于舌部者，表现为穿凿性溃疡；阴道损害常形成溃疡，进而引起膀胱阴道漏或直肠阴道漏等。

②近关节结节：是梅毒性纤维瘤缓慢生长的皮下纤维结节，呈对称性分布，大小不等，表皮正常，触之质硬，无痛，不活动，不破溃，无炎症表现，可自行消退。

③心血管梅毒：主要侵犯主动脉弓部位，发生主动脉瓣闭锁不全，即梅毒性心脏病。

④神经梅毒：发生率约 10%，多发生于感染梅毒瘾螺旋体后 10～20 年。可无症状，也可发生梅毒性脑膜炎、脑血管梅毒、脑膜树胶样肿、麻痹性痴呆。

【辅助检查】

（1）梅毒螺旋体检查

做病损处分泌物涂片，采用暗视野显微镜检查或直接免疫荧光检查（DFA）活螺旋体，阳性者即可确诊。对早期梅毒的诊断具有十分重要的价值。

（2）梅毒血清学检测

①非梅毒螺旋体血清试验：这类试验的抗原分为心磷脂、卵磷脂和胆固醇的混悬液，用来检测抗心磷脂抗体。

②梅毒螺旋体血清试验：包括荧光螺旋体抗体吸收试验（FTA-ABS）、梅毒螺旋体血凝试验（梅毒螺旋体HA）、梅毒螺旋体制动试验（梅毒螺旋体I）等。

（3）梅毒螺旋体-IgM 抗体检测

梅毒螺旋体-IgM 阳性的一期梅毒患者经过青霉素治疗后，2~4周梅毒螺旋体-IgM 消失。二期梅毒梅毒螺旋体-IgM 阳性患者经过青霉素治疗后，2~8 个月 IgM 消失。由于 IgM 抗体分子较大，母体 IgM 抗体不能通过胎盘，因此如果婴儿梅毒螺旋体-IgM 阳性则表示已被感染。

（4）脑脊液检查

细胞计数、总蛋白测定、VDRL 试验及胶体金试验。

【治疗原则】

强调早期诊断，早期治疗，疗程规则，剂量足够。青霉素为首选药物，如水剂青霉素、普鲁卡因青霉素、苄星青霉素等。对青霉素过敏者可选四环素、红霉素等。部分患者青霉素治疗之初可能发生赫氏反应（J-HR），可由小剂量开始加。

【护理评估】

（1）健康史

①询问患者的个人生活及卫生状况。

②询问患者发病情况，有无低热、头痛、肌肉、关节痛；或身体其他部位的红斑、丘疹及黏膜的损害。个别可造成全身浅表淋巴结的肿大等。

(2) 身体状况

①一般状态：血压、脉搏、呼吸、体温的变化等。

②皮肤、黏膜的损害，发生于口唇、扁桃体等黏膜的红肿。

③有无脑膜的刺激症状。

(3) 心理—社会状况

患者的病程长，牵涉的全身各器官受损严重，因此了解患者对疾病的认识程度和治疗效果，因为此病具有传染性，了解患者对疾病预防的相关知识是否掌握，以及患者和家属对该病的护理、病因及诱因相关知识的了解情况，家人对患者是否存在排斥心理。

【护理诊断】

(1) 疼痛、瘙痒

与梅毒所致的病变有关。

(2) 皮肤受损的风险

与消毒所致的病变有关。

(3) 有传播感染的可能

与皮肤黏膜破损及性交传播有关。

【护理措施】

(1) 隔离

在标准预防的基础上，还应采用接触传播的隔离与预防。对患者的排泄物、污染物品及场所均需严格消毒，将患者使用过的卫生纸、棉签、棉球等医疗废弃物用双层黄色袋收集后焚烧，血液标本应有隔离标志。

(2) 病情观察

①皮肤黏膜损害：观察全身皮肤黏膜出疹及溃破情况，包括口腔、眼睛、指甲、关节损害程度及全身毛发脱落情况（眉毛、睫毛、胡须、腋毛、阴毛）；观察新生儿梅毒的皮肤皲裂脱皮情况，皮疹的大小、鳞屑、颜面红斑的分布、大小情况；有无新发皮疹。

②观察骨关节的疼痛及活动度：有骨炎、骨膜炎、关节炎、骨髓炎等并伴有持续性钝痛。密切观察关节的疼痛位置、关节肿胀、疼痛程度

和活动度，嘱患者病情发作时卧床休息，减少活动；应协助生活所需，防止跌倒；在缓解期给予每日 2 次，每次 20~30 分钟协助进行关节活动，进行功能锻炼，防止关节挛缩。

③神经系统损害：表现为脑膜炎、脑血管梅毒、脑膜血管梅毒等。

（3）对症护理

1）保持皮肤清洁、完整：嘱患者穿柔软舒适的棉质衣裤，勿抓挠皮疹处皮肤，翘裂皮肤不可强行撕去，保持床单位的清洁、平整、无渣；皮肤破溃处先用 3%过氧化氢清洗后再用生理盐水冲净，局部涂抹抗生素乳膏，用无菌纱布覆盖，保持皮肤清洁干燥，严防继发感染。过度角化的皮肤因皲裂伴有疼痛，可涂抹油脂丰富的护肤霜。

2）安全防护：神经梅毒的患者梅毒螺旋体侵入中枢神经系统，容易出现跌倒、坠床、走失等意外事故，应制定安全防范对策。①创造安全的病房环境：如地面防滑、干燥，拖地时设警示牌，病房、走廊、厕所安装扶手。②加强看护：专人陪护，对烦躁不安的患者加床栏，对认知能力低下的患者戴手腕识别带，上注科室、床号、姓名、联系电话，防止走失；脑膜血管梅毒所致的偏瘫或截瘫，患者四肢感觉、运动障碍，局部血液循环不良，应防止压疮的发生，协助翻身 2 小时 1 次，保持肢体的功能位置，保持床位整洁，及时更换尿不湿、汗湿的衣裤，因感觉障碍正确使用热水袋，以防烫伤。

3）保持新生儿眼睛、鼻部的清洁：患儿眼部分泌物多，鼻塞、流涕，可见脓性分泌物。先用生理盐水棉签擦去眼分泌物，再用氧氟沙星眼药水滴眼，每天 3~5 次；吸痰时动作要轻柔，负压控制在 50~80mmHg，以免加重鼻黏膜损伤。患儿所用的衣物、被服经消毒液浸泡后送洗。

4）保持产妇会阴部清洁：分娩时为了减少胎儿头皮与阴道壁的摩擦，可行会阴侧切，防止由产道引起的母婴传播。接生时的一次性产包、塑料薄膜、沾有恶露的会阴垫打包后焚烧。用 2%聚维酮碘溶液会阴冲洗，2 次/天。

5）喂养指导：患儿的母亲经过正规抗梅毒治疗，快速血浆反应素（RPR）滴度较治疗前下降 4 倍以上或 RPR 滴度在 1:2 以下者，可直接进行母乳喂养，否则应暂缓母乳喂养。人工喂养采用配方奶粉，补充多种维生素；对吸吮力差、进食困难者给予鼻饲，保证热量供给。

（4）用药护理

①避免针头堵塞：苄星青霉素是治疗梅毒理想的药物，但在肌注过程中容易阻塞针头，宜采取"后溶解药物，三快"的注射法，即安置患者取合适体位，选择注射部位并消毒，然后溶解抽取药液进行注射，做到进针、拔针、推药三快。

②预防吉-海反应：治疗中需关注吉-海反应的发生。采用青霉素治疗前1天或同时加用泼尼松可减少吉-海反应的严重程度。梅毒患者在初次注射青霉素或其他高效抗梅毒药物后4小时内，部分患者出现不同程度的发热、寒战、头痛、乏力等流感样症状，并伴有梅毒症状和体征的加剧。该反应约在8小时达高峰，24小时内发热等症状可不治而退，加重的皮损也会好转，当再次注射时，症状不会再现。孕妇要严密观察胎心音和宫缩，因其可导致胎儿宫内窘迫和早产。不应因吉-海反应的出现而停止治疗。

（5）心理护理

向患者讲解梅毒的防治常识，可治愈性，帮助患者克服自卑心理，积极配合治疗，并做好家属的思想工作。

【健康教育】

（1）要求患者遵医嘱完成治疗。患者的临床治愈并非达到梅毒生物学治愈标准，所以定期复查有助于调整药量，指导治疗。

（2）性伴的处理：在3个月内凡接触过早期梅毒的性伴应予检查、确诊及治疗。早期梅毒治疗期间禁止性生活。

（3）所有育龄妇女、孕妇均应在婚前检查和第一次产前检查时，做梅毒血清学筛查，对梅毒高发区孕妇或梅毒高危孕妇，在妊娠第28周及临产前再次筛查。

【预防】

（1）杜绝不正当的性行为，提倡洁身自爱。

（2）若有可疑梅毒接触史，应及时进行梅毒血清试验，以便及时发现，及时治疗。

（3）对可疑患者均应进行预防检查，行梅毒血清试验。

（4）一旦发现梅毒患者，必须强迫进行隔离治疗。

（5）对可疑患梅毒的孕妇，应及时给予预防性治疗，以防感染给胎儿。

第八章 原虫感染性疾病患者的护理

第一节 阿米巴痢疾

阿米巴痢疾，是由溶组织内阿米巴寄生于结肠引起的肠道传染病，主要病变部位在近端结肠和盲肠。典型的临床表现有果酱样粪便等痢疾样症状；非典型表现有阿米巴肠炎、阿米巴瘤、阿米巴性阑尾炎，甚或暴发性溃疡性结肠炎等。本病易复发，易转为慢性，可引起阿米巴肝脓肿等并发症。

【病原学】

溶组织内阿米巴生活史有滋养体和包囊 2 个期。生活史中仅需 1 种哺乳类宿主，人是主要的合适宿主。

（1）滋养体

是阿米巴在人体生活史中的主要阶段，是溶组织内阿米巴的致病形态。通常在结肠腔内或组织内以 2 分裂增殖。滋养体按其形态可分为小滋养体和大滋养体。

①小滋养体：是肠腔共栖型滋养体，不侵袭组织而以宿主肠内容物为营养，伪足不明显，运动缓慢，内质含较多细菌而无红细胞。

②大滋养体：是组织致病型滋养体，内、外质分明。外质透明，内质呈颗粒状，可见被吞噬红细胞和食物。其吞噬的红细胞数，1 至数个不等。其吞噬红细胞的特征也是与其他肠内阿米巴滋养体鉴别时的重要依据。

（2）包囊

是溶组织内阿米巴的感染型，由肠腔内小滋养体形成，能起传播作用。包囊对外环境抵抗力强，对常用化学消毒剂耐受，可污染外环境，传播本病。如果感染人体后，包囊在小肠下端受碱性消化液的作用，囊壁变薄，虫体活动，并从囊壁小泡逸出而形成滋养体。在回盲部黏膜皱褶或肠腺窝处分裂繁殖，重复其生活过程。

【流行病学】

（1）传染源

主要传染源为粪便中持续排出包囊的人群，包括慢性患者、恢复期患者及无症状包囊携带者。因为包囊对外环境抵抗力强，在粪便中可存活 2 周，水中可活 5 周，如污染水和食品，会传播本病。急性期患者常排出大量滋养体，但在外界环境中迅速死亡，故急性期患者不被列为主要传染源。人是溶组织内阿米巴的主要宿主和贮存宿主。

（2）传播途径

经口感染是主要传播途径，人摄入被阿米巴包囊污染的食物和水而感染。生食被包囊污染的瓜果蔬菜亦可致病。苍蝇、蟑螂也可起到传播的作用。水源污染可引起地方性流行。口-肛性行为也可接触感染。

（3）易感人群

人群对溶组织内阿米巴包囊普遍易感，但婴儿与儿童发病机会相对较少。营养不良、免疫力低下及接受免疫抑制剂治疗者，发病机会较多，病情较重。人群感染后特异性抗体滴度虽高，但不具保护作用，故可重复感染。

（4）流行特征

呈世界性分布，是常见的寄生虫病之一，以热带和亚热带流行最为严重，秋季多发，农村高于城市，我国是高发区。分布有明显的家庭聚集性。

【临床表现】

潜伏期一般为 3 周，亦可短至数日或长达数余年。

（1）轻型

临床症状不明显，间可出现腹痛、腹泻，粪便中有包囊。常为致病性与非致病性虫株混合感染。肠道病变轻微，有抗体形成。当机体抵抗力下降时，可发生痢疾或肝脓肿症状。

（2）普通型

包括急性与慢性两种表现，全身症状轻，无发热，起病缓慢，呈间歇性腹泻。典型急性表现为黏液血便呈果酱样，每日 10 余次，便量中等，粪质较多，有腥臭，伴有腹胀或轻中度腹痛，体征有盲肠与升结肠部位轻度压痛。间歇期大便稀糊或基本正常。大便镜检可发现滋养体。本型的基本表现为结肠直肠炎，症状轻重与病变程度有关，如病变局限于盲肠、升结肠，黏膜溃疡较轻时，仅有便次增多，偶有血便，溃疡较明显，若直肠受累明显时，可出现里急后重感。典型急性表现历时数日或几周后自行缓解，未经治疗或治疗不彻底者易复发或转入慢性。慢性者各种症状可交替持续数月或数年，反复迁延发作后可致贫血、乏力、腹胀、排便规律改变或肠道功能紊乱，体检扪及结肠增厚与压痛。大便镜检可有滋养体和（或）包囊。

（3）重型

起病突然，高热，先有较长时间的剧烈肠绞痛，随之排出黏液血性或血水样大便，每日十余次。伴里急后重，粪便量多，伴有呕吐、失水，甚至虚脱或肠出血、肠穿孔或腹膜炎。本型少见，常发生在感染严重、营养不良、孕妇或接受激素治疗者。

【辅助检查】

（1）血象

重型与普通型阿米巴痢疾伴细菌感染时，血白细胞总数和中性粒细胞比例增高，轻型、慢性阿米巴痢疾白细胞总数和分类均正常。少数患者嗜酸性粒细胞比例增多。

（2）粪便检查

粪便呈暗红色果酱状，腥臭，粪质多，含血及黏液。生理盐水涂片镜检，可见大量聚团状红细胞，少量白细胞和夏科-莱登结晶。检到伸展伪足活动、吞噬红细胞的阿米巴滋养体具有确诊意义。慢性患者的成形粪便可直接涂片查找包囊。

（3）血清学检查

①检测特异性抗体：常用酶联免疫吸附测定 ELISA、间接血凝试验（IHA）、间接荧光抗体试验（IFTA）等。血清学检查 IgG 抗体阴性者，一般可排除本病。特异性 IgM 抗体阳性提示近期或现症感染，阴性者不排除本病。

②检测特异性抗原：单克隆抗体、多克隆抗体检测患者粪便溶组织内阿米巴滋养体抗原灵敏度高、特异性强，检测阳性可作明确诊断的依据。

（4）分子生物学检查	（5）结肠镜检查
DNA 探针杂交技术、聚合酶链反应（PCR）可应用于检测或鉴定患者粪便、脓液或血液中溶组织内阿米巴滋养体 DNA，也是特异和灵敏的诊断方法。	约 2/3 有症状的病例镜检时可见大小不等、散在性溃疡，中心区有渗出，边缘整齐，周边围有一圈红晕；溃疡间黏膜正常。取溃疡边缘部分涂片及活检，可查滋养体。

【治疗原则】

（1）一般治疗	（2）病原治疗
急性期应卧床休息，给流质或少渣饮食。慢性患者加强营养，必要时输液或输血，腹泻严重者补液及纠正水、电解质紊乱。	目前常用的抗溶组织内阿米巴药物有硝基咪唑类，如甲硝唑、替硝唑、奥硝唑、塞克硝唑等和二氯尼特，合并细菌感染时使用抗菌药物。

（3）并发症治疗	
肠出血时，应及时输液、止血或输血；肠穿孔时，在抗阿米巴药及抗生素治疗的同时尽快手术治疗。	

【护理评估】

（1）健康史	（2）身体状况
①询问患者生活及卫生状况。②询问患者发病情况，有无腹痛、腹泻、排暗红色带有腥臭味的粪便。	①生命体征：血压、脉搏、呼吸、体温是否正常。②注意昏迷患者大便情况，是否有果酱样便。

（3）心理—社会状况	
久病者可有贫血、乏力和营养不良，易发生并发症；患者可能会有焦虑存在。患者及家属是否具有有关该病预防、护理、病因及诱因的知识。	

【护理诊断】

(1) 腹泻	(2) 疼痛：腹痛
与阿米巴原虫所致肠道病变有关。	与阿米巴原虫所致肠道病变有关。
(3) 营养失调	(4) 潜在并发症：肠出血、肠穿孔
与腹泻、进食减少及胃肠功能紊乱有关。	与肠壁组织坏死、溃疡形成有关。
(5) 有传播感染的可能	(6) 有体液不足的危险
与肠道排出病原体有关。	与腹泻、发热、补给不足或摄入减少有关。

【护理措施】

(1) 隔离	(2) 休息与活动
采取消化道隔离，接触患者粪便时戴手套并注意手的卫生。患者室内应有防蝇和洗手设备，患者餐具、便器单独使用，用后消毒，大便用漂白粉消毒，衣物阳光下暴晒2小时。急性期症状明显时应卧床休息，随病情好转可逐渐增加活动量，但要避免由于活动量突然增加而引发肠道并发症。	保证休息，减少消耗，轻型无需卧床休息，有全身中毒症状及显著肠道症状者，应卧床休息。患者室内应有防蝇设备及洗手设备，患者的餐具、便器单独使用，用后消毒，大便用漂白粉消毒，衣物阳光下暴晒2小时。

(3) 饮食护理

急性期患者给予易消化饮食，如米汤、稀粥、牛奶、蛋类、米粉、果汁等，避免粗纤维、刺激性、高糖食物。进食不足者，给予静脉补液。急性发作得到控制后，逐渐增加热量的供应，可给予高热量、高蛋白质、多量维生素饮食，防止营养不良、贫血等。保证热量每日供给 $11000 \sim 13000kJ$，蛋白质每日 $100 \sim 150g$。

(4) 病情观察

①观察患者无腹泻、腹痛、呕吐、发热情况，记录呕吐物和大便的次数、性状、颜色、量及气味，观察有无脱水现象，及时留送新鲜大便标本。

②观察并记录腹痛的性质、部位、程度、持续时间，腹部可否触及包块。必要时，遵医嘱给予解痉镇痛药。给药后半小时观察止痛效果。出现腹部压痛、腹肌紧张、血便等提示有肠出血和肠穿孔发生，立即报告医生并配合处理。

③观察慢性患者指甲甲床、手掌皮肤皱纹处、口唇黏膜及睑结膜颜色每日1次。注意观察患者血红蛋白变化。

（5）对症护理

1）发热：以物理降温为主，可给予冰袋冷敷头部、乙醇或温水擦浴、大动脉冷敷，采取物理降温半小时后，测体温，并记录及交班。大量出汗时，及时补液，防止虚脱，更换衣被时注意保暖。

2）腹泻

①保持肛周皮肤黏膜的清洁，便后要以温水清洁肛周皮肤，每日用温水或1:5000高锰酸钾溶液坐浴，局部涂以消毒凡士林油膏，以保护局部皮肤，防止溃烂。同时注意保持内裤、床单清洁和干燥。

②及时协助粪便标本采集，注意标本应新鲜，不应混有尿液及消毒剂，尽量选取血、黏液部分，及时送检。气温低时应注意保温。大便镜检阴性时需多次反复检查。

3）腹痛：明显腹痛者可进行腹部热敷或遵医嘱给予颠茄合剂或肌内注射阿托品等解痉剂。

（6）粪便标本采集

为提高粪便检查阳性率，及时协助粪便标本采集，应注意：①阿米巴滋养体排出体外2小时即趋于死亡，因而宜及时采集新鲜大便标本，挑选血、黏液部分，立即送检。②留取标本的容器应清洁，不混有尿液及消毒液。天冷时，让患者便于用温水冲洗过的便盆中，以防滋养体死亡。③如遇有镜检阴性时，需反复多次检查。

（7）用药护理

①最好饭后服用甲硝唑，注意观察患者有无恶心、呕吐等不良反应。

本药可通过胎盘、从乳汁排泄，妊娠 3 个月以内及哺乳期患者禁用。告诉患者服用甲硝唑期间避免同时饮乙醇饮品，否则会出现颜面潮红、心率加快和恶心等不良反应。

②用吐根碱类药，如依米丁治疗时，应卧床休息，注意观察患者血压变化。每次用药前测血压、脉搏，如有改变，及时报告医生减量或停药，以免导致心肌损害和中毒性肌炎。

(8) 心理护理

患者因症状多、病程较长、休息及饮食要求较多，特别是孕产妇、营养不良以及免疫功能低下者往往病情较重，常出现恐惧、焦虑等心理，医护人员应热情服务，主动沟通，认真倾听患者诉说，及时了解和满足患者的各项需要，耐心解答患者提出的问题，讲解不良心理对疾病的影响等，鼓励患者积极配合治疗，消除不良心理。

【健康教育】

（1）广泛宣传加强饮食管理和注意个人卫生对预防肠阿米巴病的重要意义。如定期对饮食从业人员检查，饭前便后洗手，不吃生、冷、不洁食物，避免暴饮暴食，加强锻炼，增强体质。

（2）宣传疾病相关知识：向患者及其家属讲解有关肠阿米巴的病因、传播途径、临床特征、疾病过程、治疗药物、疗程、药物不良反应及预后。告知有关消毒隔离知识、并发症的临床表现、肛门周围皮肤自我护理的方法。说明及早诊断、合理彻底治疗的重要性。讲解患病时对休息、饮食、饮水的要求。

（3）出院后每月复查大便 1 次，连续留检 3 次，以决定是否需要重复治疗。

【预防】

针对本病的流行环节进行预防，做好卫生宣教工作。

(1) 管理传染源

检查和治疗从事饮食业的排包囊者及慢性患者，治疗期间应调换工作。

（2）切断传播途径

防止食物被污染，饮水应煮沸，不吃生菜。平时注意个人卫生，饭前便后洗手。做好卫生宣教工作。

第二节　阿米巴肝脓肿

阿米巴肝脓肿是指由溶组织内阿米巴通过门静脉到达肝脏，引起细胞溶化坏死，形成脓肿，又称为阿米巴肝病，是肠阿米巴病最常见、最重要的肠外并发症。以长期发热、全身性消耗、肝区疼痛、肝脏肿大、有压痛、白细胞总数增高为主要临床特征。约半数患者在 1 周或数年前曾有阿米巴痢疾的病史。肝脓肿也可在没有阿米巴痢疾的患者中出现。目前有特效的治疗药物和方法，治愈率较高。

【病原学】

见肠阿米巴痢疾。

【流行病学】

见肠阿米巴痢疾。

【临床表现】

阿米巴脓肿起多病缓慢，以发热起病，常伴畏寒，热型以间歇热、弛张热型多见，热退而盛汗。主诉肝区疼痛，常呈持续性钝痛，深吸气及变动体位时疼痛加剧。脓肿多发生在右叶顶部，当脓肿向顶部发展时，刺激右侧膈肌，疼痛向右肩反射。如压迫右肺下部，可有右侧反应性胸膜炎或胸腔积液。当脓肿表浅时，可在肋间隙触到显著地压痛点。肝大，有压痛和叩击痛。慢性患者出现衰竭状态，伴消瘦、贫血及水肿。少数患者脓肿可穿破邻近器官和组织并继发细菌感染，若脓肿穿破膈肌可形成脓胸或肺脓肿，穿破至腹腔可导致腹膜炎。

【辅助检查】

(1) 血白细胞计数

血白细胞总数及中性粒细胞数往往增多，以急性期增多较著。慢性期则血白细胞总数接近正常甚或减少。有细菌继发感染者，白细胞总数常高于单纯阿米巴肝脓肿。

(2) 溶组织内阿米巴的检查

在粪便中可检查到滋养体和包囊，在组织中只能检查滋养体。标本需新鲜，滋养体排出后半小时就丧失活动能力，发生形态改变，1~2小时内死亡。容器不可加消毒药物，且不要混有尿液。成形粪便可在20~22℃保存24小时，在冰箱保存10天，仍可保留包囊的鉴别特性。

(3) 免疫学血清试验

分抗原检测和抗体检测。血中检测到抗原提示肠外阿米巴病。而抗体只有在阿米巴接触到宿主组织，引起免疫应答时才能产生；当只局限于肠管时，结果多属阴性；而阿米巴已从体内消失以后，抗体还可在血清中存在相当长的一段时间，故阳性结果反映既往或现在感染阿米巴。

(4) 肝脓肿穿刺液检查

典型脓液为棕褐色、黏稠，有腥臭味，若能在其中找到阿米巴滋养体或可溶性抗原，则可明确诊断。

(5) 影像学检查

①X线检查：右侧横膈抬高或伴右肺底云雾状阴影、胸膜反应或同侧胸腔积液。

②B超检查：易见液性病灶。

③其他：CT、肝动脉造影、放射性核素肝扫描及MRI检查，均可发现肝内占位性病变。

【治疗原则】

(1) 病原治疗

抗阿米巴治疗应选用组织内杀阿米巴药，并辅以肠腔内抗阿米巴药，以达根治。

(2) 肝穿刺引流

B超显示肝脓肿直径3cm以上、靠近体表者，可行肝穿刺引流，应于抗阿米巴药治疗2~4天后进行。

(3) 对症与支持治疗

患者应卧床休息，给予高蛋白，高热量饮食，补充维生素，营养不良者应加强支持治疗。

(4) 外科治疗

对肝脓肿穿破引起化脓性腹膜炎者和内科治疗疗效欠佳者，可行手术引流。同时，应加强抗阿米巴药物和抗生素的应用。

【护理评估】

(1) 健康史

①询问患者居住地是否有阿米巴痢疾流行等；患者周围是否有类似病例；患者既往是否有阿米巴痢疾病史。

②询问患者发病情况，有无发热伴大汗，热型及持续时间如何。

(2) 身体状况

①生命体征：血压、脉搏、呼吸、体温是否正常。

②大便：注意患者大便状况。

③注意患者发热：起病是否伴畏寒；有无肝区疼痛症状；有无胸痛、气促、咳嗽、肺部啰音等表现。

(3) 心理—社会状况

注意询问患者的生活起居情况以及卫生情况；评估患者及家属对疾病的病因、预防知识、护理知识的了解程度；是否有焦虑存在；能否配合治疗及护理。

【护理诊断】

(1) 疼痛：肝区痛

与肝脓肿形成大量坏死物质等致热原释放入血有关。

(2) 体温过高

与脓肿形成大量坏死物质等致热原释放入血有关。

(3) 营养失调：低于机体需要量

与肝脓肿形成，长期低热消耗增多有关。

(4) 焦虑

与环境改变、病程较长、医疗费用较高等有关。

(5) 知识缺乏

缺乏阿米巴肝脓肿的知识及相关消毒隔离知识。

(6) 潜在并发症

脓胸、急性腹膜炎、继发细菌感染。

【护理措施】

(1) 隔离

对患者实行消化道隔离。对患者的伤口敷料、引流液等应进行消毒处理。

(2) 休息与活动

发热及其他症状明显者，应卧床休息，以减少机体消耗。指导患者采取左侧卧位或其他舒适体位，减轻肝包膜张力避免肝区受压，以缓解肝区疼痛。

(3) 饮食护理

给以高碳水化合物、高蛋白、高维生素、易消化饮食，以补充营养需要。有贫血者，给以含铁丰富的饮食。

(4) 穿刺排脓及手术引流的护理

1）术前：测血压、脉搏。收缩压＞140mmHg，舒张压＞90mmHg，报告医生。给以降血压治疗，血压恢复正常再行穿刺排脓或手术引流术。

2）术后：①观察出血倾向，出现血压下降、脉搏细速、心慌等症状时，立即报告医生，及时应用止血药物；②观察并记录穿刺抽吸出液体的性质、颜色及量；③观察局部包扎固定是否完好，有无渗血、渗液。引流管是否通畅，并记录引流液的颜色、性质和量。

3）观察体温变化：随着脓液的引出，体温未逐渐恢复正常、全身症状无明显改善及引流液变黏稠者，提示合并细菌感染，应加强生命体征的观察，注意是否有感染性休克的发生。

(5) 对症护理

①发热：给予物理降温并注意观察降温效果，鼓励多饮水，加强休息，注意营养供给。向患者讲解疾病相关知识以解除其思想顾虑。大量出汗后要及时给患者擦洗并更换清洁衣裤及被单，预防压疮的发生，进食少或不能进食的患者应鼓励或帮助其进行口腔护理，防口腔感染。

②肝区疼痛：置患者于左侧卧位或自我感觉舒适的体位，以减轻疼痛。也可采取分散注意力、松弛疗法等缓解疼痛的措施。如果疼痛剧烈，可遵医嘱给予镇静药或镇痛药。

(6) 用药护理

遵医嘱用药，并观察用药后不良反应。常用药物有甲硝唑、替硝唑等。若并发细菌感染，根据药物敏感试验应用有效抗生素。

(7) 心理护理

针对患者紧张、焦虑等心理状况，关心体贴患者，帮助其消除不良心理反应，使其能积极主动地配合治疗。

【健康教育】

（1）进行预防措施的教育。患肠阿米巴病后进行彻底治疗可预防肝阿米巴病。

（2）讲解肝阿米巴病的疾病过程、检查及治疗措施，特别是肝穿刺抽脓，讲解此手术的有关事项，以使患者配合治疗。

【预防】

预防阿米巴病必须保护水源，扑灭苍蝇、蟑螂，注意饮食卫生，不吃生冷蔬菜，不喝生水，饭前便后洗手，杜绝阿米巴包囊的传播。

第三节 疟 疾

疟疾俗称"冷热病"、"打摆子"，是由人类疟原虫感染引起并通过蚊虫传播的传染病，多在夏秋季节发病，寄生于人体的疟原虫有间日疟原虫、三日疟原虫、恶性疟原虫和卵形疟原虫四种。临床上以反复发作的间歇性寒战、高热和继之出大汗缓解为特点。间日疟及卵形疟可出现复发，恶性疟发热常不规则，病情较重，并可引起脑型疟等凶险发作。

【病原学】

疟疾的病原为寄生于红细胞的疟原虫。感染人类的疟原虫共有4种，即间日疟原虫、卵形疟原虫、三日疟原虫、恶性疟原虫。疟原虫的生活史包括在人体内和在按蚊体内两个阶段。有2个宿主，人是中间宿主，蚊是终宿主。

（1）疟原虫在人体内阶段

疟原虫在人体内的裂体增殖阶段为无性繁殖期。寄生于雌性按蚊体内的感染性孢子随蚊虫唾液腺分泌物进入人体血循环，然后迅速进入肝脏，在肝细胞内发育成熟为裂殖体。裂殖体释放出大量裂殖子进入血液循环，裂殖子侵入红细胞后发育为环状体，经滋养体成熟为裂殖体。裂殖体内含数个到数10个裂殖子，充分发育后，红细胞被胀大破裂，释放出裂殖子及代谢产物，引起临床典型的疟疾发作。释放的裂殖子再侵犯未感染的红细胞，开始新一轮的无性繁殖，形成临床的周期性发作。间日疟及卵形疟红细胞内发育周期为48小时。三日疟为72小时。恶性疟发育周期为36~48小时，且发育先后不一，故临床发作亦不规则。间日疟及卵形疟部分子孢子在肝内发育为迟发型裂殖体，此种裂殖体发育缓慢，经6~11个月方能成熟并感染红细胞，成为复发的根源。三日疟及恶性疟无迟发型子孢子，故无复发。分疟原虫裂殖子在红细胞内经3~6代增殖后，发育为雌性配子体与雄性配子体。配子体在人体内的存活时间为30~60日。

（2）疟原虫在按蚊体内阶段

①有性生殖：雌、雄配子体被雌按蚊吸入胃内，进行交配后，发育成合子，继之成为动合子，动合子穿过蚊胃壁发育成囊合子。

②孢子增殖：囊合子发育成孢子囊，其中含有成千上万个子孢子，子孢子进入蚊唾液腺内。当蚊叮咬人时，子孢子随唾液侵入人体。

【流行病学】

（1）传染源

疟疾患者和带疟原虫者。

（2）传播途径

疟疾的传播媒介为按蚊，经蚊虫叮咬皮肤为主要传播途径。极少数病例可因出输入带疟原虫的血液而发病。

传播疟疾最重要的是中华按蚊，为平原区间日疟传播的主要媒介。在山区传播疟疾以微小按蚊为主。在丘陵地区则以雷氏按蚊嗜人血亚种为重要媒介。在海南岛山林地区，其传疟媒介为大劣按蚊。

(3) 易感人群

人群对疟疾普遍易感。感染后虽有一定免疫力，但不持久。各型疟疾之间亦无交叉免疫性，经反复多次感染后，再感染时症状可较轻，甚至无症状。而非流行区来的外来人员常较易感染，且症状较重。

(4) 流行特征

疟疾主要流行于热带和亚热带，其次为温带。流行区以间日疟最广，恶性疟主要流行于热带，亦最严重。三日疟及卵形疟相对较少见。在我国，除云南和海南两省为间日疟及恶性疟混合流行外，主要以间日疟流行为主。发病以夏秋季较多，在热带及亚热带则不受季节限制。此外，随着对外开放和人员交流的迅速发展，我国内地亦发现不少输入性的疟疾病例。

【临床表现】

潜伏期间日疟及卵形疟 13～15 日，三日疟 24～30 日，恶性疟 7～12 日。

(1) 典型症状

疟疾的典型症状为突发的寒战高热。寒战持续 10 分钟到 2 小时。同时伴体温迅速上升，通常可达 40℃ 以上，全身酸痛乏力，但神志清楚，无明显中毒症状。发热持续 2～6 小时后，开始大汗，体温骤降，自觉明显缓解，仍感明显乏力。持续 1～2 小时后进入间歇期。间日疟和卵形疟间歇期为 48 小时，三日疟为 72 小时。恶性疟发热无规律，一般无明显间隙。应注意在疟疾初发时，发热可不规则。一般发作数次以后，才呈周期性发作。反复发作造成大量红细胞破坏，可出现不同程度的贫血，脾脏轻度肿大。

(2) 重症疟疾

①脑型：主要的临床表现为头痛、发热。常出现不同程度的意识障碍。脑型疟病情险恶，病死率高。

②超高热型：起病急，体温迅速升至 41℃ 以上，持续不退，皮肤灼热、呼吸急促，烦躁不安、谵妄，常发展为深度昏迷而在数小时内死亡。

③厥冷型：肛温 38～39℃ 或以上，软弱无力，皮肤苍白或轻度发绀，皮温湿冷，常伴频繁呕吐或水样腹泻，继而脉搏细弱、血压下降，多死于循环衰竭。

④胃肠型：除畏寒、发热外，常有腹泻，排黏液便、血便、柏油便等，伴下腹或全腹痛，恶心、呕吐，呕吐物呈咖啡样，重者死于休克及肾衰竭。

（3）再燃和复发

再燃是由血液中残存的疟原虫引起。四种疟疾都有发生再燃的可能性。再燃多见于病愈后的1~4周，可多次出现。复发是间日疟、卵形疟于病愈后的3~6个月再次发作，是由寄生于肝细胞内的迟发型子孢子引起。

（4）输血后疟疾

输血后疟疾常发生于输入含疟原虫血后7~10天，国内主要为间日疟，临床表现与蚊传疟疾相同，但无肝内繁殖阶段，不产生迟发型裂殖体，故无远期复发问题。

【辅助检查】

（1）血常规

疟疾多次发作后，红细胞与血红蛋白可下降，白细胞计数正常或减少，但单核细胞相对增高。

（2）疟原虫检查

①血涂片：血液的厚、薄涂片经吉姆萨染色查疟原虫，对疟疾的诊断有重要意义。

②骨髓穿刺涂片：骨髓涂片的阳性率稍高于外周血涂片。

（3）血清学检查

可用免疫学方法，如酶联免疫吸附试验、放射免疫测定等监测血液中疟原虫的特异性抗原抗体，其特点是方便、快速、敏感。血清特异抗体常于感染后3~4周才出现，因而特异性抗体的检测价值较小，仅用于本病的流行病学调查。

【治疗原则】

（1）抗疟原虫治疗

1）控制临床发作的药物

①磷酸氯喹：是最常用和最有效的控制临床发作的首选药物，对红细胞内滋养体和裂殖体有迅速杀灭作用。

②青蒿素：从中药青蒿中提取，对抗氯喹的恶性疟和各种疟原虫的红细胞内期均有显著作用，其优点为速效与低毒。

此外还有哌喹（常用磷酸哌喹）、奎宁、磺胺类加甲氧苄氨嘧啶等也用于抗疟治疗。

2）防止复发、中断传播的药物：常用磷酸伯氨喹（伯氨喹啉），可杀灭肝细胞内速发型和迟发型的疟原虫，有病因预防和防止复发的作用；还能杀灭各种疟原虫的配子体，有防止传播的作用。

3）主要用于预防的药物：乙胺嘧啶，能杀灭各种疟原虫红细胞外期，故有预防作用。

（2）一般疟疾与凶险疟疾的治疗

1）一般疟疾：常首选氯喹与伯氨喹啉合用（剂量同前）。

2）凶险型疟疾：需尽快快速、足量静脉滴注有效的抗疟药物，如磷酸氯喹或二盐酸奎宁滴注。

（3）对症治疗

1）一般疟疾：高热以物理降温为主；入量不足且不能进食者予静脉输液；贫血者应给铁剂治疗。

2）凶险型疟疾：①体温过高者给予物理降温，将体温控制在38℃以下，此外可用肾上腺皮质激素，如地塞米松等。②应用低分子右旋糖酐，可防止血管内红细胞凝聚，有利于 DIC 的治疗与预防。③抽搐者用镇静剂。④有脑水肿时，用 20% 甘露醇 250ml 快速静脉滴注。

【护理评估】

（1）健康史

①询问患者居住地蚊虫密度及蚊虫叮咬史，近期是否服用过乙胺嘧啶、氯喹或甲氟喹等药物；周围有没有类似病例。

②询问患者发病情况，有无发热及热型和持续时间如何。

③患者有无寒战高热、缓解，再寒战高热、再缓解的循环发作症状。

（2）身体状况

①生命体征：血压、脉搏、呼吸、体温、意识是否正常。

②热型及症状：注意患者热型及发病时的伴随症状。

(3) 心理—社会状况

①凶险型疟疾患者病情严重，死亡率高。患者及家属易产生焦虑、恐惧的心理。

②评估患者对疟疾的认识及了解程度、对住院隔离的认知及适应情况，对疟疾的了解程度及对消毒隔离的认识，以及支持系统对患者的态度。

【护理诊断】

(1) 体温过高

与疟原虫引起的异种蛋白反应有关。

(2) 疲乏

与疟疾发作或红细胞破坏导致贫血有关。

(3) 疼痛：头痛、全身痛

与疟疾导致的高热有关。

(4) 潜在并发症

颅内高压症与脑水肿有关；黑尿热与患者缺乏葡萄糖-6-磷酸脱氢酶（G-6-PD）、过敏性体质、使用抗疟药有关。

【护理措施】

(1) 隔离

防止蚊虫叮咬。采用虫媒隔离至抗疟治疗3日后，带虫者可在流行高峰前1个月集体抗复发治疗，联合使用乙胺嘧啶加伯氨喹。

(2) 休息与活动

患者急性发作期，应卧床休息，间歇期应增加休息时间，以减少机体能量的消耗。

(3) 饮食护理

注意给予营养丰富的饮食。发作期可给予温热流质饮食如糖水、果汁等，有呕吐、不能进食者，给予静脉补液。发作停止后，给予高热量、高蛋白、高维生素、含铁质的食物，以补充消耗，纠正贫血。

(4) 病情观察

①严密观察体温变化，注意体温热型、间隔时间及伴随症状，遵医

嘱给予物理和药物降温；及时更换潮湿衣被，注意保暖。

②观察患者意识、瞳孔及生命体征，有无颅内压增高的征象，出现血压升高，脉搏慢而有力、剧烈头痛、呕吐、烦躁不安、定向力障碍、嗜睡、昏睡及儿童出现抽搐，应遵医嘱给予甘露醇等脱水药，并观察血压及尿量。做好安全护理，给予加床档或使用约束带，防止意外。

③观察记录呕吐物及粪便的颜色、性质、量，注意是否有脱水现象。若患者出现皮肤苍白、湿冷、发绀，频繁恶心呕吐、腹泻或血便，血压下降、脉搏细弱等，及时遵医嘱快速静脉补液，增加有效循环血量，维持血压在 90/60mmHg 以上。

④观察患者呼吸变化，若出现呼吸急促、呼吸窘迫、发绀、伴有烦躁，咳出粉红色泡沫样痰，表示患者发生肺水肿，应立即吸氧，给予头高脚低位，遵医嘱静脉给予呋塞米等利尿药。监测动脉血气分析，血氧饱和度。

⑤观察患者指甲甲床、手掌皮肤皱纹处、口唇黏膜及睑结膜颜色，每日 1 次。注意观察患者血红蛋白变化。

⑥观察患者是否有水肿发生，特别是颜面部，每日 1 次。观察并记录小便的颜色及量。测体重每周 1 次。当发热伴有酱油色尿提示并发黑尿热，应及时报告医生减量或停止使用抗疟药，给予 5% 碳酸氢钠溶液静滴，绝对卧床休息。

⑦对重症恶性疟及孕妇疟疾患者，随时注意观察是否出现出汗、手颤、心慌、饥饿等表现。有症状者及时给予糖水、果汁，严重者给予 50% 葡萄糖 50ml 静脉注射。

（5）对症护理

①典型发作：寒战时，予以保暖，并防止外伤。高热时予以温水擦浴、醇浴、冰敷等降温措施。遵医嘱使用氯喹等抗疟药物，并注意观察心率、血压的变化。遵医嘱使用退热药物。出汗后及时更换衣服及床单，避免受惊和着凉，并嘱患者多饮水防止虚脱，缓解间歇期应嘱患者安静休息以恢复体力。

②凶险发作：应注意保持呼吸道通畅，并按惊厥、昏迷常规护理。如发生脑水肿、呼吸衰竭，协助医师进行抢救并做好相应护理，防止患者突然死亡。

③溶血性尿毒综合征：密切观察有无黑尿热的临床表现，如突起寒

战、高热、腰痛及酱油色尿等，应及时报告医生。立即停用可能诱发溶血的药物，如奎宁、伯氨喹啉、阿司匹林等。严格记录 24 小时出入水量，保证尿量每天不少于 1000ml。遵医嘱，应用氢化可的松和 5% 碳酸氢钠等药物，以减轻溶血和肾功能损害。贫血严重者，可少量多次输新鲜全血，并观察有无输血反应。

（6）用药护理

1）氯喹使用时应注意

①有无胃肠道反应，如食欲缺乏、恶心、呕吐及腹泻等。

②观察循环系统的变化，如果用量过大，患者可能会出现心动过缓、心律失常及血压下降。

2）使用伯氨喹应注意：服用 3~4 日后可有发绀或溶血反应，应注意观察，出现上述反应时需及时通知医师并停药。

3）凶险发作应用静脉滴注药物时，应掌握药物浓度与滴度，并密切观察毒性反应。

（7）心理护理

了解患者和家属对疾病的认识情况，对疟疾的周期性发作有无紧张、焦虑等反应；对患者给予关心、体贴和帮助，消除不良心理反应，积极主动地配合治疗和护理，以便早日康复。

【健康教育】

（1）宣传疟疾的防治知识。及时发现并彻底治疗患者及带虫者，防止疟疾的传播。积极宣传防蚊措施、彻底消灭按蚊。主要措施是搞好环境卫生，包括清除污水，改革稻田灌溉法，发展池塘、稻田养鱼业，室内、畜棚经常喷洒杀蚊药等。搞好个人防护，包括搞好个人卫生，夏天不在室外露宿，睡觉时最好挂蚊帐；白天外出，要在身体裸露部分涂些避蚊油膏等，以免蚊虫叮咬。

（2）宣传预防性服药的重要性。对疟疾高发区健康人群及流行季节出入流行区的易感者，应预防性服药，成人常用服用氯喹，耐氯喹者可服用甲氟喹或乙胺嘧啶。孕妇、儿童宜服用氯喹作预防。

（3）患者治愈后仍应避免劳累，定期随访，如再次出现寒战、发热、大汗发作，应速到医院复查。

【预防】

（1）管理传染源

及时规范疫情报告，根治疟疾患者及带疟原虫者。对 1~2 年内有疟疾发作史及血中查到疟原虫者，在流行季节前 1 个月，给予抗复发治疗，以根治带虫者，常用乙胺嘧啶和伯氨喹联合治疗。以后每 3 个月随访 1 次，直至 2 年内无复发为止。疟疾病愈未满 3 年者，不可献血。

（2）切断传播途径

以防蚊、灭蚊为主。在疟区黄昏后应穿长袖衣服和长裤，在暴露的皮肤处涂驱蚊剂，挂蚊帐睡觉，房间喷洒杀虫剂及用纱窗阻隔蚊虫叮咬。

（3）保护易感人群

因疟原虫抗原的多样性，目前尚无有效的疫苗。药物预防是常用措施。对疟疾高发区健康人群及流行区外来人群可选用氯喹；在耐氯喹疟疾流行区，可用甲氟喹，亦可选用乙胺嘧啶。

第四节　黑　热　病

黑热病又称内脏利什曼病，是杜氏利什曼原虫感染引起的慢性地方性传染病，经由白蛉传播。临床上以长期不规则发热、消瘦、肝脾肿大（尤以脾脏肿大更为显著）、全血细胞减少及血清球蛋白增多为特征。

【病原学】

引起内脏利什曼病的病原体是杜氏利什曼原虫。利什曼原虫属锥体科，有前鞭毛体和无鞭毛体两个阶段。杜氏利什曼原虫的前鞭毛体见于白蛉消化道，呈纺锤形，前端有一游离鞭毛，其长度与体长相仿，无鞭毛体（利杜体）见于人和哺乳动物单核-吞噬细胞内，呈卵圆形。

当雌白蛉叮咬患者和被感染动物时，血中利杜体被吸入白蛉胃中，2~3 天后发育为成熟前鞭毛体，活动力加强并迅速繁殖，1 周后大量聚集于白蛉口腔和喙，此时再叮咬人或其他动物宿主时，成熟前鞭毛体随唾液侵入，在皮下组织鞭毛脱落成为无鞭毛体（利杜体）。有些利杜体被吞噬细胞吞噬，有些则可侵入血流，到达身体各部位，如肝、脾、骨髓和淋巴结等的单核-吞噬细胞系统中大量繁殖引起病变。

【流行病学】

（1）传染源

患者与病犬为主要传染源，少数野生动物，如狼、狐等也可作为传染源。

（2）传播途径

中华白蛉是我国黑热病主要传播媒介，通过白蛉叮咬传播，偶可经破损皮肤、黏膜、胎盘或输血传播。

（3）易感人群

人群普遍易感，但易感性随年龄增长而降低。病后有较持久的免疫力。免疫缺陷者，如骨髓移植、器官移植及其他接受免疫抑制治疗的人群，成为新的需要关注的易感人群。

（4）流行特征

本病为地方性传染病，分布较广，中国、印度、孟加拉、西亚、地中海、东非及拉丁美洲均有病例。在我国，主要流行于长江以北 17 个省市自治区。本病发病无明显季节性，农村较城市多发，男性较女性多见。

【临床表现】

潜伏期长短不一，10 天~9 年，平均 3~5 个月。

（1）典型临床表现

①发热：其典型热型为双峰热，但较少见，多数为长期不规则发热。发热时伴畏寒、盗汗、食欲下降、乏力、头昏等，发热持续时间较长，但全身中毒症状相对较轻是其特征。

②肝、脾及淋巴结大：脾明显肿大、肝轻至中度肿大、淋巴结轻至中度肿大。

③贫血和营养不良：晚期有心悸、气短、面色苍白、皮肤粗糙、皮肤颜色加深及鼻出血、牙龈出血。

（2）特殊临床类型

①皮肤型黑热病：皮损主要是结节、丘疹和红斑，偶见褪色斑，表面光滑，不破溃亦很少自愈，结节可连成片。皮损可见于身体任何部位，但面颈部多见，在结节内可查到无鞭毛体。

②淋巴结型黑热病：表现为浅表淋巴结大，尤以腹股沟部多见，其大小不一，无红肿或压痛。全身情况良好，肝脾多不大或轻度增大。

【辅助检查】

（1）血常规及血清蛋白

全血细胞减少，白细胞在（1.5~3.0）×10^9/L，甚至中性粒细胞缺乏；常有贫血，血小板减少。血浆球蛋白显著增高，白蛋白减少，白/球蛋白比值可倒置。

（2）病原学检查

骨髓、淋巴结、肝、脾穿刺涂片找到利杜体或穿刺物培养查见鞭毛体。

（3）血清免疫学检测

①检测特异性抗体：间接免疫荧光抗体试验（IFA）、酶联免疫吸附测定及间接血凝（IHA）等方法检测特异性抗体，敏感性及特异性均较高，其中 IFA 法及 ELISA 法阳性率几乎达 100%，但可有假阳性。

②检测特异性抗原：单克隆抗体抗原斑点试验（McAb-AsT）及单隆抗体斑点 ELISA（Dot-ELISA）检测循环抗原，特异性及敏感性高，用于早期诊断，亦可用于疗效评估。采用重组抗原 rK39 的直接凝集反应（IDT）和免疫色谱法（ICT）因其快速及敏感性高在现场筛选中应用多，但不能区分现症感染及既往感染。新的重组抗原 K28 有望进一步提高检测的特异性。

【治疗原则】

（1）一般治疗

卧床休息，进高热量、高蛋白、高维生素饮食。应加强口腔卫生及护理，严重患者特别是合并急性粒细胞缺乏或走马疳者，预防和治疗继发感染。一般情况差者，可予输血或输注粒细胞，抗感染治疗等。

（2）病原治疗

①锑剂治疗：首选葡萄糖酸锑钠，疗效迅速而显著。

②非锑剂治疗：戊烷脒、羟脒替、米替福新、两性霉素 B 等。

（3）对症治疗及并发症治疗

对贫血、中性粒细胞缺乏和感染者可采用输血、输注粒细胞、抗感染等治疗措施。

（4）脾切除

巨脾或伴脾功能亢进，或多种治疗无效时应考虑脾切除。术后再给予病原治疗，治疗 1 年后无复发者视为治愈。

【护理评估】

（1）健康史

①询问患者居住地犬的密度，及有无接触病犬史及周围有无类似的病例。

②询问患者发病情况，有无发热及热型病持续的时间。

③患者有无寒战、高热及皮肤的破损情况。

（2）身体状况

①生命体征：血压、脉搏、呼吸、体温是否正常。

②热型及症状：注意患者的热型及伴随的症状。

③有无皮肤的破损及淋巴结的肿大。

（3）心理—社会状况

评估患者对黑热病的了解程度，对住院隔离的认知和适应情况及护士对患者的态度，对黑热病的了解及消毒隔离的认识。

【护理诊断】

（1）体温过高

与利杜体感染有关。

（2）活动无耐力

与乏力和贫血有关。

（3）营养失调：低于机体需要量

与肝、脾、骨髓受损引起贫血有关。

【护理措施】

（1）休息与环境

严格卧床休息。经病原治疗病情改善明显者，仍需强调静卧休息至少半个月，1 年内应避免重体力劳动以减少复发。病房应灭蚊并有防蚊设备。

（2）饮食护理

进食高热量、营养丰富、易消化的流质或半流质饮食，并根据情况遵医嘱给予静脉营养支持或鼻饲。

（3）病情观察

①严密监测生命体征和神志的变化，特别是体温变化。

②观察皮肤颜色。

③观察患者有无皮肤瘀点/瘀斑、鼻出血、牙龈出血等出血倾向。

④观察心悸、气短和面色苍白等贫血症状。

（4）对症护理

1）高热

①卧床休息。

②观察体温变化及伴随症状，采取物理或药物降温措施，观察并记录效果。

③鼓励多饮水，加强皮肤及口腔的护理。

2）贫血

①卧床休息。

②对症用药。

③支持治疗。

④氧疗。

（5）用药护理

①葡萄糖酸锑钠注射液：对局部组织刺激性小，但在治疗中可出现发热、咳嗽、恶心、呕吐、腹痛、腹泻、鼻出血、脾区疼痛、腿痛等不良反应。如反应轻微，可继续治疗，如反应重则应暂停注射，待反应消失后再行治疗。静脉注射药物宜缓慢，并防止药液外漏。若出现不良反应立即停药，通知医生。

②戊烷脒：配置后立即使用，注射局部看有红、肿、硬块，也可有头晕、心悸、脉搏加快、血压下降，应注意观察、处理。

③羟脒替：不良反应有血压下降、呼吸急促及虚脱，应及时发现。

【健康教育】

（1）告知患者加强个人防护，在白蛉活动期使用细孔纱门、纱窗或蚊帐防蛉。采用杀虫剂在室内和畜舍滞留喷洒，用蚊香及各种驱虫剂驱蛉，彻底杀灭成蛉及幼蛉，用邻苯二甲酸二甲酯涂皮肤，以防白蛉叮咬。

（2）加强营养，预防并发症如肺炎、走马疳、急性粒细胞缺乏症。

（3）出院后定期复查骨髓涂片、血常规、B超。定期随访，出现高热、出血等情况立即就诊。

【预防】

应采取综合措施。

（1）管理传染源	**（2）消灭传播媒介**
治疗患者、控制病犬：在流行区白蛉繁殖季节前，应普查及根治患者。山丘地带应及时查出病犬，并捕杀掩埋。	灭蛉、防蛉：在平原地区采用敌敌畏、美曲膦酯（敌百虫）、223（1.5～2.0g 纯药/m²）或溴氢氯酯（12.5～25mg 纯药/m²）进行喷洒杀灭白蛉、防止其滋生。在山区、丘陵及荒漠地区对野栖型或偏野栖型白蛉，采取防蛉、驱蛉措施，以减少或避免白蛉的叮咬。

（3）加强个人防护
用细孔纱门、纱窗或蚊帐。用邻苯二甲酸二甲酯涂皮肤，以防白蛉叮咬。

第五节　弓形虫病

弓形虫病是由刚地弓形虫引起的人畜共患原虫病。本病可通过先天和获得两种途径感染。先天性感染可导致胎儿死产、各种畸形或婴幼儿眼损伤、脑瘫等；获得性感染多呈隐性感染，在免疫功能低下时，可引起中枢神经系统损害和全身播散性感染，是艾滋病患者的致死性机会感染。

【病原学】

弓形虫病由刚地弓形虫引起。弓形虫又称弓形体、弓浆虫，其发育阶段有 5 种形态，包括滋养体、包囊、裂殖体、配子体、卵囊；其生活发育过程需中间宿主和终末宿主，人、鸟类动物是其中间宿主，猫及猫科动物是其终末宿主，不同发育期弓形虫对外界抵抗力有明显差异。滋养体对温度及消毒剂敏感，包囊抵抗力较强，4℃可存活 68 天，胃液内可耐受 3 小时，但不耐干燥，56℃10 分钟即可死亡。

【流行病学】

（1）传染源

弓形虫病的传染源主要是动物，猫和猫科动物因其粪便中排卵囊数量多，且持续时间长，是本病最重要的传染源。我国猪的弓形虫感染率也较高，是重要传染源。

（2）传播途径

①先天性感染系妊娠期感染者经胎盘垂直传播使胎儿感染。

②获得性感染是因生食或半生食含有包囊的肉类食品而被感染；食入被卵囊污染的食物和饮水；猫、狗等痰和唾液中的弓形虫可通过密切接触、经黏膜及损伤的皮肤进入人体；经输血、器官移植感染及实验室感染，亦有报道。

（3）易感人群

人类对弓形虫普遍易感，胎儿、婴幼儿、肿瘤、艾滋病患者及长期接受免疫抑制剂者最易被感染。免疫缺陷者可使隐性感染复燃而出现急性症状。职业、生活方式、饮食习惯与弓形虫感染密切相关。兽医、屠宰人员、孕妇及免疫功能低下者为高危人群。

（4）流行特征

本病呈世界性分布。我国为流行地区，人群感染率较高，少数民族地区及农村感染率更高，其分布无明显季节差异，一般呈散发，偶见家庭聚集现象。

【临床表现】

（1）先天性弓形虫病

主要发生在初次急性感染的早孕妇女。在妊娠早期可表现为早产、流产或死胎。出生后，可见各种先天性畸形，包括小头畸形、脑积水、脊椎裂、无眼、小眼、腭裂等，以脑部和眼部病变最多。也可表现为典型四联症，即脉络膜视网膜炎、精神运动障碍（智力障碍、痉挛、肌肉强直、麻痹）、脑钙化灶和脑积水。眼部病变可出现眼肌麻痹、虹膜睫状体炎、白内障、视神经炎等。新生儿期可出现发热、多形性皮疹、肺炎、黄疸、肝脾肿大和消化道症状等临床表现。

（2）获得性弓形虫病

因虫体侵袭部位和机体反应性不同而呈现不同的临床表现。轻者多为隐性感染，主要表现为淋巴结肿大。重者可并发心肌炎、肺炎，也可出现中枢神经系统症状。在艾滋病及恶性肿瘤等免疫功能低下的患者，常表现为脑炎、脑膜脑炎、癫痫和精神异常。眼病表现以脉络膜视网膜炎为多见。

【辅助检查】

(1) 病原学检查

①涂片染色法：将各种体液浓集后直接制成厚涂片，或将骨髓穿刺、淋巴结穿刺制成涂片，亦可将活检组织制成印片或固定后制成病理切片，镜检，若发现速殖子或包囊可确立诊断。

②动物接种：取待检体液或组织悬液，接种小白鼠腹腔内，可造成感染并找到病原体，第一代接种阴性时，应至少盲目传代 3 次。

③细胞培养：弓形虫速增殖子适应多种传代细胞系。已有 Hela 细胞、鸡胚成纤维细胞与兔睾丸单层成纤维细胞培养的报道。

(2) 血清学检查

①抗体检测：以完整虫体或虫体胞质成分为抗原，检测血清中的特异抗体，目前临床上对弓形虫病（尤其是孕妇弓形虫病）血清抗体检测结果的判断，一般根据至少 2 项试验结果加以综合分析，并同时检测 IgM 或 IgG 抗体动态变化，作为现症感染的依据。

②抗原检测：应用弓形虫单克隆和（或）多克隆抗体检测血清或体液中的循环抗原（CAg），常用酶联免疫吸附测定法，具有较高的敏感性和特异性。

(3) 基因检测

通常使用 DNA 分子杂交技术、PCR、DNA 探针技术，其敏感性、特异性都理想。

【治疗原则】

(1) 病原治疗

一般情况下不需病原治疗，在特殊情况下才需病原治疗。常用的药物有磺胺嘧啶、乙胺嘧啶、乙酰螺旋霉素、阿奇霉素和克林霉素等。孕妇感染时应首选螺旋霉素，忌用乙胺嘧啶。

(2) 支持疗法

可采取加强免疫功能的措施，如给予胸腺肽等药物。对眼弓形虫病和弓形虫脑炎等可应用肾上腺皮质激素以防治脑水肿。

【护理评估】

（1）健康史

①流行病学资料：询问患者饮食、饮水及个人卫生情况，及是否饲养猫科动物及鸟类。

②病史：询问患者的起病情况、热型、有无脑炎及脑膜的刺激症状及是否患过弓形虫病。

（2）身体状况

①生命体征：血压、脉搏、呼吸、体温是否正常。

②热型及症状，及注意有无脑炎、癫痫等症状。

③有无肝脾的肿大及消化道症状。

（3）心理—社会状况

患者对弓形虫病、病症的个人防护知识的掌握情况；对发热、抽搐、癫痫等症状的心理反应，应对措施及效果；对支付医疗费用有无困难；家庭、家人对患者的态度及心理支持系统。

【护理诊断】

（1）体温过高

与弓形虫感染有关。

（2）疼痛

与弓形虫引起各组织、器官炎症反应有关。

（3）躯体移动障碍

与弓形虫脊髓病变有关。

（4）有窒息的危险

与弓形虫脑病有关。

（5）有受伤的危险

与弓形虫眼病有关。

【护理措施】

（1）隔离

采用接触传播的隔离与预防。

（2）休息与活动

症状重者严格卧床休息，协助床上活动身体，完全不能自理者提供自理帮助，活动时以不感疲劳为度。

（3）饮食护理

给营养丰富、清淡、易消化食物，发热患者适量多饮水，补充体液；消化道症状明显者少食多餐，尽量满足个人口味。

（4）病情观察

①严密监测生命体征，特别是有无神志改变。

②观察有无肢体运动和感觉障碍。

③观察有无呼吸困难及窒息表现。

④及时发现患者视力的变化。

（5）对症护理

1）发热

①卧床休息、多喝开水。

②物理或药物降温并记录疗效。

③加强口腔、皮肤护理。

2）头痛

①观察疼痛性质、部位、持续时间、伴随症状。

②遵医嘱使用镇痛药及脱水药，并记录疗效。

③局部热敷、理疗、按摩。

3）呼吸困难

①观察呼吸频率、节律。

②保持呼吸道通畅，给予利于呼吸的卧位。

③氧疗。

④必要时机械通气治疗。

4）意识障碍

①观察患者神志、瞳孔以及对刺激的反应，评估意识障碍程度。

②专人守护，采取保护性措施，预防坠床及受伤。

③保持呼吸道通畅，预防窒息发生。

④加强基础护理，预防坠积性肺炎和压疮。

5）视觉、感觉、知觉、运动障碍

①评估视觉、感觉、知觉、运动障碍程度。

②提供日常生活护理。

③给予适应性帮助，预防跌倒、烫伤等。

④去除受伤的危险因素。

(6) 用药护理

使用磺胺类药物时应多喝开水。观察尿液有无磺胺结晶，并应定期检查尿液 pH、禁食酸性食物。服用乙胺嘧啶期间，还要注意观察是否出现叶酸代谢障碍的副作用，使用时注意药物的浓度，定期复查血常规及肝功能。

(7) 孕妇护理	(8) 重症患者护理
①情绪安抚，倾听诉求，及时提供诊疗、护理信息。 ②协助医生评估孕妇和胎儿感染程度。 ③观察有无流产、早产的征兆。 ④急性感染者，遵医嘱给予螺旋霉素治疗，协助医生进行羊膜穿刺和超声检查。 ⑤做好终止妊娠的术前准备。	①免疫功能受损患者做好保护性隔离。 ②安全防护：抽搐昏迷患者加固床档，备牙垫（防止舌咬伤），治疗操作相对集中，减少刺激。 ③病情观察：神志、瞳孔、生命体征、疼痛程度、皮疹分布状态、肝肾功能指标等。 ④对症护理：高热时降温，遵医嘱退热；及时清理呼吸道，防误吸窒息；胸闷心悸者予以给氧；肌肉痉挛、关节疼痛者局部按摩解痉；频繁抽搐者遵医嘱应用抗惊厥药。 ⑤妥善固定各种管道，保证管道通畅。

【健康教育】

(1) 向家属讲解本病主要为经口感染，必须减少环境污染，注意养猫卫生，把好"病从口入"关，并搞好个人卫生、职业性防护和饮食卫生。

(2) 蔬菜应彻底清洗，食物应煮熟，接触猫狗粪便时戴手套，患者餐具应煮沸消毒，便器应用 1%~2% 含氯石灰澄清液浸泡 30~60 分钟或煮沸消毒。

(3) 告知患者住院期间注意休息，加强营养，活动时注意安全避免受伤，出院后勿与猫狗等宠物玩耍以免再感染本病。

【预防】

(1) 加强饮食卫生和个人卫生，不吃生肉及不熟的肉，蛋及乳类，接触生肉后要注意洗手。

（2）严格肉类及其制品的卫生检疫制度。

（3）管理好猫粪，做好水源、粪便及禽畜的管理。

（4）孕妇不应接触猫、狗、土壤、生肉。

（5）采用产前筛查程序来诊断妊娠期妇女的急性弓形虫感染，查确定胎儿有无感染弓形虫，以确定是否终止妊娠。

（6）对易感人群，如屠宰场及肉类加工人员等，要做好个人卫生，定期检测血清抗体，及时发现，及时治疗，预防弓形虫脑炎的发生。

第六节　隐孢子虫病

隐孢子虫病是一种由小隐孢子虫引起的急性肠道传染病，其主要临床症状为水样腹泻。大多数患者为自限性腹泻且病程短暂而能自愈。

【病原学】

隐孢子虫病由小隐孢子虫感染所致。隐孢子虫可分为 10 余种，而微小隐孢子虫是感染人体的主要隐孢子虫。其卵囊在外界环境中抵抗力较强，一般化学品及消毒剂不易杀灭，在低温或常温下可存活数月并保持感染性，而 10% 甲醛溶液、5% 氨水可将其灭活，65℃ 30 分钟可使卵囊失去感染力。

【流行病学】

（1）传染源

隐孢子虫病患者，特别是儿童患者和无临床症状的卵囊携带者是最主要的传染源。新生小牛、小山羊等动物是重要传染源。

（2）传播途径

主要经水传播、食物传播、接触传播、飞沫传播、医院感染等。

（3）易感人群

人群普遍易感，免疫功能低下者、器官移植者、农民、兽医、传染科医务人员感染率较高，婴幼儿、儿童、青少年感染较成人高。

（4）流行特征

隐孢子虫病呈世界性分布，以夏秋季节发病较多。且农村高于城市，多为散发性，本病的流行与各地人群的社会习俗、居住条件、生活水平及卫生状况等也都有密切关系。

【临床表现】

潜伏期4~12天，以2岁以下儿童多见。少数患者无症状。病情与患者的免疫功能密切相关。潜伏期2~28天、平均7天。

（1）急性胃肠炎类型	（2）慢性腹泻
免疫功能正常者的主要症状为自限性水样泻，可伴有发热、腹痛等症状，有些人有全身症状（低热、头痛、恶心、呕吐等），但在腹泻停止前消失。腹泻每天1~12次。病程可持续数周或数月，多数2周内自行缓解，症状逐渐减轻或消失，但患者粪便内卵囊的排出可持续数周。	免疫功能低下的患者表现为慢性腹泻或者严重的霍乱样疾病。不能自愈，多呈渐进性、持续性腹泻，为溏便、水样便、黏液便，个别有血便。一日数次至数十次，粪便量可达5~10L。如果免疫缺陷状况得不到纠正，腹泻可长期持续下去，导致营养吸收障碍，甚至出现肠外感染。艾滋病患者合并隐孢子虫病后，多为顽固性霍乱样水泻，病程多在4个月以上，病死率可达50%。

（3）肠外表现

在免疫功能缺陷患者中，发生呼吸道感染，如支气管炎和肺炎，出现慢性咳嗽及呼吸困难等。胆道感染亦可见。儿童患者营养不良，生长发育迟缓。

【辅助检查】

（1）血常规检查	（2）粪便检查
白细胞计数通常正常，嗜酸性粒细胞可以增高。	粪便镜检可见白细胞或脓细胞，但无红细胞，少有吞噬细胞。

(3) 病原体检查

首选改良耐酸染色法检查粪便或痰液中隐孢子虫卵囊可提高本病诊断。

(4) 免疫学检查

用酶联免疫吸附试验检测特异性抗体。IgM 抗体出现早，但消失快，不易检测到；IgG 抗体在感染后 2 个月左右出现，可持续 1 年余，适用于流行病学调查。

(5) 分子生物学检查

应用 ELISA 或 IFA 检测宿主血清中特异性抗体。

【治疗原则】

(1) 病原治疗

抗寄生虫治疗在隐孢子虫病治疗中的作用目前仍存在争议。硝唑尼特（NTZ）是治疗隐孢子虫病的新药，但不适用于艾滋病患者隐孢子虫感染的治疗。高效抗反转录病毒治疗是治疗和预防艾滋病合并隐孢子虫感染最有效的方法。国内报道用大蒜素胶囊治疗有一定效果。

(2) 对症治疗

①对急性胃肠炎类型隐孢子虫病患者应酌情补充液体、纠正酸中毒和电解质紊乱。

②应用抑制肠动力药物如地芬诺酯（苯乙哌啶）、吗啡和普鲁卡因等及抗反转录病毒治疗，通常还需抗寄生虫药物治疗。

③使用谷氨酰胺补充剂（通常为丙氨酰谷氨酰胺）有助于促进肠道内液体吸收。

【护理评估】

(1) 健康史

①询问患者饮食、饮水及个人卫生情况，及是否饲养或从事屠宰业等类的工作。

②病史：询问患者起病的情况，热型，有无腹痛、恶心、呕吐等全身性症状，及腹泻的颜色、性质、量及有无黏液便、血便等。

(2) 身体状况

①生命体征：血压、脉搏、呼吸、体温是否正常。

②腹泻的次数、量及有无黏液便、血便等。

③有无呼吸道感染的症状,如咳嗽、呼吸困难等。

(3) 心理—社会状况

患者对隐孢子虫病的认识及了解程度,及对疾病的个人防护知识的掌握情况;对支付医疗费用是否有困难;及家人、家庭对患者的支持与关爱情况。

【护理诊断】

(1) 腹泻	(2) 体温过高
与隐孢子虫感染引起消化道功能紊乱有关。	与毒血症有关。
(3) 体液不足	(4) 有皮肤完整性受损的危险
与腹泻、食欲缺乏有关。	与粪便反复刺激肛门周围皮肤有关。

【护理措施】

(1) 隔离

在标准预防的基础上,采用接触、飞沫传播的隔离与预防。在接触患者大便及鼻、咽部分泌物和痰液时戴手套、口罩。室内要定时开窗通风,保证室内空气新鲜,避免交叉感染。

(2) 休息与活动

腹泻频繁、全身症状明显者严格卧床休息,腹泻症状不重者,可适当活动。

(3) 饮食护理

发热时应多饮水,给予营养丰富、易消化及富含维生素 B_{12} 的流质或半流质饮食,忌食辛辣、油腻食物;必要时静脉输入营养物质及水、电解质以改善营养状况,纠正水、电解质紊乱。

(4) 病情观察

①观察大便的颜色、性状、次数、量,注意有无血便,及时送检大便标本,准确记录24小时液体出入量,了解有无脱水和电解质紊乱。

②观察有无咳嗽、咳痰、胸痛、呼吸困难等肺部感染的表现,保持呼吸道通畅,必要时遵医嘱做雾化吸入。

③使用硝唑尼特注意观察有无头痛、腹痛、腹泻、呕吐及皮肤巩膜黄染等表现。

④观察儿童患者营养及生长发育状况。

(5) 对症护理

1）腹泻

①保持肛周清洁：每次排便后使用柔软卫生纸轻轻擦拭，用温水清洗肛周，可涂鞣酸软膏，以防止臀红。

②及时补充液体。

③及时处理粪便。

④遵医嘱使用抗虫药。

2）腹痛

①认真观察腹痛性质、部位、程度。

②注意腹部保暖及按摩。

③安慰、鼓励患者缓解不适。

④遵医嘱使用镇痛药。

3）发热：以物理降温为主，发冷、寒战时应调节室温、注意保暖，可加盖棉被、用热水袋或给热饮料。发热期，应撤去保暖措施以增加散热，给予冰袋冷敷头部、乙醇或温水擦浴及药物降温，半小时后测体温，并记录及交班。伴有大量出汗，体液丢失，及时补充液体，及时更换衣被，更换时注意防止着凉。

4）呕吐：呕吐时取侧卧位或头偏向一侧，呕吐后协助患者漱口，及时清理呕吐物，更换污染的衣物、被服。开窗通风，减轻呕吐物的气味。遵医嘱给予解痉、止吐治疗。做好口腔护理，保持清洁。

【健康教育】

告知家属接触患者大便和咽部分泌物和痰液时应戴手套和口罩，并认真洗手，避免食物被污染。患者的便盆、餐具用后应煮沸消毒，对被患者粪便污染的衣被也可采用煮沸消毒以杀灭隐孢子虫卵囊。

【预防】

注意个人卫生，切断粪-口传播途径，勤洗手。防止患者、病畜粪便污染食物和饮水，提倡饮用开水，避免与有腹泻的动物接触，采取适宜的消毒措施杀灭隐孢子虫，如用10%甲醛溶液、5%氨水浸泡，或加热至65℃ 30分钟可使卵囊失去感染力。农牧民及保育员应加强防护，避免感染，医务人员应注意个人防护，严防医源性传播。

第九章　蠕虫感染性疾病患者的护理

第一节　日本血吸虫病

日本血吸虫病是日本血吸虫寄生于门静脉系统引起的一种严重危害人类健康的寄生虫病，由皮肤接触含尾蚴的疫水而感染，主要病变为血吸虫卵沉积于肝脏和结肠形成的肉芽肿。急性期有发热、肝肿大与压痛、伴腹泻或排脓血便及血中嗜酸性粒细胞显著增多；慢性期以肝脾肿大为主；晚期则以门静脉周围纤维化病变为主，发展为门静脉高压症、巨脾与腹水。我国为日本血吸虫病流行区，主要位于长江流域及其南部，是全球血吸虫病危害最严重的国家之一。

【病原学】

日本血吸虫成虫寄生于人或其他哺乳类动物的肠系膜静脉中，雌、雄异体。成虫在血管内交配产卵，1条雌虫每日可产卵1000个左右。虫卵随粪便排至体外，入水后在25~30℃下孵出毛蚴，毛蚴又侵入中间宿主钉螺体内，经过母胞蚴和子胞蚴二代发育繁殖，7~8周后即有尾蚴不断逸出，每日数十条至百余条不等。当人、畜接触疫水时，尾蚴在极短时间内（约10秒）从皮肤或黏膜侵入，然后随血液循环流经肺而终达肝，约30日在肝内发育为成虫，又逆血流移行至肠系膜下静脉中产卵，重复其生活史。

日本血吸虫生活史中，人是终宿主，钉螺是惟一必需的中间宿主。日本血吸虫在自然界除人以外，尚有41种哺乳动物可以作储存宿主。牛、猪、羊、狗、猫等家畜被日本血吸虫感染后会排出虫卵，污染水源，增加血吸虫病的传播和防治工作的困难。

【流行病学】

（1）传染源

主要是受感染的人和动物。在水网地区以患者为主要传染源；湖沼地区除患者外，感染耕牛和猪也是重要传染源。耕牛可因在洲滩放牧而被感染，黄牛感染率较水牛为高。在丘陵地区，除耕牛外40多种野生哺乳动物也是主要保虫宿主。

（2）传播途径

①粪便入水：患者粪便中虫卵可通过各种方式污染水源，河边洗刷马桶，河边粪缸与厕所，粪船行水，稻田采用新鲜粪便施肥等。病牛随地大便亦可污染水源。

②钉螺滋生：有感染性钉螺的地方才能发生血吸虫病流行，但也存在有螺而无患者、病畜的地区。钉螺是血吸虫唯一的中间宿主，水陆两栖，生活在水线上下，滋生在土质肥沃、杂草丛生、潮湿的灌溉沟、河边与湖区浅滩。钉螺可通过附着在水草、牛蹄或草鞋夹带扩散到远处。冬季在地面荫蔽处蛰伏越冬，并能深入地缝数厘米。钉螺感染尾蚴的阳性率以秋季为最高。

③接触疫水：本病主要是因生产劳动和生活中接触疫水而感染，如捕鱼、虾，割湖草、种田或河边洗澡、游泳、洗手脚，儿童戏水等。饮用含尾蚴的生水也可从口腔黏膜侵入而感染。清晨河岸草上的露水中也发现尾蚴，故赤足行走也有感染的可能。

（3）易感人群

人群普遍易感。患者以农民、渔民为多，这与经常接触疫水有关。男比女多。5岁以下儿童感染率低。感染率随年龄增加而升高，10~20岁组为最高。感染后有一定免疫力。

（4）流行特征

在我国流行的血吸虫病为日本血吸虫病。血吸虫病流行于我国长江流域及其以南地区。发病季节以夏、秋季多发。

【临床表现】

潜伏期23~73天，一般以1个月左右居多。

（1）急性血吸虫病

发生于夏秋季，以7~9月为常见。男性青壮年与儿童居多。患者常有明确疫水接触史，如打湖草、捕鱼、摸蟹、游泳等，常为初次重度感染者。约半数患者在尾蚴侵入部位出现蚤咬样红色皮损，2~3天自行消退。

起病较急。临床症状以发热等全身反应为主。

①发热：患者均有发热。热度高低、期限与感染程度成正比。热型以间歇型最常见，体温曲线呈锯齿状（38~40℃）。临晚高热，伴畏寒，次晨热退大汗。弛张热及不规则低热次之。稽留热者均为重型，但少见。患者一般无显著毒血症症状。重型患者可有意识淡漠、重听、腹胀等。相对缓慢亦多见，故易误诊为伤寒。发热期限短者仅2周，大多数为1个月左右。重型患者发热可长达数月，称为重症迁延型，可伴有严重贫血、消瘦水肿，甚至恶病质状态。

②过敏反应：有荨麻疹，血管神经性水肿，全身淋巴结轻度肿大等。

③腹部症状：病程中半数以上患者有腹痛、腹泻，而排脓血便者仅有10%左右。腹泻次数不多，有时腹泻与便秘交替。重型患者腹部有压痛与柔韧感，有腹水形成。

（2）慢性血吸虫病

在流行区，绝大多数为慢性血吸虫病，症状可有可无。

①无症状患者：大多数患者无任何症状，仅在粪便普查或因其他疾病就诊时被发现有虫卵、肝大，B超示肝脏网格样改变。

②有症状患者：主要表现为血吸虫性肉芽肿肝病和结肠炎。最常见症状为慢性腹泻、脓血黏液便，这些症状时轻时重，时发时愈，病程长者可出现肠梗阻、贫血、消瘦、体力下降等。重者可有内分泌紊乱、性欲减退，女性有月经紊乱、不孕等。

（3）晚期血吸虫病

主要是指血吸虫性肝纤维化。根据其主要临床症状，分为巨脾型、腹水型和侏儒型。

①巨脾型：是晚期血吸虫病肝硬化门静脉高压的主要表现，约占70%。脾下缘可达盆腔，经常伴有脾功能亢进。

②腹水型：是肝硬化肝功能失代偿的表现，约占25%。可见腹部膨隆、腹壁静脉曲张、腹水进行性加剧、脐疝等，常伴有贫血、消瘦、下肢水肿。易并发出血、感染、肝性脑病而死亡。

③结肠肉芽肿型：以结肠病变为突出表现。患者经常腹痛，腹泻、便秘或二者交替出现，有时为水样便、血便、黏液脓血便，有时出现腹胀、肠梗阻，较易发生癌变。

④侏儒型：少见。是由于幼年时期反复感染血吸虫后累及内分泌腺（如脑垂体、性腺），使其内分泌功能减退，从而影响生长发育所致。患者身材矮小，面容苍老，男性睾丸细小，女性无月经，缺乏第二性征，但智力正常，俗称"小老人"。

（4）异位血吸虫病

①肺型血吸虫病：多见于急性血吸虫病患者，为虫卵沉积引起的肺间质性病变。表现为轻度咳嗽与胸部隐痛，痰少，咯血罕见。

②脑型血吸虫病：临床表现酷似脑膜脑炎，症状为意识障碍、脑膜刺激征、瘫痪、抽搐、腱反射亢进和锥体束征阳性等。慢性型的主要症状为癫痫发作，尤以局限性癫痫为多见。

③其他：以肾、睾丸、卵巢、子宫、心包、腮腺、皮肤为多见，临床上出现相应症状。

【辅助检查】

（1）血象

急性期外周血象嗜酸性粒细胞显著增多。白细胞总数在 $10 \times 10^9/L$ 以上。嗜酸性粒细胞一般占 20%～40%，最多者可高达 90% 以上。慢性血吸虫病患者一般轻度增多，在 20% 以内，而极重型急性血吸虫病患者常不增多，甚至消失。晚期患者常因脾功能亢进出现红细胞、白细胞及血小板减少。

（2）粪便检查

粪便内检查虫卵和孵出毛蚴是确诊血吸虫病的直接依据。一般急性期检出率较高，而慢性和晚期患者的阳性率不高。常用改良加藤厚涂片法或虫卵透明法检查虫卵。

（3）肝功能检查

急性血吸虫病患者血清中球蛋白增高，血清 ALT、AST 轻度增高。晚期患者出现血清白蛋白减少，球蛋白增高，常出现白蛋白与球蛋白比例倒置现象。

（4）免疫学检查

可采用皮内试验、环卵沉淀试验、间接血凝试验和酶联免疫吸附试验等，测定体内特异性抗体。用单克隆抗体酶联吸附试验可测定循环抗原。

（5）直肠黏膜活检

通过直肠或乙状结肠镜，自病变处取米粒大小黏膜，置光镜下压片检查有无虫卵。以距肛门 8～10cm 背侧黏膜处取材阳性率最高。

（6）肝影像学检查

①B 型超声波检查：可判断肝纤维化的程度。并可定位行肝穿刺活检。

②CT 扫描：晚期血吸虫病患者肝包膜与肝内门静脉区常有钙化现象，CT 扫描可显示肝包膜增厚钙化等特异图像。重度肝纤维化可表现为龟背样图像。

【治疗原则】

（1）病原治疗

首选药物是吡喹酮，其具有高效、低毒、可口服、疗程短等优点，可用于各期、各型血吸虫病患者。

（2）对症治疗

①急性期：血吸虫病高热、中毒症状严重者给以补液，保证水和电解质平衡，加强营养及全身支持疗法。合并其他寄生虫者应先驱虫治疗，合并伤寒、痢疾、败血症、脑膜炎者，均应先抗感染后用吡喹酮治疗。

②慢性期和晚期：血吸虫病除一般治疗外，应及时治疗并发症，改善体质，加强营养，巨脾、门静脉高压、上消化道出血等患者，可选择适当时机考虑手术治疗。有侏儒症时可短期、间歇、小量给予性激素和甲状腺素制剂。

【护理评估】

（1）健康史

①病史：询问患者起病情况、热程、热型；食欲情况、食量、体重变化；有无腹胀、便秘、腹泻、每天腹泻次数、性质（有无脓血便、里急后重感）及量；经过何种处理及其效果。

②流行病学资料：询问饮食、饮水及个人卫生情况；疫水接触史；既往是否患过血吸虫病。

（2）身体状况

①生命体征：血压、脉搏、呼吸、体温是否正常。

②腹泻的次数、性质、量、及观察有无脓血便、黏液便及里急后重等。

③患者有无咳嗽、咯血及脑膜刺激征，或癫痫的发作等。

（3）心理—社会状况

患者对血吸虫病的认识了解及对血吸虫病个人防护知识的掌握程度；对发热等症状的心理反应、应对措施及其效果；支付医疗费用有无困难；家庭及亲友对患者的态度。

【护理诊断】

（1）体温过高	（2）腹泻
与血吸虫感染有关。	与结肠、直肠病变有关。
（3）体液过多、腹水	（4）活动无耐力
与血吸虫性肝硬化有关。	与长期发热、肝脏病变使体力降低有关。
（5）营养失调	（6）潜在并发症
与血吸虫病引起结肠、肝脏病变有关。	上消化道出血、肝性脑病、感染等。

【护理措施】

（1）隔离	（2）休息与活动
在标准预防的基础上，采用接触传播的隔离与预防。	急性血吸虫病有明显腹痛、腹泻、发热者，应卧床休息。晚期血吸虫病肝硬化失代偿期患者也需卧床休息。慢性期患者可以适当活动，但要避免劳累。

（3）饮食护理

①急性期患者给予高热量、高蛋白、高维生素易消化饮食。避免煎炸、油腻、产气食物。

②腹泻患者应注意保暖，给予营养丰富，易消化食物，少量多餐，避免进食粗、硬、过热、多纤维、刺激性食物，减少脂肪摄入。

③中毒症状严重者，注意供给足够水分，保持水、电解质平衡。

④晚期有腹水者，应给予低盐、适量蛋白、高热量饮食，有肝昏迷者应暂停蛋白质饮食，有贫血者给富含铁质食物。

（4）病情观察

①急性血吸虫病：应观察体温变化，每日腹泻次数，大便性状，皮疹形态、部位，肝、脾大小等。

②晚期血吸虫病：主要表现为肝硬化，应观察腹围、体重、下肢水肿表现、肝与脾大小、肝功能变化，有无上消化道出血、肝性脑病及感染等并发症表现。

（5）对症护理

1）降温：发热为急性期的主要症状，严密监测患者体温变化，注意患者的热型、持续时间及伴随症状。应及时补充水电解质，常用温水擦身，勤换衣裤被服，保持室内空气新鲜。必要时，给予物理降温，可采取 25%～35% 乙醇温水擦浴，头部冷敷等措施。对出汗较多者，要随时更换衣被，保持皮肤干燥。体温下降时多伴有全身大汗，嘱咐患者注意保暖，多饮水，防止虚脱。

2）消化系统症状的护理：应注意观察呕吐物及大便的次数和性状，及时补充营养，鼓励患者多食高蛋白、高维生素、易消化、少粗纤维的食物，多饮水，必要时静脉补充营养。

3）上消化道出血的护理

①及时抢救：一般应保持 3 条以上的静脉通路。由于大量快速出血，患者血压下降迅速，血管塌陷，造成静脉穿刺困难，因此，应立即行锁骨下静脉穿刺，以建立和保持通畅的静脉通道，快速补充血容量，维持血压稳定。

②保持呼吸道通畅：防止呕吐的血液或胃内容物误吸入呼吸道导致窒息或吸入性肺炎。特别是在患者血压较低，神志欠清的时候，口腔内积血不能被患者自主吐出而更易流入气管，而导致患者死亡。正确的方法是使患者头向一侧，及时清理口腔内呕出的血液，必要时要用吸痰器吸出口腔或咽喉部积血。由于大量出血引起患者血压下降，组织器官急性缺血、缺氧，应给予充足氧气，以减少心、脑、肾等重要脏器损伤的后期并发症。严密的心电、血压、呼吸、血氧饱和度监测和 24 小时出入量的记录，详细观察呕血、便血的颜色，为医生提供及时的病情信息，有利于及早采取治疗措施。

③卧床休息、禁食禁水，同时避免咳嗽、用力排便等使腹压增高的诱因，导致再次出血。出血停止后恢复期患者的饮食，应由流质逐步过渡到半流质、软食。应避免进食粗糙、过硬、刺激性食物，以防止损伤曲张的血管引起再出血。

4）腹水的护理：腹腔穿刺放液虽然暂时减少腹水，但可造成蛋白质丢失，电解质紊乱，继发感染和诱发肝性脑病等不良反应，故一般不施行，肝功能异常的晚期血吸虫患者更应慎重，如大量腹水引起腹内压增高，患者不能耐受的，才酌情放腹水。每次放液速度宜慢，平均60滴/分，一次放液量以不超过 3000～5000ml 为宜，同时输注白蛋白40g/d，以免因腹内压突然下降，导致内脏血管扩张引起休克。术前向患者做好解释工作，讲解腹腔穿刺术的目的、方法及注意事项，以取得配合。嘱咐患者排空膀胱，防止穿刺中误伤。术中应密切观察患者面色、血压、脉搏、呼吸等，术后卧床休息24小时，以免引起会阴、阴囊部水肿与穿刺伤口腹水外溢。

5）肝性脑病护理：保持呼吸道通畅，对吸氧患者要保持鼻管通畅、清洁，每天更换鼻导管，经常拍背，避免吸入性肺炎发生。保持口腔清洁，每天用生理盐水擦洗口腔，及时清理呕吐物，保持患者的头部偏向一侧，防止窒息发生。

（6）用药护理

目前应用吡喹酮治疗。本药不良反应小，个别患者服用后有头晕、头痛、腹痛、腹泻、恶心、呕吐和乏力等，于服药后 0.5～1 小时出现，不需处理，数小时内便可消失。但晚期血吸虫病患者如服用剂量偏大或过量，可发生严重心律失常。护士应指导患者按时、按量坚持服药，并观察可能出现的不良反应。

（7）心理护理

急性期因症状严重，患者担心预后，可出现恐惧、害怕心理。晚期患者因有腹水、脾大可出现自我形象紊乱、自卑。由于疾病的迁延以及治疗的需要，患者会感觉到孤独、无助，甚至出现消极情绪、自杀倾向，所以护士应主动向患者介绍血吸虫病的发病特点、临床表现、治疗措施，鼓励患者积极治疗。

【健康教育】

（1）开展预防血吸虫病的宣传教育工作，讲述血吸虫病的感染过程，对人体的危害及预防措施，宣传普查、普及及加强个人防护（如避免接触疫水，接触时必须在皮肤上涂擦防护剂）的意义，增加防病知识与自我保护能力。查灭钉螺，防止人粪与畜粪污染水源，提倡安全用水（用开水、自来水）。

（2）讲解疾病的相关知识及预后，鼓励患者面对现实，一旦确诊应积极治疗，尤其是急性期，应及早就医，争取彻底治愈。慢性期应注意生活规律，保证充足的睡眠，增加饮食营养，戒烟戒酒，避免使用损肝药物，防止并发感染。定时复查，一旦发生并发症，如阑尾炎和血吸虫肉芽肿所致的肠梗阻等，应及时就医。对晚期血吸虫患者，应指导和帮助患者、家属掌握肝硬化的一般知识，提高自我护理能力，预防和减少肝硬化并发症的反复发作。

（3）出院指导：注意休息，避免劳累，加强营养、合理饮食，定时复查。如出现发热、腹泻、恶心、呕吐等症状时应及时就医。

【预防】

(1) 降温	(2) 减轻腹痛
观察患者体温的变化及热型，遵医嘱给予降温措施，并观察降温效果，多饮水；保持口腔清洁，口腔护理每天 2 次，保持床单位的整洁，及时更换汗湿的衣被。	观察腹痛的部位、程度、时间，遵医嘱应用解痉药，并观察用药效果。观察有无弥漫性腹膜炎症状，发现异常及时报告医生。
(3) 保持肛周清洁	
便后用温水清洗肛周，及时更换内裤，保持床单清洁、干燥。	

第二节　华支睾吸虫病

华支睾吸虫病俗称肝吸虫病，是由华支睾吸虫寄生在人体肝内胆管引起的寄生虫病。因进食未煮熟的淡水鱼、虾而感染。临床表现主要有肝肿大、上腹隐痛、疲乏及精神不振等。严重感染可导致胆管炎、胆囊炎、胆石症以及肝硬化等并发症。

【病原学】

华支睾吸虫属于吸虫类。外形似葵花籽仁，虫体狭长、扁平状，前端较窄，后端钝圆，半透明，雌雄同体，有口、腹两个吸盘。雄性生殖器官有 1 对分支状睾丸，前后排列在虫体后 1/3 处。雌性生殖器官有 1 个分叶状的卵巢，位于睾丸之前。其虫卵是寄生人体最小的蠕虫卵，黄褐色，形似灯泡状，前端较窄，后端钝圆，卵前端卵盖明显，卵盖周缘隆起呈肩峰状，后端有一逗点状突起，卵壳厚，内含发育基本成熟的毛蚴。

成虫寄生于人或哺乳动物肝内的中、小胆管内，有时移居较大胆管或胆总管。产卵后，虫卵随胆汁进入肠道，随粪便排出体外。虫卵入水后被第一中间宿主（淡水螺）吞食后，在螺消化道内孵出毛蚴，并穿过肠壁向肝脏移行，经胞蚴、雷蚴的无性增殖阶段产生大量尾蚴。尾蚴成熟后自螺体逸出，在水中侵入第二中间宿主（淡水鱼、虾）体内发育为囊蚴。终宿主（人或哺乳动物）因食入未煮熟的淡水鱼、虾而受染。囊蚴在人或哺乳动物胃肠内经消化液的作用后，幼虫在十二指肠内脱囊逸出，继而从胆总管或穿过肠壁经腹腔进入肝脏，在肝内的中、小胆管内发育为成虫。从感染囊蚴到成虫成熟产卵需 1 个月左右，成虫在人体内的寿命可长达 2~30 年。

【流行病学】

（1）传染源

主要为患者及被感染的宿主动物，如猫、犬等。

（2）传播途径

食用生或半生的鱼肉经口途径传染，由于刀和砧板生熟不分而食入沾染的囊蚴，也可引起感染。

（3）易感人群

人普遍易感，并可反复感染。各地感染率高低与生活习惯、饮食嗜好有密切关系。

【临床表现】

本病一般起病缓慢，潜伏期一般为 1~2 个月。

（1）轻度感染

不出现症状或仅在食后上腹部有重压感、饱胀、食欲缺乏或有轻度腹痛，容易疲劳或精神欠佳。

（2）普通感染

有不同程度的乏力、食欲缺乏、腹部不适，肝区隐痛、腹痛、腹泻较常见。24%～96.3%的病例有肝肿大，以左叶明显，表面似有不平，有压痛和叩击痛。部分患者伴有贫血、营养不良和水肿全身症状。

（3）较重感染

除普通感染者症状外，可伴有头晕、失眠、疲乏、精神不振、心悸、记忆力减退等神经衰弱症状。个别患者因大量成虫堵塞胆总管而出现梗阻性黄疸。

（4）严重感染

常可呈急性起病。潜伏期短，仅15～26天。患者突发寒战及高热，体温高达39℃以上，呈弛张热。食欲缺乏、厌油腻食物、肝大伴压痛，有轻度黄疸，少数出现脾大。数周后，急性症状消失而进入慢性期，表现为疲乏、消化不良等。

（5）慢性重复感染

严重病例发展为肝硬化时，可出现黄疸和门脉高压表现，如腹壁静脉曲张、脾大、腹水等。严重感染的儿童可出现营养不良和生长发育障碍，甚至可引起侏儒症。

【辅助检查】

（1）血象

白细胞总数及嗜酸性粒细胞轻、中度增加。个别病例出现粒细胞类白血病反应。可有轻度贫血。

（2）肝功能试验

肝功能轻度损害。多为轻至中度转移酶升高，黄疸少见。在重度感染者及有肝、胆并发症者，特别是儿童营养不良时，γ-谷氨酰基转移酶、碱性磷酸酶升高。

（3）虫卵检查

粪便直接涂片阳性率较低，用浓缩法检查阳性率较高。可作虫卵计数，以了解感染程度和治疗效果。从十二指肠引流液中检出虫卵的机会较大。

（4）免疫学检查

免疫学检查主要用于感染程度较轻者，或用于流行病学调查。常用的方法有成虫纯 C 抗原皮内试验（ID）、间接细胞凝集试验（IHA）、酶联免疫吸附测定。

（5）影像学检查

超声、CT、MRI 可显示肝内中小胆管多处扩张，胆管内有虫体及其他改变，如胆管炎症表现。

【治疗原则】

（1）一般治疗

对重症感染并伴有较重的营养不良和肝硬化患者，应先予以支持疗法，如加强营养、保护肝脏、纠正贫血等，待全身情况好转时，再予以驱虫治疗。

（2）病原治疗

①吡喹酮：是本病的首选药物，疗效高，毒性低，反应轻，具有吸收、代谢、排泄快等优点。此药物的不良反应一般轻微而短暂，但当胆管内华支睾吸虫被大量驱出时，有时可引起胆绞痛或慢性胆囊炎急性发作。虫卵阴转率几乎达 100%。

②阿苯达唑：又名肠虫清，对本病亦有较好疗效。

（3）对症治疗

①消化功能不好，进食少患者予以营养支持。

②肝功能明显损害者，应用护肝降酶药物。

③合并胆道细菌感染时，加用抗菌药物。

④合并胆总管狭窄梗阻、胆石症，予手术治疗，术后予以驱虫。

【护理评估】

（1）健康史

①病史：询问患者起病情况，热程、热型；食欲、体重的变化；有无腹痛、腹泻及肝、脾的肿大等消化系统的症状。

②流行病学资料：询问饮食、饮水及个人卫生情况；有无先食鱼、虾的接触史；既往是否患过华支睾吸虫病。

（2）身体状况

①生命体征：血压、脉搏、呼吸，体温是否正常。

②是否有食欲缺乏，厌油腻，肝脾的肿大、压痛。

③是否有门脉的高压、黄疸，儿童可能会出现生长发育的障碍等。

（3）心理—社会状况

患者对华支睾吸虫病的认识及个人相关防护知识的掌握程度；对发热的心理反应，应对措施及效果；对支付医疗费用有无困难；家庭及亲友对患者的态度等。

【护理诊断】

（1）活动无耐力

与营养低于机体需要量有关。

（2）体温过高

与继发感染有关。

（3）疼痛

与继发感染有关。

【护理措施】

（1）隔离

本病采用接触传播的隔离与预防。对患者粪便做无害化处理。

（2）休息与活动

急性华支睾吸虫患者常合并胆道细菌感染，多有较明显的急性胆管炎、胆囊炎症状，患者应卧床休息。

（3）饮食护理

给予低脂流质或半流质食物，补足高热量和多维生素的食物。对重度感染、营养不良的患者，尤其是儿童，应予营养支持，避免影响其成长发育。

（4）病情观察

①早期发现寄生虫阻塞胆管和胰管而引起的化脓性胆管炎、胆囊炎、胰腺炎等急腹症的表现，如急性发热、腹痛、黄疸等，通知医生及时处理。

②观察发热及伴随症状，对症处理。

③观察腹痛的性质、部位及伴随症状，未排除外科急腹症和胰腺炎时，不能随意使用镇痛药，有感染时遵医嘱应用抗生素。

④观察患者有无营养不良、贫血，全身水肿及腹水等表现。

（5）对症护理

1）发热：应严格卧床休息，给予"三高"饮食，多饮水。给予乙醇擦浴、冰袋、温水擦浴等物理降温，对持续高热者可按医嘱采用药物降温。并注意观察降温过程中有无不良反应。

2）腹泻：①观察患者大便次数、量、性状，记录24小时出入量；②加强肛周护理，保持内裤及床单清洁、干燥；③遵医嘱给予补液治疗；④准确留取标本，遵医嘱定期监测电解质、血气分析。

3）腹胀、腹水：①定期测量腹围、体重，准确记录24小时出入量；②卧床休息，大量腹水的患者应抬高床头，采用半坐卧位，以改善患者的呼吸困难；③给予营养丰富易消化的饮食，严格限制钠盐的摄入；④遵医嘱应用利尿药。

4）恶心、呕吐：卧床者取侧卧位或平卧位，头偏向一侧，呕吐后协助患者漱口，及时清理呕吐物，更换污染的衣物、被服。开窗通风，减轻呕吐物的气味。遵医嘱给予解痉、止吐治疗。

（6）用药护理

观察使用驱虫药物后的反应，注意倾听患者的主诉；对使用阿苯达唑者，注意观察有无肌肉酸痛、视力障碍、癫痫等不良反应；告知使用吡喹酮的患者，首次使用1小时后可出现头晕、头痛、腹胀、腹泻、失眠等不良反应，但停药后会自行消失，提高患者的依从性，并观察脉搏、心律的变化。

【健康教育】

（1）讲解有关华支睾吸虫病感染的医学知识；告知患者及家属不要贪图口感新鲜而进食生和未完全煮熟的鱼虾。

（2）告知驱虫治疗用药的作用及不良反应，按医嘱服药，按要求留取粪标本。

（3）遵医嘱复查复治。

【预防】

（1）控制传染源

应开展对本病的流行病学调查，及时治疗患者及病畜，以控制或消灭传染源。

（2）切断传播途径

加强粪便及水源管理，不用未经处理的新鲜粪便施肥，不随地排便；不在鱼塘上或河旁建厕所。应禁止用粪便喂鱼，防止虫卵污染水源。

（3）保护易感染者

开展卫生宣教，改变不良饮食习惯，不食生的或未熟透的淡水鱼、虾。

第三节　姜片虫病

姜片虫病是由布氏姜片吸虫寄生在人体、猪小肠内所致的人畜共患寄生虫病，可产生肠壁局部炎症，溃疡及出血，因而出现慢性腹泻、肠功能紊乱、吸收及营养不良等症状。

【病原学】

布氏姜片吸虫的成虫为人体寄生虫中最大的一种吸虫。成虫寄生于哺乳动物（人或猪）的小肠，卵随宿主粪便排出体外，进入水中发育为毛蚴，进入中间宿主扁卷螺，再发育为尾蚴，尾蚴成熟后可自螺体内自行逸出，在水中游动。如遇到适宜的一些种类的水生植物（如菱角、茭白、荸荠、水浮莲、浮藻等），则吸附其上，尾部脱落，并分泌成囊物质形成囊蚴。囊蚴被人或其他终宿主吞食后在十二指肠内脱囊，附着于小肠壁，约3个月后逐渐发育为成虫并开始排卵。人被感染是生食不洁的菱角或荸荠或用口剥皮时吞入附于其皮上的囊蚴；吃茭白则因未烹熟，其上附着的囊蚴仍存活而被感染。成虫在人体内的寿命约为1年，最长达4年半。

【流行病学】

（1）传染源

患者和受感染的猪为本病主要传染源，猪又是姜片虫的保虫宿主。偶见于犬。

（2）传播途径

通过粪便污染水源，存在于中间宿主和水生植物而传播。

(3) 易感人群

人群普遍易感，5~20岁发病率为最高。但在重流行区，60岁以上的人群感染率也很高。感染后无明显保护性免疫，故可重复感染。

【临床表现】

(1) 潜伏期约3个月。

(2) 多数轻度感染者可无症状或无明显症状。常见症状为腹泻，一日数次，常有上腹痛，类似溃疡病。粪便呈不消化样，黄绿色带腥臭味，并常混有黏液，甚或有脓血便。由于长期腹泻，肠吸收障碍，可产生营养不良性水肿，严重时可产生胸腔积液、腹水。患者常同时有食欲下降、乏力、恶心、呕吐等症状，也可有发热，腹水或肠梗阻的症状。

(3) 部分患者可发生贫血。儿童时期可因长期营养障碍及多种维生素缺乏而影响身体及智力发育，或因抵抗力降低而发生继发性感染，甚者可死亡。

(4) 重度感染时，大量虫体可堵塞肠腔，可有肠梗阻的表现。虫体在胆道寄生，则可表现为胆道感染或胆道梗阻。

(5) 并发症。严重的营养不良性水肿，由本病所造成的身体及智力的发育不良在驱虫后不易立即恢复。重度感染时，偶可见肠梗阻。

【辅助检查】

(1) 血象

白细胞计数稍高，嗜酸性粒细胞数增高。可有轻度贫血。

(2) 粪便检查

直接涂片法或沉淀集卵法可找到姜片虫卵，因姜片虫卵大，易于发现。

【治疗原则】

(1) 一般治疗

本病一般预后良好。重症患者应先加强支持疗法，改善营养，纠正贫血，然后进行驱虫治疗。

（2）驱虫治疗

①吡喹酮：可作为治疗本病的首选药物，具有高效、低毒、使用方便等优点，且不良反应轻微。

②硫氯酚：晚间顿服或连服两晚，便秘可加服泻剂。

③其他：槟榔煎剂、硝硫氰胺亦有一定的疗效。

【护理评估】

（1）健康史

①病史：询问患者排便的次数、量，有无黏液便、脓血样便，及患者的食欲情况，有无恶心、呕吐等，以及发热的情况。

②流行病学资料，询问患者饮食、饮水情况；既往有无姜片虫病的病史。

（2）身体状况

①生命体征：血压、脉搏、呼吸、体温是否正常。

②是否有上腹部的腹痛、排黏液便、脓血样便，是否伴有食欲的下降，恶心、呕吐等。

③是否存在严重的营养不良及身体、智力的发育不良。

（3）心理—社会状况

患者对姜片虫病的认识及对此病的个人防护知识的掌握程度；对腹泻的心理反应，应对措施及效果；对支付医疗费用有无困难；家庭及亲友对患者的态度等。

【护理诊断】

（1）活动无耐力

与多次腹泻、营养低于机体需要有关。

（2）皮肤破损

与腹泻有关。

（3）感染

与重症感染导致虫体堵塞肠腔有关。

【护理措施】

（1）隔离

本病采用接触传播的隔离与预防。

（2）休息与活动

严重贫血者应绝对卧床休息。病情缓解后适当活动，避免劳累。

（3）饮食护理

指导患者饮食要规律，少食多餐，吃易消化富营养食物，禁粗糙多纤维饮食。儿童患者加强营养支持，促进成长发育。

（4）病情观察

①早期发现患者肠梗阻和胆道梗阻的表现，如腹胀、腹痛、停止排便和排气、发热、黄疸等。

②观察患者有无贫血貌、胸闷心悸、气促和活动能力；观察儿童身体及智力发育情况。

③观察腹痛部位、性质、时间，注意伴随症状，必要时遵医嘱应用解痉药。

（5）对症护理

1）腹泻：①观察患者大便次数、量、性状，记录出入量；②保持肛周清洁及内裤、床单清洁干燥；③遵医嘱，给予补液和营养支持；④协助留取粪便标本。

2）恶心、呕吐：①卧床患者取侧卧位或平卧位，头偏向一侧；②呕吐后协助患者漱口，及时清理呕吐物；③及时更换污染的衣物、被服；④开窗通风，减轻呕吐物的气味；⑤遵医嘱给予止吐、补液治疗。

（6）用药护理

督促患者按时、按量服药，注意倾听用药后主诉，对症处理。对使用阿苯达唑者注意观察有无肌肉酸痛、视力障碍、癫痫等不良反应。告诉患者使用槟榔治疗时加入少量广木香可减轻恶心、呕吐等；告知使用吡喹酮的患者，首次使用1小时后可出现头晕、头痛、腹胀、腹泻、失眠等不良反应，停药后会自行消失，提高患者的依从性，并观察脉搏、心律的变化。

【健康教育】

（1）向患者和家属讲解有关姜片吸虫病的医学知识。

（2）告知不食生菱角及荸荠等；藕及茭白等加工为熟食再食用；不用生鲜水浮莲叶、菱叶等喂猪，加强粪便管理。

（3）儿童营养不良者驱虫治疗后仍要加强饮食治疗，以免影响发育。

（4）遵医嘱复查复治、按时留取粪便标本。

【预防】

针对本病的流行环节提出预防措施，加强卫生宣传教育。

（1）管理传染源

普查、普治患者。流行区内的猪应圈养并定期给予药物如吡喹酮等进行驱虫治疗。

（2）切断传播途径

教育儿童不要生食菱角、荸荠等水生植物，不喝生水。猪食的青饲料或其他水生植物应煮熟后喂食。加强粪便管理，尤其管好猪粪，粪便应经无害化灭卵处理后方可使用。积极开展养鱼养鸭生物学灭螺或化学灭螺。

第四节　丝　虫　病

丝虫病是由丝虫寄生于人体淋巴组织、皮下组织或浆膜腔所引起的寄生虫病。目前已知引起人类疾病的丝虫有8种：班氏丝虫、马来丝虫、帝汶丝虫、盘尾丝虫、罗阿丝虫、链尾丝虫、常现丝虫、奥氏丝虫。丝虫流行面广，在我国流行的有班氏丝虫和马来丝虫，临床特征在早期主要为淋巴管炎与淋巴结炎，晚期为淋巴管阻塞及其产生的系列症状。

【病原学】

（1）成虫

班氏和马来丝虫成虫形态相似，外形乳白细长，表面光滑，雌雄异体，但常缠绕在一起。两种雄虫的结构相似，差别甚微，主要区别为肛孔周围的乳突数目及分布不同，班氏雄虫肛孔两侧有8~10对乳突，马来丝虫仅有4对，在肛孔至尾端班氏雄虫有1~2对乳突，而马来雄虫则无。成虫估计可活10~15年。

（2）微丝蚴

雌虫胎生幼虫，称微丝蚴，主要出现在外周血液，呈丝状活动，微丝蚴从淋巴系统进入血液循环后，白天多藏匿于肺的微血管内，夜间进入周围血液循环，有明显的夜现周期性，通常马来微丝蚴为晚8时至次日晨4时，班氏微丝蚴为晚10时至次日晨2时。微丝蚴在人体内一般可存活2~3个月，长者可达数年。班氏丝虫微丝蚴在实验动物身上可活9个月以上。

（3）生活史

班氏和马来丝虫生活史分为两个阶段：一个阶段在蚊虫（中间宿主）体内，另一阶段在人（终宿主）体内。

①在蚊体内：含有微丝蚴的人血被蚊虫叮咬吸入蚊胃，微丝蚴经1~7小时脱鞘，穿过胃壁经腹腔进入胸肌，发育为寄生期幼虫，约1~3周经两次蜕皮，发育为感染期幼虫，离开胸肌，移行到蚊下唇，再叮咬人时，侵入人体。

②在人体内：感染期幼虫侵入人体后，部分幼虫在组织内移行和发育过程中死亡，部分幼虫到达淋巴管或淋巴结，发育为成虫。两种丝虫寄生在人体的部位有所不同，班氏丝虫主要寄生在浅表淋巴系统以及下肢、阴囊、精索、腹股沟、腹腔等处的深部淋巴系统；马来丝虫多寄生于上、下肢浅表淋巴系统。从幼虫侵入人体至微丝蚴出现于外周血液，班氏丝虫需8~12个月，马来丝虫需3~4个月。两种丝虫的寿命一般为4~10年，个别可长达40年。

【流行病学】

（1）传染源

带微丝蚴的人是本病的主要传染源。马来丝虫还可在猫、犬、猴等哺乳动物体内寄生，有可能成为动物传染源。

（2）传播途径

蚊虫叮咬为主要传播途径。在我国北方地区，班氏丝虫病的主要传播媒介是淡色库蚊，而在我国南方的主要是致倦库蚊；马来丝虫则以中华按蚊和嗜人按蚊为主。

（3）易感人群

人群普遍易感。男女发病率无明显差异。20~25岁间的感染率与发病率最高，1岁以下者极少。病后免疫力低，常反复感染。

（4）流行特征

在蚊虫滋生季节（5~10月），本病发病率较高，此时的气候最有利于微丝蚴在蚊体内发育。但在南方，一年四季气候都较温暖，终年都可有本病流行，具有家庭聚集性。

【临床表现】

本病的临床表现轻重不一，无症状感染者约占半数。班氏及马来丝虫病潜伏期为4个月~1年不等，帝汶丝虫病潜伏期为3个月。

（1）急性期

①淋巴结炎和淋巴管炎：是班氏丝虫病急性期的临床表现。大多发生于下肢，常伴周期性发作，每月或数月发作1次，每次发作多在劳累后，以夏、秋多见。淋巴结炎可单发或与淋巴管炎同时发生。发作时伴有发热。淋巴结炎常自动消退，随之而来的是特征性的逆行性淋巴管炎，偶也有向心性发展。当炎症波及皮内毛细淋巴管时，局部皮肤出现弥漫性红肿、发亮，有压痛及灼热感，称"丹毒样皮炎"，俗称"流火"。一般持续2~3天即可自行消退，如继发细菌感染，可形成脓肿。

②丝虫热：表现为畏寒、发热，常反复发作，但局部体征不明显，偶可有腹部深压痛，症状持续约3天自退。

③精囊炎、附睾炎、睾丸炎：主要见于班氏丝虫病。表现为一侧腹股沟疼痛，向下蔓延至阴囊，可向大腿内侧放射。睾丸及附睾肿大，有压痛，精索上可触及一个或多个结节，压痛明显，炎症消退后缩小变硬，反复发作后肿块可逐渐增大。由于丝虫病极少引起输精管本身病变，精液内仍存在精子，因此，丝虫病很少引起不育。

④肺嗜酸性粒细胞浸润综合征：又称丝虫性嗜酸性粒细胞增多症。表现为畏寒、发热、咳嗽、哮喘和淋巴结肿大等。

（2）慢性期

①淋巴结肿大和淋巴管曲张：肿大淋巴结内淋巴窦扩张，其周围的淋巴管向心性曲张形成肿块，见于一侧或两侧腹股沟和股部，触诊似海绵状包囊，中央发硬，穿刺可抽出淋巴液，有时可找到微丝蚴。淋巴管曲张常见于精索、阴囊及大腿内侧。精索淋巴管曲张常相互粘连成索状，易与精索静脉曲张混淆，且两者可并存。

②鞘膜腔积液：即睾丸鞘膜腔积液，是班氏丝虫病最常见的慢性体征。患者主诉患部坠胀沉重，外观阴囊肿大，个别大如儿头或排球，不对称，皮肤紧张，表面光滑，皱褶消失，肿物卵圆形，囊样，无压痛，同侧睾丸不易触及。

③乳糜尿：为班氏丝虫常见的临床表现。间歇发生，间歇期短仅数日，长则数年，少数患者可长期持续不愈。单纯性乳糜尿的尿液呈乳白色，或混有血液而成粉红色。尿液的浑浊度因运动、进食脂肪等而异。一般晨尿较清，午后较浊。尿内有凝块，可致排尿困难。

④淋巴水肿与象皮肿：淋巴水肿和象皮肿是班氏丝虫病的重要临床表现，好发部位依次为肢体（尤以下肢为多见）、外生殖器和乳房。淋巴水肿为皮下淋巴积液的泛称，局部肿胀，皮肤紧张，按之有凹陷，有坚实感。下肢象皮肿又称象皮腿，单侧或双侧，患部肿大，皮肤粗厚、干燥，坚实感加重，汗毛脱落，肤色加深变暗。病情进一步发展可出现瘤状隆起和结节以及疣状赘生物，肿大处出现深沟皱褶，外观呈畸形。下肢象皮肿易遭继发感染而引发急性淋巴结炎和急性淋巴管炎。

【辅助检查】

（1）白细胞计数与分类

急性期患者末梢血液白细胞总数可以正常或略高，但嗜酸性粒细胞比例明显增高。

（2）微丝蚴的检测

血液中找到微丝蚴是诊断早期丝虫病的唯一可靠方法。自夜间10时至次日晨2时，阳性率最高。

（3）免疫学检查

可采用皮内试验、血清循环抗体、血清循环抗原（CAg）等方法进行检测。近来采用特异性DNA探针技术诊断丝虫病，有很高的敏感性和特异性。

（4）超声检查

用超声检查可见到班氏丝虫成虫活动的原型。

【治疗原则】

1. 病原治疗

（1）海群生

又称乙胺嗪、益群生，对微丝幼和成虫均有杀灭作用，对马来丝虫病疗效更为迅速和完全。其不良反应主要是因大量微丝蚴或成虫死亡产生的过敏反应，作用于成虫产生局部症状，马来丝虫病一般较班氏丝虫病反应重。对严重心、肝、肾疾病、活动性肺结核、急性传染病、妊娠3月内或8个月以上，月经期妇女应缓治或禁忌用药。

(2) 左旋咪唑	(3) 呋喃嘧酮
对微丝蚴有较好疗效。与海群生合用可提高疗效。不良反应与海群生类似，但较后者轻。	对班氏丝虫成虫和微丝蚴均有杀灭作用。不良反应与海群生相仿。

2. 对症治疗

(1) 急性淋巴结炎、淋巴管炎	(2) 鞘膜积液
一般应用 0.1%肾上腺素皮下注射，或口服消炎镇痛药，可以减轻症状，缩短病程。合并细菌感染者，加用抗生素治疗。	采用鞘膜外翻手术治疗效果良好，必要时进行阴囊皮肤部分切除整形术。
(3) 乳糜尿	(4) 淋巴水肿和象皮肿
卧床休息，抬高骨盆部，多饮开水，多食淡菜，限制脂肪，蛋白饮食等对症处理。	巨大的阴囊象皮肿可采用手术切除整形治疗，但下肢象皮肿采取手术切除整形治疗的效果多不理想。

【护理评估】

(1) 健康史

①询问患者有无丝虫病患者的接触史及个人生活习惯、饮食习惯等。

②询问患者有无饭前便后洗手的习惯。

(2) 身体状况

①评估患者有无发热、淋巴结的肿大。

②评估患者有无阴囊、睾丸鞘膜腔的积液。

③评估患者尿的颜色、性质、量，是否有深浊、凝块等。

（3）心理—社会状况

患者是否掌握相关丝虫病的防护知识及隔离知识，及家庭、家人对患者的支持情况；支付医疗费用是否存在困难等。

【护理诊断】

（1）活动无耐力

与丝虫病导致的反复感染有关。

（2）有继发感染的危险

与机体免疫力下降有关。

（3）有皮肤破损的风险

与局部肿胀、水肿有关。

【护理措施】

（1）隔离

在标准预防的基础上，采用生物媒介传播的隔离与预防。病室应彻底灭蚊，并有防蚊设施。

（2）休息与活动

急性期应卧床休息抬高患肢，病情缓解期应鼓励患者多锻炼，以不感到疲劳为宜，有助于患肢液体回流，减轻肿胀。较严重的淋巴水肿患者锻炼较困难，应指导家属，帮助患者做肢体被动运动，不要长期站立，避免过度劳累。

（3）饮食护理

乳糜尿患者避免高蛋白饮食。鼓励患者多饮水，多食水果、蔬菜、瘦肉、蛋清和豆制品等食物。

（4）病情观察

①观察淋巴结、淋巴管炎的发作频率、部位、肿胀程度、疼痛程度、有无蔓延及方向并记录。

②观察乳糜尿的持续时间、性状、浑浊程度和有无排尿困难并记录。

③观察象皮肿的部位、皮肤干燥程度、汗毛脱落程度，是否有瘤状隆起或赘生物。

④定期检查患者乳房上是否有结节，眼前房或眼睑是否有丝虫成虫等。

⑤使用乙胺嗪治疗时，及时发现有无发热、局部淋巴结肿胀、疼痛、全身肌肉及关节酸痛等治疗反应，特别是针对喉头水肿及支气管痉挛，采取必要的抢救措施。

（5）对症护理

1）淋巴水肿的护理

①用温水和肥皂自上而下清洗患肢。在皱褶深处，深入患处反复擦洗，每天清洗 1 次以上，防止皮肤感染，预防和减少急性炎症发作。避免损伤皮肤，保持患肢干燥。

②嘱患者穿宽松的鞋子，防止足部皮肤磨损破裂，定期检查趾间和皮肤皱褶有无破损。

③使用绷带绑扎可暂时性消除肿胀，但可引起局部皮肤发热、痒感或不舒适，且不利于锻炼。如使用绷带，应早起绑上，夜间松开，同时保持绷带清洁。

④抬高肢体可以减少液体在下肢的积聚，有利用淋巴液回流。坐姿时，将患肢抬高至与臀部齐平的高度，重症患者如果感到不舒服，可让患者抬高至感觉舒适的高度。

2）皮肤护理：保持皮肤清洁、干燥，出汗后及时更换衣被。皮肤破损处可以使用高锰酸钾溶液（浓度为 100mg/L）局部浸敷。

3）鞘膜积液的护理：对于轻症患者先抽掉部分积液，然后向鞘膜内注入 2%普鲁卡因浓酒精，注入量为抽出积液量的 10%，然后轻柔患处促进鞘膜脏层与壁层粘连。

（6）用药护理

口服抗丝虫药后因为大量微丝蚴死亡释出异性蛋白引起过敏反应，可用复方阿司匹林或肾上腺皮激素等。

（7）生活护理

因肢体肿胀或疼痛导致移动障碍，避免下床活动或提供行动辅助用具，如：拐杖或轮椅，必要时护士应协助患者。

（8）标本留取

因囊尾蚴的昼伏夜出性，患者应保持作息规律。提前告知患者，血标本留取时间于晚上 22 时至次日晨 2 时之间完成，以提高标本采集的阳性率。

【健康教育】

（1）按照世界卫生组织推荐，采取社区关怀和照料的方法进行家庭护理和自我照料，以减轻疾病的痛苦，帮助患者恢复自理能力，提高生活质量。

（2）对原阳性患者复查复治，对以往未检者进行补查补治。加强对血检阳性户的蚊媒监测，发现感染蚊，向周围人群扩大查血和灭蚊，清除疫点，防止继续传播。

（3）向患者及家属介绍自我护理的技能。

（4）在流行区采用海群生食盐疗法，每千克食盐中掺入海群生 3g，平均每人 16.7g/d 食盐，内含海群生 50mg，连用半年，可降低人群中微丝蚴阳性率。

【预防】

（1）夏季对流行区 1 岁以上人群进行普查，冬季对微丝蚴阳性者或微丝蚴阴性但有丝虫病史和体征者进行普治，及时治愈，减少和杜绝传染源。

（2）防蚊灭蚊，在有蚊季节正确使用蚊帐。

（3）户外作业时，使用防蚊油、驱蚊灵及其他驱避剂等涂搽暴露部位的皮肤。

（4）加强对已达基本消灭丝虫病指标地区的流行病学监测。在监测工作中加强流动人口管理，发现患者及时治疗直至转阴。

第五节 钩 虫 病

钩虫病是由十二指肠钩虫和（或）美洲钩虫寄生人体小肠所致的疾病，俗称"黄种病"，"懒黄病"。钩虫感染轻症患者可无症状，严重贫血者可致心功能不全，儿童发育营养不良等。临床常见表现为贫血、营养不良、胃肠功能失调，劳动力下降。

【病原学】

钩虫大小略似细小的绣花针，虫体细长，半透明，肉红色。雌雄异体，雌虫较大，雄虫尾端有交合刺。成虫寄生于小肠上段，多在空肠上部，十二指肠、回肠的上、中部也可见到，以口囊吸附在小肠黏膜绒毛上，以摄取黏膜上皮及血液为食。雌虫成熟交配后，在肠内产卵，十二指肠钩虫每天产卵约20万个，美洲钩虫为1万个。虫卵呈椭圆形，随粪便排出，在温暖、潮湿、疏松的土壤中1~2天孵出杆状蚴，再经过1周左右发育为感染性丝状蚴。丝状蚴生活能力强，可生存数周，多存在于潮湿泥土中，亦可随雨水或露水爬至植物的茎、叶上，当人体皮肤或黏膜与之接触时，即可侵入人体而致病。

【流行病学】

（1）传染源

钩虫患者和钩虫感染者是本病的主要传染源。

（2）传播途径

农村钩虫感染主要经皮肤感染，未经无害化处理的新鲜粪便施肥，污染土壤和农作物，成为重要的感染场所，是引起传播的重要因素。人体感染主要是钩蚴经皮肤而感染，亦可生食含钩蚴的蔬菜、黄瓜等经口腔黏膜侵入体内。住宅附近地面被钩蚴污染，是儿童感染的主要途径。

（3）易感人群

人对两种钩虫普遍易感，以青壮年农民居多。

（4）流行特征

钩虫病呈全球性分布，但主要分布在气候温暖、潮湿的农村地区，在热带和亚热带的农村尤为常见。我国钩虫病的分布几乎遍于各地；长江以南流行最为严重，以美洲钩虫感染为主，并有两种钩虫的混合感染；北方地区感染略轻，以十二指肠钩虫感染。我国钩虫感染者主要是农民，以种植水果、甘蔗的农民感染率最高。

【临床表现】

（1）幼虫所致临床表现

①钩虫性皮炎：俗称"粪毒"或"地痒疹"，当丝状蚴侵入人体皮肤时，在局部如指趾间、足缘、手或臂部等产生充血性斑点或丘疹，1~

2天后变成水疱，奇痒。通常在1周内自行消失。若局部破溃，易继发细菌感染。

②钩蚴性肺炎：感染后3~7天内出现，患者咳嗽、咳痰，偶有痰中带血。可伴咽部发痒、哮喘、畏寒与低热。持续数日至1个月。X线检查可显示肺纹理增粗或点状浸润阴影。

（2）成虫所致临床表现

①消化系统症状：表现为胃肠功能紊乱。多在感染后1~2个月逐渐出现，早期食欲多亢进，并伴有上腹部隐痛不适、泛酸等，后期出现食欲缺乏、消化不良、乏力、腹痛、腹泻、消瘦等。偶有消化道大出血者，易被误诊为十二指肠溃疡出血。

②贫血症状：是钩虫病的主要表现。可有不同程度的缺铁性贫血的表现，严重者可在心前区听到吹风样收缩期杂音，心脏扩大，甚至心力衰竭。还可伴有营养不良性水肿，表现为下肢水肿、腹水等。

③神经精神症状：初期注意力不集中、反应迟钝、失眠、智力减退等，后期可出现"异嗜症"，如喜食生米、泥土、粉笔等异物。

④其他症状：儿童期严重感染可导致生长发育障碍，孕妇严重感染可导致流产或死胎。

【辅助检查】

（1）血常规

常有不同程度的贫血，红细胞计数减少，血红蛋白量及血细胞比容降低，属于小细胞低色素性贫血。早期嗜酸性粒细胞及白细胞总数可有增高，后期贫血显著时则逐渐减少。

（2）粪便检查

常用涂片法和饱和盐水漂浮法，查见钩虫虫卵是确诊本病的直接依据。亦可作钩虫蚴培养。

（3）骨髓涂片检查

红细胞系统增生活跃，红细胞发育多停滞于幼红细胞阶段，中幼红细胞显著增多。

（4）胃镜检查

可在十二指肠降部发现附着于肠壁上的钩虫。

【治疗原则】

(1) 驱虫治疗

可用阿苯达唑、甲苯达唑及噻嘧啶、枸橼酸哌嗪等。

(2) 钩蚴性皮炎的治疗

可用左旋咪唑涂肤剂或 15% 噻苯达唑软膏涂搽患处，炎症广泛者可口服阿苯达唑。

(3) 对症治疗

纠正贫血甚为重要，特别注意补充铁剂。有重度贫血（血红蛋白 30g/L 以下）或心肌缺氧劳损较重、心力衰竭、体力特别衰弱的患者及临产孕妇等，可小量多次输血。

【护理评估】

(1) 健康史

①询问患者有无钩虫病患者接触史，发病前有无下田劳动，赤足行走或接触粪便，生食不洁瓜果和饮用生水。

②询问患者有无饭前便后洗手的习惯。

(2) 身体状况

①评估患者贫血程度，有无头昏、头痛、眼花、耳鸣、乏力、心悸、呼吸困难等表现。

②评估患者有无消化道症状，如腹痛、恶心、呕吐等。

(3) 心理-社会状况

患者因贫血症状导致劳动力下降，又缺乏相应的防治知识，易产生焦虑等不良心理，观察患者对疾病的反应。

【护理诊断】

(1) 贫血

与钩虫在肠道寄生引起慢性失血有关。

(2) 活动无耐力

与钩虫病慢性失血所致贫血有关。

(3) 营养失调：低于机体需要量

与慢性失血、胃肠功能紊乱有关。

(4) 皮肤完整性受损

与钩虫性皮炎有关。

(5) 有继发感染的危险	(6) 潜在并发症
与机体抵抗力下降有关。	肺炎、心力衰竭、儿童生长发育障碍。

【护理措施】

(1) 隔离	(2) 休息与活动
本病采用接触传播的隔离与预防，及时对患者粪便进行无害化处理。接触或可疑接触粪便后立即洗手。	保持病室环境安静，保证充分休息和睡眠，以减少体内耗氧量。根据贫血程度及发生速度协助患者安排能耐受的活动量：①严重贫血或贫血发生速度快者，需要卧床休息并给予生活照顾，防止突然下地跌倒受伤；②轻度、中度贫血或贫血速度发生缓慢者可下地活动，护士根据患者贫血程度、体力情况制定活动、休息、睡眠计划，在制定过程中让患者参与以取得合作。

(3) 饮食护理	(4) 病情观察
给予高蛋白、高营养、高维生素、高热量、易消化含铁丰富的食物。可多食豆腐、猪血、瘦肉、猪肝、鱼以及新鲜蔬菜等。驱虫期间应给予半流质饮食，禁忌粗纤维及油腻辛辣食物。	①观察患者进食情况，有无恶心、呕吐，有无异食现象。 ②观察局部皮疹情况，有皮肤瘙痒者应嘱其避免搔抓皮肤，以免继发感染。 ③观察贫血所致的症状体征和治疗效果，严重贫血者应密切观察血压、脉搏、呼吸的变化，有无并发心力衰竭。 ④注意监测红细胞、血红蛋白、网织红细胞及其他小细胞低色素贫血的化验指标等。

(5) 对症护理

①减轻皮肤瘙痒：避免反复抓挠导致皮肤破溃引起继发感染。可采用皮肤透热法，将蚴虫杀死，达到止痒目的。即把发痒的部位浸泡在50℃以上热水中30分钟左右，如感太烫，稍歇数秒钟再泡，或用毛巾放在50~60℃热水中，取出后呈半干状态，使之紧贴在皮炎部位，每半分钟换1次，连续10分钟。

②减轻咳嗽：室温维持在 18~20℃，湿度 50%~60%。适宜的环境可以充分发挥上呼吸道的自然防御功能，减少对呼吸道黏膜的刺激。为减少咳嗽时的痛苦及减轻疲劳，应采取舒适的体位，坐位有助于膈肌运动，促进腹肌收缩及增加腹压，有利于咳嗽、咳痰。

③预防感染：严重贫血的患者，由于机体抵抗力下降，口腔、皮肤、呼吸道等易继发感染，应加强口腔、皮肤的护理，防止并发感染。

（6）用药护理

临床应用苯咪唑类药物治疗钩虫病。本类药物不良反应轻微，少数患者可出现头晕、腹部不适、腹泻等症状。应告知患者上述症状不影响治疗，可自行缓解。

应用铁剂治疗贫血时，加服维生素 C 有利于铁剂吸收，应禁饮茶，并需注意胃肠道反应。于饭后 30~40 分钟服用，可避免铁剂对消化道的刺激，减轻胃肠道反应。还需告诉患者，贫血纠正后，仍需坚持服药 2~3 个月，以彻底治疗贫血。

（7）心理护理

钩虫病患者多是农村男性青年，病后出现不同程度的营养不良、贫血，常导致劳动力下降，加之患者缺乏相应的防治知识、担心预后等，可导致不同程度的焦虑。应向患者及其家属解释本病的传染过程、出现贫血的原因，说明治疗方法和效果，以解除患者思想顾虑，积极配合治疗。

【健康教育】

（1）告知患者和家属预防钩虫病的方法，加强粪便管理和个人防护，避免赤足下田劳动，应穿胶鞋或局部涂搽防护药物。不吃生的蔬菜。有赤足劳动史、局部出现症状者，应定期检查，以便及早发现、及时治疗。

（2）向患者及家属解释钩虫病的感染过程、临床经过、治疗方法。指导患者及其家属配合驱虫治疗。告知服用铁剂的方法和注意事项。对在家治疗的患者，嘱其按时服药，补充营养，保证休息。嘱患者于治疗后 1 个月内复查大便，如仍有钩虫卵，需重复驱虫 1 次。

【预防】

（1）管理传染源

根据感染率高低，采取普遍治疗或选择性人群重点治疗，如对中小学学生，用复方甲苯达唑或阿苯达唑每年进行驱虫，效果较好，有利于阻断钩虫病的传播。

（2）切断传播途径

加强粪便管理，推广粪便无害化处理。改变施肥和耕作方法，尽量避免赤足与污染土壤密切接触，防止钩蚴侵入皮肤。不吃不卫生蔬菜，防止钩蚴经口感染。

（3）保护易感人群

重点在于宣传教育，提高对钩虫病的认识，在钩虫病感染率高的地区开展集体驱虫治疗。目前预防钩虫感染的疫苗，尚处于实验研究阶段，还不能用于人体。

第六节 蛔 虫 病

蛔虫病是由似蚓蛔线虫所引起的寄生虫病。主要寄生在人体的小肠，但偶尔也可异位寄生于人体其他部位而引起严重并发症。本病以儿童居多，多数患者无明显自觉症状。幼虫在体内移行引起呼吸道炎症与过敏症状，成虫在小肠内寄生引起消化不良、腹痛等胃肠功能紊乱。

【病原学】

蛔虫是人体最大的寄生线虫，寄生于小肠上段，活体为乳白色或粉红色。雌虫每日产卵约 20 万个，虫卵分受精卵和未受精卵，后者不能发育。受精卵随粪便排出，在适宜的环境下发育为含杆状蚴虫卵（感染性虫卵），此时被人吞食后即受感染。其幼虫在小肠内孵出，经第一次蜕皮后，侵入肠壁静脉→门静脉→肝→右心→肺，在肺泡与支气管经 2 次蜕皮逐渐发育成长。感染后 8~10 日向上移行，随唾液或食物吞入，在空肠经第三次蜕皮发育为童虫，再经数周发育为成虫。整个发育过程需 10~11 周。宿主体内的成虫数目一般为 1 至数十条，最多可寄生 1000 多条。蛔虫的寿命为 10~12 个月。

【流行病学】

（1）传染源

患者及带虫者粪便含受精卵，是主要传染源。猪、犬、鸡、猫、鼠等动物，以及苍蝇等昆虫，可携带虫卵或吞食后排出存活的虫卵，也可成为传染源。

（2）传播途径

感染性虫卵经口吞入为主要传播途径。由于使用新鲜粪便施肥或儿童随地大便，蛔虫卵污染环境，并在土壤中发育成熟。虫卵可借蝇类、鸡、犬等动物的机械携带或风力散播，污染环境、物品、食物等，人因生食含有感染性虫卵的不洁蔬菜、瓜果和水而受到感染。也可通过污染的手，经口受到感染。

（3）易感人群

人对蛔虫普遍易感，但以儿童为多见，感染率也较高。成年人中以农民因接触粪便的机会较多而易感染蛔虫病。

（4）流行特征

本病是最常见的蠕虫病，世界各地温带、亚热带及热带均有流行。发展中国家发病率高。根据世界卫生组织专家委员会流行区分级，我国大部分农村属重度（感染率超过60%）和中度（感染率20%~60%）流行区。常为散发，也可发生集体感染。

【临床表现】

（1）蛔虫蚴移行症

短期内食入大量感染性虫卵污染的食物，蛔虫蚴经肺移行时可引起发热、乏力、咳嗽或哮喘样发作，肺部可闻及干啰音，胸片示肺门阴影增粗、肺纹增多与点状、絮状浸润影。病程持续7~10天。

（2）肠蛔虫症

感染轻者可无明显症状，一般患者有腹部隐痛，主要为脐周围的疼痛。个别严重患者出现食欲缺乏、易饥感、腹泻、便秘等。在儿童常可见磨牙、烦躁不安、惊厥等精神神经症状，也可表现为荨麻疹、气喘或发热等过敏症状。肠道蛔虫感染常可使急性细菌性痢疾迁延不愈而转为慢性。蛔虫偶可穿过肠壁，引起穿孔和急性腹膜炎。

（3）异位蛔虫症

蛔虫离开寄生部位至其他器官引起相应病变及临床表现称为异位蛔

虫病。除了常见的胆道蛔虫病、胰管蛔虫病、阑尾蛔虫病以外，蛔虫还窜入脑、眼、耳鼻喉、气管、支气管、胸腔、腹腔、泌尿生殖道等。蛔虫某些分泌物作用于神经系统，可引起头痛、失眠、智力发育障碍，严重时出现癫痫、脑膜刺激征或昏迷。蛔虫性脑病多见于幼儿，经驱虫治疗后病情多迅速好转。

（4）变态反应

蛔虫的代谢产物可引起宿主肺、皮肤、结膜和肠黏膜的变态反应，表现为哮喘、荨麻疹、结膜炎和腹泻等。

【辅助检查】

（1）血常规检查

幼虫移行时引起的异位蛔虫症及并发感染时血液中白细胞与嗜酸性粒细胞增多。

（2）粪便检查

成虫感染期可用直接涂片法、厚涂片法（Kato 法或 Kato-Katz 法）以及饱和盐水浮聚法检查患者粪便，用任何一种方法查到蛔虫卵即可确诊。

（3）免疫学检查

成虫抗原皮内试验阳性率可达 80% 以上。其阳性可提示早期蛔虫感染或有雄虫寄生，有助于流行病学调查。血清免疫球蛋白检测显示 IgG 和 IgE 呈高水平，但并无特异性。

（4）影像学检查

胆道蛔虫病腹部彩超可显示蛔虫位于扩张的胆总管内或见一至数条 2~5mm 宽的双线状强回声带。胃蛔虫病 X 线钡餐检查，可见胃内有的可变性圆条状阴影。十二指肠蛔虫病 X 线检查可见弧形、环形、"弹簧形"或"8"字形。CT 或 MRI 检查主要对胰管内微小蛔虫诊断有一定帮助。

【治疗原则】

蛔虫病的治疗可分为驱蛔虫治疗及并发症处理，但最根本的是驱虫治疗。

（1）驱虫治疗

可选用甲苯咪唑和阿苯达唑。虫卵阴转率达 90% 以上。

（2）异位蛔虫症及并发症的治疗

①胆道蛔虫症，主要采用内科治疗，应予镇静、解痉、止痛、控制合并的感染。内科治疗无效者，则需手术治疗。

②阑尾蛔虫病，应及早给予手术治疗。

③蛔虫性肠梗阻，应服用适量豆油或花生油，可使蛔虫团松解，再给予驱虫治疗。上述治疗措施无效时，及早给予手术治疗。

【护理评估】

（1）健康史

①询问患者有无蛔虫病的感染史，以及个人的生活习惯、卫生习惯。

②询问患者是否饭前便后洗手的习惯，发病前有无接触粪便，生食不洁的瓜果、蔬菜和饮用生水。

（2）身体状况

①评估患者有无发热、乏力、咳嗽、头痛、失眠的症状。

②评估患者有无腹泻、哮喘、荨麻疹的症状。

③评估患者有无癫痫及脑膜刺激征。

（3）心理—社会状况

患者对蛔虫病的相关知识的掌握及了解情况，及需注意的个人防护知识的掌握情况，观察患者对疾病的反应。

【护理诊断】

（1）贫血

与蛔虫病引起的严重感染有关。

（2）活动无耐力

与蛔虫病引起的贫血有关。

（3）有感染的风险

与机体的抵抗力下降有关。

（4）潜在并发症

肠梗阻、发育生长缓慢、癫痫等。

【护理措施】

（1）隔离

采用接触传播的隔离与预防，及时对患者粪便进行无害化处理。清理、消毒盛放粪便的容器。接触或可疑接触粪便后，立即洗手。

（2）休息与活动

当合并有急性胰腺炎及个别严重感染者出现贫血时应适当休息。症状减轻后可适当活动。

（3）饮食护理

对营养较差的儿童应给营养丰富、易消化的食物。驱虫期间不宜进食过多的油腻食物，避免甜、冷、生、辣食物，以免激惹蛔虫引起并发症。并发胆道蛔虫病者给予低脂、易消化的流质或半流质饮食。有肠梗阻或严重呕吐者给予禁食。

（4）病情观察

①观察患者是否出现食欲缺乏、异食癖。

②观察患儿的生长发育情况及是否有智力障碍，是否出现低热、精神萎靡、易惊、睡眠咬牙等。

③询问患者腹痛的性质、程度、部位及持续时间，有无呕吐，呕吐的次数及呕吐物中是否有蛔虫等，以便及早发现胆道蛔虫病、蛔虫性肠梗阻等并发症。

④如患儿出现脐周剧痛、腹胀、恶心、呕吐，并吐出食物、胆汁，甚至蛔虫，应及时报告医生，并予以禁食、胃肠减压、输液、止痛等处理。

⑤观察患者是否出现咳嗽或哮喘发作等呼吸系统症状。

（5）对症护理

①腹痛：腹痛时酌情卧床休息，安慰患者，消除紧张不安情绪。可用热水袋或热毛巾在脐部热敷，或用手轻揉腹部，以减轻腹痛。如上述措施无效，可按医嘱适当使用解痉止痛药。如发现患者腹痛不止，或小儿突然哭闹不休、烦躁、辗转不安、屈体弯腰、面色苍白、呕吐等，或伴有黄疸、高热不退等并发症表现，提示并发胆道蛔虫症，应及时配合医生予解痉止痛、驱虫、抗感染，必要时做好手术准备。

②癫痫：有癫痫发作者，可遵医嘱酌情给予镇静剂，并做好患者的安全护理。

③颅内压增高：有颅内压增高者，应按医嘱给以脱水治疗，并做好相应护理。

④皮肤护理：保持皮肤清洁、干燥。对出现荨麻疹、皮肤瘙痒、血管神经性水肿，以及结膜炎等症状者，要观察皮肤改变，嘱患者不要抓挠皮肤，防止皮肤破损感染。

（6）用药护理

遵医嘱给予驱虫药。驱虫药物应于空腹或睡前一次顿服，并观察药物的不良反应，如有恶心、呕吐、头昏或腹痛，可给予对症处理。服药后 1~3 天内观察大便排虫数，以了解驱虫效果，并去医院复查大便，如仍有蛔虫卵，间隔 2 周再服驱虫药 1 次。不可多次连续驱虫和任意加大药物剂量，以免引起毒副作用。少数蛔虫感染较严重的患者服驱虫药后可引起蛔虫游走，造成腹痛或口吐蛔虫，甚至可引起窒息，此时应及时就医。

【健康教育】

积极宣传蛔虫病的危害性和预防保健知识。如发现便出、吐出蛔虫，或小儿有哭闹不安、食欲减退、偏食、夜惊、磨牙、异食癖、惊厥等，应及时就诊。在夏季，是蛔虫感染的高峰季节，更应该注意饮食、饮水卫生，饭前便后要洗手、勤剪指甲、不吸吮手指，生吃蔬菜瓜果必须洗净，不喝生水，不随地大便等。另外，要妥善处理粪便，改善环境卫生，以消灭或减少外界环境中的蛔虫卵。

【预防】

（1）定期普查普治和复查复治，以消除传染源。尤其在儿童、托幼机构、学校中进行广泛健康教育，增强自我保健意识，从小教育孩子养成良好的个人卫生习惯。

（2）搞好环境卫生，进行寄生虫生活史和危害性的宣传教育，使群众养成饭前便后洗手，勤剪指甲，不随地大便等良好的个人卫生习惯，不饮生水，吃瓜果、萝卜、红薯、甘蔗要做到洗净、削皮吃。

（3）保护水源，保证生活用水的清洁卫生。

（4）建立无害化厕所或高温堆肥，以加强粪便无害化处理，防止虫卵污染周围环境。

第七节　蛲　虫　病

蛲虫病是一种常见的寄生虫病，是由蛲虫寄生于人体引起的一种肠道寄生虫病。本病在我国古代早有记载。本病以肛周瘙痒为主要表现，多发于小儿。严重者可依寄生部位的不同而出现不同的并发症，如阑尾炎、盆腔炎、腹膜炎、肠梗阻等。

【病原学】

蛲虫成虫细小，呈乳白色。体直，尾部尖细；雄虫大小约是雌虫的1/3，尾部向腹部卷曲，有一交合刺。虫卵为椭圆形，不对称，一侧扁平，一侧稍凸，无色透明。在刚排出的虫卵内常有蝌蚪期胚胎，在适宜环境下发育为含幼虫的虫卵，即感染性虫卵。

蛲虫的生活史简单，无外界土壤发育阶段。成虫主要寄生于回盲部，头部附着在肠黏膜或刺入黏膜深层，吸取营养，并可吞食肠内容物。雄虫交配后死亡，雌虫在盲肠发育成熟后沿结肠向下移行，在宿主入睡后爬出肛门产卵，每次产卵约10000个。刚排出的虫卵在宿主体温条件下，6小时即发育为感染性虫卵。虫卵经手、食物和水等进入人体消化道，幼虫孵出并沿小肠下行，经2次蜕皮，至结肠部位发育为成虫。这种自身感染是蛲虫病的特征。

【流行病学】

（1）传染源

人是蛲虫唯一的终宿主，患者是唯一传染源，排出体外的虫卵具有传染性。

（2）传播途径

蛲虫主要经消化道传播。

①直接感染：虫卵多经手从肛门至口入而感染，为自身感染的一种类型。

②间接感染：虫卵经生活用品及受污染的食品而感染。

③通过呼吸道感染：虫卵可漂浮于空气尘埃中，从口鼻吸入而咽下感染。

④逆行感染：虫卵在肛门周围孵化，幼虫从肛门逆行入肠内而感染。

（3）易感人群

人对本病普遍易感，并可反复多次感染，儿童为主要易感人群。

（4）流行特征

感染季节以 11 月为高峰。经济贫困、人群密度过高、水资源缺乏、社区卫生条件差和个人卫生习惯不良等在蛲虫病的传播和流行中具有一定的影响，该病可呈现家庭聚集现象。

【临床表现】

由于蛲虫感染程度的轻重不同，异位寄生发生，临床上可以无明显的症状，也可表现出不同的症状体征，甚至出现并发症。

（1）肠道寄生症状

主要症状是肛周皮肤瘙痒，在夜间尤其明显，是蛲虫在肛门周围及会阴部产卵所致。患者常伴有烦躁不安、失眠、磨牙、食欲缺乏、腹痛、夜惊等表现，有时因搔抓引起肛周皮肤出血或继发性细菌感染。重度感染时寄生的肠黏膜受到刺激，可引起胃肠功能紊乱，出现呕吐、腹泻、腹痛、粪便中黏液增多等症状。

（2）异位寄生表现

蛲虫可侵入肛门附近器官，引起异位损害，如刺激尿道引起尿频、尿急及遗尿；侵入阴道，引起阴道炎、子宫内膜炎和输卵管炎等；侵入阑尾，可引起腹痛、恶心、呕吐及阑尾炎。此外，在肝、肺、膀胱、输尿管、前列腺等处，也有异位性损害的可能。

【辅助检查】

（1）成虫检查

根据雌虫的生活习性，于患者入睡后 1~3 小时，可在其肛门、会阴、内衣等处找到成虫，反复检查多可确诊。

（2）虫卵检查

最常用棉签拭子法及透明胶纸粘贴法。一般于清晨便前检查，连续检查 3~5 次，检出率可接近 100%。由于雌虫多不在肠道内产卵，因此粪虫卵检出率小于 50%。

【治疗原则】

（1）病原治疗

甲苯咪唑和阿苯达唑为驱蛲虫的首选药物。

（2）外用药物

将蛲虫膏、2%白降汞软膏涂于肛门周围，有杀虫和止痒的双重作用。

【护理评估】

(1) 健康史

①询问患者有无蛲虫的感染史，以及个人的居住地的环境、生活习惯及卫生情况。

②询问患者是否有饭前便后洗手的习惯。

(2) 身体状况

①评估患者是否有失眠、磨牙、食欲缺乏的症状。

②评估患者是否有肛周皮肤瘙痒、腹痛、腹泻及粪便中黏液增多的情况。

(3) 心理—社会状况

患者对蛲虫病的相关知识的掌握及了解情况，个人防护知识的掌握情况，及家人对患者的心理支持。

【护理诊断】

(1) 感染	**(2) 皮肤破损的风险**
与蛲虫侵入其他脏器引起炎症有关。	与蛲虫病引起的瘙痒有关。

【护理措施】

(1) 隔离	**(2) 休息与活动**
本病采用接触、空气传播的隔离与预防。应对患者粪便做无害化处理，及时清理、消毒盛放粪便的容器。接触或可疑接触粪便后立即洗手。病室湿式清扫。	感染期应嘱患者多休息。根据病情需要采取舒适卧位，病情轻者可适当活动。重度感染有伴随症状的患者需卧床休息。小儿因夜间受瘙痒影响睡眠不佳，应注意在日间适当补充睡眠。

(3) 饮食护理

以高热量、高蛋白、高维生素、少渣、少纤维素饮食为主，避免生冷、多渣、胀气、油腻或刺激性食物。

（4）病情观察

①观察患者肛周和会阴部皮肤是否出现由成虫长期慢性刺激和搔抓而造成的局部皮肤损伤、出血和继发性感染。

②观察患儿夜间睡眠状况，是否有食欲缺乏、腹痛等消化道症状。

③询问患者是否有尿急、尿频、尿痛及阴道分泌物增多等不适。

（5）肛周护理

保护肛周皮肤清洁，便后及每晚用温水或肥皂水洗净肛周皮肤，擦干，局部涂蛲虫软膏或2%氧化氨基汞软膏。给患儿勤换内衣、内裤、被褥，并煮沸消毒。为患儿勤剪指甲，睡前可戴不分指手套，以免搔破肛周皮肤，引起继发感染。

（6）用药护理

遵医嘱给予驱虫药，密切观察药物疗效及不良反应。

①口服给药：驱虫药一般在空腹时服用。可在饭后2小时服用，这时胃肠食物已基本排空，药物易与虫体充分接触，驱虫效果更好。注意观察用药后的不良反应，如甲苯咪唑、阿苯达唑等咪唑类广谱驱虫药，极少数患者在服药后出现缄默少动、情感淡漠、思维抑制、记忆力障碍等精神症状。2岁以内的幼儿因肝肾发育尚不完善，药物会伤害幼儿的肝肾所以应慎服驱虫药。

②局部用药：用2%白降汞软膏，或10%氧化锌油膏涂抹肛门，既可止痒，又可减少自身重复感染。用0.2%甲紫和3%百部药膏挤入肛门内少许，连续应用数天。

【健康教育】

（1）讲述蛲虫感染过程及预防措施的知识，向居民宣传要注意玩具消毒，注意个人卫生、家庭卫生、公共卫生。

（2）患儿剪短指甲或睡时戴上手套以防抓破肛门处皮肤引起感染，勤换内衣裤，换下的内衣裤、被单均要用开水烫洗以杀灭虫卵。

（3）指导家长夜间检查成虫和收集虫卵的方法，并按医嘱定期驱虫治疗，注意药物副作用。

（4）为防止自身感染，患儿睡觉时应穿睡裤、戴手套。

（5）患儿内衣裤、被褥等需煮沸，或用开水浸泡后在日光下曝晒，连续10天。

（6）集体、儿童机构中应定期开展普查、普治。

（7）对密切接触患儿者应同时进行治疗，以杜绝再感染。

（8）宣传正确的个人卫生、饮食习惯，搞好环境卫生，做到饭前便后洗手、勤剪指甲、不吮手指、婴幼儿尽早穿满裆裤。

【预防】

根据本病的流行特点，单靠药物不易根治，需采取综合性防治措施。

（1）控制传染源	（2）切断传播途径
发现集体性儿童机构或家庭内感染者，应进行蛲虫感染普查，7~10天重复检查一次，以消除传染源。	切断传播途径是防治的基本环节之一。要加强个人卫生防护，对污染物品要进行彻底消毒处理。

第八节 旋毛虫病

旋毛虫病是旋毛线虫所致的动物源性人畜共患寄生虫病，因生食或半生食含旋毛虫幼虫的肉类而感染。临床表现以发热、水肿、肌痛和外周血嗜酸性粒细胞增多为特点。幼虫移行至心、肺、脑时，可引起心肌炎、肺炎或脑炎等。

【病原学】

旋毛虫属于线形动物门，线虫纲，旋毛线虫属。其虫体细小，呈线状，雌雄异体，幼虫系胎生。成虫寄生于人和哺乳动物的小肠，幼虫寄生于同一宿主的横纹肌纤维内，寄生宿主既是终宿主，又是中间宿主，无需在外界发育，但完成其生活史，必须有转换宿主。

含有活幼虫的生肉被人吞食后，幼虫侵入十二指肠及空肠上段的黏膜，在肠腔发育为成虫。雌雄虫交配后，雄虫死亡，雌虫产幼虫，后侵入小肠黏膜继续发育。少数幼虫自肠腔排出体外，多数侵入淋巴管和血管，随血流移行至身体各部分，到达骨骼肌的幼虫继续生长发育形成包囊。幼虫卷曲于囊包内可存活数年。感染性包囊被人或动物吞食后即感染新宿主，重复生活史。旋毛虫包囊对外界抵抗力很强，猪肉中的包囊在-15℃环境能存活20天，在-12℃可生活57天。熏烤、腌制、暴晒等加工肉制品不能杀死旋毛虫幼虫。

【流行病学】

(1) 传染源

猪是人体旋毛虫病的主要传染源，其他食肉或杂食的家畜及野生动物，如狗、猫、鼠等亦是感染源。

(2) 传播途径

多因生食被感染动物的肉类及其制品而感染。另一重要途径是刀、砧板被带包囊的生食或熟食污染。带旋毛虫幼虫或包囊的粪便污染食物或水，被食入后也可导致感染。

(3) 易感人群

普遍易感，以青壮年男性居多。人感染后可获一定程度免疫力，再感染时可无或仅有较轻的临床症状。

(4) 流行特征

本病广泛分布于世界各地。西欧与北美发病率较高。我国云南、西藏、广东、湖南、福建、河北、四川、辽宁、黑龙江、吉林、河南、湖北、广西及香港特区均有发生或流行。

【临床表现】

潜伏期数小时至46天，平均6~20天。临床表现因感染程度、侵袭部位、个体免疫力不同而复杂多样，轻者可无症状，重者可致死亡。

(1) 小肠侵入期

成虫在小肠的阶段，多为肠炎症状，起病第1周可有腹泻水样便、腹痛、恶心等表现。本期症状轻而短暂。

(2) 幼虫移行期

此期从幼虫产出、侵入血循环并移行至全身其他部位，持续2周至2个月，临床突出表现为全身肌肉剧烈疼痛，肌肉肿胀，有明显压痛、触痛，尤以腓肠肌和肱二头肌为甚，严重者有咀嚼、吞咽、语言困难。患者还有发热、肌痛、水肿和组织器官受累的相应表现。发热多为弛张热，38~40℃，可伴畏寒、头痛、出汗等症状。大多数患者水肿自眼睑、面部出现，扩展至四肢，重者有浆膜腔积液。重度感染者可出现肺炎、心肌炎与脑炎等临床表现。

（3）包囊形成期

约在感染后1个月，幼虫在骨骼肌内形成包囊，称为包囊形成期。此期急性炎症如发热、水肿等症状消退，全身症状减轻，肌痛逐渐好转，患者常感虚弱。

【辅助检查】

（1）血常规检查

幼虫移行期白细胞总数增多。嗜酸性粒细胞明显升高。重症者可因免疫功能低下或伴细菌感染而嗜酸性粒细胞无明显增高。

（2）血生化检查

血清肌酸磷酸激酶（CKP）及醛缩酶活性均明显升高。

（3）病原学检查

应用肌肉组织压片活检法，查找旋毛虫幼虫或包囊。腹泻初期，可在粪便中找到幼虫。

（4）免疫学检查

①人感染旋毛虫后，血清可检出特异性IgG抗体，可应用酶联免疫吸附法、间接血凝法等。

②血清循环抗原检测可作为本病的早期诊断和判断有无活虫及疗效的指标。

（5）核酸检测

PCR扩增血中旋毛虫DNA，有助于早期诊断和监测。

【治疗原则】

（1）一般治疗

急性期应卧床休息，维持水、电解质平衡。应用肾上腺皮质激素可以改善症状并防止类赫氏反应。

（2）病原治疗

首选药物为阿苯达唑，对各期旋毛虫均有较好的杀虫作用。不良反应少而轻，少数于服药后第2~3天因虫体死亡而出现异蛋白反应，表现为体温升高（类赫氏反应）。

（3）对症治疗

重症者在病原治疗同时可用肾上腺皮质激素减轻症状，并可防止类赫氏反应。预防、处理心衰等。

【护理评估】

（1）健康史

①询问患者有无旋毛虫病的感染史，及个人的生活习惯、卫生习惯，及从事的职业等。

②询问患者近期是否接触过生肉，砧板是否生熟未分开，生食不洁的肉类食品等，是否接触到患病者的粪便。

（2）身体状况

①评估患者有无发热、畏寒、腹痛、腹泻的症状。

②评估患者有无关节痛、四肢的肌肉痛及肿胀的表现。

③评估患者有无肺炎、心肌炎的炎症反应。

（3）心理—社会状况

患者对旋毛虫病的相关知识的了解及掌握情况，及需注意的个人防护方面的相关知识的掌握情况；支付医疗费用是否存在困难；及家人、家庭对患者的心理支持情况。

【护理诊断】

（1）感染

与旋毛虫侵入脏器及肠腔有关。

（2）皮肤破损的风险

与发热、腹泻有关。

（3）并发症

可出现肺炎、心肌炎、脑炎的发生。

【护理措施】

（1）隔离

本病采用接触传播的隔离与预防，对患者粪便应及时进行无害化处理，接触患者大便的容器及时消毒，接触或可疑接触患者大便时及时洗手。

（2）休息与活动	（3）饮食护理
急性期应卧床休息。	给予易消化和富有营养的饮食。

（4）病情观察	（5）对症护理
①小肠侵入期：观察患者排泄物、呕吐物的性质、颜色、气味和量，观察腹痛性质、部位、持续时间，记录出入量，有病情变化及时报告医生。 ②幼虫移行期：观察并记录患者肌痛部位、性质、持续时间、体温变化、伴发症状、水肿部位、程度，有无过敏、肺炎、心肌炎、心功能不全、脑炎等并发症状，给予对症护理。 ③包囊形成期：观察患者肌痛、乏力持续时间，对乏力虚弱患者，加强生活和安全护理，防止跌倒。	①发热：一般病原治疗用药2天后体温下降，4天后降至正常。高热时给予物理降温，有过敏性皮疹时避免乙醇擦浴。观察降温效果，及时更换患者衣物与床单、被套，保持清洁。 ②肌痛：患者肌肉疼痛剧烈时应尽量避免触摸，操作过程中动作轻柔。对于严重影响呼吸、睡眠及正常生活的肌痛患者，遵医嘱使用镇痛药。

（6）用药护理	（7）心理护理
阿苯达唑不良反应为头晕、食欲缺乏等，少数于服药后第2~3天因虫体死亡出现异蛋白反应，表现为体温升高、心慌、头晕、恶心等，注意观察和监测。督促患者坚持服药，巩固疗效。	患者肌痛时，可呈强迫屈曲体位，症状明显，严重影响休息、睡眠，应及时告知患者与家属，坚持病原治疗可逐渐减轻疼痛至消失，消除患者心理压力。

【健康教育】

指导患者和家属避免进食生或半生的肉与肉类制品，疾病恢复期，乏力、肌痛、消瘦等症状可持续较长时间，嘱患者注意休息，加强营养。

【预防】

（1）加强卫生宣传	（2）管理传染源
不食生或半生熟猪肉或其他动物肉类及其制品。	提倡生猪圈养，饲料加热防猪感染；隔离治疗病猪。灭鼠，防鼠污染猪圈。

（3）严格肉类检验

对屠宰场及私宰猪肉等进行严格检验，未经检验的肉类不得出售。肉类保存无害化。

第九节　肠绦虫病

肠绦虫病是由各种绦虫寄生于人体小肠所引起的一类肠道寄生虫病，其中以猪带绦虫和牛带绦虫最为常见。人多因进食含活囊尾蚴的猪肉或牛肉而被感染。

【病原学】

猪肉绦虫与牛肉绦虫同属带科、带属，两者形态和发育过程相似，两种绦虫卵从形态上难以区别，只有在成虫的体长、节片数量、头节等处略有区别。绦虫为雌雄同体，呈带状，可分为头节、颈节与体节三部分。

绦虫成虫寄生在人体的小肠内，充满虫卵的成熟孕节从链体上脱落，并随宿主粪便排出体外。当虫卵被中间宿主（猪或牛）吃食后，在其十二指肠内经胃液与肠液的作用孵出六钩蚴。六钩蚴钻过肠壁，经肠系膜小静脉及淋巴管进入血液，随血液循环及淋巴系统播散至全身，主要存在于骨骼肌内，经 9~10 周而发育成囊尾蚴。当人吃下未煮熟或生食含囊尾蚴的猪肉或牛肉后，囊尾蚴在小肠内胆汁的作用下经 10~12 周发育成熟。成虫在宿主体内可存活 25 年以上。

【流行病学】

（1）传染源

猪或牛带绦虫病患者粪便中排出的虫卵对其本人及周围人群均有传染性，可使中间宿主猪或牛感染而患囊尾蚴病，鼠是短膜壳绦虫的保虫宿主，故患者和鼠均是其传染源。

（2）传播途径

人进食生的或未熟的含活囊尾蚴的猪肉或牛肉而感染，或因生尝肉馅、生肉，吃火锅肉片、未熟透烤肉而感染。生、熟食炊具不分也可致熟食被污染活囊尾蚴而使人感染。短膜壳绦虫可因手或饮食污染而传播。

（3）易感人群

任何性别、年龄都可患病，猪或牛带绦虫病以青壮年农民居多，男多于女，短膜壳绦虫病以儿童多见。

（4）流行特征

呈世界性分布，在我国分布较广，猪带绦虫病散发于华北、东北、西北一带，地方性流行仅见于云南；牛带绦虫病于西南各省及西藏、内蒙古、新疆等地均有地方性流行；短膜壳绦虫病主要见于华北和东北地区。肠绦虫病有家庭聚集现象。

【临床表现】

临床症状轻重与感染虫数有关。

虫数少者，无症状，可在粪便中发现白色节片，或节片自肛门逸出，刺激肛门周围皮肤，引起局部不适、瘙痒。

虫数多者，症状较明显，主要为消化道症状，表现为脐周隐痛、食欲下降、恶心、消化不良、腹泻或便秘。有些患者食欲好或有饥饿感，但体重减轻、消瘦。部分患者可能出现头晕、头昏、失眠、磨牙或皮肤瘙痒。

【辅助检查】

（1）血常规

白细胞总数大多正常，病程早期血嗜酸性粒细胞可轻度增高。

（2）虫卵检查

多数患者粪便中能找到虫卵，可采用涂片法、沉淀法和漂浮浓集法等。肛拭涂片检查也可找到虫卵。检获虫卵可确诊为绦虫病，但不能鉴别虫种，因猪带绦虫卵和牛带绦虫卵极相似，镜下难以区别。

（3）妊娠节片检查

采用压片法检查绦虫妊娠节片内子宫的分支数目及形状可鉴别虫种，猪带绦虫为 7~13 个，呈树枝状，牛带绦虫为 15~30 个，成对分支状。

（4）头节检查

驱虫治疗 24 小时后，留取全部粪便检查头节，可帮助考核疗效和鉴别虫种，头节被驱出表明治疗彻底，据头节形状及小钩有无可区分虫种。

（5）免疫学检查

用虫体匀浆或虫体蛋白质做抗原进行皮内试验、环状沉淀试验、补体结合试验或乳胶凝集试验可检测出体内抗体；用酶联免疫吸附试验可检测宿主粪便中特异性抗原，敏感性达100%，且具有高度特异性。

（6）分子生物学检查

DNA-DNA斑点印迹法可用于检测绦虫卵，PCR可扩增粪便中虫卵或虫体的种特异性DNA，用来检测人体内的猪或牛带绦虫成虫，特异性与敏感性较高。

【治疗原则】

主要是驱虫治疗。

（1）吡喹酮

为广谱驱虫药物，对各种绦虫病疗效均好，为目前首选。不良反应轻，如头晕、腹痛、恶心等，停药后自行缓解。

（2）苯咪唑类

能抑制绦虫摄取葡萄糖，导致能量不足虫体麻痹，随肠蠕动从粪便排出。甲苯咪唑疗效较好，不良反应少。阿苯达唑疗效优于甲苯达唑，不良反应轻。但动物实验表明该类药有致畸作用，故孕妇不宜使用。

【护理评估】

（1）健康史

①询问患者有无绦虫病的感染史及个人的生活习惯、卫生习惯、饮食习惯等。

②询问患者近期是否食过生肉或未煮熟的肉品，是否接触过患者的粪便等。

（2）身体状况

①评估患者有无食欲下降、恶心、呕吐、腹泻、便秘等。

②评估患者有无脐周疼痛，体重减轻。

③评估患者有无头晕、头痛、失眠等。

（3）心理—社会状况

患者对绦虫病相关知识的掌握及了解情况，对需隔离、防护的相关知识的掌握情况，并观察患者对疾病的心理反应；支付医疗费用是否存在困难，及家庭、家人对患者的关爱与支持。

【护理诊断】

(1) 有受伤的风险

与头晕、头痛有关。

(2) 并发症的风险

与患者病情加重有关，肠梗阻、阑尾炎等。

(3) 皮肤破损的风险

与皮肤瘙痒、抓挠有关。

【护理措施】

(1) 隔离

①密切接触患者时，要穿隔离衣，接触患者及污物后，护理下一名患者前应严格洗手。

②患者的食具、便器要专用，用后要消毒。患者的呕吐物及排泄物也应进行消毒。

③患者之间不能交换用物、书报等。

④病房设纱窗、纱门，做好防蝇、灭蝇及灭蟑螂工作。

⑤病室地面消毒、物体表面消毒每天1~2次。

⑥指导患者餐前便后洗手。

(2) 休息与活动

急性期有明显腹痛、腹泻者，应卧床休息。慢性期患者可适当活动，避免劳累。

(3) 饮食护理

给予高热量、高蛋白、高维生素易消化饮食。避免煎炸、油腻、产气食物，减少脂肪摄入。有腹泻者给予清淡、易消化饮食。症状严重者，注意供给足够水分，保持水、电解质平衡。慢性患者可予营养丰富易消化食物，少量多餐，避免进食粗、硬、过热、多纤维刺激性食物。

（4）病情观察

观察腹痛的部位、性质、持续时间及粪便的性状，注意有无诱因；是否伴有恶心、呕吐；注意观察粪便中有无节片排出，有无肠梗阻、阑尾炎等并发症表现；有无贫血、消瘦。

（5）驱虫治疗护理

遵医嘱给予驱虫药。

①服药前一天晚餐进流质饮食，服药当天早晨禁食。

②驱猪带绦虫前先按医嘱给予氯丙嗪，以防患者恶心、呕吐时将虫卵反流入胃和十二指肠，引致内源性感染囊尾蚴病。

③驱虫时应注意保持排便通畅。

④天冷时便盆应加温水，以免绦虫遇冷回缩。排虫过程中不要拉扯虫体，以免拉断。如虫体长时间不能完全排除，可用温水灌肠，使虫体完全排出。

⑤服用驱虫药后，应观察药物的不良反应，如有无头晕、乏力等不适，一般数天内可自行消失。注意留取 24 小时粪便。以便寻找绦虫虫体与头节。

（6）肛周护理

每日便后及睡前用温水擦洗肛周，保持肛周皮肤的清洁干燥，并及时更换衣裤，尽量使用软纸，勿用力。如肛门部瘙痒，可遵医嘱应用药物止痒。

（7）用药护理

吡喹酮不良反应较轻，偶有恶心、呕吐、腹痛、头晕、乏力等不适，数日后可自行消失。甲苯咪唑有致畸作用，孕妇及幼儿禁用。阿苯达唑不良反应较轻，少数患者可出现过敏性休克及脑疝等严重反应。

（8）心理护理

患者因缺乏对疾病的了解，担心疾病预后，治疗效果等，易产生恐惧、焦虑等心理反应，严重者可影响休息，出现睡眠型态紊乱。反复的癫痫发作，给患者和家属带来巨大的心理压力，发作时又往往表现为束手无策。因此护理人员应向患者介绍疾病的相关知识，说明早期积极治疗的重要性，并指导患者及家属掌握癫痫发作时的紧急救护方法。主动与患者交谈，鼓励患者说出不良的感受，分散注意力，使患者树立战胜疾病的信心。

【健康教育】

（1）向患者及家属宣讲注意个人卫生的重要性，不吃生肉，饭前便后洗手，以防误食虫卵。烹调务必将肉煮熟，切生熟肉刀和砧板要分开。

（2）指导患者配合治疗，在服用吡喹酮后，偶感头晕、乏力等不适，数日内可自行消失。教育患者注意卫生，衣服（尤其内裤）、被褥、便盆等用具应加强消毒，防止虫卵污染水、食物及手而感染自身或他人。对驱虫后大便中未找到头节者，应定期复查。告知患者半年内无节片排出，虫卵转阴，即痊愈。

【预防】

（1）控制传染源	（2）切断传播途径
在流行区开展普查普治，对绦虫病患者进行早期和彻底驱虫治疗，加强人粪管理，防止猪牛感染。	严格进行肉类检疫，禁止带囊尾蚴的肉类上市。改变生食肉类的不良习惯，砧板、厨具应生熟分开。在绦虫病地方性流行区，可对猪和牛采用氯硝柳胺进行预防性治疗，化学预防效果显著。

第十节 囊尾蚴病

囊尾蚴病又称囊虫病、猪囊虫病，是猪带绦虫的幼虫（即囊尾蚴）寄生于人体各组织器官所致的一种寄生虫病，为较常见的人畜共患病。人因吞食猪带绦虫卵而被感染。患囊尾蚴病的猪肉被称为"米肉"或"豆肉"。囊尾蚴可侵入人体皮下组织、肌肉、脑眼、心脏等部位，其临床症状常因寄生部位及感染程度不同而异，其中以脑囊尾蚴病最为严重。

【病原学】

猪带绦虫呈乳白色链带状，由头节、颈节与链节三部分组成。人作为猪带绦虫的唯一终宿主，又是中间宿主。绦虫在人体内发育为成虫，致人患绦虫病；人也可成为猪带绦虫的中间宿主，患囊尾蚴病。人经口感染猪带绦虫卵后，在胃与小肠经消化液作用，六钩蚴脱囊而出，穿破肠壁血管，随血液循环散布至全身，经 9~10 周发育为囊尾蚴。囊尾蚴结节因寄生部位不同而形态各异，在肌肉内呈椭圆形，在脑实质内呈圆形；位于颅底脑室处的囊尾蚴较大，并呈葡萄状，称为葡萄状囊尾蚴。

【流行病学】

（1）传染源

猪带绦虫病患者是囊尾蚴病的唯一传染源。患者粪便排出的虫卵对其自身和周围人群均具有传染性。猪带绦虫寄生在人体小肠内的寿命较长，感染期限越长，发生该病的危险性也越大。

（2）传播途径

食猪带绦虫卵经口感染为主要传播途径。感染方式有以下 3 种：

①外源性异体感染。系由于个人卫生或饮食卫生不当而经口感染，此为主要传播途径。

②外源性自身感染。因猪带绦虫病患者手指污染自身粪便中的虫卵而经口感染。

③内源性自身感染。猪带绦虫病患者因呕吐引起胃肠道逆蠕动，使虫卵或妊娠节片随肠内容物反流入胃或十二指肠中导致感染。

（3）易感人群

人群普遍易感，患者以 21~40 岁青壮年为主，男女比为（2~5）:1，以农民居多，近年来儿童和城市居民患病率有所增加。

（4）流行特征

为我国北方主要的人兽共患的寄生虫病，以东北、内蒙古、华北和河南地区较多。

【临床表现】

潜伏期约 3 个月至数年，5 年内居多。依囊尾蚴寄生的部位、感染的程度、寄生时间的久暂、是否存活以及人体的反应不同，其临床表现也各不相同。

（1）脑囊尾蚴病

约占囊虫病患者总数的 2/3。临床表现复杂多样，但大多数以癫痫或颅内压增高为首发症状。

①脑实质型：占脑囊尾蚴病 80% 以上。临床表现以癫痫最为常见，

表现为多种类型发作，以多灶型及不稳定型为特点。半数患者为单纯大发作，且为唯一的首发症状。发作频率较低，多在3个月以上才发作1次。弥漫性脑实质受累者可因脑组织破坏和皮质萎缩导致痴呆。

②脑室型：占脑囊尾蚴病的10%。囊尾蚴寄生在脑室孔附近，导致颅内压增高。第四脑室内囊尾蚴病可出现活瓣综合征（又称布伦斯征），即头位急速改变时出现阵发性头痛、呕吐、眩晕，甚至出现脑疝。

③软脑膜炎型：占脑囊尾蚴病的10%。囊尾蚴寄生于软脑膜引起慢性脑膜炎，以急性或亚急性脑膜刺激征为特点，主要表现为头痛、呕吐、颈强直、共济失调等症状。粘连性蛛网膜炎患者多有颅内压增高、视力减退等。

④脊髓型：少见，囊尾蚴侵入脊髓不同部位引起相应的症状，出现截瘫、感觉障碍、大小便潴留等。

（2）眼囊尾蚴病

占囊尾蚴病2%以上。多为单眼感染。最常寄生的部位在玻璃体和视网膜下。可引起视力减退，自觉眼前有黑影飘动，可导致色素膜炎、视网膜脉络膜炎。

（3）皮下组织和肌肉囊尾蚴病

约1/2的囊尾蚴患者有皮下囊尾蚴结节，多呈圆形或卵圆形，直径0.5~1.0cm，质地较硬有弹性，数目多少不一，从几个到成百上千个，与周围组织无粘连和压痛，表面也无色素沉着和炎症反应。以头颈和躯干较多，四肢较少，手足罕见。少数严重感染者可感觉肌肉酸痛、发胀，并引起假性肌肥大。囊尾蚴死后发生钙化，X线检查可见钙化阴影。

【辅助检查】

（1）血象

多数患者外周血象正常，少数患者嗜酸性粒细胞轻度升高。

（2）脑脊液检查

软脑膜型及弥漫性病变者，脑脊液压力可增高。囊尾蚴性脑膜炎的脑脊液改变为细胞数和蛋白质轻度增加，糖和氯化物正常或略低。

（3）病原学检查

①粪便检查：在合并猪绦虫病的患者粪便中可找到虫卵或结节。

②皮下结节活组织检查：皮下及肌肉囊尾蚴病患者可做皮下结节活检，找到猪囊尾蚴可直接确诊。

（4）免疫学检查

用 ELISA 法或间接血凝试验法检测患者血清或脑脊液中的特异性 IgG 抗体和抗原。单纯免疫学检查可有假阳性或假阴性。

（5）分子生物学检查

采用基因重组技术，构建来源于猪囊尾蚴 mRNA 的 cDNA 文库，以患者和病猪的血清为探针，从 cDNA 文库中筛选出目的克隆 cCL 等，以 cCL 融合蛋白作为抗原，具有高度特异性和敏感性。

（6）影像学检查

①颅脑 MRI、CT、检查：其影像特征为直径小于 1cm 的多发性低密度影，对本病的诊断及疗效判断有重要意义。颅脑 MRI 因能区分死活囊尾蚴及易查见脑室内囊尾蚴而优于颅脑 CT。

②X 线检查：部分病程较长者，X 线平片检查可见头部或肢体软组织内椭圆形囊尾蚴钙化影。

【治疗原则】

（1）病原治疗

①阿苯达唑：疗效确切，为首选药物。不良反应较吡喹酮轻，可用于治疗各型囊尾蚴病，尤其适用于严重感染或伴明显症状的病例。

②吡喹酮：治疗囊尾蚴病有良好的效果，但脑囊尾蚴病患者于治疗后，因虫体死亡释放出各种物质引起不良反应，如头痛、呕吐等颅内压增高表现或发热等过敏性反应。故目前多应用阿苯达唑。

（2）对症治疗

对颅内压增高者，可先给予 20%甘露醇 250ml 滴注，加用地塞米松，连用 3 天后再行病原治疗，药物治疗期间，应常规使用地塞米松和降颅内压药物，必要时应行颅脑开窗减压术或脑室分流术降低颅内压。发生过敏性休克时可用 0.1%肾上腺素 1mg 皮下注射，儿童酌减，同时用氢化可的松 200～300mg 加入葡萄糖注射液静脉滴注。对癫痫发作频繁者，可酌情使用地西泮、异戊巴妥钠及苯妥英钠等药物。每天 1 次，以预防及减轻因虫体死亡后产生炎症性水肿而引起的颅内高压。癫痫发作频繁或颅内高压者，必须先降低颅内压后进行病原治疗，可酌情选用抗癫痫药物，如地西泮、苯妥英钠等。

（3）手术治疗

脑囊尾蚴病患者，尤其第三、第四脑室内囊尾蚴多为单个者应采用手术摘除。眼囊尾蚴病患者应予手术摘除眼内囊尾蚴，以免虫体被吡喹酮等药物杀死后引起全眼球炎而导致失明。皮下组织和肌肉囊尾蚴病发生部位表浅且数量不多时，也可采用手术摘除。

【护理评估】

(1) 健康史

①询问患者有无猪绦虫或囊尾蚴病的感染史，个人的生活习惯，卫生习惯及是否饲养猪、牛或从事屠宰业。

②询问患者是否饭前便后洗手的习惯，发病前有无接触患者或患猪的粪便，生食过生肉或未煮熟的肉制品或生水。

(2) 身体状况

①评估患者的体温、脉搏、呼吸、血压的变化。

②评估患者有无恶心、呕吐、头痛、眩晕的症状。

③评估患者癫痫发作的频率、程度等。

(3) 心理—社会状况

患者对囊尾蚴病的相关知识的了解及掌握程度，个人的防护及隔离的相关知识的掌握情况；对支付医疗费用是否存在困难；家庭、家人对患者的支持与关爱程度。

【护理诊断】

(1) 有受伤危险

与癫痫发作有关。

(2) 潜在并发症

颅内压增高、脑疝、癫痫、视力下降、失明等。

(3) 恐惧

与视力障碍、害怕失明有关。

【护理措施】

(1) 休息与活动

囊虫病患者需住院治疗，服药期间应严格卧床休息。特别是有癫痫、颅内压高、精神异常者，应严格卧床休息。

（2）饮食护理

给予清淡、无刺激、营养丰富、易消化饮食，戒烟酒。出现呕吐时暂禁食。

（3）病情观察

①对于脑囊尾蚴病患者应注意观察有无剧烈头痛、喷射性呕吐等颅内压增高的表现，有无癫痫先兆或发作的情况，做好应急准备。观察患者有无精神异常或智力减退的表现，病情变化时，应立即通知医生。

②对于皮下组织和肌肉囊尾蚴病患者，应注意观察皮下结节的部位和数量，有无肌肉胀痛、麻木等感觉。

③对于眼囊尾蚴病患者，应询问患者有无视力减退、眼前黑影游动等眼部不适。

（4）对症护理

1）癫痫

①发作时使患者立即平卧，解开领扣和腰带，取下活动性义齿，使用舌钳，防止舌后坠阻塞呼吸道，及时清除口鼻腔分泌物，保持呼吸道通畅，给予氧气吸入。

②病房安静、光线弱，尽量减少对患者的刺激。

③遵医嘱使用镇静剂。

④使用压舌板或开口器防止唇舌咬伤，勿用力按压患者肢体，使用床档，必要时使用约束带，做好安全防护。

⑤严密观察病情变化，记录癫痫发作的类型、频率、持续时间。

2）颅内压高

①保持病室安静，患者不要用力坐起或提重物，稳定患者情绪。

②患者床头抬高 15°～30° 的斜坡位，昏迷患者取侧卧位。

③持续或间断吸氧，保持呼吸道通畅，昏迷患者或排痰困难者应配合医生及早行气管切开术。

④遵医嘱给予脱水治疗及冬眠低温治疗。

（5）用药护理

①用药前向患者说明病原治疗药物的使用方法、疗程及可能出现的不良反应。脑型患者首选药物为阿苯达唑，其不良反应有头痛、皮疹、低热、视力障碍及癫痫等，个别患者可出现过敏性休克及脑疝等严重反

应，应加强监护，并做好抢救准备工作，及时发现病情变化及时处理。吡喹酮的副作用较阿苯达唑发生率高，治疗中应加强监护，密切观察生命体征及颅内压增高征象。

②有颅内压增高者，病原治疗前及治疗中均需进行脱水治疗。宜在30分钟内静脉输入脱水剂完毕，注意观察脱水治疗的效果及不良反应。对心肺功能差的患者应慎用，用量不宜过大，速度不宜过快。

（6）检查及手术治疗的护理

本病在治疗前常需做各种检查，如眼底、脑脊液、X线、CT、MRI等，以明确囊虫部位、数目、有无颅内压增高及其严重程度等，进行各种检查前，应向患者说明检查目的、过程及注意事项，以取得患者的理解与合作，减轻焦虑及恐惧情绪。有脑室梗阻及眼囊虫者，应先行手术摘除囊尾蚴，然后再给予抗囊虫病药物，以避免病情加重，也需要向患者说明手术目的。

（7）心理护理

驱虫治疗需要反复数个疗程，做好患者的心理护理；需手术治疗者应说明手术的目的和必要性，以减轻焦虑和恐惧的情绪。

【健康教育】

（1）向患者及其家属介绍囊尾蚴病的相关知识。指导患者自我监测，如有头痛、头晕、抽搐等表现，应及时报告医护人员。目前，囊尾蚴病以实施多疗程驱虫治疗为主，患者应规则治疗，以求根治。

（2）有癫痫发作者，应坚持服抗癫痫药物，控制症状后逐渐减量，维持1~2年才能停药。脑囊尾蚴病患者应避免高空作业，以免发生意外。

【预防】

针对囊尾蚴病，应采取预防为主，预防、治疗相结合的综合防治措施。

（1）控制传染源

在流行区开展普查普治，彻底治疗猪带绦虫病患者，并对感染绦虫病的猪尽早行驱虫治疗，这是消灭传染源和预防囊尾蚴病发生的最根本措施。

（2）切断传播途径

猪带绦虫是本病的唯一传染源，需彻底切断人与猪之间的传播途径，加强开展健康教育宣传工作，改变不良卫生习惯，不吃生的或未熟透的猪肉，不喝生水，饭前便后勤洗手，同时相关部门应加强屠宰场的管理及卫生检疫制度，防止"米猪肉"流入市场，并加强粪便的无害化处理、改善生猪的饲养方法，以彻底切断本病的传播途径。

第十一节　棘球蚴病

棘球蚴病又称包虫病，是棘球绦虫的蚴虫寄生于人体引起的人兽共患寄生虫病，主要表现为受累器官的占位性病变和压迫症状。目前已确认的棘球绦虫有 4 种，即细粒棘球绦虫、多房棘球绦虫、伏氏棘球绦虫及少节棘球绦虫，后两种主要分布在中美洲及南美洲。我国流行的人体棘球蚴病有细粒棘球蚴病（又称囊型棘球蚴病）和泡型棘球蚴病。

【病原学】

（1）细粒棘球蚴病

细粒棘球绦虫的终宿主是狼、犬等食肉动物，中间宿主是羊、牛、骆驼、鹿等偶蹄类动物，人亦可感染。虫卵被中间宿主吞入后，在肠内经消化液作用孵出六钩蚴，六钩蚴穿入肠壁，随血流进入肝肺等组织器官，发育成棘球蚴。感染棘球蚴中间宿主的新鲜内脏被终宿主摄食后，育囊中的原头节在小肠中发育为成虫。

（2）泡型棘球蚴病

泡型棘球绦虫较细粒棘球绦虫略小。泡球蚴呈球形，由许多小囊泡组成，埋在致密结缔组织内，无纤维性包膜。囊壁由内层的生发膜与外层的匀质层组成。生发膜富含细胞，增生活跃，产生胚芽和原头节。匀质层内无细胞，不含角蛋白，与细粒棘球蚴角质层不同。囊泡内含黏液性基质。生发层主要向外芽生繁殖，呈浸润性增生，破坏器官实质；也可向囊腔内增生呈棘状突出，延伸至囊泡对壁。

【流行病学】

1. 细粒棘球蚴病

（1）传染源

犬是细粒棘球绦虫最适终宿主和主要传染源。狼和狐等主要是野生动物中间的传染源。牧区绵羊是主要的中间宿主，犬-羊循环株是最主要的病原。犬因吞噬绵羊等含包虫囊的内脏，感染严重，肠内的虫可达数百至数千条，粪便中的虫卵常污染全身皮毛，与其密切接触容易受感染。

（2）传播途径

虫卵随犬粪排出污染水源、食物、草场、牲畜皮毛等，人在草地坐卧、进食不洁饮食、接触牲畜皮毛等均可受感染；在干旱多风地区，虫卵可随风飘散在空气中，有经呼吸道感染的可能。

（3）易感人群

人群普遍易感，尤其圈养犬和在牧区工作的人员更易感染。

（4）流行特征

呈世界性分布，尤以澳大利亚、阿根廷、法国、土耳其、意大利等畜牧业为主的国家多见。我国主要流行或散发于西北、华北、东北、西南牧区 23 个省区，以新疆、青海、西藏、宁夏、内蒙古、甘肃、四川及陕西等省区多见。

2. 泡型棘球蚴病

（1）传染源

野犬、狐、狼、獾和猫等为终末宿主，被其捕食的田鼠等啮齿动物为中间宿主。

（2）传播途径

人可因接触犬、狐，或误食被虫卵污染的食物或水而感染，感染后也可成为中间宿主。

（3）易感人群

以农牧民与野外狩猎人员为多，男性青壮年为主。

（4）流行特征

多为散发，主要分布于中南欧、北美、俄罗斯、日本北海道、英国和加拿大等地区。中国青海、宁夏、新疆、甘肃、西藏、内蒙古、黑龙江及四川甘孜州等地均有病例报道。

【临床表现】

（1）细粒棘球蚴病

起病缓慢，患者多在童年感染，成年后出现症状。感染早期患者可出现低热、食欲缺乏、腹泻、荨麻疹、咳嗽等症状。临床症状与棘球蚴的寄生部位、大小、数目、机体反应及并发症有关。

①肝囊型棘球蚴病：是最常见的类型。表现为肝区隐痛或胀痛，肝大，合并感染时表现类似肝脓肿。破入腹腔可出现过敏性休克。压迫脏器可引起恶心呕吐、食欲差、呼吸困难、黄疸、腹水、腹痛等系统症状。

②肺囊型棘球蚴病：随着囊肿逐渐增大，患者呈渐进性胸痛、咳嗽，深呼吸时加重，疼痛部位为棘球蚴寄生部位。间歇性干咳，夜间重，合并感染时出现多痰、气短、发热等症状。囊肿穿破支气管时，胸部呈撕裂样疼痛，并咳出大口清水样或苹果酱色囊液，若大血管破裂出现咯血。囊肿破入胸腔，出现刀割样胸痛，阵发性剧咳及呼吸困难，可形成液气胸、脓胸、肺不张、胸膜肥厚等。

③脑囊型棘球蚴病：脑囊型棘球蚴病约占棘球蚴病的 1%。多见于儿童，以顶叶为常见，多伴有肝或肺棘球蚴病。表现为头痛、视神经乳头水肿等颅内高压症，可有癫痫发作。

④其他部位囊型棘球蚴病：肾脏、脾脏、心肌、心包等偶尔寄生细粒棘球蚴，出现相应器官压迫症状。

（2）泡型棘球蚴病

潜伏期达 10~20 年以上。

①肝泡型棘球蚴病：单纯肝肿大型：以上腹隐痛或肿块为主，或食欲缺乏，腹胀，消瘦，肝脏肿大；梗阻性黄疸型：以梗阻性黄疸为主要特点，可有腹水、脾大和门脉高压征象；巨肝结节型：也称类肝癌型，表现为上腹隆起，肝左右叶均极度肿大，表面有大小不等的结节，质硬。可因肝功能衰竭而死亡。

②肺泡型棘球蚴病：临床可以少量咯血，少数可并发胸腔积液。胸部 X 线摄片可见双肺大小不等的结节性病灶。

③脑泡型棘球蚴病：脑泡型棘球蚴病主要表现为颅内占位性病变，常出现局限性癫痫或偏瘫。多伴有肝或肺泡型棘球蚴病。

【辅助检查】

(1) 血象

白细胞计数大多正常，嗜酸性粒细胞轻度增高。有继发感染时白细胞总数及中性粒细胞比例增高。

(2) 免疫学诊断

皮内试验、补体结合试验、间接血凝试验、免疫电泳及酶联免疫吸附试验等血清学试验，均可用于棘球蚴病的辅助诊断。

(3) 影像诊断

X 线检查、超声检查、CT 和放射核素扫描检查等，均为诊断包虫病的重要手段。但应注意严禁做诊断性肝穿刺，以免囊液外漏。

【治疗原则】

(1) 细粒棘球蚴病

①手术治疗：为主要治疗方法，包括内囊摘除术、全囊切除术、肺叶或肝叶切除术等。

②药物治疗：适用于术后复发而不能再手术者，或术前术后治疗以防术中移植或术后复发。首选阿苯达唑，不良反应有恶心、头晕、头痛、疲乏等，长期应用可出现 ALT 活性升高、脱发，偶有粒细胞减少症。也可选用甲苯达唑、吡喹酮（具有杀头节的效果，但疗效较差，主要用于手术的辅助治疗）等药物。

③对症治疗：肝、肺、脑、肾囊型棘球蚴病出现相应器官损害时，酌情治疗，维护器官功能；继发细菌感染时抗菌治疗；过敏反应时对症处理等。

(2) 泡型棘球蚴病

早期手术切除病灶及周围肝组织或肝叶切除。手术不易根除，常需用阿苯达唑行化学治疗。少数可有皮疹、蛋白尿、黄疸及白细胞减少等不良反应，停药后多可恢复正常。

【护理评估】

(1) 健康史

①询问患者有无棘球蚴病的感染病史，个人的生活习惯、饮食习惯

及是否从事畜牧业。

②询问患者是否饭前便后洗手的习惯。

（2）身体状况

①评估患者的体温、脉搏、呼吸、血压的变化及热型。

②评估患者有无胸痛、咳嗽、气短的加重。

③评估患者有无肝区的疼痛及腹水、门脉高压的征象。

（3）心理—社会状况

患者对棘球蚴病的相关知识的了解及掌握情况，个人防护隔离的相关知识的掌握情况；对支付医疗费用有无困难；家庭、家人对患者的支持、关爱情况；患者是否存在恐惧、焦虑的心理。

【护理诊断】

（1）疼痛：头痛

与颅内占位有关。

（2）潜在并发症

继发感染、过敏性休克、窒息。

（3）营养失调：低于机体需要量

与食欲缺乏有关。

【护理措施】

（1）隔离

在标准预防的基础上，采用接触、空气传播的隔离与预防。及时清理和消毒患者的呕吐物、排泄物、分泌物等。病室湿式清扫，通风每日2次。

（2）休息与活动

急性期应严格卧床休息。保持安静，避免剧烈活动和咳嗽，防止囊肿破溃。

（3）饮食护理

鼓励患者进食，食管静脉曲张者给予易消化软食，忌坚硬、粗糙食物；合并肝性脑病时应减少蛋白质的摄入。

（4）病情观察

①观察患者肝区有无隐痛或胀痛，有无黄疸、腹水等症状。

②观察肺囊型棘球蚴病患者是否有渐进性胸痛、咳嗽，观察疼痛部位、咳嗽性质、咳嗽出现的时间和痰量，出现咯血和剧烈胸痛时及时报告医师。

③泡型棘球蚴病晚期重点观察肝性脑病和消化道大出血症状。

④应用阿苯达唑等药物时，观察头晕、头痛等药物不良反应，脑部囊肿易出现癫痫或偏瘫等症状，应防止发生跌倒。

（5）对症护理

1）疼痛

①尊重并接受患者对疼痛的反应，建立良好的护患关系。

②尽可能地满足患者对舒适的需要，如帮助变换体位，减少压迫。

③遵医嘱给予药物止痛。

④应用冷、热疗法可以减轻局部疼痛。

2）咳嗽

①指导并协助患者采取舒适而符合治疗原理的体位。

②保持室内空气清新及温度、湿度适宜，如温度为 20～24℃，湿度为 40%～50%。

③指导患者摄取少量温开水，湿化气道。

④指导患者施行有效咳嗽，协助其翻身、叩背。

⑤遵医嘱予雾化吸入。

3）颅内压高

①保持病室安静，患者不要用力坐起或提重物，稳定患者情绪。

②患者床头抬高 15°～30°的斜坡位，昏迷患者取侧卧位。

③持续或间断吸氧，保持呼吸道通畅，昏迷患者或排痰困难者，应配合医生及早行气管切开术。

④遵医嘱给予脱水治疗及冬眠低温治疗。

（6）用药护理

服用阿苯达唑应早期、足量、足疗程。

（7）心理护理

加强患者心理上的支持，护士和家属多与患者交流沟通，耐心听取患者的倾诉，安慰和疏导患者，以缓解患者的恐惧心理。对不同需求的患者因人而异采取相应的心理护理措施。需手术治疗者应说明手术的目的和必要性，以减轻焦虑和恐惧情绪。

【健康教育】

（1）开展预防棘球蚴病的卫生宣传工作。不吃生的或未煮熟的牛、羊肉，饭前洗手，生熟餐具分开。对流行区的犬进行普查，广泛宣传养狗的危害性，对流行区犬用吡喹酮进行普治。

（2）向患者及其家属介绍棘球蚴病的有关知识。避免与犬密切接触。

【预防】

（1）管理传染源	（2）切断传播途径
广泛宣传养狗的危害性，捕杀野狗。给流行区的犬只定期预防服用吡喹酮。	注意饮食、饮水卫生，不喝生水、生奶，不吃生菜，饭前洗手。避免与狗密切接触。

第十二节　蠕虫蚴移行症

蠕虫蚴移行症是指一些动物蠕虫幼虫在侵入人体后，因人并非其适宜的宿主，在人体内不能发育成熟，而在人体内到处游走，以寻找适宜的寄生部位，此时引起的疾病称为蠕虫蚴移行症。根据病变部位及临床表现的不同，大体上可把蠕虫蚴移行症分为两大类：皮肤蠕虫蚴移行症（CLM）和内脏蠕虫蚴移行症（VLM）。皮肤蠕虫蚴移行症大多经皮肤感染，蠕虫蚴长期在皮肤组织中移行，所表现的症状也以皮肤损害为主，可出现缓慢地弯曲前进的线状红色疹，称匐行疹。内脏蠕虫蚴移行症是指动物蠕虫经口感染，在小肠孵出蠕虫蚴，入侵某些脏器并在其中移行而引起局部组织损害及全身症状。

【病原学】

（1）皮肤蠕虫蚴移行症

能引起皮肤蠕虫蚴移行症的病原体种类甚多，以巴西钩口线虫的幼虫最为常见，此外，狭头弯口线虫、羊仰口线虫、牛仰口线虫、管形钩口线虫、类圆线虫、重翼吸虫、犬钩口线虫、棘颚口线虫等的感染性幼虫也可引起游走性皮下结节或包块。尚有寄生于兽类或家畜的吸血尾蚴，如鸟毕吸虫、小毕吸虫、毛毕吸虫、巨毕吸虫和东毕吸虫的尾蚴也会引起人类皮炎。

（2）内脏蠕虫蚴移行症

能引起内脏蠕虫蚴移行症的病原体有动物线虫、绦虫和吸虫。

①动物线虫：以犬弓首线虫为代表，这是最初在人体内被确认的病原体。此外，猪弓首线虫、猫弓首线虫、犬恶丝虫、小兔唇蛔线虫、海异尖线虫及广州管圆线虫等线虫的幼虫也可引起内脏蠕虫蚴移行症。

②绦虫：绦虫中的曼氏迭宫绦虫的裂头蚴（第Ⅲ期幼虫）具有较强的游走性，不仅引起皮肤蠕虫蚴移行症，亦可引起内脏蠕虫蚴移行症。

③吸虫：斯氏狸殖吸虫在我国分布甚广，以童虫在体内各脏器间游走为主要特点。

【流行病学】

人体裂头蚴病呈全世界性分布，以东南亚地区最为多见。国内见于福建、广东等东南沿海各省，四川、吉林也有病例的报道。人通过以下方式感染：①蛙肉或蛇肉敷贴于眼部；②饮用污染的生水；③食用生或半生含裂头蚴的蝌蚪、蛙肉或蛇肉等而感染。

【临床表现】

（1）皮肤蠕虫蚴移行症

①皮肤匐行疹：幼虫侵入皮肤后，在其生发层中移行，形成弯弯曲曲的线样隧道，引起皮肤匐行疹。皮损初起时表现为红斑，以后演变为线样隆起和水肿，严重时可出现疱疹，伴剧烈皮肤瘙痒。皮肤匐行疹常由犬或猫的钩虫如巴西钩口线虫、犬钩口线虫、棘颚口线虫、刚棘颚口线虫等的幼虫引起。一些寄生于动物体内的类圆线虫的幼虫侵入人体后，也可引起移行性线样皮损。

②皮下包块或结节：棘颚口线虫或刚棘颚口线虫的幼虫在皮下移行时，可引起间歇性游走性皮下包块。并殖吸虫的童虫在人体皮下移行时可引起嗜酸性粒细胞性脓肿或酸性粒细胞性肉芽肿，这些包块或结节常随虫体的移动而游走。曼氏迭宫绦虫的幼虫（裂头蚴）在人体皮下移行

时可引起嗜酸性粒细胞性脓肿或肉芽肿，一般较固定，虫体较大时皮下可触及条状物。

（2）内脏蠕虫蚴移行症

内脏蠕虫蚴移行症的基本特征是嗜酸性粒细胞明显增多，伴有各受损脏器的相应症状，有时伴有高热、乏力等全身症状，血沉往往加快。

1）以肝为主要侵袭部位的内脏幼虫移行症

弓首线虫病：主要由犬弓首线虫、猫弓首线虫引起，多见于5岁以下的儿童。由于虫体在人体内不能发育成熟，停留在肝，引起嗜酸性粒细胞性肉芽肿。患儿常有发热，体温在38℃左右，食欲缺乏、恶心、消瘦等症状，末梢血液嗜酸性粒细胞数明显增高，肝轻度或中度肿大，并可有轻度压痛。

2）以肺及胸腔为主要侵袭部位的内脏幼虫移行症

四川并殖吸虫病：病原体为四川并殖吸虫、斯氏并殖吸虫等，由于人体并非这些虫体的适宜宿主，其幼虫在人体内到处游走，以寻找适宜的寄生场所。表现为游走性皮下包块、肺部浸润性阴影、胸腔积液、心包积液，末梢血液酸性粒细胞数明显增高。

3）以中枢神经系统为主要侵袭部位的内脏幼虫移行症

广州管圆线虫病：感染期幼虫随中间宿主福寿螺等被人食用后，幼虫进入肠壁小血管内，随血流至全身各处，多数到达脑部，并在脑组织内移行，产生酸性粒细胞性脓肿或肉芽肿，引起酸性粒细胞性脑膜炎或脑膜脑炎。出现发热、头痛、四肢无力、麻木、面神经麻痹及脑膜刺激症状，重症患者可出现下肢瘫痪、嗜睡、昏迷，甚至死亡。脑脊液中嗜酸性粒细胞数明显增多，在儿童脑脊液中可找到幼虫。如侵入眼部，引起眼痛、眼睑痉挛、视物模糊、视力受损等症状。

4）以消化道为最常见侵袭部位的内脏幼虫移行症

①异尖线虫病：临床症状因寄生部位不同而异，寄生在胃部时，患者可出现恶心、呕吐、上腹部疼痛，寄生在肠道时可有腹泻、腹胀、肠绞痛、便秘等症状。寄生在食管出现胸骨下刺痛、嗳气等症状，进入口腔、肝、肺、腹壁、卵巢等处寄生会产生相应症状。

②舌形虫病：幼虫侵入脏器后，发育为若虫引起舌形虫性肉芽肿，出现相应的临床症状。最常受累的脏器和器官为肝，其次为肠道，也可寄生在眼内。轻者无明显症状，重者有高热、腹泻、腹痛、腹胀等症状，

也可出现腹水、阻塞性黄疸。寄生在肠道，可引起肠梗阻或肠穿孔。侵入眼部时，可有眼痛、眼内压增高、视力下降、晶状体半脱位等。

5）以眼部为常见侵袭部位的内脏幼虫移行症

曼氏裂头蚴病：曼氏迭宫绦虫的幼虫寄生于人体脏器或器官而引起的疾病，最常侵犯的部位是眼，用蛙肉或蛇肉贴敷眼部所致，出现眼睑红肿，结膜充血，畏光流泪，微痛奇痒，有异物感和虫爬感，多为单侧感染。眼睑下可触及游走性条状物或肿块。若裂头蚴进入眼眶内，可引起活动受限、眼球突出。进入眼球内，可引起晶体脱位、眼内炎而失明。虫体侵入口腔黏膜，引起裂头蚴性肿块。虫体偶可侵入脑部，可有剧烈的头痛、呕吐、颅压升高等症状，类似脑瘤，病情较重，如不能及时治疗，则往往导致死亡。

6）其他：幼虫最常见的是引起皮肤幼虫移行症，可钻入肺部引起肺炎，也可钻入肝脏或眼部而引起相应部位的炎症，最严重的是进入脑部引起嗜酸性粒细胞性脑膜脑炎，此时可有头痛、癫痫发作、瘫痪，甚至死亡。

【辅助检查】

（1）胸部的 X 线检查和血中嗜酸性粒细胞增多。

（2）痰液、胃液、粪便的涂片，均可找到幼虫或虫体。

（3）间接的免疫荧光试验，酶联免疫吸附试验。

【治疗原则】

（1）皮肤蠕虫蚴移行症

对线虫类引起广泛皮肤损害者，口服噻苯达唑。局部使用噻苯达唑也很有效，该药能进入皮肤，对幼虫直接发挥作用，钩虫蚴性皮炎可试用左旋咪唑涂肤剂。

匐行疹可采用透热疗法或冷冻疗法，还可用液氮、氯乙烷或二氧化碳霜局部喷雾，以杀死幼虫。普通皮损仅需止痒、消炎、抗过敏等对症治疗，继发感染可用抗菌药物。

对于由动物血吸虫尾蚴引起的皮肤蠕虫蚴移行症，应杀灭水体中的螺类和入水前采取必要的防护措施（如涂擦防护药或穿戴防护衣裤等）。

应用吡喹酮治疗各种吸虫引起的皮肤蠕虫蚴移行症，可获较好疗效。由斯氏狸殖吸虫蚴和裂头蚴等扁形蠕虫蚴引起的皮下包块型损害，可手术摘除并结合药物治疗。

（2）内脏蠕虫蚴移行症

以病原治疗为主。常用于杀灭吸虫类、绦虫类蠕虫蚴的药物是吡喹酮；常用于杀灭线虫类蠕虫蚴是阿苯达唑。阿苯达唑对犬弓首线虫病、猫弓首线虫病、广州管圆线虫病、海异尖线虫病、颚口线虫病等都有疗效，疗程中应密切观察和及时处理可能发生的严重不良反应，如过敏性休克、颅内压升高等。绦虫、吸虫类蠕虫蚴移行症的治疗可选用吡喹酮。

【护理评估】

（1）健康史

①询问患者是否有蠕虫蚴移行症的感染史，以及个人的生活习惯，饮食习惯及从事的职业。

②询问患者是否有生食的习惯及生、熟食品在一个切板上。

（2）身体状况

①评估患者皮肤有无水肿、疱疹、结节及部位、大小。

②评估患者有无咳嗽、气短等。

③评估患者有无恶心、呕吐及腹部疼痛的症状。

④评估患者有无视物模糊、畏光、流泪等。

（3）心理—社会状况

患者对蠕虫蚴移行症的了解及掌握情况，个人防护与隔离知识的了解与掌握情况；对支付医疗费用是否用困难；及家庭、家人的关爱与支持情况。

【护理诊断】

（1）疼痛

与蚴虫侵入脑部有关。

（2）潜在并发症

继发感染、窒息等。

（3）免疫力低下

与疾病的发生导致病人食欲缺乏有关。

【护理措施】

（1）隔离

护理患者时戴口罩、帽子，清理呕吐物、排泄物等时戴手套。

（2）休息与活动

根据病情，卧床休息。

（3）饮食护理

食欲缺乏者少量多餐、发热时给予清淡易消化饮食，鼓励并协助患者多饮水。

（4）病情观察

①皮肤改变：有无红斑、线样隆起、水肿，疱疹的数量、形态和大小；观察和标记皮肤包块、结节的部位，是否有移动游走。

②肺部症状：有无咳嗽、咳痰、气短等症状。

③中枢神经系统症状：有无头痛、恶心、呕吐、四肢无力、麻木、癫痫发作等症状，注意观察有无意识障碍。

④眼部症状：双侧眼球是否对称，有无眼痛、眼睑痉挛、视物模糊、视力受损等症状。眼睑有无红肿、结膜充血、畏光流泪等改变。

⑤消化道症状：有无出现恶心、呕吐、上腹部疼痛等症状。保持口腔清洁，及时清理呕吐物。

（5）对症护理

①皮肤护理：宜穿棉质柔软宽松内衣，保持内衣清洁；避免用刺激性洗剂清洁皮肤；禁挠抓皮肤，防止皮肤破溃，皮肤剧烈瘙痒时，遵医嘱局部涂抹地塞米松或左旋咪唑软膏。

②眼部护理：注意眼部卫生，避免强光刺激。

③意识障碍护理：意识障碍者给予床栏或约束带保护。

④视物模糊、视力障碍护理：视物模糊、视力障碍者要给予生活协助，防止跌倒。必要时专人护理。

【健康教育】

（1）改变饮食习惯，不吃生或不熟的鱼（淡水鱼或海鱼）、虾、蟹、蛙、蛇等食物，不要喝生的蛇血或胆汁；生熟食品应分开，不要用同一个切板。

（2）避免接触疫水、疫土，行走或劳动时穿鞋袜。

【预防】

首先应提高人们的卫生知识水平，了解这些病原寄生虫的感染方式及预防措施，改善居住条件及卫生设施，不吃生螺、虾，不喝生水，生熟餐具分开使用，以免污染。同时，要提高医疗卫生工作人员的专业知识和技术水平，识别和治疗这类疾病。

参 考 文 献

［1］张树林. 传染科医生案头药物速查［M］. 北京：人民卫生出版社，2014.

［2］陈璇. 传染病护理学［M］. 北京：人民卫生出版社，2012.

［3］蒋乐龙，周兰英. 传染病护理学［M］. 第 2 版. 长沙：湖南科学技术出版社，2012.

［4］赵伟. 传染科主治医师手册［M］. 南京：江苏科学技术出版社，2011.

［5］黄艳. 传染科疾病病例解析［M］. 上海：上海第二军医大学出版社，2010.

［6］李兰娟. 传染科疾病临床诊疗思维［M］. 北京：人民卫生出版社，2010.

［7］殷宜文，胡鹏，崔冬梅. 传染科疾病诊疗手册［M］. 西安：第四军医大学出版社，2009.

［8］杨绍基，任红. 传染病学［M］. 第 7 版. 北京：人民卫生出版社，2009.

［9］张缭云，赵和平. 传染科疾病补液治疗手册［M］. 北京：军事医科出版社，2007.

［10］尤黎明，吴瑛. 内科护理学［M］. 北京：人民卫生出版社，2013.